Células-Tronco

Células-Tronco
Ciência, Tecnologia e Ética

Alice Teixeira Ferreira
Médica e Bacharel em Física
Professora Livre-Docente de Biofísica da UNIFESP-EPM
Membro do Comitê de Ética em Pesquisa da UNIFESP-EPM
Orientadora do Curso de Pós-Graduação em Biologia Molecular da UNIFESP-EPM
Assessora Científica da Fundação de Amparo à Pesquisa de São Paulo
Referee do *European Journal of Pharmacology*

Jerônimo Pereira de França
Bacharel em Física
Especialização em Biofísica, Biologia Celular e Molecular pela UNIFESP-EPM
Mestrado e Doutorado em Biologia Molecular pela UNIFESP-EPM
Pós-Doutorado em Biologia Molecular pela UNIFESP-EPM
Professor da Universidade de Santa Cruz – Ilhéus, BA

Karolyn Sassi Ogliari
Médica-Ginecologista e Obstetra da FFFCMPA/HMIPV
Especialização em Reprodução Humana pela UNIFESP-EPM
Doutora em Ciências pela Faculdade de Medicina da Universidade de São Paulo
Diretora-Geral do HemoCord – Banco de Células-Tronco de Cordão Umbilical – Porto Alegre, RS

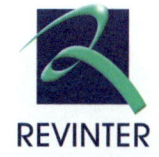

REVINTER

Células-Tronco – Ciência, Tecnologia e Ética
Copyright © 2012 by Livraria e Editora Revinter Ltda.

ISBN 978-85-372-0366-8

Todos os direitos reservados.
É expressamente proibida a reprodução
deste livro, no seu todo ou em parte,
por quaisquer meios, sem o consentimento
por escrito da Editora.

Contato com os autores:
ALICE TEIXEIRA FERREIRA
alice@biofis.epm.br
JERÔNIMO PEREIRA DE FRANÇA
jeronimopf@gmail.com
KAROLYN SASSI OGLIARI
karolyn@hemocord.com.br

CIP BRASIL. CATALOGAÇÃO-NA-FONTE
SINDICATO NACIONAL DOS EDITORES DE LIVROS, RJ

F489c

Ferreira, Alice Teixeira
    Células-tronco – ciência, tecnologia e ética/Alice Teixeira Ferreira, Jerônimo Pereira de França, Karolyn Sassi Ogliari. - Rio de Janeiro: Revinter, 2012.
      il.

    Inclui bibliografia
    ISBN 978-85-372-0366-8

    1. Células-tronco. 2. Células-tronco - Pesquisa - Aspectos morais e éticos. 3. Pesquisa médica - Aspectos morais e éticos. 4. Bioética. 5. Engenharia biomédica. I. França, Jerônimo Pereira de. II. Ogliari, Karolyn Sassi. III. Título.

10-5067   CDD: 616.02774
                   CDU: 602.9:611.018

A responsabilidade civil e criminal, perante terceiros e perante a Editora Revinter, sobre o conteúdo total desta obra, incluindo as ilustrações e autorizações/créditos correspondentes, é do(s) autor(es) da mesma.

Livraria e Editora REVINTER Ltda.
Rua do Matoso, 170 – Tijuca
20270-135 – Rio de Janeiro – RJ
Tel.: (21) 2563-9700 – Fax: (21) 2563-9701
livraria@revinter.com.br – www.revinter.com.br

Dedico aos nascituros, em cuja defesa venho batalhando há vários anos.

Alice Teixeira Ferreira

Dedico a Deus que, em suas mais diferentes formas de manifestação, esteve sempre presente guiando meus passos; e aos futuros pacientes e promissores avanços da terapia com células-tronco que verão que a ciência e a pesquisa trabalham para saúde e qualidade de vida humanas.

Jerônimo Pereira de França

Dedico esta obra aos meus filhos, Alicia e Luca, e aos queridos leitores, estudantes e profissionais. Que este livro seja uma pequena contribuição para o **bem** nesta nossa passagem tão breve.

Karolyn Sassi Ogliari

Agradecimentos

Agradecimentos à Fundação de Amparo à Pesquisa do Estado de São Paulo, pois sem seu auxílio eu não poderia desenvolver nossas pesquisas.

Alice Teixeira Ferreira

Agradeço a todos que direta ou indiretamente contribuíram para a realização deste trabalho e, em particular, à Dra. Karolyn Sassi Ogliari. Destaco amorosamente minha família que me sustentou com carinho, paciência e confiança, dos quais a imensurável contribuição possibilitou a concretização deste trabalho.

Jerônimo Pereira de França

Aos meus pais, que me ensinaram o valor da humildade e da persistência. Ao meu esposo, pelo apoio e compreensão constantes. À Dra. Alice Teixeira Ferreira, ao Dr. Jerônimo Pereira de França, a todos os colaboradores desta obra e à editora Revinter, pela paciência e confiança em meu trabalho.

Karolyn Sassi Ogliari

Apresentação dos Autores

ALICE TEIXEIRA FERREIRA

Com a vida dedicada à pesquisa e ao ensino, a Dra. Alice é Professora Livre--Docente de Biofísica da Universidade Federal de São Paulo – Escola Paulista de Medicina (UNIFESP-EPM), além de Membro do Comitê de Ética em Pesquisa da UNIFESP e Orientadora do Curso de Pós-Graduação em Biologia Molecular na mesma universidade. Assessora Científica da FAPESP. *Referee* do *European Journal of Pharmacology*. Durante sua formação realizou Pós-Doutorado na *Cleveland Clinic Foundation*, Ohio, Estados Unidos, e durante sua carreira recebeu nove premiações, incluindo duas vezes a premiação por produtividade em pesquisa da UNIFESP, Prêmio Siemens *Oncology*, Prêmio *Avandamet* no 9º Congresso Multiprofissional e Multidisciplinar em Diabetes, Prêmio da *American Association Advancement of Science*, Prêmio Magaldi da Sociedade Brasileira de Nefrologia e Prêmio Manuel de Abreu da Faculdade de Medicina da Santa Casa de Misericórdia de São Paulo. A Dra. Alice é autora de mais de 200 publicações científicas.

JERÔNIMO PEREIRA DE FRANÇA

Bacharel em Física pela PUC-SP e, desde sua graduação, trabalha na área da Física aplicada às Ciências Biológicas e Médicas, atuando nas áreas de Biofísica, Biologia Celular e Molecular. Possui Mestrado, Doutorado e Pós-Doutorado em Biologia Molecular pelo Departamento de Biofísica da Universidade Federal de São Paulo – Escola Paulista de Medicina (UNIFESP-EPM). Atualmente, é pesquisador na área de Ginecologia Molecular em Genoma e Proteoma de células miometriais humanas na UNIFESP-EPM. Sua vida acadêmica permitiu-lhe plena dedicação à carreira docente e à pesquisa. Lecionou em instituições de Ensino Superior como Universidade Federal de São Paulo, Universidade do Grande ABC, Centro Universitário São Camilo, Universidade Nove de Julho e Universidade Paulista como Professor Titular. Além disto, é Chefe do Conselho Científico do Banco de Cordão Umbilical – HemoCord. Suas premiações incluem o Prêmio *Avandamet* no 9º Congresso Multiprofissional e Multidisciplinar em Diabetes e o Prêmio no XXXIV Congresso Brasileiro de Farmacologia e Terapêutica Experimental. Em seu trajeto acadêmico e científico, o Professor Dr. Jerônimo Pereira de França contribuiu com mais de 90 publicações científicas.

KAROLYN SASSI OGLIARI

Nascida na Philadelphia, Pennsylvania, EUA, veio ao país ainda jovem e graduou-se em medicina na Fundação Faculdade Federal de Ciências Médicas de Porto Alegre, em 1996. Realizou residência médica em ginecologia e obstetrícia no Hospital Materno-Infantil Presidente Vargas em Porto Alegre por três anos. Especializou-se em Reprodução Humana e Infertilidade por dois anos na Universidade Federal de São Paulo – Escola Paulista de Medicina (UNIFESP-EPM). Possui Doutorado em Ciências pela Faculdade de Medicina da Universidade de São Paulo (USP). É Diretora-Geral do primeiro banco de células-tronco de sangue de cordão umbilical do sul do país – HemoCord, desde 2004, e colaboradora em pesquisa do Instituto de Pesquisas Biomédicas da Pontifícia Universidade Católica do Rio Grande do Sul (IPB-PUC-RS) com pesquisa no tema células-tronco e hipóxia neonatal.

Sumário

Prefácio .... **xv**

Colaboradores .... **xix**

1 O Início da Vida 1
Alice Teixeira Ferreira
Bioética 1
Fundamentações históricas do início da vida humana 4
Polêmica sem base científica 8
Conclusão 10
Bibliografia 11

2 Introdução às Biologias Celular e Molecular 13
Lucimar Pereira de França ❖ Fernanda Lasakosvitsh Castanho
Silvana Gaiba de França ❖ Jerônimo Pereira de França
Correlações das biologias celular e molecular 13
A célula como unidade morfofisiológica 14
Organelas 14
Crescimento e diferenciação celular 17
Tecidos 20
Resposta tecidual ao dano 23
Vida e morte celulares 23
Ciclo celular – aspectos do controle e regulação 23
Características gerais das fases do ciclo celular 24
Fatores de regulação no início do ciclo celular 24
G_0: Quiescência 25
Fatores de crescimento 25
Controle do ciclo celular em mamíferos 26
Transição de G_1 para S 26
Transição de G_2 para M 27
Regulação da atividade da p34 28
Fase M 29
Controle do *feedback* e câncer 30

Controle do crescimento e do ciclo celular 30
Morte celular 31
Apoptose e necrose 31
Apoptose 32
Citocromo C como ativador das caspases efetoras 35
Vias de sinalização da apoptose – Ramificações e pontos de convergência. . 35
Importância biológica da morte celular programada 35
Reconhecimento laboratorial da apoptose 36
Bibliografia. 37

3 Classificação das Células-Tronco 39
Anderson Vieira Aranha ❖ Andréa Aparecida de Fátima Souza Moraes
Karolyn Sassi Ogliari

Células-tronco 39
Células-tronco embrionárias e desenvolvimento pré-embrionário 40
Técnicas de fertilização *in vitro* para obtenção dos pré-embriões 42
Técnicas de cultura embrionária 44
Obtenção e aplicabilidade de células-tronco embrionárias 45
Obtenção e aplicabilidade de células-tronco adultas 48
Células-tronco embrionárias × células-tronco adultas 51
Bibliografia. 51

4 Células-Tronco Adultas – Interações com o seu Meio Ambiente e seu Papel na Regeneração Tecidual 59
Martina Fritsch ❖ Daniela Michelim Rodriguez Speransa
Dário Eduardo de Lima Brum ❖ Karolyn Sassi Ogliari

Introdução 59
Células-tronco adultas e progenitores – Aspectos gerais e interações com seu meio ambiente 60
Fenômeno da plasticidade das células-tronco adultas – Descrição e mecanismos de ação 76
Regeneração tecidual mediada por células-tronco adultas 80
Histórico das células-tronco adultas e sua utilização na terapia celular . . . 82
Cronologia dos marcos históricos relativos às células-tronco 83
Referências bibliográficas 92

5 Sinalização Celular das Células-Tronco – Mecanismos Moleculares na Regulação da Hematopoiese e os Caminhos que Levam à Leucemogênese 109
Edgar Julian Paredes-Gamero ❖ Giselle Zenker Justo

Hierarquia hematopoiética e mecanismos de controle 109
Vias de sinalização na leucemia mieloide aguda 116
Bases moleculares da leucemia mieloide aguda 121
Bibliografia. 124

6 Aplicação de Células-Tronco e suas Perspectivas 131

Doenças do Sistema Hematopoiético 131
Dani Laks ❖ Fernanda Longhi

Transplante autólogo de células-tronco hematopoiéticas 132
Transplante alógeno de células-tronco hematopoiéticas 133
Transplante de células de cordão umbilical 134
Aspectos éticos 136
Bibliografia 137

Aplicações de Células-Tronco nas Doenças do Sistema Nervoso Central 138
Jaderson Costa da Costa ❖ Gianina Teribele Venturin

Introdução 138
Terapia celular para doenças neurodegenerativas 140
Terapia celular para lesões neurológicas não progressivas e refratárias ... 153
Questões éticas/Perspectivas 163
Bibliografia 164

Aplicações de Células-Tronco no Diabetes Melito 174
Júlio César Voltarelli ❖ Carlos Eduardo Barra Couri
Maria Carolina Oliveira

Diabetes Melito 174
Regeneração de células β 176
Prováveis precursores das células β adultas 177
Bloqueio da autoimunidade – O caminho para a preservação da massa de células β 182
Conclusão 184
Referências bibliográficas 185

Aplicações de Células-Tronco nas Doenças Reumáticas .. 188
Maria Carolina de Oliveira ❖ Ana Beatriz P. L. Stracieri
Daniela Aparecida de Moraes ❖ Júlio César Voltarelli

Transplante de células-tronco hematopoiéticas 188
Experiência internacional de transplantes de células-tronco hematopoiéticas para doenças autoimunes 192
Experiência brasileira em transplante de células-tronco hematopoiéticas para doenças autoimunes 201
Questões pendentes e perspectivas futuras 205
Agradecimentos 207
Referências bibliográficas 207

Sumário

Aplicações de Células-Tronco no Tecido Ocular 212
I. Células-Tronco do Epitélio da Superfície Ocular 212
Myrna Serapião dos Santos ❖ Priscila Cardoso Cristovam ❖ José Álvaro Pereira Gomes

Anatomia, histologia e fisiologia 212
Disfunção de células-tronco do epitélio da córnea – Deficiência límbica .. 217
Tratamento utilizando células-tronco do epitélio da córnea 219
Perspectivas Futuras 227

II. Células-Tronco na Retina 228
Gustavo Barreto de Melo ❖ José Álvaro Pereira Gomes

Anatomia, histologia e fisiologia da retina 228
Doenças da retina 229
Introdução ao estudo de células-tronco na retina 230
Perspectivas futuras 236
Referências bibliográficas 236

Células-Tronco e Pele 240
Hamilton da Silva Junior ❖ Rosana Bizon Vieira Carias ❖ Radovan Borojevic

Introdução 240
Organização histológica da pele 241
Células-tronco da pele 247
Preservação da pele 258
Esterilização da pele 258
Conclusões & Perspectivas 263
Bibliografia 263

Terapia Celular nas Cardiopatias 268
I. Pesquisa Básica 268
Leonardo Pinto de Carvalho ❖ Suzana Alves da Silva ❖ Vitor Pordeus ❖ Hans Fernando Dohmann ❖ Radovan Borojevic ❖ Sang Won Han

Definição de células-tronco 268
Como diferenciar as células umas das outras? 268
Aspectos gerais das células-tronco 269
Engenharia genética das células-tronco 281
Transdiferenciação de células-tronco adultas em células endoteliais 286
Transdiferenciação de células-tronco adultas em cardiomiócitos 287

II. Pesquisa Translacional 289
Suzana Alves da Silva ❖ Fabio Antonio Abrantes Tuche ❖ Rodrigo de Carvalho Moreira ❖ Leonardo Pinto de Carvalho ❖ Hamilton da Silva Junior ❖ Hans Fernando Dohmann ❖ Radovan Borojevic

Vias de administração 290
Que células injetar? 292
Qual é o momento ideal para injeção de células? 292

III. Pesquisa Clínica 294
Suzana Alves da Silva ❖ Rodrigo de Carvalho Moreira
Fabio Antonio Abrantes Tuche ❖ Monica Amorim de Oliveira
Andrea Ferreira Haddad ❖ Cintia Miguel Peixoto ❖ Vitor Pordeus
Hamilton da Silva Junior ❖ Radovan Borojevic
Hans Fernando Dohmann

Terapia celular na miocardiopatia isquêmica grave. 294
Terapia celular para o tratamento do infarto agudo do miocárdio 302
Terapia celular para tratamento da cardiomiopatia dilatada 316
Terapia celular para o tratamento da cardiomiopatia chagásica. 318
Terapia celular e arritmias 321
Conclusão 323
Bibliografia. 324

Regeneração Pulmonar e Células-Tronco 334
André Germano Leite ❖ Márcia Araújo Leite

Células-tronco e o pulmão 335
Linhagem epitelial respiratória 336
Doença inflamatória e regeneração pulmonar 337
Transplante pulmonar. 337
Detecção de células-tronco no pulmão 338
Referências bibliográficas 339

7 Bancos de Sangue de Cordão Umbilical – Aplicabilidade Atual e Futura 341
Karolyn Sassi Ogliari ❖ Árien Elisa Oldoni
Áron Charles Oldoni ❖ Luis Felipe Canova Ogliari

Origem dos bancos de sangue de cordão umbilical e
placentário (BSCUP). 341
Sistemática mundial dos bancos de sangue de cordão umbilical e
placentário 342
Vantagens do uso do sangue de cordão umbilical e placentário e sua
aplicabilidade atual. 343
Descoberta da pluripotencialidade das células progenitoras
hematopoiéticas e as perspectivas de ampliação de suas aplicações
terapêuticas 344
Surgimento dos bancos de sangue de cordão umbilical e placentários
privados 346
Conclusão 348
Referências bibliográficas 348

8 Introdução às Técnicas de Isolamento, Caracterização e Cultivo de Células-Tronco Embrionárias 351
Tiago Azambuja de Oliveira ❖ Roberto Goya Maldonado
Ivane Abiatari

Introdução 351
Isolamento de ESC humanas (hESC) 352

Caracterização de hESCs 361
Cultivo e manutenção de hESCs 370
Conclusão 375
Referências bibliográficas 375

9 Células-Tronco e Câncer **377**
Elisangela Chinen ❖ Fernanda Lasakosvitsch Castanho
Lucimar Pereira de França ❖ Daniela Espinha Cardoso
Karolyn Sassi Ogliari ❖ Jerônimo Pereira de França
Introdução
Novos horizontes da biologia celular 377
Tratamentos anticancerígenos 377
Câncer e metástase 380
Senescência celular, células-tronco e formação de tumores 381
Células-tronco cancerígenas e leucemia 382
Modelos e fases da evolução para células-tronco cancerígenas 384
Referências bibliográficas 386

10 Bioética e Células-Tronco **389**
André Germano Leite ❖ Francisco Wisintainer
Entendendo moral e ética 389
Ética e pesquisa 390
Células-tronco 391
A lei 392
O conflito 394
Conclusão 396
Referências bibliográficas 397

Índice Remissivo **399**

Prefácio

Com o desenvolvimento da Biologia Molecular nos últimos 30 anos do século passado, surgiram muitos questionamentos sobre os possíveis perigos para a humanidade das pesquisas de engenharia genética. A primeira questão a surgir foi se havia a possibilidade de se criar organismos geneticamente modificados que pudessem levar ao aparecimento de novas doenças. Por exemplo, surgiram suspeitas de que a AIDS resultaria do vírus HIV, que seria um produto de tais pesquisas que havia escapado dos laboratórios. Foi, então, proposta uma moratória mundial até se ter a certeza de que não havia tal possibilidade. Na década de 1980, iniciaram-se os estudos de terapias gênicas para doenças decorrentes de mutações genéticas. A introdução de vetores virais de genes para tratamento de tais moléstias em humanos foi realizada nos EUA, sem comunicarem 652 registros de eventos adversos graves até que ocorresse a morte de Jesse Gelsinger em 1999. Este paciente tinha 18 anos e possuía a deficiência da enzima ornitina transcarbamilase, tomava 32 comprimidos ao dia e recebeu uma carga de adenovírus na veia porta carregando o gene reparador. A consequência foi sua morte no dia seguinte, com falência múltipla dos órgãos, em decorrência de uma resposta imune massiva. Após o ocorrido, foram suspensas tais terapias em humanos.

Outra esperança para cura de doenças foi o programa do Genoma Humano, que custou 5 bilhões de dólares, pautado na premissa falsa do determinismo genético. Uma vez determinado que nosso genoma contém de 25 a 30 mil genes, confirmou-se que não existe determinismo biológico, e sim RNAs reguladores, e que "o meio" é muito importante para a expressão dos genes. Acabou-se, assim, a esperança da indústria farmacêutica em produzir remédios específicos para os pacientes e também das seguradoras e firmas de excluírem portadores de determinados genes do seguro-saúde e de empregos.

Em 1997, surgiu a ovelha clonada Dolly e, imediatamente, a proibição, em todo mundo, da clonagem humana. Em 1998, J. Thomson publicou seu trabalho sobre cultura de células-tronco obtidas da massa celular interna de embriões humanos (CTEHs), repetindo o que já obtivera com embriões de primatas. A justificativa dada para obtenção de tais CTEHs era utilizá-las em terapia de doenças degenerativas como Parkinson, diabetes e infarto, visto que eram células pluripotentes que podiam transformar-se em cadiomiócitos, neurônios e células beta do pâncreas. Imediatamente, seus procedimentos foram patenteados e dados exclusivamente a uma empresa privada de biotecnologia. Tal proposta foi muito bem recebida pelas clínicas de reprodução assistida que não sabiam o que fazer com os embriões humanos congelados, os quais, nos EUA, são atualmente 500.000. Em 2001, outra empresa de biotecnologia privada americana tentou clonar o ser humano e não conseguiu obter embriões humanos. Os experimentos resultaram em apenas algumas células aneuploides. Justificaram tais tentativas pelo que se chamou de clonagem terapêutica: utilização de CTEHs obtidas de embriões-clone dos pacientes no tratamento de suas doenças degenerativas, resolvendo, assim, a barreira imunológica do transplante heterólogo das CTEHs. A mesma empresa financiou, também, o "fiasco" do sul-coreano Hwang Woo-Suk e, apesar dos 40 milhões, não conseguiu desenvolver embriões humanos clonados.

Infelizmente, o comportamento pragmático fundamentado no argumento utilitarista (os benefícios suplantam os custos do desrespeito à dignidade humana) tem levado aos descalabros descritos acima. No entanto, muitos pesquisadores que buscam ter um comportamento ético vêm, sistematicamente, buscando alternativas para a medicina regenerativa. Outras fontes de células-tronco vêm sendo descritas desde a virada de nosso século. Assim, existem alternativas éticas para o tratamento das doenças degenerativas com as chamadas células-tronco adultas (CTAs). A multipotencialidade das CTAs obtidas da medula óssea foi constatada em 2002 por Catherine Verfaille, e em 2001, no Hospital Pró-Cardíaco, o Dr. Hans Dohman e o Dr. Radovan Borojevic fizeram o autotransplante destas células em 14 pacientes que estavam na fila de transplante cardíaco, dos quais 13 estão vivos até hoje.

De acordo com a lista de Prentice, já se tem resultados positivos na pesquisa com CTAs para 75 doenças degenerativas comparada a uma com CTEs (restauro da visão em ratos).

As CTAs encontradas na medula óssea também são encontradas em todos os órgãos do indivíduo. Outras fontes de CTAs são a placenta/sangue do cordão umbilical, as membranas que constituem o córion e o âmnio, o líquido amniótico, o tecido adiposo e as células mesenquimais circulantes no sangue e presentes na rede vascular.

Pesquisadores estão conseguindo reverter células diferenciadas adultas, em embrionárias, como as espermatogônias e oogônias humanas (Francisco da Silva, PrimeCell, Irvine, CA), CTAs do cordão umbilical humano (McGuckin *et al.*) e fibroblastos da ponta da cauda de camundongo (Takahashi e Yamanaka), o que torna sem sentido a proposta antiética de se realizar pesquisas com CTEHs.

Em nosso país, ao se discutir as leis referentes à biotecnologia, misturaram-se temas polêmicos como a utilização de sementes transgênicas com a pesquisa com CTEHs. Isto foi resultado de um encontro realizado em 16 de dezembro de 2001, na UNIFESP, do que é chamado de "carona legislativa". Foi introduzida na Lei de Biossegurança, a permissão de destruir embriões humanos para a obtenção das CTEHs. Sem amplo debate sobre vários aspectos desta lei, e sob a pressão de vários grupos portadores de doenças degenerativas, esta foi aprovada pelo nosso Congresso em 2 de março de 2005 e sancionada pelo Presidente Luís Inácio da Silva em 24 de março de 2005. Com o *slogan* "Cura ou Lixo", muitos doentes expressavam a esperança, que logo se revelou enganosa, de estarem diante da solução definitiva para a cura eminente de sua doença.

Dentro do argumento utilitarista, o ser humano vem sendo visto como um depósito de células do qual ele não é nem seu proprietário. É evidente que existe um grande mercado internacional bastante lucrativo interessado em material biológico de origem humana. Companhias privadas de biotecnologia exigem uma razoável porcentagem dos lucros que venham a ser obtidos com CTEHs. As mesmas companhias estão exigindo 25% dos 6 bilhões de dólares que a Califórnia pretende investir nas pesquisas com CTEHs. Outras estão desenvolvendo suas pesquisas na Ásia, onde não existem restrições éticas ou de patentes.

Atualmente, existe uma controvérsia mundial a respeito da pesquisa com CTEHs sem o devido esclarecimento da sociedade. São utilizados argumentos irreais como resultados espetaculares provenientes das pesquisas com CTEHs que até agora não ocorreram. Na Austrália, em outubro de 2006, foi aceita, legalmente, a clonagem terapêutica sem que se tivesse obtido sequer um embrião humano clonado. Cientistas contrários à clonagem terapêutica e à utilização e destruição de embriões humanos na pesquisa são tachados de fundamentalistas religiosos; no entanto, a posição dos mesmos é, essencialmente, ética e não confessional. Muitos deles são, inclusive, ateus. Mas parece que colocar religiões como fundamento das posições contrárias dá-lhes um caráter de ranço conservador, enquanto os que são a favor lançam mão de Galileu e se colocam como liberais e iluminados.

Com esta obra pretendemos levar ao conhecimento do leitor a situação atual dos estudos com CTs, bem como suas questões éticas, alargando seus horizontes e permitindo maior reflexão sobre este assunto e ressaltando os reais resultados de pesquisas até então obtidos com as células-tronco adultas.

Alice Teixeira Ferreira
Prof. Livre-Docente de Biologia Molecular da UNIFESP-EPM

Colaboradores

ALICE TEIXEIRA FERREIRA
Médica e Bacharel em Física
Professora Livre-Docente de Biofísica da UNIFESP-EPM
Membro do Comitê de Ética em Pesquisa da UNIFESP-EPM
Orientadora do Curso de Pós-Graduação em Biologia Molecular da UNIFESP-EPM
Assessora Científica da Fundação de Amparo à Pesquisa de São Paulo
Referee do *European Journal of Pharmacology*

ANA BEATRIZ P. L. STRACIERI
Médica-Assistente da Unidade de
Transplante de Medula Óssea do HCRP-USP

ANDERSON VIEIRA ARANHA
Biólogo pelo Centro Universitário São Camilo – São Paulo, SP
Especialização em Reprodução Humana Assistida pela Associação Instituto *Sapientiae* –
Faculdade de Medicina de Jundiaí –
São Paulo, SP

ANDRÉ GERMANO LEITE
Médico-Cirurgião Torácico
Mestrado e Doutorado em Pneumologia pela
Universidade Federal do Rio Grande do Sul
Membro Efetivo do *American College of Chest Physicians*
Membro Titular da Sociedade Brasileira de Cirurgia Torácica
Membro Efetivo da Sociedade Brasileira de Pneumologia e Tisiologia
Preceptor do Programa de Residência
Médica em Cirurgia do
Hospital Pompeia de Caxias do Sul, RS
Pós-Doutorando em Biossegurança pela Universidade de São Paulo
Diretor de Pesquisa do Hospital Pompeia de Caxias do Sul, RS
Coordenador do Comitê de Ética em Pesquisa do Hospital Pompeia de Caxias do Sul, RS

ANDRÉA APARECIDA DE FÁTIMA SOUZA MORAES
Bióloga pelo Centro Universitário São Camilo – São Paulo, SP
Especialização em Hematologia pela
Universidade Federal de São Paulo
Doutorado em Ciências Biológicas – Biologia Molecular pela
Universidade Federal de São Paulo (UNIFESP-EPM)

Colaboradores

ANDREA FERREIRA HADDAD
Especialização em Cardiologia pela Sociedade Brasileira de Cardiologia
Mestranda em Clínica Médica da Universidade Federal do Rio de Janeiro

ÁRIEN ELISA OLDONI
Acadêmica em Medicina pela Universidade de Caxias do Sul, RS

ÁRON CHARLES OLDONI
Acadêmico em Medicina pela Universidade do Planalto Catarinense, SC

CARLOS EDUARDO BARRA COURI
Doutorado em Endocrinologia pela
Faculdade de Medicina de Ribeirão Preto da Universidade de São Paulo

CINTIA MIGUEL PEIXOTO
Graduada em Cardiologia pela Universidade Federal Fluminese
Mestrado em Clínica Médica pela Universidade Federal do Rio de Janeiro

DANIELA APARECIDA DE MORAES
Médica-Assistente da Unidade de
Transplante de Medula Óssea do HCRP-USP

DANIELA ESPINHA CARDOSO
Graduada em Farmácia pela Universidade São Camilo – São Paulo, SP
Mestrado em Ciências Biológicas – Biologia Molecular pela
Universidade Federal de São Paulo

DANIELA MICHELIM RODRIGUEZ SPERANSA
Graduada em Biomedicina pela FEEVALE, RS
Criobióloga e Coordenadora do
Laboratório de Criopreservação –
Banco de Sangue de Cordão Umbilical HemoCord – Porto Alegre, RS
Técnica em Hemoterapia no Banco de
Sangue do Complexo Hospitalar
Santa Casa de Porto Alegre, RS

DANI LAKS
Médico-Hematologista do Instituto de Hematologia de Porto Alegre, RS
Mestrado em Medicina pela Pontifícia Universidade Católica do Rio Grande do Sul
Doutorando em Medicina pela Pontifícia Universidade Católica do Rio Grande do Sul

DÁRIO EDUARDO DE LIMA BRUM
Mestrado em Hepatologia pela UFCSPA
Médico-Hemoterapeuta/Hematologista da AMB/SBHH
Médico-Geral e Comunitário da Unidade São José Murialdo
MBA em Auditoria em Saúde pelo IAHCS – Porto Alegre, RS
Proficiente em Imuno-Hematologia da AMB/SBHH
Responsável Técnico Hemocord – Banco de Células-Tronco de Cordão Umbilical –
Porto Alegre, RS

EDGAR JULIAN PAREDES-GAMERO
Bacharel em Ciências Biológicas pelo Centro Universitário São Camilo, SP
Doutorado em Ciências pelo Programa em Biologia Molecular da
Universidade Federal de São Paulo
Pós-Doutorando do Departamento de
Bioquímica da Universidade Federal de São Paulo

ELISANGELA CHINEN
Graduada em Fisioterapia pelo Centro Universitário São Camilo, SP
Especialização em Fisioterapia Hospitalar pelo Instituto de Ensino e Pesquisa Albert Einstein do Hospital Albert Einstein – São Paulo, SP
Mestranda pela Universidade Federal de
São Paulo

FABIO ANTONIO ABRANTES TUCHE
Especialização em Cardiologia pela Associação Médica Brasileira – Sociedade Brasileira de Cardiologia
Doutorando em Fisiologia Clínica e Experimental – FISCLINEX do Laboratório de Pesquisas Clínicas e Experimentais em Biologia Vascular – BioVasc da Universidade do Estado do
Rio de Janeiro

FERNANDA LASAKOSVITSCH CASTANHO
Bióloga
Doutorado em Ciências com Ênfase em Biologia Molecular pelo Departamento de Microbiologia, Imunologia e Parasitologia da Universidade Federal de São Paulo
Pós-Doutorado pelo Instituto de Ciências Biomédicas da Universidade de São Paulo

FERNANDA LONGHI
Médica-Hematologista do Instituto de Hematologia de Porto Alegre, RS
Mestrado em Medicina pela Pontifícia Universidade Católica do Rio Grande do Sul

FRANCISCO WISINTAINER
Médico-Oncologista Clínico
Diretor-Científico do Instituto DeVita de Oncologia e Hematologia de Caxias do Sul, RS
Membro Efetivo da Sociedade Brasileira de Oncologia Clínica
Membro Efetivo da *American Society of Clinical Oncology*
Membro Efetivo da *European Society for Medical Oncology*

GIANINA TERIBELE VENTURIN
Mestrado em Neurociências
Programa de Pós-Graduação em Neurociências da
Universidade Federal do Rio Grande do Sul
Doutoranda do Programa de Pós-Graduação em Medicina e Ciências da Saúde (Neurociências) pelo Instituto de Pesquisas Biomédicas e Instituto do Cérebro da Pontifícia Universidade Católica do
Rio Grande do Sul

GISELLE ZENKER JUSTO
Bacharel em Química pela UNICAMP
Doutorado em Ciências pelo Instituto de Química da UNICAMP
Pós-Doutorado pela UNICAMP
Colaboradora do *University Medical Center Groningen,* Holanda
Professora Adjunta da Universidade Federal de São Paulo

HAMILTON DA SILVA JUNIOR
Gerente de Inovação da Excellion Serviços Biomédicos S/A
Especialização em Imunologia no *Institut Pasteur* – Paris, França
Doutorado em Ciências Morfológicas pelo Instituto de Ciências Biomédicas da Universidade Federal do Rio de Janeiro
PhD

HANS FERNANDO DOHMANN
Doutorado em Ciências Médicas pela Universidade Federal do Rio de Janeiro
PhD
Secretário Municipal de Saúde e
Defesa Civil do Rio de Janeiro, RJ

IVANE ABIATARI
Médico-Pesquisador Contratado do Departamento de Cirurgia Geral da
Universidade de Heidelberg, Centro Europeu de Pesquisa Molecular em Pâncreas – Geórgia,
Alemanha

JADERSON COSTA DA COSTA
Graduado em Medicina pela Pontifícia Universidade Católica do Rio Grande do Sul
Professor Titular de Neurologia da
Faculdade de Medicina da
Pontifícia Universidade Católica do
Rio Grande do Sul
Diretor do Instituto do Cérebro
Coordenador do Laboratório de Sinalização Celular do
Instituto de Pesquisas Biomédicas

JERÔNIMO PEREIRA DE FRANÇA
Bacharel em Física
Especialização em Biofísica, Biologia Celular e Molecular pela UNIFESP-EPM
Mestrado e Doutorado em Biologia Molecular pela UNIFESP-EPM
Pós-Doutorado em Biologia Molecular pela UNIFESP-EPM
Professor da Universidade de Santa Cruz – Ilhéus, BA

JOSÉ ÁLVARO PEREIRA GOMES
Doutorado em Ciências pelo
Departamento de Oftalmologia da
Universidade Federal de São Paulo
Professor Afiliado e Diretor do Centro Avançado de Superfície Ocular do
Instituto da Visão da Universidade Federal de São Paulo

JÚLIO CÉSAR VOLTARELLI
Professor Titular e Coordenador da Divisão de Imunologia Clínica do
Departamento de Clínica Médica da Faculdade de Medicina de Ribeirão Preto da Universidade
de São Paulo e da Unidade de Transplante de Medula Óssea do Hospital das Clínicas da Faculdade
de Medicina de Ribeirão Preto da Universidade de São Paulo

KAROLYN SASSI OGLIARI
Médica-Ginecologista e Obstetra da FFFCMPA/HMIPV
Especialização em Reprodução Humana pela UNIFESP-EPM
Doutora em Patologia pela Faculdade de Medicina da Universidade de São Paulo
Diretora-Geral do HemoCord – Banco de Células-Tronco de Cordão Umbilical –
Porto Alegre, RS

LEONARDO PINTO DE CARVALHO
Especialização em Cardiologia pela Associação Médica Brasileira –
Sociedade Brasileira de Cardiologia
Doutorando em Biologia Molecular da Universidade Federal do Estado de São Paulo

LUCIMAR PEREIRA DE FRANÇA
Bióloga
Mestrado e Doutorado em Ciências com Ênfase em Biologia Molecular pelo Departamento de Biofísica da Universidade Federal de São Paulo (UNIFESP-EPM)
Pós-Doutorado pelo Departamento de Biofísica da Universidade Federal de São Paulo (UNIFESP-EPM)

LUIS FELIPE CANOVA OGLIARI
Acadêmico em Medicina pela Fundação Universidade Regional de Blumenau, SC

MÁRCIA ARAÚJO LEITE
Médica-Hematologista e Hemoterapeuta
Membro Titular da Sociedade Brasileira de Hematologia
Professora da Disciplina de Hematologia do Curso de Medicina da Universidade de Caxias do Sul, RS
Diretora-Geral do Hemocentro Regional de Caxias do Sul, RS
Chefe do Serviço de Hematologia do Instituto DeVita de Caxias do Sul, RS
Coordenadora da Agência Transfusional do Hospital Geral de Caxias do Sul, RS
Diretora do Hemovita Banco de Sangue – Caxias do Sul, RS

MARIA CAROLINA DE OLIVEIRA
Doutorado em Imunologia pela Faculdade de Medicina de Ribeirão Preto da Universidade de São Paulo
Mestrado em Clínica Médica pela Faculdade de Medicina de Ribeirão Preto da Universidade de São Paulo
Médica-Assistente da Unidade de Transplante de Medula Óssea do Hospital das Clínicas da Faculdade de Medicina de Ribeirão Preto da Universidade de São Paulo

MARTINA FRITSCH
Diretora-Científica do HemoCord – Banco de Células-Tronco do Sangue de Cordão Umbilical – Porto Alegre, RS
Mestrado em Ciências Veterinárias – Área de Concentração Fisiopatologia da Reprodução pela Universidade Federal do Rio Grande do Sul
Colaboradora do Laboratório de Embriologia e Diferenciação Celular do Centro de Pesquisa do Hospital de Clínicas de Porto Alegre, RS
Embriologista e Criobióloga em Clínicas de Reprodução Assistida

MONICA AMORIM DE OLIVEIRA
Especialização em Cardiologia pela Associação Médica Brasileira – Sociedade Brasileira de Cardiologia
Doutoranda em Fisiologia Clínica e Experimental do Laboratório de Pesquisas Clínicas e Experimentais em Biologia Vascular (Biovasc) da Universidade do Estado do Rio de Janeiro

MYRNA SERAPIÃO DOS SANTOS
Doutorado em Ciências pelo Departamento de Oftalmologia da Universidade Federal de São Paulo

PRISCILA CARDOSO CRISTOVAM
Biomédica
Mestrado em Ciências Básicas do Departamento de Nefrologia da Universidade Federal de São Paulo

Colaboradores

ROBERTO GOYA MALDONADO
Médico-Psiquiatra
Pesquisador e Doutorando do
Departamento de Psiquiatria da
Universidade de Heidelberg, Unidade de Psicopatologia Experimental – Alemanha

RADOVAN BOROJEVIC
Professor Titular da Universidade Federal do Rio de Janeiro
PhD
Chefe do Laboratório de Proliferação e Diferenciação Celular do
Instituto de Ciências Biomédicas

RODRIGO DE CARVALHO MOREIRA
Especialização em Cardiologia pela Associação Médica Brasileira –
Sociedade Brasileira de Cardiologia
Assistente de Pesquisa Clínica do
Centro de Ensino e
Pesquisa do Pró-Cardíaco/PROCEP
Mestrando em Clínica Médica da Universidade Federal do Rio de Janeiro

ROSANA BIZON VIEIRA CARIAS
Gerente de Produção da Excellion Serviços Biomédicos S/A
Farmacêutica Responsável Técnica
Mestrado em Ciências Morfológicas pelo Instituto de Ciências Biomédicas da Universidade Federal do Rio de Janeiro

SANG WON HAN
Professor-Associado da
Universidade Federal de São Paulo
PhD
Diretor do Centro Interdisciplinar de Terapia Gênica

SILVANA GAIBA DE FRANÇA
Bióloga
Mestrado em Ciências pelo Programa de Pós-Graduação em Cirurgia Plástica Reparadora da
Universidade Federal de
São Paulo

SUZANA ALVES DA SILVA
Mestrado em Cardiologia pela Universidade Federal do Rio de Janeiro (MSc)
Doutoranda em Saúde Pública pela Escola Nacional de Saúde Pública – FIOCRUZ
Coordenação de Pesquisa e
Desenvolvimento do Centro de Ensino e
Pesquisa do Pró-Cardíaco/PROCEP

TIAGO AZAMBUJA DE OLIVEIRA
Enfermeiro, Médico-Oncologista e Pesquisador Contratado do Departamento de Cirurgia Geral da Universidade de Heidelberg – Centro Europeu de Pesquisa Molecular em Pâncreas, Alemanha

VITOR PORDEUS
Pesquisador Associado do Laboratório de Imunobiologia do Instituto de
Ciências Biológicas da Universidade Federal de Minas Gerais
Coordenador do Núcleo de Cultura, Ciência e Saúde da Secretaria Municipal de Saúde e Defesa Civil do Rio de Janeiro, RJ

Células-Tronco

Capítulo 1

O Início da Vida

Alice Teixeira Ferreira

BIOÉTICA

"A busca da perfeição ou a ânsia da imortalidade a qualquer custo?"

Atualmente, a biologia constitui uma área de grandes controvérsias, pois vem exercendo sua influência sobre as condições e formas de vida de tal maneira que não se tem mais teorias puras e desinteressadas nessa área da ciência. De modo geral, as tarefas da ciência estão cada vez mais determinadas por interesses externos, e muitos laboratórios de pesquisa, na área de biologia, estão se transformando em empresas. Vários cientistas, na busca de prestígio ou de vantagens econômicas, ao entrarem em seus laboratórios, abandonam os valores morais para realizarem suas pesquisas científicas. O oncologista americano Van Rensselar Potter, preocupado com tal atitude criou, pela primeira vez, o termo BIOÉTICA em seu livro *Bioethic: Bridge to the Future*, publicado em 1971. Com esse termo, definia uma disciplina científica cujo objetivo seria estudar os aspectos éticos da medicina e da biologia em geral, bem como as relações do homem com outros seres vivos.

Os conselhos de medicina já tinham seus códigos de ética, com base no juramento de Hipócrates, na versão da Declaração de Genebra, a mais antiga e conhecida de todas, que tem sido utilizada em vários países na solenidade de recepção aos novos médicos inscritos na respectiva ordem ou conselho de medicina. Em língua portuguesa tem a seguinte redação:

> *Eu, solenemente, juro consagrar minha vida a serviço da Humanidade.*
> *Darei como reconhecimento a meus mestres, meu respeito e minha gratidão.*
> *Praticarei a minha profissão com consciência e dignidade.*
> *A saúde dos meus pacientes será a minha primeira preocupação.*
> *Respeitarei os segredos a mim confiados.*
> *Manterei, a todo custo, o máximo possível, a honra e a tradição da profissão médica.*
> *Meus colegas serão meus irmãos.*
> *Não permitirei que concepções religiosas, nacionais, raciais, partidárias ou sociais intervenham entre meu dever e meus pacientes.*

Manterei o mais alto respeito pela vida humana, desde sua concepção. Mesmo sob ameaça, não usarei meu conhecimento médico em princípios contrários às leis da natureza.
Faço estas promessas, solene e livremente, pela minha própria honra.

Está realçada a parte deste juramento que diz respeito à vida humana, que se inicia na concepção, fato aceito não como dogma religioso, mas como científico. Qualquer livro de embriologia humana descreve a concepção como o início da vida humana.

Afinal de contas, por que alguém se preocuparia em definir algo como 'onde começa a vida'?

Essa é uma preocupação que surgiu no século passado: 1. com a possibilidade do aborto seguro, considerado como um direito da mãe de decidir sobre o próprio corpo; 2. ao se considerar o embrião humano apenas como um simples material biológico e, portanto, objeto de pesquisa.

O filósofo iluminista Emmanuel Kant diz, sobre a dignidade humana: "o ser humano não deve ser utilizado como meio para atingir outro objetivo que não a sua própria humanidade". Essa afirmativa exclui, categoricamente, qualquer instrumentalização de seres humanos para objetivos outros senão aqueles para a sua própria existência. Assim, com base em tal assertiva, a bioética personalista afirma ser inaceitável a procriação de embriões humanos com o propósito de pesquisa científica, antepondo-se ao utilitarismo, considerando-se um desrespeito à dignidade da pessoa humana. Daí surge o questionamento "onde começa a vida humana?". Os pesquisadores pragmático-utilitaristas não desejam ser considerados não éticos ao destruírem embriões humanos para obterem culturas das células-tronco embrionárias humanas (CTEHs). Além do mais, são necessárias células fetais humanas para constituírem as camadas de tecido *(feedlayers)* que alimentarão as CTEHs em cultura. Por essa razão, tais pesquisadores também são favoráveis ao aborto (Fig. 1-1).

O livro *Cobaias Humanas – A História Secreta do Sofrimento Provocado em Nome da Ciência*, de Andrew Goliszek (Ediouro, 2004), demonstra uma tabela de preços de tecidos e órgãos fetais humanos válida até 1999. Essa tabela foi obtida de um folheto de propaganda de um serviço que realizava abortos, em que afirma que iriam transformar a decisão da paciente em algo maravilhoso, que seu feto abortado iria salvar vidas. Nessa lista, o cérebro do feto, que é a última porção do feto a ser retirada, custava 999 dólares, com 30% de desconto, se o material não estivesse em bom estado. Assim, uma realidade mantida oculta aos olhos do público é que os bebês são sacrificados vivos para se obter mercadoria valiosa (Fig. 1-2).

Frente à aprovação da lei brasileira que permite pesquisas com células-tronco embrionárias, de embriões que sejam produtos de fertilizações *in vitro*,

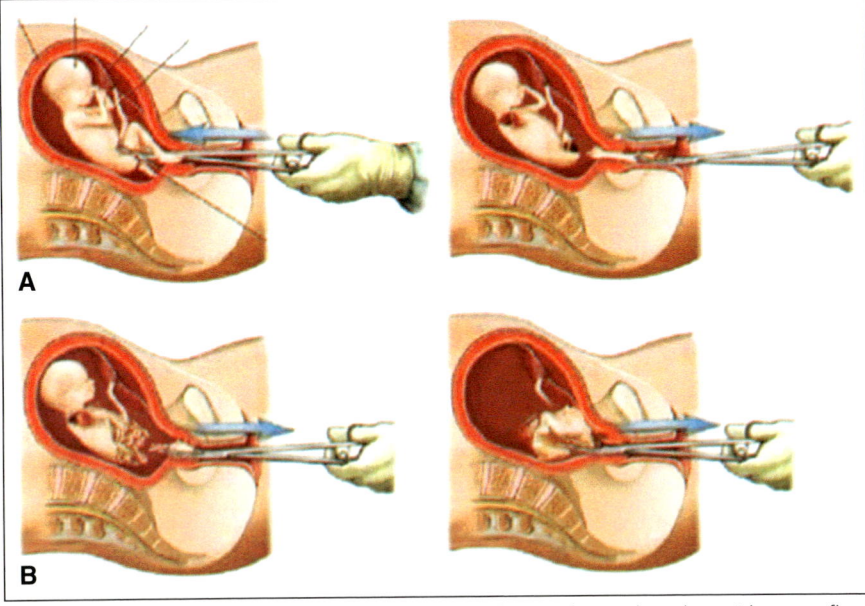

Fig. 1-1. Culturas das CTEHs: Trata-se de um processo lento, chegando a durar 4 horas, a fim de se obter os tecidos fetais vivos, pois não é possível se fazer culturas de células mortas. (**A**) O feto sente a agressão quando a pinça puxa sua perna. (**B**) Como o feto humano é esquartejado durante o processo de aborto. (*Fonte:* Cobaias humanas – A História Secreta do Sofrimento Provocado em Nome da Ciência. Ediouro, 2004.)

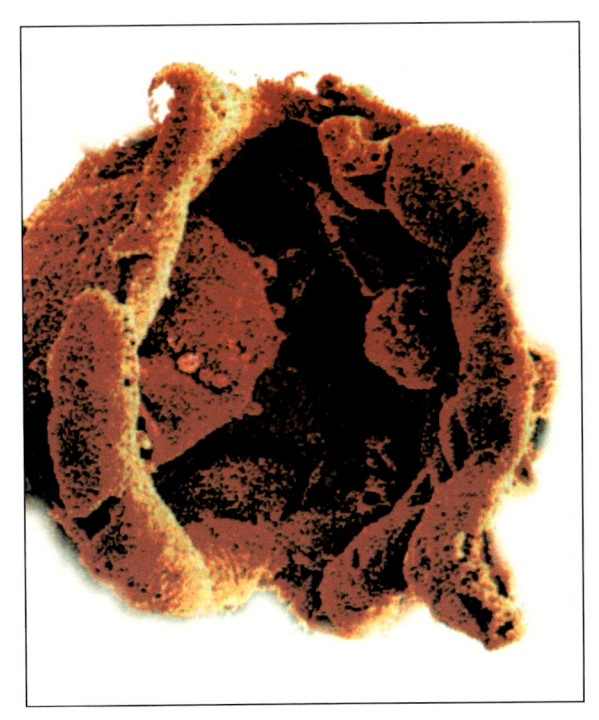

Fig. 1-2. Embrião humano expondo a camada de células-tronco, em vermelho, que são retiradas mecanicamente para serem cultivadas.

CAPÍTULO 1 — O Início da Vida

que sejam inviáveis e que estejam congelados há mais de 3 anos em clínicas de reprodução assistida, os pais destes embriões humanos excedentes e congelados devem decidir entre doar seus "filhos" para pesquisas, implantá-los ou doá-los a outros casais.

Luiz Felipe Pondé, filósofo e professor de pós-graduação em Ciências da Religião da PUC-SP, dá o seguinte quadro da situação atual da discussão sobre o início da vida humana, sob o ponto de vista ético-filosófico:

> *A racionalidade utilitária contemporânea trabalha buscando estabelecer "um mundo melhor", sustentado no equilíbrio sutil dos interesses (concupiscência, diria Sto. Agostinho). Outra característica do cenário é o funcionamento da positividade pura da lei (ou de qualquer outro produto objetivo do espírito) contra um vácuo de fundamentação que não construída historicamente e artificialmente, na melhor das hipóteses, consensualmente – a crença no consenso possível faz parte da idealização do resto democrático pós-moderno: a razoabilidade pública seria fruto de uma razão consensual tecida no campo de batalha das lutas micropolíticas e dos* lobbies. *Uma última característica seria a concepção materialista (bioquímica, neste caso) que organiza o campo semântico possível para a definição de algo como a "vida" ou seu início e fim. Qualquer possibilidade de metafísica (usando esse termo apenas como referência de concepções de mundo, que não o atomismo estrito ou suas modas quânticas) será sempre do campo privado (excluindo as teocracias remanescentes) e, por isso mesmo, reduzida à forma do gosto e da opinião (mera doxa). Por isso que a metafísica hoje em dia é, antes de tudo, estética, quando não simplesmente imprecisa, navegando à deriva dos discursos produzidos pela indústria cultural da emancipação incerta e inútil.*

FUNDAMENTAÇÕES HISTÓRICAS DO INÍCIO DA VIDA HUMANA

"O sêmen não é um homúnculo, o óvulo não é uma donzela, mas
O EMBRIÃO UM SER HUMANO."

Conjectura de Aristóteles: teoria do sangue na concepção

Na antiguidade já se sabia que do ato sexual entre o homem e a mulher se desenvolvia um novo ser humano. Várias conjecturas foram feitas para explicar como surgia e se desenvolvia o embrião humano. Uma das conjecturas foi a de Aristóteles (Geração dos Animais), de que o sêmen constituiria o elemento germinativo ativo e o sangue menstrual seria o elemento passivo que alimentaria os embriões humanos, sendo denominada "teoria do sangue menstrual" da concepção. Essa teoria foi aceita pelos cristãos e muçulmanos tendo em vista o grande prestígio que Aristóteles tinha nessas comunidades.

Quando Anton van Leeuvenhoek observou o sêmen no microscópio pela primeira vez, em 1677, descreveu animálculos bastante agitados, que supôs serem seres humanos pré-formados, influenciado, provavelmente, pela teoria de Aristóteles.

Nicolas Hartsoeker, em 1694, publicou a figura a seguir (Fig. 1-3), onde, no interior do espermatozoide, encontra-se um **homúnculo** (do Latim *homunculus*, 'homem pequeno'). Cientistas dos séculos XVII e XVIII afirmavam que o esperma era constituído por "homens pequenos" (homúnculos), que se punham dentro de uma mulher para que um deles crescesse até ser um infante; tais "embriologistas", mais tarde, foram conhecidos como os *espermistas (*Fig. 1-3).

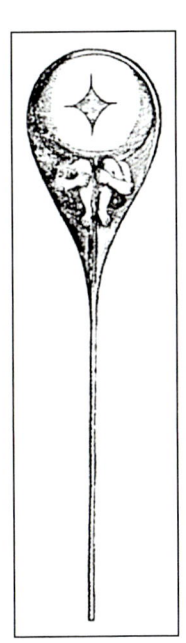

Fig. 1-3. Espermatozoide contendo um feto. (Nicolas Hartsoeker, 1964.)

O início da vida do ser humano de acordo com a embriologia moderna

"A vida está presente desde o momento da concepção."
(Dr. Jerome Lejeune, o falecido professor e geneticista célebre mundialmente, Universidade de Descartes, Paris)

Embriologia quer dizer estudo dos embriões, entretanto, se refere, atualmente, ao estudo do desenvolvimento de embriões e fetos.

Com o aumento da sensibilidade dos microscópios, Karl Ernst Von Baer observou, em 1827, o ovo ou zigoto em divisão na tuba uterina e o blastocisto no útero de animais. Em suas obras, *Ueber Entwicklungsgschiechteb der Tiere* e *Beabachtung and Reflexion* descreveu os estágios correspondentes do desenvolvimento do embrião e quais as características gerais que precedem as específicas, contribuindo com novos conhecimentos sobre a origem dos tecidos e órgãos. Por isso é chamado de "Pai da Embriologia Moderna".

Em 1839, Schleiden e Schwan, ao formularem a Teoria Celular, foram responsáveis por grandes avanços da Embriologia. Conforme esse conceito, o corpo é composto por células, o que leva à compreensão de que o embrião se forma a partir de uma ÚNICA célula, o zigoto, que, por muitas divisões celulares, vai formando os tecidos e órgãos de todo ser vivo, em particular o humano. O zigoto é, portanto, *a single cell human being* (Sherley). Traduz-se "um ser humano de célula única".

Em meados do século XIX, os médicos já estavam completamente convencidos da existência desse processo de desenvolvimento do ser humano. Muitos médicos iniciaram, então, uma campanha para proibir o aborto. A frase que todos pensam ter sido originada pelo Vaticano, "a vida humana começa no momento da concepção", data, de fato, dessa campanha iniciada pelos cientistas no século XIX. Outra frase dessa campanha era, precisamente, "adoção em vez de aborto".

Tendo em vista esses fatos científicos sobre início e desenvolvimento do ser humano, o parlamento inglês baniu o aborto em 1869, aprovando o *Offences Against the Person Act*. Foi o primeiro país a fazê-lo. Por outro lado, a American Medical Association, em dois relatórios (1857 e 1870), estabeleceu, sem margem para dúvidas, que o aborto era inaceitável.

Com base nessas evidências experimentais, o Papa Pio IX aceitou a concepção como a origem do ser humano em 1869. Esse dogma religioso está fundamentado na aceitação de um fato cientificamente comprovado sobre o início da vida humana. Tem-se dito que a Igreja mudou seu dogma, pois afirmam que, na Idade Média, fundamentando-se em São Tomás de Aquino, o ser humano passava a existir depois de 40 dias de gestação, se fosse homem, e 80 dias, se fosse mulher. Mas não se trata de dogma, e sim da aceitação de uma conjectura aristotélica, sem nenhuma evidência experimental, pois o zigoto e o embrião são visíveis somente ao microscópio, não disponível na época de São Tomás, nem tão pouco na de Aristóteles.

No relatório de 1871, da American Medical Association, pode-se ler o seguinte: "A única doutrina que parece estar de acordo com a razão e a fisiologia é aquela que coloca o início da vida no momento da concepção (...). O Aborto é uma destruição massiva de crianças por nascer (...). A proibição de matar aplica-se a todos sem exceção, independentemente do ponto de desenvolvimento em que **a vítima** está (...). Seria uma traição à profissão que um médico fizesse um aborto. Os médicos que o fazem desonram a medicina, são falsos profissionais, assassinos cultos e carrascos." Para o relatório de 1851, o aborto é "o massacre de um número sem fim de crianças". Na sequência desses dois relatórios, o aborto foi proibido praticamente em todo o mundo.

Confirmando as observações de Von Baer, em 1879, Hertwig descreveu eventos visíveis na união do óvulo ou oócito com o espermatozoide em mamíferos. Para não se dizer que se trata de conceito ultrapassado, tem-se que TODOS os textos de Embriologia Humana consultados afirmam que o desenvolvimento humano se inicia quando o oócito é fertilizado pelo espermatozoide. TODOS afirmam que o desenvolvimento humano é a expressão do fluxo irreversível de eventos biológicos ao longo do tempo, que só para com a morte. TODOS passamos pelas mesmas fases do desenvolvimento intrauterino: fomos um ovo, uma mórula, um blastocisto, um feto. Em todos os textos, os autores expressam sua admiração de como uma célula, o ovo, dá origem a algo tão complexo como o ser humano. Alguns afirmam tratar-se de um milagre.

Em 2002, a embriologista Magdalena Zernicka-Goetz, estudando o desenvolvimento de embrião de mamífero, constatou que a primeira divisão do zigoto não se dá ao acaso, mas o plano de sua primeira clivagem está definido pelo corpúsculo polar (que surge no amadurecimento do óvulo, quando fertilizado) e pelo ponto onde ocorre a penetração do espermatozoide. Esse fato demonstra que o nosso destino está determinado no primeiro dia, no momento da concepção. O embriologista Lewis Wolpert chega a afirmar que o momento em que o ovo começa a se dividir é o mais importante de nossa vida, mais que o nascimento, casamento ou morte (Fig. 1-4).

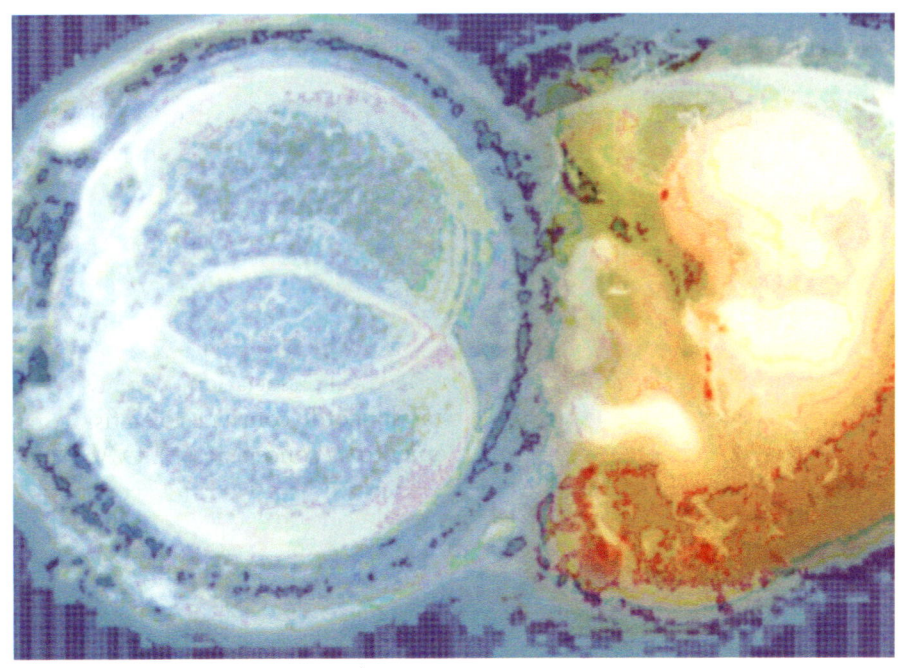

Fig. 1-4. Divisão do ovo – momento da concepção.

POLÊMICA SEM BASE CIENTÍFICA

"Uma pessoa é uma pessoa, por mais pequena que seja!"
(de "Horton Hears a Who", pelo Dr. Seuss,
o falecido e famoso autor de livros infantis)

Tenta-se, atualmente, através de uma retórica ideológica, justificar a morte de embriões e fetos com argumentos despidos de fundamentos científicos como:

– *"não sabemos quando começa a vida do ser humano"*. Pelo que se vê acima, isso não é verdade.

– *"o embrião humano é apenas um agrupamento de células"*. Mas que células! Se fossem apenas células comuns, determinados pesquisadores não estariam tão interessados nelas. São tão extraordinárias que dão origem a um indivíduo completo. Poderíamos dizer também que um barco é um monte de tábuas. Mas essas tábuas estão montadas de maneira a lhe dar uma finalidade. Afinal, já desde os gregos é aceita a teleologia (a finalidade dos conjuntos).

– *"o embrião humano não tem cérebro e é comparado à morte cerebral"*. Comparação absurda, pois a morte cerebral é uma situação irreversível, não há maneira de recuperar os neurônios mortos, enquanto o embrião dispõe das células pluripotentes que vão originar seu cérebro.

– *"o embrião não tem consciência porque não tem tecido neural"*. Esse argumento decorre do mecanicismo cartesiano que separou mente/alma do corpo. A resposta muito mais adequada para os dois últimos argumentos é dada por Jérôme Lejeune, médico geneticista e pediatra francês que se dedicou à pesquisa e ao tratamento de doenças genéticas que afetam a inteligência das crianças:

QUANDO ESTÁ TERMINADO O HOMEM?
Resta ver a qualidade mais especificamente humana, aquela que distingue o homem de todos os animais, a inteligência. Quando aparece? Aos 6 dias, aos 6 meses, aos 6 anos ou mais tarde?

Responder com uma só palavra não teria sentido algum; mas podemos, sim, distinguir as etapas do órgão da inteligência, que é acessível à observação. O cérebro está no seu lugar passado dois meses, mas serão necessários os 9 meses completos para que se constituam totalmente os seus 10 milhões de células. Na criança que nasce, está então acabado o cérebro? Não. As inúmeras conexões que unem cada célula, por milhares de contactos, a todas as outras, não se estabelecerão totalmente senão aos 6 ou 7 anos de idade – o que corresponde à idade da razão. E esta complicada teia de circuitos não poderá desenvolver a sua plena potência senão quando o seu mecanismo químico e elétrico estiver suficientemente rodado, isto é, aos 15 ou 16 anos, idade da plenitude da inteligência abstrata. Isto é tão certo que, passada essa idade, os especialistas em psicometria começam a preocupar-se com os estudantes, já que o inevitável envelhecimento começa aos 20. E que dizer das inexplicáveis modificações que, em cada dia, o próprio exercício do pensamento necessariamente acarreta? Quantas dessas minúsculas retificações químicas ou anatômicas nesta imensa rede pensante são necessárias para definir, finalmente, o caráter, a experiência, ou o prêmio de consolação que nos outorga o tempo passado? Quanto tempo é necessário para fazer um homem? Napoleão dizia que são necessários 20 anos. Um filósofo diria: pelo menos uma vida inteira, e depois a eternidade, acrescenta o cristão, unindo-se, dessa forma, ao tempo do biólogo. Através do longo rodeio de uma paciente observação, o médico volta a descobrir uma verdade evidente que a linguagem comum reconheceu sempre: o homem nunca está terminado. Terminado o Pequeno Polegar que se faz criança de peito? Terminado o escolar que se faz adulto? E o próprio adulto estará terminado, quando persiste ainda no seu próprio devir? Dizer que um homem está "terminado" não é a condenação mais grave? Quando recebe o golpe de graça, não se diz que o "acabaram"? Só se pode julgar aquilo que já se realizou, com base nas provas produzidas; e o julgamento conduz à sanção: recompensa ou castigo, conforme o exija a justiça. Mas quem pode arrogar-se o direito de julgar a própria inocência? Condenar um feto pelo futuro é deixar de ver que o homem está já aí, e que só lhe falta acordar. No coma profundo ou sob anestesia geral, o acidentado não pensa; está inerte e insensível. Por que motivo, durante esta suspensão de toda a atividade mental, a sua vida é sagrada? Porque esperamos o seu despertar. Pretender que o sono da existência obscura no seio da mãe não é o sono de um homem é um erro de método. Pois se todos os raciocínios não podem comover, se toda a biologia moderna parece insuficiente, se até rejeitassem átomos e moléculas, e se mesmo tudo isso não pudesse convencer-nos, um só fato o poderia. Basta que esperemos algum tempo.

– "*o embrião não teria toda a informação necessária para orientar seu desenvolvimento, podendo originar molas hidatiformes*". A mola hidatiforme não é resultado de um zigoto mal orientado em seu desenvolvimento, é, sim, resultado de uma aberração cromossômica: um ovócito androgenético, que contém dois núcleos celulares paternos, distinto do óvulo fertilizado, que originará o embrião. O ovócito androgênico resulta de uma simples fusão celular, sem fecundação, e pode dar origem à mola hidatiforme.

– Finalmente, tem-se a justificativa utilitarista: "*a pesquisa realizada com CTEHs e fetos tem como objetivo curar doenças degenerativas. Seria uma solução definitiva para os portadores de diabetes, moléstia de Parkinson, Duchene etc.*", haja vista a frase "Cura ou Lixo", utilizada em março de 2005, para se obter a aprovação da lei que permite a utilização de embriões humanos em pesquisa. Quem consultar a tabela do Dr. Prentice verificará que existe a alternativa para o tratamento dessas doenças utilizando células-tronco adultas (CTAs) obtidas do próprio paciente. Atualmente, de acordo com essa tabela, tem-se resultados positivos para 75 doenças degenerativas pesquisadas utilizando-se CTAs e nenhum com CTEHs. No caso de pesquisas com estas últimas células, experimentos bizarros vêm sendo realizados, tais como a realização de embriões híbridos como: "homem-porco", embrião "humano-bovino", embrião "camundongo-humano", por empresas de biotecnologia privadas dos EUA, sem conseguirem, até agora, soluções para a Medicina Regenerativa. No entanto, esta versão do século XXI da "Ilha do Dr. Moreu", de H.G. Wells, vem conseguindo patentes destes processos.

CONCLUSÃO

O ser humano, desde o ovo até o adulto, passa por diversas fases do desenvolvimento (ontogenia), mas em todas elas trata-se do mesmo indivíduo que, continuamente, se desenvolve e se auto-organiza. Por ser o ciclo do desenvolvimento humano relativamente longo, podemos perder a visão do todo, fixando-nos em suas partes. Daí o surgimento de estatutos que regulam fases da vida humana: o das crianças e adolescentes e o dos idosos. Torna-se necessário, agora, o "Estatuto dos Embriões e Fetos" a fim de evitar que os mesmos sejam manipulados com o fim de que suas células passem a ser matéria-prima da futura indústria de produção de órgãos.

Alguns utilitaristas, frente à realidade desses fatos, passam, agora, a responsabilidade à sociedade de decidir sobre a morte do embrião humano, justificando-se que a nossa sociedade aceita matar um indivíduo com morte encefálica para utilizar seus órgãos para transplantes. Assim, agora, os católicos, evangélicos, espíritas, budistas, já por motivação religiosa, têm a obrigação de se posicionarem em defesa da dignidade humana. Afinal, uma sociedade laica deve ser democrática e aceitar as decisões de diferentes setores da sociedade, inclusive a dos católicos, sobre a vida humana e a sua dignidade, principalmente em se tratando de uma população tão vulnerável como as dos embriões e a dos fetos humanos.

Devemos nos lembrar das palavras de Martin Niemoeller, na Alemanha nazista:

> *Primeiro, eles vieram atrás dos comunistas, mas eu não era comunista e, portanto, não me manifestei abertamente. Depois vieram atrás dos socialistas e dos sindicalistas, mas eu não era nem uma coisa nem outra e, portanto, não me manifestei abertamente. Então, vieram pelos judeus, mas eu não era judeu e, portanto, não me manifestei abertamente. E quando vieram atrás de mim, não havia sobrado ninguém para se manifestar abertamente a meu favor.*

Desde agosto de 2006, com o surgimento das células de pluripotência induzidas, chamadas iPS, tivemos a grande inovação no estudo das células-tronco. Esta foi a grande proeza do Dr. Shynia Yamanaka, da Universidade de Kioto: descobriu que, com a expressão de quatro fatores de transcrição, Pct 3/4, Sox2, Klf4 e c-Myc, conseguia fazer células adultas diferenciadas voltarem a ter as características de células embrionárias. Com isso tornou desnecessária a matança de embriões humanos para pesquisar a diferenciação das suas células embrionárias, pois em novembro de 2007 repetiu-se o feito com células adultas humanas. Assim, no ano de 2008, a revista *Science* considerou essa descoberta como a primeira grande inovação do nosso século XXI. Por outro lado, existem mais de 70 doenças degenerativas sendo tratadas com células-tronco adultas já em várias fases e total insucesso com células embrionárias humanas. Em particular, as células-tronco adultas do sangue de cordão vêm sendo utilizadas não só para o tratamento de doenças do sangue, mas de outras doenças degenerativas em razão de sua demonstrada multipotência. Por isso incentiva-se a formação de bancos dessas células no país e no mundo. Trata-se de mais uma demonstração de que a experimentação científica, com preocupação ética, rende muito mais bons frutos.

BIBLIOGRAFIA

Catala M. *Embriologia, desenvolvimento humano inicial.* Rio de Janeiro: Guanabara Koogan, 2003.
Cochard LR. *Atlas de embriologia de Netter.* Porto Alegre: ArtMed, 2003.
Goliszek A. *Cobaias Humanas: a história secreta do sofrimento provocado em nome da ciência.* Rio de Janeiro: Ediouro, 2004.
Mello RA. *Embriologia humana.* São Paulo: Atheneu, 2000.
Moore K, Persaud TVN. *Embriologia clínica.* 6. ed. Rio de Janeiro: Guanabara Koogan, 2000.
Moore KL, Persaud TVN, Shiota K. *Atlas colorido de embriologia clínica.* 2. ed. Rio de Janeiro: Guanabara Koogan, 2002.
Pearson H. Your destiny, from day one. *Nature* 2002;418:14-15.

Capítulo 2

Introdução às Biologias Celular e Molecular

Lucimar Pereira de França ❖ *Fernanda Lasakosvitsh Castanho*
Silvana Gaiba de França ❖ *Jerônimo Pereira de França*

CORRELAÇÕES DAS BIOLOGIAS CELULAR E MOLECULAR

A Biologia evoluiu do macroscópico para o microscópico, e deste para o molecular. Assim, os primeiros conhecimentos biológicos foram aqueles obtidos pela análise a olho nu e os métodos anatômicos. Na segunda metade do século XIX compreendeu-se que os fatos anatômicos e fisiológicos seriam mais bem conhecidos com o estudo microscópico de células e tecidos. Histologia, Citologia e Embriologia, com o emprego do microscópio, deram um grande avanço aos conhecimentos biológicos em geral e do organismo humano em particular. Em meados do século XX, o desenvolvimento da Química permitiu melhor conhecimento da estrutura da matéria e propriedades das substâncias químicas, favorecendo o entendimento da química celular. Atualmente, o emprego de técnicas físico-químicas servem tanto à Química como à Biologia e permitem análises dos fenômenos celulares em termos moleculares, enfatizando as transformações químicas que ocorrem com as substâncias celulares, trata-se, então, da Bioquímica.

As alterações na fisiologia celular e nos mecanismos bioquímicos são causados por doenças. Assim, faz-se necessário o conhecimento das condições orgânicas normais para o entendimento das patologias. Nesse contexto tornou-se necessária a utilização de drogas aplicadas ao tratamento de doenças, têm-se a Farmacologia e a Terapêutica, associadas respectivamente.

Nos últimos anos, com o advento da Biologia Molecular, a hereditariedade chega a termos moleculares. Há muito a ser esclarecido, mas foram desenvolvidas técnicas para manipulação de genes, obtendo-se organismos geneticamente modificados, animais e plantas transgênicas e clonagens. A obtenção do mapeamento do genoma humano aponta para a possibilidade de diagnóstico prévio de doenças hereditárias, o que permitiria tratamento ou prevenção. Ainda, tem-se como meta a correção de doenças genéticas pela manipulação de genes que a determinam, a denominada terapia gênica.

Atualmente, o avanço biotecnológico está orientado para a regulação genética do desenvolvimento de tecidos e órgãos, a partir de células-tronco, bem como, na batalha contra o câncer, para a indução da morte programada dessas células.

Estamos vivenciando o despontar da terapia celular com células-tronco, da terapia gênica e da clonagem terapêutica. Avanços biotecnológicos que nos assemelham a Deus ou afastam-nos, por vezes, pela ausência de ética nas relações humanas, e dessa com o seu ambiente.

A CÉLULA COMO UNIDADE MORFOFISIOLÓGICA

A célula é a unidade básica dos organismos complexos que apresentam alterações morfológicas e químicas que refletem em sua função. Apesar da existência de tipos celulares diferentes, elas possuem características comuns: são revestidas por uma membrana plasmática composta por bicamada lipídica e podem ser divididas em dois componentes principais: o citoplasma e o núcleo.

O citoplasma apresenta uma consistência gelatinosa onde estão mergulhadas as organelas comuns a todas as células, como, por exemplo, Retículo Endoplasmático, Aparelho de Golgi, Mitocôndrias, Centríolos e Lisossomos. Também se encontram as inclusões, porém são características de alguns tipos celulares e, normalmente, temporárias. Podemos citar como exemplo os glicídios, pigmentos inertes, lipídios, subprodutos metabólicos, entre outros.

O núcleo é envolto por uma membrana nuclear com poros ao longo de sua extensão e tem por finalidade armazenar e proteger o genoma do organismo.

Apesar de as funções do núcleo e do citoplasma serem distintas, a cooperação destes mantêm a viabilidade celular e, assim, a sobrevivência e a manutenção do organismo como um todo.

ORGANELAS
Retículo endoplasmático (RE)

O Retículo Endoplasmático é um sistema de sacos e túbulos formados por membrana e que atravessam toda a extensão da célula. Ele é especializado no processamento da proteína, em seu transporte e na síntese de lipídios. De acordo com seu aspecto morfológico, pode ser dividido em Retículo Endoplasmático Liso (REL) e Retículo Endoplasmático Rugoso (RER). Este último é a continuação da metade externa da membrana nuclear e está associado aos ribossomos, o que confere ao retículo o aspecto rugoso. Estes ribossomos sintetizam proteínas para inserção nas membranas celulares ou para exportação. Tais proteínas apresentam uma sequência característica de peptídeos denominada peptídeo-sinal, que as direciona para as várias localizações na célula.

O REL não possui ribossomos aderidos e sua função está relacionada com a síntese de lipídios, metabolismo do glicogênio e desintoxicação do organismo.

Nas células hepáticas, o REL está bem desenvolvido e as enzimas que participam da desintoxicação de certas drogas (como o álcool) estão ligadas a ele. Nas fibras musculares, o retículo endoplasmático liso é conhecido como retículo sarcoplasmático e funciona na captação de cálcio do citoplasma, contribuindo para a contração muscular.

Aparelho de Golgi

O Aparelho de Golgi é formado por um conjunto de sacos achatados e empilhados com suas porções laterais dilatadas. Há uma constante comunicação com Retículo Endoplasmático e Aparelho de Golgi. As vesículas que carregam proteínas e brotam do retículo se fundem com o Golgi, onde são, então, processadas e segregadas em diferentes vesículas destinadas aos lisossomos ou à membrana plasmática.

Lisossomos

Os lisossomos são vesículas envolvidas por membrana e que carregam enzimas hidrolíticas que participam da digestão intracitoplasmática. Essas enzimas são produzidas no RER, processadas no Golgi e empacotadas nas vesículas, que constituem os lisossomos primários.

No processo de digestão intracitoplasmática, vesículas de membrana chamadas de endossomos e fagossomos transferem substância do meio extracelular para os lisossomos, por meio da fusão entre essas vesículas. Dessa fusão resulta um novo vacúolo, denominado lisossomo secundário, onde se dá a digestão intracelular das substâncias capturadas do meio extracelular.

Os lisossomos também estão envolvidos na renovação das organelas da célula. Neste caso há a formação de autofagossomos e o produto da digestão pode ser reutilizado ou eliminado pela célula.

Peroxissomos

Os peroxissomos são organelas envolvidas por membrana e que contêm enzimas oxidativas como catalase, urato-oxidase etc. Suas funções estão relacionadas com o catabolismo de ácidos graxos de cadeia longa, originando a acetilcoenzima A (acetil-CoA) que, por sua vez, será oxidada e transformada em energia e peróxido de hidrogênio. Este último é capaz de desintoxicar vários agentes nocivos e matar microrganismos.

Mitocôndrias

As mitocôndrias são conhecidas como as usinas de força da célula. Nestas organelas a energia proveniente da quebra de substâncias na célula é convertida em energia química. Essa energia é armazenada na forma de adenosina trifosfato

A mitocôndria possui um arranjo específico de membrana em seu interior denominado cristas mitocondriais, onde estão localizadas enzimas envolvidas no sistema transportador de elétrons. Os componentes deste sistema transferem os elétrons provenientes da oxidação de proteínas, gorduras e açúcares para um aceptor final, o oxigênio. Este processo de transferência gera força promotora para a síntese de ATPs que serão armazenados e utilizados pela célula para realização de trabalhos.

O grande espaço envolvido pela membrana interna é chamado de espaço da matriz, onde estão presentes enzimas responsáveis pela degradação de ácidos graxos e piruvato à acetil-CoA e sua completa oxidação pelo ciclo de Krebs.

Inclusões

As inclusões são consideradas como componentes inertes, não são envolvidas por membranas e nem possuem atividade metabólica. As inclusões mais comuns são o glicogênio, gotículas de lipídios, pigmentos e cristais.

Organelas não membranosas

O citoplasma das células animais contém uma rede ou arcabouço proteico denominado citoesqueleto, responsável não só pela morfologia como também pelo movimento celular, ou de organelas e vesículas no citoplasma, regiões da célula ou a célula por inteiro. Esta rede proteica é composta por microfilamentos, filamentos intermediários e microtúbulos.

Os microtúbulos são cilindros ocos formados por subunidades proteicas denominadas tubulinas, e seu crescimento ou encurtamento na célula se deve à polimerização ou despolimerização dessas subunidades em uma de suas extremidades. Estão distribuídos por todo o citoplasma, mas também existem microtúbulos organizados em trincas nos centríolos, responsáveis pela movimentação do fuso mitótico durante a divisão celular. Os cromossomos se fixam aos fusos pelo centrômero e, no momento da divisão celular, os centríolos se encurtam puxando consigo os cromossomos para lados opostos da célula.

Outra função dos microtúbulos é participar do alongamento da célula, do movimento de cílios e flagelos e do transporte intracelular dos grânulos de secreção.

Os microfilamentos estão envolvidos na movimentação celular e são constituídos pela proteína actina. Muitas vezes se organizam próximos à membrana plasmática, desempenhando papel na ancoragem e nos movimentos das proteínas da membrana, no movimento da membrana celular (durante a endocitose, exocitose e a citocinese), na expansão dos prolongamentos celulares e na locomoção da célula.

Os filamentos intermediários possuem, principalmente, função estrutural e de sustentação e são importantes no reforço de células sujeitas ao estresse físico moderadamente intenso. Além do papel estrutural, esses filamentos também representam o elo de ligação de filamentos citoplasmáticos, nucleares, e até extracelulares.

Núcleo

O núcleo protege e armazena toda a informação genética de um organismo. Sem o envoltório nuclear, o DNA estaria sujeito à ação de enzimas denominadas nucleases e a alterações em sua sequência de nucleotídeos, o que levaria a mutações nocivas e deletérias e à instabilidade no genoma do organismo.

A forma máxima de compactação do material genético é representada pelos cromossomos. Para tanto, a molécula de DNA se associa a proteínas (histomas), formando os nucleossomos que, por sua vez, se espiralizam garantindo à célula organização e distribuição igualitária de material genético no momento da divisão celular.

O DNA e suas proteínas associadas são chamados de cromatina, que pode ser dividida em eucromatina (cromatina frouxa) e heterocromatina (cromatina condensada).

A heterocromatina é eletrodensa e aparece como grânulos grosseiros, enquanto a eucromatina assume a forma de um frouxo retículo de fibrilas. A partir dessas observações concluiu-se que o aspecto da cromatina de um núcleo é um índice de atividade celular: núcleos corados fortemente e bem visíveis ao microscópio óptico são núcleos com cromatina condensada e, portanto, o DNA se torna pouco acessível à maquinaria de transcrição. Já núcleos claros indicam a presença de um DNA mais desespiralado e com maior superfície de DNA disponível à transcrição da informação genética.

CRESCIMENTO E DIFERENCIAÇÃO CELULAR

Durante o processo evolutivo, a diferenciação celular foi a chave para o desenvolvimento dos organismos superiores e tal processo, seguido da especialização celular, permitiu que grupos de células desempenhassem, além de funções básicas, funções específicas com maior eficiência. Para tanto, as células sofreram modificações morfológicas acompanhadas de alterações químicas que lhes permitiram sintetizar proteínas específicas de cada tipo celular. A partir daí, as células com atividades e funções semelhantes passaram a se agrupar para formar os tecidos. Os tecidos se agruparam para formar os órgãos que, por sua vez, se reuniram para formar os sistemas. Cada sistema desempenha funções específicas como reprodução, circulação, respiração e digestão.

Todas as células herdam a mesma quantidade de material genético, assim, como é possível que células com a mesma carga genética se diferenciem em vários tipos celulares? A resposta não está somente na quantidade de genes herdados, mas também quais deles são ativados e desativados durante a embriogênese. Uma vez que uma célula se torna comprometida a diferenciar-se em um tipo celular, as gerações subsequentes mantêm esse mesmo padrão, logo, as alterações na expressão gênica envolvidas na escolha precisam ser relembradas. Esse fenômeno é chamado de memória celular, sendo necessária à formação dos tecidos e à manutenção das células no estágio diferenciado.

O controle da expressão gênica é submetido a um intrincado complexo de sinalização celular, e várias proteínas servem como indutoras ou repressoras da atividade gênica. A interação das células com tais proteínas, com outras células e até mesmo com a matriz celular desencadeia vários eventos intracelulares, como o aumento de cálcio no retículo endoplasmático e no núcleo, alterações na concentração de alguns mensageiros (como o AMP cíclico) e a fosforilação e desfosforilação de proteínas. Todos esses eventos culminam na ativação ou repressão de genes. Assim, o processo de diferenciação celular em organismos superiores pode envolver diferentes vias de sinalização intercelulares e é dependente do ambiente em que a célula se encontra.

Estes padrões de expressão gênica, responsáveis pela diferenciação celular, são obtidos a partir de alterações nos processos transcricionais, pós-transcricionais, traducionais e pós-traducionais:

- Transcricional, em que as proteínas associadas ao DNA e a condensação de cromatina em regiões específicas impedem a transcrição do RNA.
- Pós-transcricionais, em que o RNA mensageiro é instável, impedindo o processo de tradução.
- Traducionais, em que proteínas se ligam a regiões específicas do RNA mensageiro, impedindo a tradução.
- Pós-transcricionais, em que a proteína resultante da tradução do RNA mensageiro não é processada, permanecendo inativa.

Assim sendo, as propriedades de uma célula diferenciada são reflexos das atividades de seus genes, e o controle gênico combinatório cria muitos tipos celulares diferentes em eucariotos. Para a formação dos metazoários, o processo é iniciado com a união dos gametas masculino e feminino, ambos haploides. A aproximação e a junção dos dois pró-núcleos (cariogamia) restabelecem o número diploide da espécie, e o zigoto está então constituído. Através do processo de clivagem, são produzidas várias células-filhas por divisões mitóticas, até o estágio chamado de blástula ou blastocisto, caracterizado pela existência de uma cavidade ou lacuna preenchida por um líquido no interior de um epitélio circundante. Desde as primeiras divisões celulares, o organismo já se apresenta sujeito a alguns mecanismos moleculares de controle para a formação dos eixos do corpo.

As células-tronco embrionárias são derivadas do blastocisto antes de sua implantação na parede uterina. Essas células podem proliferar e são totipotentes, capazes de originar células derivadas dos três folhetos germinativos: a ectoderme, a mesoderme e a endoderme. Esses folhetos encontram-se na gástrula, estágio seguinte ao blastocisto.

Os tecidos e órgãos do embrião são derivados desses três folhetos (Fig. 2-1). A ectoderme origina estruturas como retina, neuro-hipófise, cérebro, gânglios, células pigmentares, mesênquima da cabeça, epiderme, pelos, unhas, esmalte dentário, glândulas (mamárias e cutâneas) e orelha interna.

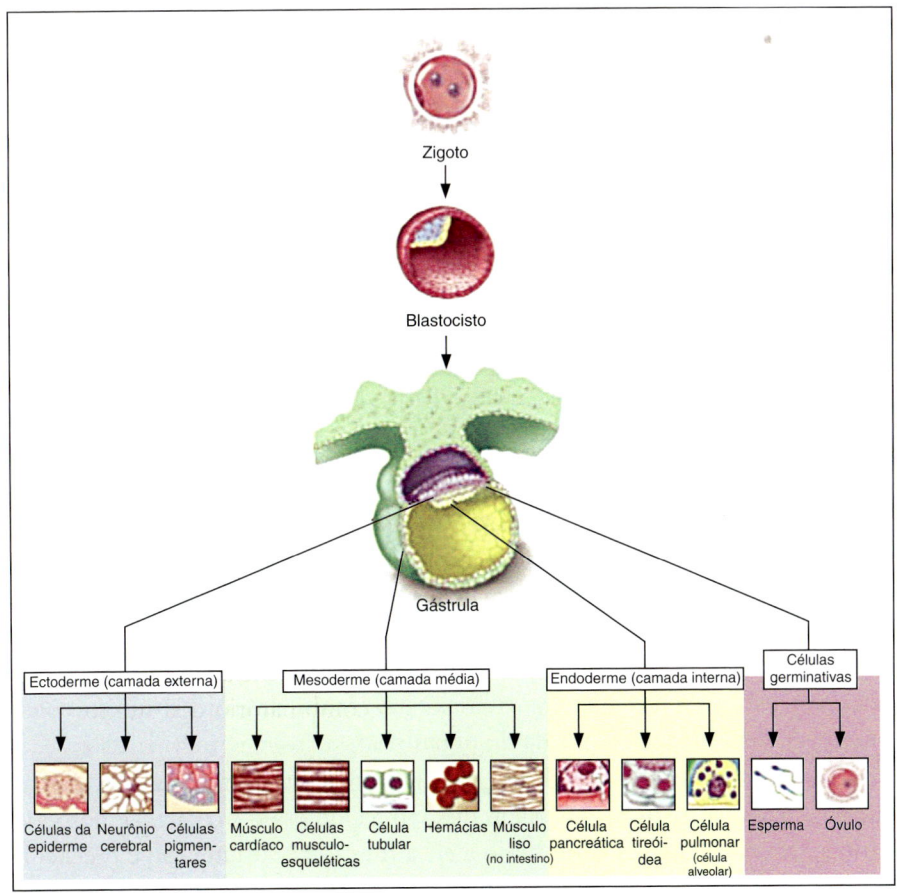

Fig. 2-1. Diferenciação dos tecidos humanos. (Extraído de Terese Winslow, Caitlin Duckwall, endereço eletrônico: http://stemcells.nih.gov/info/scireport/chapter1.asp – acesso em 8 de fevereiro de 2007).

A mesoderme é capaz de originar cartilagens e ossos, músculo liso, cardíaco, esquelético, tecido conectivo, sistema urogenital, membranas serosas, tecido hemocitopoiético (mieloide e linfoide).

A endoderme é responsável por originar os tratos respiratório e digestório, fígado, pâncreas e células da tireoide.

TECIDOS

Como já descrito, as células que apresentam morfologia e funções semelhantes agrupam-se para formar os tecidos, e cada um deles é definido de acordo com um conjunto de características morfológicas, químicas e funcionais.

Apesar da complexidade dos metazoários, existem quatro tipos de tecidos: epitelial, conectivo, muscular e nervoso.

Tecido epitelial

O tecido epitelial é constituído por células intimamente ligadas e coesas, formando uma camada celular contínua (Fig. 2-2A). As células epiteliais provêm dos três folhetos germinativos. A maior parte dessas células que recobrem a pele, fossas nasais, boca e ânus tem origem ectodérmica. Os epitélios que revestem os sistemas digestório e respiratório são de origem endodérmica, e os outros epitélios, como os que revestem internamente os vasos sanguíneos, são de origem mesodérmica.

O tecido epitelial desempenha funções de barreira impermeável (pele e bexiga urinária), secretora (glândulas e estômago), secretora e absortiva (epitélio do intestino) e sensorial (desempenhada pelos neuroepitélios).

Tecido conectivo

O tecido conectivo é constituído por células e fibras extracelulares envolvidas por matriz de substância fundamental amorfa. Banhando as células, as fibras e a substância amorfa, há um fluido, o plasma intersticial. As fibras do conectivo são de três tipos principais: colágenas, reticulares e elásticas (Fig. 2-2B).

O tecido conectivo desempenha várias funções, entre elas a de sustentação, preenchimento, nutrição, defesa e reserva. Esta última função se deve ao fato de que esse tecido possui células fagocitárias e produtoras de anticorpos, que constituem a defesa inata e adquirida do organismo.

O conectivo forma os tendões, os ligamentos e o tecido areolar que preenche os espaços entre os órgãos, além disso, o tecido ósseo e o cartilaginoso são variedades do conectivo, conferindo a ele a função de sustentação e preenchimento. Ainda sobre o tecido conectivo, este possui vasos sanguíneos e nervos que suprem as necessidades dos epitélios, desempenhando, assim, o papel de nutrição de outros tecidos.

O tecido adiposo (Fig. 2-2C) é um tipo especial de conectivo que possui células adiposas com função de reserva de gorduras neutras, representando uma importante fonte de energia. Além dessa função, o adiposo localizado abaixo da pele modela o corpo, absorve a tensão dos choques (principalmente nas palmas das mãos e plantas dos pés), é isolante térmico e auxilia na manutenção de alguns órgãos em sua posição normal, uma vez que preenche espaços entre outros tecidos.

A maior parte do conectivo deriva do mesênquima, tecido embrionário que apresenta células com prolongamentos, mergulhadas em substância intracelular amorfa. O mesênquima tem origem a partir da mesoderme e espalha-se pelo interior do embrião, envolvendo e penetrando nos órgãos em formação.

Tecido muscular

O tecido muscular é caracterizado por células especializadas na contração muscular. Essas células são alongadas, denominadas fibras musculares, e se dispõem paralelamente, o que lhes permite trabalhar em conjunto e com muita eficiência para produzir o movimento.

De acordo com as suas características morfológicas e funcionais, o tecido muscular é classificado em três tipos:

- *Músculo liso:* formado por células fusiformes sem estrias transversais e não está sujeito ao controle voluntário (Fig. 2-2D).
- *Músculo esquelético:* formado por feixes de células cilíndricas e multinucleadas com estrias transversais e sujeito ao controle voluntário (Fig. 2-2E).
- *Músculo esquelético cardíaco:* possui estrias transversais e as células são longas, se unem entre si, formando uma rede. Apresenta contração involuntária e rítmica (Fig. 2-2F).

As células musculares têm origem mesodérmica e sua diferenciação se dá pelo processo de alongamento celular com síntese de proteínas filamentosas.

Tecido nervoso

O sistema nervoso pode ser dividido em central e periférico, em que o primeiro é constituído pelo encéfalo e pela medula espinal, e o segundo, pelos nervos, gânglios e receptores. O tecido nervoso possui dois tipos celulares principais: as células de sustentação e as nervosas (Fig. 2-2G). Estas últimas são denominadas neurônios e têm por função receber e conduzir informações (os impulsos nervosos) para outras partes do corpo.

As células da glia (ou neuroglia) no sistema nervoso central, as de Schwann e as satélites dos gânglios no sistema nervoso periférico possuem função de sustenção.

O sistema nervoso origina-se da ectoderme embrionária e localiza-se na região dorsal.

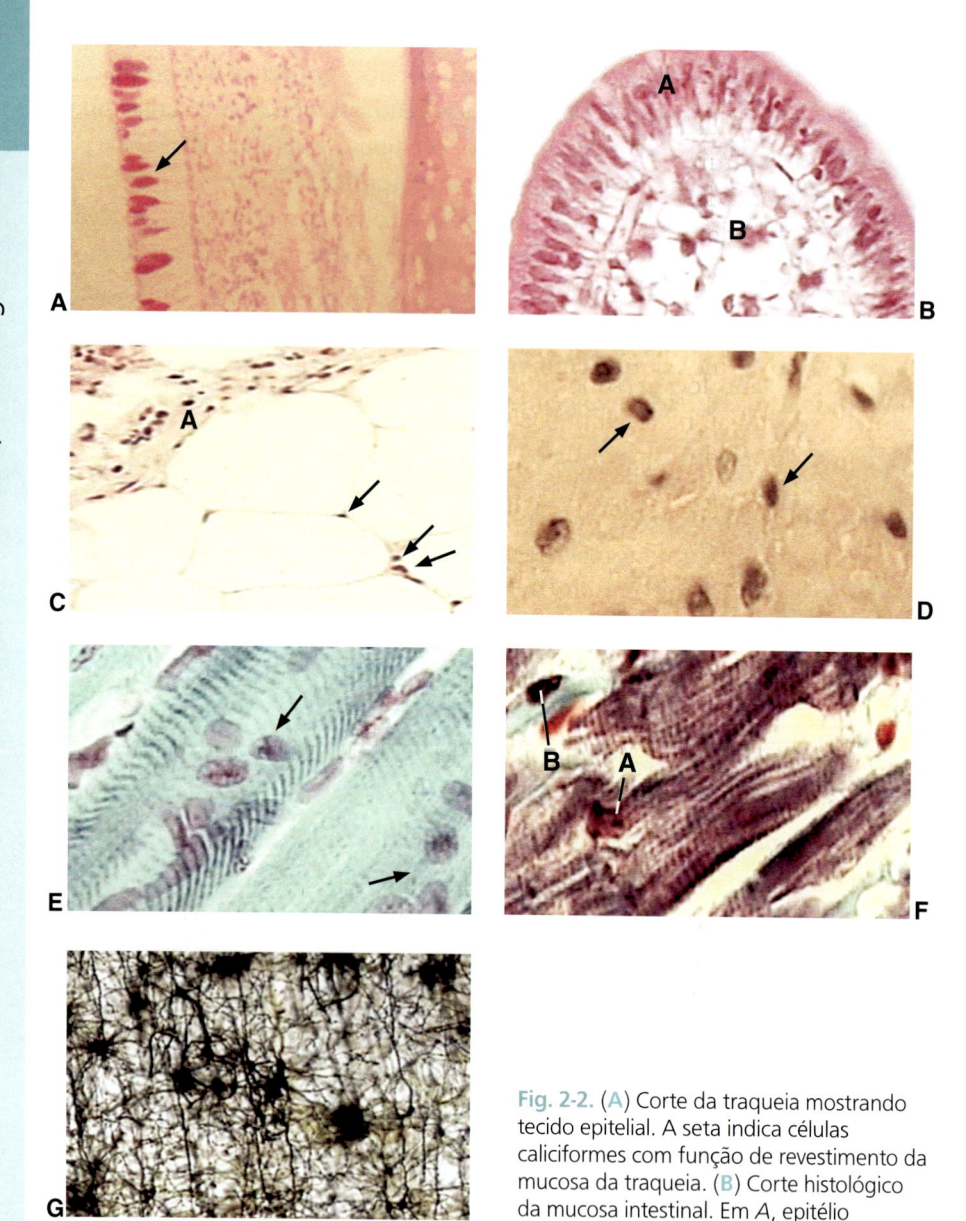

Fig. 2-2. (A) Corte da traqueia mostrando tecido epitelial. A seta indica células caliciformes com função de revestimento da mucosa da traqueia. (B) Corte histológico da mucosa intestinal. Em *A*, epitélio cilíndrico da mucosa e em *B* tecido conectivo frouxo. (C) Tecido adiposo unilocular caracterizado pela presença de células com citoplasma e núcleos periféricos. Em *A*, tecido conectivo. As setas indicam os núcleos periféricos dos adipócitos. (D) Corte transversal do tecido muscular liso. As setas indicam o núcleo das fibras musculares. (E) Tecido muscular estriado esquelético. As setas indicam as fibras musculares multinucleadas. (F) Corte longitudinal do tecido muscular estriado cardíaco. Em *A*, núcleo da fibra cardíaca e, em *B*, núcleo do fibroblasto do tecido conectivo. (G) Córtex cerebral apresentando grupos de neurônios com seus vários prolongamentos citoplasmáticos.

RESPOSTA TECIDUAL AO DANO

A área do tecido danificado pode ser substituída por um tecido organizado, idêntico em estrutura e função ao tecido original, caracterizando o resultado ideal denominado de restituição. Esse processo ocorre apenas quando o agente agressor é removido, os detritos celulares são eliminados do local e as células especializadas que foram destruídas apresentam a capacidade de crescer novamente ou de regeneração.

Quando as células danificadas não são dotadas da capacidade de crescimento, ou o dano local é suficientemente grave a ponto de destruir toda a arquitetura tecidual, nem sempre ocorre a restituição da área lesionada. Neste caso, a resposta tecidual se dá através de um processo denominado reparo fibroso, que consiste na substituição da área lesionada por um tecido não especializado, o tecido de escarificação. Esse é o resultado mais frequente ao dano tecidual substancial.

VIDA E MORTE CELULARES

Em um organismo pluricelular, é muito importante o controle do ciclo celular, bem como o controle dos padrões de formação, diferenciação, morfogênese e motilidade. Da mesma maneira, é muito importante que esse organismo controle o tempo de vida das suas células.

CICLO CELULAR – ASPECTOS DO CONTROLE E REGULAÇÃO

A finalidade do ciclo celular, em qualquer célula, seja ela procariótica ou eucariótica, consiste, basicamente, na sua divisão, a fim de gerar duas células idênticas à mãe. Para que esta divisão ocorra, é necessário que haja duplicação de DNA e segregação cromossômica. A divisão somente poderá ocorrer após etapas estabelecidas.

Os eventos descritos ocorrerão em quatro fases. Podemos dividir esses eventos em dois tipos, mecânicos, referindo-se à divisão gênica e a separação dos cromossomos; e regulatórios, que antecedem cada evento mecânico.

Para que cada evento ocorra, seja ele mecânico ou regulatório, é necessário que todas as ações do evento anterior estejam concluídas. Assim, todas as células devem completar sua duplicação gênica para que ocorra o alinhamento cromossômico antes que tenha início a mitose.

Os eventos do ciclo celular são agrupados em quatro grandes fases: S e M são os eventos mecânicos; e G_1 (Gap 1) e G_2 (Gap 2) são os eventos regulatórios.

O sistema de controle do ciclo celular é uma maquinaria bioquímica constituída por um conjunto de proteínas que interagem, induzem e coordenam o processo de duplicação e divisão celular.

CARACTERÍSTICAS GERAIS DAS FASES DO CICLO CELULAR

- *Fase G_1:* durante a fase G_1 ocorre aumento de volume celular, concomitante com a produção de uma série de enzimas, componentes estruturais e moléculas que, mais tarde, serão usados para a replicação de DNA.
- *Fase G_2:* a fase G_2 assemelha-se à fase G_1, pois também há crescimento celular e preparação para a divisão celular que ocorre na próxima fase.
- *Fase M:* a fase M consiste na mitose propriamente dita e na citocinese. Os diversos estágios que constituem a mitose são: intérfase, prófase, pró-metáfase, metáfase, anáfase e telófase. Nesses estágios os cromossomos são alinhados e separados. No final dessa fase ocorre a citocinese, em que há divisão do citoplasma e formação de duas membranas plasmáticas e células distintas.
- *Fase S:* nela ocorre a síntese e, portanto, a duplicação da molécula de DNA.
- *Fase G_0:* ao fim de um ciclo celular, a célula poderá retornar à fase G_1, recomeçando o ciclo. Mas poderá, também, seguir outros caminhos "alternativos". Em alguns casos sofrerá diferenciação ou, ainda, tornar-se quiescente. Neste último caso, dir-se-á que a célula está em G_0. Ela poderá retornar à fase G_1 mediante estimulação por certos fatores.

FATORES DE REGULAÇÃO NO INÍCIO DO CICLO CELULAR

Os estudos dos mecanismos de controle celular foram desenvolvidos, principalmente, em leveduras. Iniciaram-se com a identificação de mutantes defectivos no controle do ciclo celular, chamados, genericamente, de mutantes **cdc** *(cell division cycle)*. Nestes mutantes, algumas proteínas, codificadas pelos genes denominados cdc, parecem estar envolvidas com o início do ciclo. Atualmente já foram identificadas mais de uma centena de cdc. Cada espécie estudada possui seus genes envolvidos no ciclo celular e, assim, atribuíram-se designações diferentes para cada gene de espécie diferente.

O gene **cdc2**, de *Saccharomyces cerevisae*, codifica a proteína **p34**. Genes cdc descobertos em outras espécies codificam proteínas semelhantes.

Os sistemas de controle sobre o ciclo celular geralmente se dão nas transições da fase G_1 para a S e da G_2 para M. O ponto de controle de G_1 para S é denominado **start point**, pois a partir deste ponto os eventos podem resultar em mitose, ou, ainda, em meiose. Mas, por exemplo, quando os suprimentos de nutrientes não são abundantes, a célula pode não iniciar o *start point*, permanecendo em G_1. Porém, tomada a "decisão" do início de um novo ciclo mitótico, todos os outros eventos passam a ser irreversíveis.

O gene cdc2 (e todos os seus análogos em outras espécies) desempenha papel central na execução do *start point* celular. A proteína p34, codificada pelo gene, é uma quinase de serina e treonina. Sua atividade enzimática é regulada por fosforilação e, também, por interações com outras proteínas. A p34 também está relacionada, além da iniciação do ciclo, com o controle da mitose. Para participar de ambas as fases, a p34 liga-se a diversas proteínas, levando a diferentes ativações.

Em leveduras, a p34 é ativada por uma série de outras proteínas, cujas estruturas mostraram certa homologia com uma família de proteínas de mamíferos denominadas *ciclinas*.

G_0: QUIESCÊNCIA

Em organismos unicelulares, como as bactérias e leveduras, a proliferação celular depende, principalmente, da disponibilidade de nutrientes no ambiente. As células de um organismo multicelular, ao contrário, são membros especializados de uma comunidade altamente organizada, e sua proliferação deve ser controlada de modo que cada célula sofra divisão apenas quando uma célula adicional for necessária ao organismo. Assim, para a proliferação de uma célula animal, além de nutrientes, a célula deve receber, também, um sinal estimulador de outras células. Esses sinais atuam transpondo os mecanismos intracelulares de frenagem, que tendem a restringir o crescimento celular e bloquear a progressão do ciclo celular. O sistema de controle do ciclo celular pode, ainda, decidir cessar completamente a divisão celular.

Em mamíferos, as células nervosas e de músculo esquelético muito raramente sofrem divisão durante toda a vida e entram em um estado modificado da fase G_1, em que o sistema controle do ciclo celular está parcialmente desmontado em razão do desaparecimento de várias cdc e ciclinas. As células entram em estado quiescente e não há aumento do seu número. É um estado modificado da fase G_1, a *fase G_0*.

Outros tipos celulares, como as células hepáticas, sofrem divisão celular uma vez a cada 1 ou 2 anos, enquanto as células epiteliais do intestino dividem-se mais de 2 vezes ao dia, renovando o revestimento do intestino de forma contínua.

FATORES DE CRESCIMENTO

Os sistemas de controle do ciclo celular também são regulados por fatores de crescimento e outras moléculas sinalizadoras extracelulares, que podem inibir ou promover a proliferação celular.

Os sinais estimuladores que atuam desativando os freios da proliferação celular são, normalmente, fatores de crescimento proteicos. Estas proteínas-sinal ligam-se a receptores da superfície celular, ativando vias de sinalização intracelular que estimulam o crescimento e a divisão também celulares. O conjunto de fatores de crescimento, atuantes de maneira harmônica e ordenada, leva à progressão do ciclo celular.

Um dos primeiros fatores de crescimento identificados foi o fator de crescimento derivado de plaquetas, **PDGF** *(platelet-derived growth factor)*, cujos efeitos são característicos de vários outros fatores de crescimento.

Os dois exemplos anteriores não são universais. Algumas células respondem a um único estímulo para a progressão do ciclo celular. Outras células requerem mais de um fator. As células de mamíferos são extremamente sensíveis à presença ou à ausência de fatores de crescimento.

CONTROLE DO CICLO CELULAR EM MAMÍFEROS

A retirada de fatores de crescimento bloqueia a continuidade do ciclo, fazendo com que as células entrem em G_0.

Em células de mamíferos, é na fase G_1 que ocorre o maior crescimento celular. A necessidade de fatores de crescimento e de síntese proteica para o início de um novo ciclo indica a existência de um ponto de controle no final dessa fase. Depois de 1 a 2 horas desse ponto de controle tem início a replicação de DNA.

Experiências com fibroblastos de camundongos demonstraram que a ausência de fatores de crescimento na fase G_1 "tardia" e nas outras fases não interfere na continuidade do ciclo. Verificou-se também que, nessas fases, a síntese proteica decresce consideravelmente. Assim pôde-se verificar que, cerca de 2 horas antes do início da fase S, as células tornam-se insensíveis aos fatores. A esse momento foi dado o nome de ponto de restrição, **ponto R** (de *R*estriction *p*oint).

Em torno do ponto R há necessidade de síntese proteica. Concluiu-se, então, haver proteínas recém-sintetizadas necessárias à continuidade do ciclo. Dessa forma pôde-se estabelecer o ponto R dos mamíferos como um equivalente ao *start point* de leveduras.

TRANSIÇÃO DE G_1 PARA S

Os sinais mitogênicos, transmitidos através das membranas pelos fatores de crescimento, atuam sobre uma série de proteínas responsáveis pela entrada da célula no ciclo celular. Há dois pontos de checagem localizados em G_1 e em G_2.

A proteína p34 está intimamente relacionada com a ativação do ciclo celular. Sua ativação depende de associação a outras proteínas que são sintetizadas, acumulam-se até uma quantidade máxima, sendo rapidamente degradadas. Sem essa associação, sua atividade quinase permanece inativa.

Outra proteína parece estar envolvida no controle do ciclo celular de mamíferos, mais precisamente na transição de G_1 para S: a quinase dependente de ciclinas, **cdk2** *(cyclin-dependent kinase)*. Esta quinase é análoga à p34, proteína codificada pelo gene cdc2.

A proteína cdk2 torna-se ativa quando ligada a duas proteínas: as ciclinas A e E, esta última identificada recentemente. Seus complexos são identificáveis nas fases G_1 e S, verificando-se, também, um aumento na atividade de quinase da cdk2.

Foram estudadas algumas espécies nas quais houve o nocaute do gene cdk2. Verificou-se o bloqueio da síntese de DNA, indicando que o gene cdk2 tem uma importante função na iniciação da fase S. Admite-se que esta indução possa ser feita através da fosforilação de algumas proteínas, como a proteína do retinoblastoma ou fatores de transcrição relacionados com E2F. Porém, muitos estudos ainda estão sendo feitos. Muitas quinases semelhantes às cdk estão sendo clonadas e seus papéis na indução do ciclo, estudados. Várias ciclinas têm sido estudadas, como as ciclinas C, D_1, D_2, D_3 e E. Elas têm funções análogas às mais estudadas, A e B.

A associação de ciclinas a quinases dependentes dessas parece ter uma importante função na transição da fase G_1 tardia para a fase S. Algum tipo de deficiência envolvendo essas moléculas parece estar relacionado com a incapacidade de manutenção de um ciclo celular normal.

Esta desregulação no ciclo celular pode estar envolvida tanto com reguladores positivos, como as ciclinas, como com reguladores negativos. Estes reguladores negativos parecem estar envolvidos com a diminuição da atividade de quinase associada a ciclinas. Essas proteínas inativariam os complexos cdk-ciclinas.

Falhas nesse sistema parecem estar envolvidas com o aparecimento de tumores.

TRANSIÇÃO DE G_2 PARA M

A duração da fase G_2 varia de poucos minutos a algumas horas. Nota-se que nesta fase há síntese proteica e de RNA, o que permite dizer que novas proteínas são necessárias nesta fase e na mitose. Presume-se que nesta etapa, sendo G_2 uma fase intermediária entre a síntese de DNA e a mitose, ocorra uma verificação *(check-up)* das condições celulares para o ciclo celular prosseguir sem nenhum erro.

A proteína p34 *(codificada pelo gene cdc2)* tem uma importante função na regulação da transição de G_2 à fase M em células eucariotas. Isso foi verificado pela descoberta do fator promotor de maturação, **MPF** *(maturation-promoting factor)*. Sua função primordial seria a de induzir a transição da interfase para metáfase. Pesquisas mostraram que a p34 é uma componente essencial do complexo MPF.

O MPF é um complexo proteico dimérico, composto por duas subunidades polipeptídicas, p34, com atividade de proteinoquinase, e ciclina B, proteína regulatória sem atividade enzimática que controla a capacidade de a p34 fosforilar proteínas-alvo.

Nas fases G_1, S e início da G_2, o complexo está inativo e é denominado *pré-MPF*. Sua quinase está fosforilada e a ciclina B, desfosforilada. Pouco antes do início da fase M, a p34 é desfosforilada e a ciclina B é fosforilada, ativando a MPF. Consequentemente, uma série de processos é ativada, como quebra do envelope nuclear, condensação cromossômica e organização do fuso mitótico.

A regulação da concentração da ciclina desempenha um importante papel no fluxo de eventos do ciclo celular. A síntese da ciclina B tem início imediatamente após a divisão celular e prossegue regularmente até a interface, auxiliando no estabelecimento do início da mitose.

A repentina queda na concentração da ciclina durante a mitose é resultado de sua rápida degradação pelo sistema proteolítico dependente de *ubiquitina*. Várias moléculas de ubiquitina ligam-se, covalentemente, a cada molécula de ciclina, marcando-a para sua degradação.

A ubiquitinização da ciclina é resultado indireto da ativação da própria atividade quinase do MPF. A ativação da atividade quinase inicia um processo que, com um atraso intrínseco, promove ubiquitinação e, portanto, degradação da ciclina, desativando p34, que é liberada do complexo.

A atividade do MPF seria controlada pelo padrão cíclico de acúmulo e degradação de seus próprios componentes. O ciclo de montagem do dímero, sua ativação e posterior desmontagem é o processo central que dirige o ciclo celular.

Existem vários tipos de ciclinas e, na maioria dos eucariotas, uma grande variedade de proteínas cdc está envolvida no controle do ciclo celular. A concentração de cada tipo de ciclina aumenta e, em determinado momento do ciclo celular, diminui, devido à degradação pela ubiquitinação.

REGULAÇÃO DA ATIVIDADE DA P34

A proteína p34 está presente em concentração constante nas diferentes fases do ciclo, enquanto a ciclina B é sintetizada durante uma parte deste. Dessa forma, o complexo inativo p34-ciclina B está presente nas células durante parte do ciclo. Esse complexo é ativado durante a transição de G_2 à fase M, por modificações estruturais.

As modificações envolvendo a p34 estão conservadas em células de mamíferos. Ela é regulada por fosforilações e desfosforilações. A fosforilação em Tyr15 aparentemente precede a ligação dessa com a ciclina B.

Nas células iniciando a fase M, a desfosforilação da Tyr15 ativa a atividade quinase da p34. Isso se deve ao fato de Tyr15 pertencer ao sítio ativo da enzima. Quando fosforilado, o sítio no qual o ATP se liga não pode ser utilizado. Ao ser desfosforilado, o sítio ativo é liberado e a enzima volta a apresentar atividade de quinase.

Há diversos genes, como *wee1*[+], cujos produtos proteicos são capazes de fosforilar a Tyr15 e, dessa forma, inibir a atividade quinase da p34 e, portanto, a entrada na mitose.

Mas há genes, como o *cdc5*, que codifica a proteína *p80*, uma tirosina fosfatase, que são necessários para a ativação da p34. A p80 fosforilada é necessária para desfosforilar e, então, ativar o complexo p34-ciclina B.

A ligação entre p34 e ciclina processa-se através da Thr161, que deve estar fosforilada. A quinase responsável pela fosforilação da p34 é a quinase ativadora de cdc2, *CAK* (cdc2–*activating kinase*). Durante toda a fase S e o início da G_2 esse sítio está fosforilado, havendo acúmulo do complexo inativo.

Especula-se sobre a possibilidade de que haja, da mesma forma que as proteinoquinases, um grande número de proteínas fosfatases que regulem a progressão do ciclo celular em mamíferos.

FASE M

Conceito de pontos de checagem *(checkpoints)* e controle da retroalimentação *(feedback)* na mitose

Os pontos de checagem garantem que cada fase completada esteja totalmente ausente de falhas para que a próxima se inicie. Caso haja algum tipo de falha, o ciclo não poderá continuar até que esse dano seja corrigido. Um recurso usado é o bloqueio momentâneo do ciclo na fase G_2, quando há algum dano ao DNA. A mitose é inibida na presença de DNA parcialmente ou não replicado.

A segregação cromossômica marca o fim da mitose. O controle por *feedback* só parece não estar ativado em alguns tipos de células embrionárias, cujo processo cíclico prossegue sem a necessidade de verificar se há erros na síntese de DNA ou no alinhamento mitótico.

Estudos em leveduras mostram que existem alguns genes especializados em interromper o ciclo celular em razão do dano no material genético. Mutantes cujo gene é defectivo não têm a capacidade de atrasar ou bloquear o ciclo celular mesmo quando há danos.

■ Substratos da p34

Vimentina e as *lamininas nucleares A, B* e *C* são substratos da p34. Vimentina e lamininas são constituintes de filamentos que formam a *lâmina nuclear*. A lâmina nuclear é uma camada ou rede de proteínas fibrosas, de espessura variável, existente em quase todas as células eucarióticas, que se dispõe sob a membrana nuclear e contribui para manter a arquitetura nuclear e servir de ancoragem para cromossomos em pontos determinados da membrana. Verificou-se que, ao serem fosforiladas, há desorganização da lâmina e destruição da membrana nuclear.

Caldesmona, um componente não estrutural de microfilamentos citoplasmáticos, e *histona H1*, um repressor inespecífico da transcrição do DNA, são também substratos da p34. Há também vários proto-oncogenes e genes de tumores que são fosforilados pela proteína p34.

CONTROLE DO *FEEDBACK* E CÂNCER

Lesões no controle do ciclo celular favorecem o surgimento e/ou progressão do câncer. Estudos epidemiológicos e trabalhos experimentais comprovam que o câncer é resultado de um acúmulo de diversas mutações independentes. Genes-alvo dessas mutações podem ser divididos em dois grupos. Um primeiro grupo inclui genes cujas mutações levam a aumento da taxa de mutações subsequentes. Outro grupo refere-se aos genes que afetam diretamente o crescimento e o comportamento celulares.

A proteína de mamíferos *p53* está relacionada com alta porcentagem de tumores. Propõe-se que a p53 faça parte da maquinaria de controle celular *(feedback),* fazendo com que o ciclo celular pare no ponto de restrição quando há dano ao DNA.

Irradiação faz com que os níveis de p53 em células sejam alterados. Células deficientes da p53, ou com a p53 não funcional, mostram aumento da frequência de anormalidades cromossômicas. A introdução do gene selvagem nessas células faz com que esses erros sejam sanados.

CONTROLE DO CRESCIMENTO E DO CICLO CELULAR

Os mecanismos de controle de crescimento celular envolvem agentes reguladores positivos e negativos. Proteínas regulatórias participam da estimulação da proliferação celular, tais como fatores de crescimento, receptores destes fatores ou proteínas que participam na transdução de sinal. O estudo de genes mutados que codificam essas proteínas contribui para o entendimento dos mecanismos moleculares de controle positivo na proliferação celular. Recentemente, estudos maiores estão sendo feitos sobre os genes envolvidos na regulação negativa do crescimento celular. Os poucos genes identificados são o do **retinoblastoma** e o gene que codifica a proteína p53.

Interações entre proteínas que regulam o crescimento celular são, hoje, o foco dos estudos. Os poucos avanços já feitos mostram a interação entre quinases semelhantes a cdc2, ciclinas e a *pRb* (proteína do *R*etino*b*lastoma). A fosforilação da pRb é uma etapa importante na regulação da atividade supressora de crescimento. A fosforilação da pRb parece ser devida ao efeito da quinase p34. A expressão das ciclinas A e E facilita a fosforilação da pRb.

Interações entre a estimulação da proliferação celular e a ativação de mecanismos do ciclo celular podem ser demonstradas utilizando-se fator estimulador de colônias 1, **CSF1** *(colony-stimulating factor 1)*. CSF1 faz com que haja expressão de ciclinas (produzidas em G_1) em macrófagos. Pela primeira vez, conseguiu-se elaborar a ligação entre sinais extracelulares e ativação de mecanismos do ciclo celular. A função das ciclinas na regulação da transição de G_1 para S pôde ser demonstrada através da grande expressão da ciclina E em células de mamíferos. Outras observações que apoiam as funções das ciclinas na fase G_1 como fatores estimulantes indicam que células tumorais têm uma superexpressão de ciclinas D_1.

MORTE CELULAR

O número de células em determinado tecido é fornecido por taxas de imigração celular, divisão celular e morte celular. Embora o fenômeno da morte fisiológica tenha sido descoberto independentemente, várias vezes, nos últimos 150 anos, seu impacto sobre a homeostase só foi reconhecido quando se percebeu que a morte celular em organismos multicelulares está sob controle genético e que alterações nesse processo podem causar doenças como câncer, autoimunidade e, possivelmente, doenças degenerativas. Discutiremos a seguir alguns dos mecanismos que regulam a morte celular.

Interações celulares controlam a morte celular de dois modos fundamentalmente diferentes. A maioria (se não a totalidade) das células de organismos multicelulares requer sinais para permanecer viva. Na ausência de tais sinais de sobrevivência, frequentemente chamados "fatores tróficos", as células ativam um programa de suicídio. Em algumas situações, por outro lado, sinais específicos induzem um programa de "assassinato", que leva à morte de outras células (um exemplo são as células *natural killer* do sistema imune). Independentemente do programa de morte celular ter sido desencadeado por falta de sinais de sobrevivência, que levaram ao suicídio, ou por sinais de morte induzidos por outras células, estudos recentes sugerem que a morte seja mediada por uma via molecular comum.

É claro que o processo de morte celular programada é diferente do processo de morte causada por uma agressão a um tecido. Neste texto vamos discutir as diferenças que existem entre os dois processos. Depois, vamos discutir o papel dos fatores tróficos no desenvolvimento neuronal e, finalmente, vamos descrever a via efetora que leva à morte celular por suicídio ou assassinato.

APOPTOSE E NECROSE

A morte celular programada caracteriza-se por uma sequência muito bem definida de alterações morfológicas, que podem ser observadas ao microscópio eletrônico, chamadas no conjunto de **apoptose**, uma palavra grega que significa "cair" ou "sair", como as folhas das árvores. As células que estão morrendo encolhem, condensam-se e, depois, fragmentam-se, liberando pequenos corpos apoptóticos delimitados por membrana, que geralmente são fagocitados por outras células. É importante notar que o conteúdo citoplasmático não é liberado no meio extracelular, onde poderia ter efeitos deletérios sobre as células vizinhas.

As alterações altamente estereotipadas que acompanham a apoptose logo sugeriram a existência de um programa celular estrito para o controle da morte celular.

Ao contrário, células que morrem em resposta a dano tecidual apresentam alterações morfológicas muito diferentes. Geralmente, células que sofrem o processo de **necrose** incham e se rompem, liberando seu conteúdo intracelular, o que pode danificar as células vizinhas e, frequentemente, causar inflamação.

APOPTOSE

O ciclo celular pode dirigir a célula à apoptose. A apoptose, ou morte celular programada, é composta por uma série de eventos geneticamente controlados que resultam na remoção das células indesejadas, sendo um importante mecanismo de controle celular (Fig. 2-3). A quantidade de morte programada que ocorre em um organismo é impressionante. Por exemplo, durante o desenvolvimento do sistema nervoso de vertebrados, mais da metade das células nervosas morrem logo após serem produzidas.

Diferentemente da morte por necrose, que provoca uma resposta inflamatória potencialmente prejudicial, a apoptose causa alterações, na superfície da célula, que promovem a fagocitose da célula por células vizinhas, ou por macrófagos, antes de ocorrer a liberação do seu conteúdo.

A apoptose compreende quatro fases distintas: indução, efetora, degradação e fagocitose. Até o momento, os principais agentes são as caspases, proteases com especificidades definidas, e fatores associados à mitocôndria ou por ela liberados (Fig. 2-3).

- *Fase de indução/sinalização:* os sinais indutores de morte ou de sobrevida celular infligidos às células são integrados e, se os sinais de morte são predominantes, ocorre ativação dos sistemas celulares responsáveis pelo desencadeamento da apoptose. Um aspecto importante: a sobrevida da célula é possível mesmo em face dos sinais que normalmente causariam a morte celular, desde que os sinais de sobrevivência da célula tenham produzido proteínas com efeitos antiapoptóticos. As proteínas desse tipo mais bem estudadas até o momento são as chamadas Bcl-2 que, se presentes em altos níveis, impedem a célula de entrar no processo apoptótico (Fig. 2-3).
- *Fase efetora:* a célula torna-se comprometida com sua própria morte, nesta fase a célula encontra-se irreversivelmente comprometida com a morte. Evidências sugerem que é a permeabilidade da membrana mitocondrial que atua como o fator decisivo no comprometimento com a morte. Com o aumento da permeabilidade da membrana mitocondrial, os fatores que levam à apoptose penetram no citosol a partir das mitocôndrias (Fig. 2-3).
- *Fase de degradação:* são ativados os sistemas enzimáticos que desencadeiam as características bioquímicas e estruturais da apoptose. As principais enzimas envolvidas são as caspases, uma cisteína proteinase que cliva um resíduo de aspartato na proteína-alvo. Os sistemas enzimáticos que são ativados clivam ou induzem ligações cruzadas em proteínas, degradam o DNA, expõem a fosfatidilserina

na membrana celular externa e desencadeiam alterações morfológicas na célula, atualmente consideradas clássicas da morte celular por apoptose (Fig. 2-3).
- *Fase fagocítica:* os fragmentos celulares produzidos pelo processo apoptótico são reconhecidos por macrófagos e outras células fagocíticas e internalizados. A expressão da fosfatidilserina na membrana celular externa, e a ligação da trombospondina, na superfície celular, facilitam o reconhecimento fagocítico específico por outras células. Esse aspecto da apoptose permite a remoção de células mortas sem a indução de uma resposta inflamatória: as células mortas são removidas sem o extravasamento de debris celulares e com um mínimo de alteração nas células adjacentes (Fig. 2-3).

A apoptose pode ser iniciada pela ativação do receptor de superfície, por dano à membrana celular, por dano mitocondrial direto ou por dano irreparável ao DNA. Quatro sistemas principais estão, presumivelmente, envolvidos de maneira importante no desencadeamento da morte celular por apoptose:

- *Via de transdução de sinais:* a fixação de ligantes específicos aos receptores de superfície celular desencadeia uma transdução de sinais em cascata que ativa as caspases iniciais. Os receptores possuem "domínios de reconhecimento da morte" que interagem com os domínios homólogos da morte nas chamadas proteínas adaptadoras, que transportam aquele sinal específico para os elementos iniciais da via apoptótica. Os exemplos mais bem estudados são:
  - A apoptose mediada pelo Fas-ligante de Fas é responsável pela eliminação de algumas classes de linfócitos do sistema imune, bem como pela morte da célula-alvo pelos linfócitos T citotóxicos.
  - A apoptose induzida por citocinas, observada na apoptose mediada pelo receptor do fator de necrose tumoral (TNFR).
- *Via do dano celular:* o dano celular inicia a apoptose por causar alterações na permeabilidade da membrana mitocondrial, cuja ativação das caspases causa a apoptose. Alguns exemplos incluem:
  - Dano mediado por radicais livres.
  - Anoxia celular.
  - Níveis elevados de cálcio livre intracelular.
  - Morte celular mediada por perfurina/granzima B induzida por morte celular dos linfócitos T citotóxicos.
- *Via do dano ao DNA/p53:* o dano ao DNA resulta no acúmulo da proteína p53 na célula, e isso facilita o reparo do DNA. Caso esta expressão não seja adequada, o sistema p53 modula a transcrição de fatores que propiciam a apoptose. Alguns exemplos estudados:
  - Morte celular por apoptose após dano ao DNA por irradiação.
  - Morte celular por apoptose induzida por agentes quimioterapêuticos antitumorais.

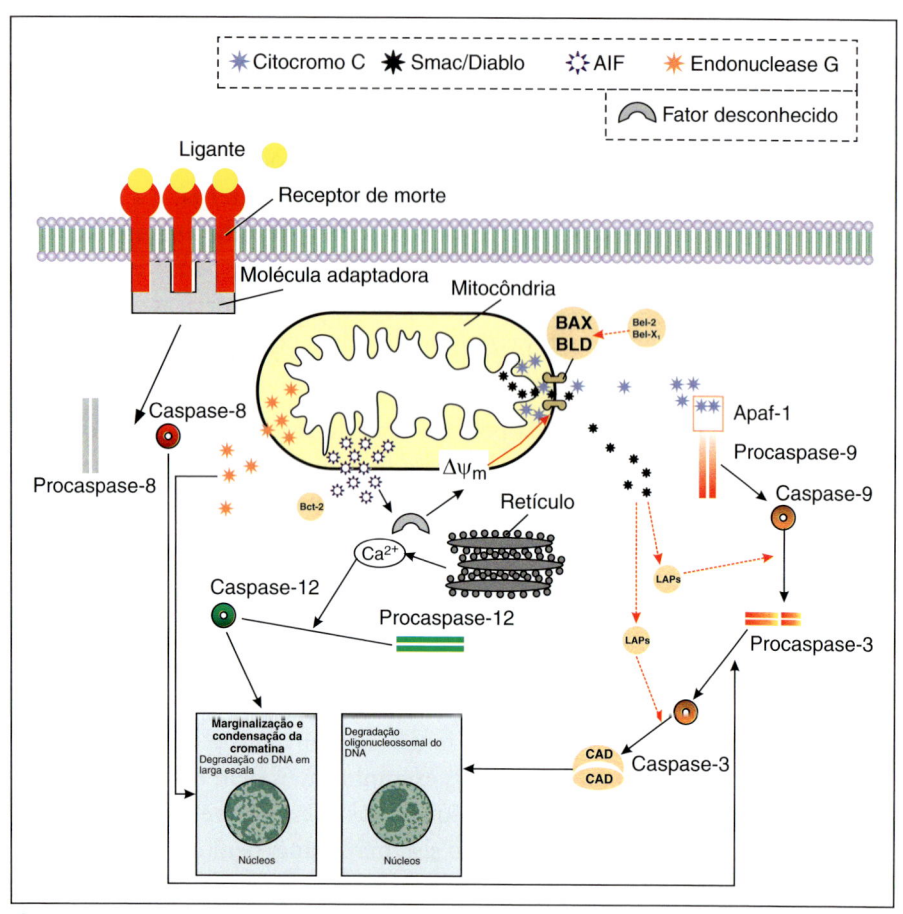

Fig. 2-3. Sinalização intracelular para ativação da morte celular por apoptose. (Esquema modificado de Hunot e Flavell, 2001; Mehmet, 2000.)

- *Via do dano à membrana celular:* o dano à membrana celular resulta na ativação da enzima esfingomielinase, gerando a ceramida, que, então, sinaliza outros eventos intracelulares que culminam com a apoptose. Alguns exemplos:
  - Morte celular por apoptose resultante de dano induzido por irradiação.
  - Morte celular por apoptose após dano infligido à membrana celular por espécies reativas de oxigênio.

As caspases existem, na forma inativa, no citosol da maioria das células como procaspases, e a clivagem é essencial à ativação dessas enzimas. As caspases podem induzir a ativação de outras caspases, o que sugere uma cascata de ativação. Acredita-se que as caspases exerçam dois papéis importantes:

- Em algumas circunstâncias, a ativação específica das caspases é o sinal que compromete a célula com a morte por apoptose. Estas são as caspases iniciadoras (como as caspases 2, 8, 9 e 10).

- Em todos os casos de apoptose, as caspases específicas são as proteases, que induzem a degradação estrutural da célula, gerando os sinais morfológicos e bioquímicos característicos da apoptose, e são denominadas de caspases efetoras (caspases 3, 6 e 7).

Sabe-se que algumas caspases podem agir como proteases iniciadoras para alguns tipos celulares e proteases efetoras para outros tipos celulares. Em determinados sistemas alguns sinais reguladores da morte parecem atuar independentemente da ativação da cascata de caspase, induzindo a morte celular na ausência da ativação iniciadora da caspase. Mas, ainda requer a ativação da caspase efetora.

CITOCROMO C COMO ATIVADOR DAS CASPASES EFETORAS

O citocromo C e uma proteína denominada fator de iniciação da apoptose (AIF), ambos derivados das mitocôndrias, são poderosos ativadores das caspases efetoras. O citocromo C forma um complexo com outras proteínas para constituir um ativador importante da cascata da caspase, o apoptossomo.

Acredita-se que a disponibilidade do citocromo C no citosol é um evento crucial na ativação das caspases efetoras, em razão da formação do apoptossomo. A proteína Bcl-2 (um fator antiapoptótico) sequestra o citocromo C e impede a ativação da apoptose por meio do apoptossomo. Isso explica, parcialmente, por que a expressão de Bcl-2 em níveis elevados protege as células da apoptose. A Bcl-w, provavelmente, também possui efeitos antiapoptóticos ao sequestrar o fator ativador de apoptose (AIF), estabilizando a membrana mitocondrial, o que impede a abertura do megacanal mitocondrial.

VIAS DE SINALIZAÇÃO DA APOPTOSE – RAMIFICAÇÕES E PONTOS DE CONVERGÊNCIA

A Figura 2-3 apresenta os eventos da apoptose. Pode-se observar que existem várias ramificações e pontos de convergência nas quatro principais vias envolvidas neste processo. Pela sua importância, fatores mitocondriais, caspases, ceramida e espécies reativas de oxigênio estão envolvidos em vários pontos.

IMPORTÂNCIA BIOLÓGICA DA MORTE CELULAR PROGRAMADA

Apoptose na fisiologia normal: desenvolvimento embrionário

A morte celular programada desempenha um papel central no controle do desenvolvimento de organismos multicelulares. Pode levar ao desaparecimento de estruturas inteiras, como, por exemplo, a cauda nos embriões humanos em desenvolvimento. É o processo responsável, também, por esculpir tecidos específicos, removendo certas áreas, como, por exemplo, entre os dedos. Esse processo, também, regula o número de neurônios no sistema nervoso. Por exemplo, no sistema nervoso de mamíferos, a maioria das células geradas durante o desenvolvimento também morre durante o desenvolvimento.

Em mamíferos, muitas mortes celulares durante o desenvolvimento são autônomas, isto é, independem de sinais de morte dados pelas células vizinhas. De fato, acredita-se que, em muitas dessas mortes, as células vizinhas deem sinais de sobrevivência e que a morte seja desencadeada pela remoção de fatores de crescimento e/ou perda de adesão celular. Essas vias são as referidas como "morte por falta" e podem ser bloqueadas, em muitos casos, por membros anti-apoptóticos da família Bcl-2. Camundongos que não têm Bcl-2 ou Bcl-x_L apresentam defeitos na organogênese. Outras mortes celulares são induzidas por sinais. Receptores de morte e seus ligantes são os candidatos primários para essa função. Defeitos no adaptador FADD ou na caspase 8 causam anomalias cardíacas e letalidade prematura do embrião.

Perda de células por apoptose ocorre em muitos tecidos, em vários estágios da diferenciação celular. Animais transgênicos e nocaute para várias das proteínas envolvidas nesse controle demonstram que existem várias vias que controlam apoptose em diferentes tecidos e em diferentes momentos do desenvolvimento.

RECONHECIMENTO LABORATORIAL DA APOPTOSE

Tendo-se conhecimento do importante papel da apoptose em processos fisiológicos e patológicos, a identificação das células apoptóticas vem se tornando um aspecto importante na pesquisa biológica. Várias metodologias permitem o reconhecimento da apoptose:

- Os sinais estruturais característicos da apoptose podem ser observados por estudos morfológicos utilizando-se a microscopia óptica ou a microscopia eletrônica.
- A extração do DNA de células ou tecidos para a realização de eletroforese em gel de ágar adicionada à utilização de um padrão correspondente permite observar a clivagem do DNA nos nucleossomos por endonucleases relacionadas com a apoptose.
- A atividade da endonuclease resulta em quebras na fita dupla do DNA, que podem ser detectadas nos cortes histológicos pela técnica de túnel.
- Os métodos de imuno-histoquímica para transaglutaminase podem ser utilizados na identificação de células na fase efetora da apoptose.
- A imunocitoquímica para a anexina-V na superfície celular pode ser utilizada para identificar células em suspensão, por exemplo, em cultivo celular, por meio da citometria de fluxo.
- A formação de "blebs" ou desestruturação do citoesqueleto das células pode ser detectada por microscopia de fluorescência confocal.

BIBLIOGRAFIA

Alberts B. *Biologia molecular da célula*. 4. ed. Porto Alegre: Artmed, 2004.

Brancolini C, Lazarevic D, Rodruguez J et al. Dismantling cell-cell contacts during apoptosis is coupled to a caspase-dependent proteolytic cleavage of β-catenin. *J Cell Biol* 1997;139:759-71.

Garcia SML, Fernández CG. *Embriologia*. 2. ed. Porto Alegre: Artmed, 2001.

Griffiths AJF, Gelbart WM, Miller JH et al. *Molecular genetic analysis*. Now York: WH Freeman and Co, 1999.

Junqueira LC, Carneiro J. *Histologia básica*. 10. ed. Rio de Janeiro: Guanabara-Koogan, 2004.

Lodish H, Berk A, Zipursky SL et al. *Molecular cell biology*. 4th ed. New York: WH Freeman and Co, 1999.

Pollard TD, Earnshaw WC. *Bologia celular*. Rio de Janeiro: Elsevier, 2006.

Pusztai L, Lewis CE, Yap E. *Cell proliferation in cancer: regulatory mechanisms of neoplastic cell growth*. Oxford: Oxford Medical Publications, 1995.

Ross MH. *Histologia: texto e atlas*. 2. ed. São Paulo: Panamericana, 1993.

Strasser A, O'Connor L, Dixit VM. Apoptosis signaling. *Annu Rev Biochem* 2000;69:217-45.

Watson JD, Hopkins NH, Roberts JW et al. *Molecular biology of the gene*. 4th ed. Menlo Park: The Benjamin/Cummings Publishing Co, 1987.

White BC, Sullivan JM, DeGracia DJ et al. Brain ischemia and reperfusion: molecular mechanisms of neuronal injury. *J Neurol Sci* 2000;179:1-33.

Wolf BB, Green DR. Suicidal tendencies: apoptotic cell death by caspase family proteinases. *J Biol Chem* 1999;274:20049-52.

Capítulo 3

Classificação das Células-Tronco

Anderson Vieira Aranha ❖ *Andréa Aparecida de Fátima Souza Moraes*
Karolyn Sassi Ogliari

CÉLULAS-TRONCO

Os organismos pluricelulares são compostos por diferentes tipos de células. Em um homem adulto temos cerca de 75 trilhões de células existentes e, dentre elas, são encontrados em torno de 200 tipos celulares distintos. Todos esses tipos celulares são produzidos por células precursoras, conhecidas como células-tronco *(stem cells)*.

A diferenciação das células-tronco em células especializadas é regulada, em cada tipo celular, pela expressão de genes específicos, mas ainda não se sabe em detalhes como tais fatos ocorrem e quais os fatores envolvidos.

As células-tronco são indiferenciadas e não especializadas, capazes de se multiplicar por longos períodos, mantendo-se indiferenciadas por meio da autorreplicação, de forma que um pequeno número de células pode originar uma grande população de células semelhantes, e ainda exibem a potencialidade de se diferenciarem em células especializadas de um tecido específico.

Essas características celulares despertam a atenção da comunidade científica, pois, em condições ideais ou por determinados sinais moleculares, essas células podem-se diferenciar, *in vitro* ou *in vivo*, em vários outros tipos celulares, ou seja, têm o potencial de se desenvolver como células maduras com características, formas e funções especializadas de células de diversos tecidos.

Com a diferenciação das células-tronco no tipo celular desejado e o desenvolvimento de técnicas de terapias, torna-se possível a recuperação de tecidos ou órgãos lesionados, podendo propiciar melhora no quadro clínico de paciente com determinada enfermidade, ou até mesmo curá-lo. Portanto, as terapias com células-tronco geram uma grande expectativa no tratamento do câncer, doenças cardíacas, osteoporose, osteoartrite, doença de Parkinson, de Alzheimer, diabetes, cegueira, danos na medula espinal, doenças renais, hepáticas, esclerose lateral amiotrófica, distrofia muscular, doença autoimune e pulmonar.

As células-tronco podem ser encontradas e obtidas em pré-embriões, sangue de cordão umbilical, medula óssea e em diversos tecidos e órgãos de adultos, podendo ser divididas em dois grandes grupos, as células-tronco embrionárias e células-tronco adultas.

São conhecidas como células-embrionárias as células obtidas do pré-embrião, antes da formação dos três folhetos blastodérmicos (endoderma, mesoderma e ectoderma), formação esta que ocorre somente após a implantação embrionária. As células-tronco obtidas após a formação dos folhetos blastodérmicos são chamadas de células-tronco adultas, como, por exemplo, as células obtidas do sangue de cordão umbilical de recém-nascidos, bem como as células obtidas de outros órgãos e tecidos.

CÉLULAS-TRONCO EMBRIONÁRIAS E DESENVOLVIMENTO PRÉ-EMBRIONÁRIO

As células-tronco embrionárias podem ser classificadas como toti ou multipotentes, segundo os tipos celulares que poderão originar. Essas variações dependem do período pré-embrionário em que são obtidas, pois em cada período essas células passam por processos celulares que, aos poucos, vão direcionando-as para a diferenciação celular.

Para melhor entender esses processos, torna-se necessário estudar as etapas que compreendem o período pré-implantacional, que ocorrem tanto *in vitro* quanto *in vivo*.

O período pré-implantacional inicia-se com a formação do zigoto, que é formado após a fertilização do oócito. O pré-embrião no estágio de zigoto é composto por uma única célula, formada pela fusão dos pronúcleos feminino e masculino.

O zigoto é a célula-tronco prototípica, pois é a única célula capaz de gerar todos os tipos celulares existentes em um organismo adulto, e essa incrível capacidade de gerar um organismo adulto completo, a partir de apenas uma célula, tem fascinado estudiosos.

Durante o período pré-implantacional, o zigoto começa a se dividir por um processo denominado clivagem; posteriormente, as células começam a se compactar e se diferenciar, originando as células embrionárias e também os anexos embrionários. A clivagem ainda é conhecida por segmentação, ocorre somente nos pré-embriões e difere da mitose, que ocorre em outras células.

No processo de clivagem, cada célula do pré-embrião, que é chamada de blastômero, se divide originando duas novas células que, sabidamente, possuem informações distintas para a diferenciação celular, que são os seus determinantes morfogênicos. Os diferentes determinantes morfogênicos são formados em decorrência da divisão não equitativa do conteúdo citoplasmático dos blastômeros durante o processo de clivagem.

Apesar do mosaicismo dos blastômeros, podem-se realizar biópsias de até 25% das células dos pré-embriões em seus diferentes estágios de desenvolvimento sem que se afete sua capacidade de se reconstituir ou o seu desenvolvimento. Este procedimento é realizado na fertilização *in vitro* (FIV) com indicação para diagnóstico genético pré-implantacional (do inglês *pre-implantation genetic diagnosis* – PGD), com o objetivo de diagnosticar doenças genéticas nos embriões e, assim, evitar a implantação de pré-embriões geneticamente defeituosos.

Após cada sequência de clivagem, os blastômeros vão se tornando cada vez menores. A primeira clivagem inicia-se cerca de 30 h após a fertilização, onde o zigoto se divide em dois blastômeros, o que é conhecido como clivagem precoce *(early cleavage)*. Posteriormente, os novos dois blastômeros se dividem em novos quatro, que, em seguida, se dividem em oito, e assim sucessivamente. Até o estágio de oito células, os pré-embriões são caracterizados por baixas taxas de biossíntese, de respiração celular e de utilização de glicose.

Após o estágio de nove células, os blastômeros mudam sua forma e se agrupam e continuam se dividindo até formar uma massa compacta de células. Esse fenômeno é conhecido como compactação e é mediado por glicoproteínas de adesão, localizadas na superfície celular.

No estágio de 12 a 32 células, o pré-embrião humano é nomeado de mórula, o que normalmente ocorre no 3º dia após a fertilização. Nesse estágio o pré-embrião é formado por dois grupos celulares, a massa celular interna e a camada celular externa. Com a compactação, as células embrionárias aumentam suas taxas respiratórias e de síntese proteica e o pré-embrião passa a precisar de mais glicose para seu desenvolvimento, e, a partir de então, as células que eram individualizadas iniciam uma estreita comunicação entre si através da formação de junções comunicantes *(gap junctions)*. A maior interação entre as células compactadas é o que permite a segregação de células internas, formando a massa celular interna e a camada externa de células.

As células oriundas do pré-embrião até o estágio mórula são classificadas como células-tronco totipotentes, por serem capazes de originar tanto os tecidos e células que fazem parte do indivíduo adulto, quanto aqueles que fizeram parte de sua constituição durante a fase de embriogênese, como as células que formam o embrião e as células que formam os anexos embrionários.

Posteriormente à compactação, por volta do 4º dia após a fertilização, inicia-se o processo de cavitação. No interior da mórula forma-se um espaço entre os dois grupos celulares (massa celular interna e camada externa de células). O espaço entre as camadas celulares da mórula começa a ser preenchido por um líquido produzido por estas células, se expandindo e formando a cavidade blastocística, que separa os dois grupos celulares, originando o blastocisto.

O blastocisto normalmente é formado no 5º dia após a fertilização e, nesse estágio, inicia-se o primeiro processo de diferenciação celular, pois as células que compunham a camada externa da mórula começam a se polarizar e a formar o primeiro epitélio do pré-embrião, o trofoblasto.

O trofoblasto é uma camada delgada externa de células, que reveste toda a parte externa do pré-embrião, responsável pelo transporte de nutrientes e, posteriormente, pela formação da parte embrionária da placenta.

A massa celular interna passa a ser chamada de embrioblasto, que fica protegido na cavidade blastocística; são essas células que darão origem ao embrião.

No estágio de blastocisto, as células do embrioblasto são classificadas como células-tronco pluripotentes, pois poderão originar os três folhetos embrionários, que são a fonte de todas as células do corpo e que originam todos os diferentes tipos de células especializadas existentes no corpo humano.

TÉCNICAS DE FERTILIZAÇÃO *IN VITRO* PARA OBTENÇÃO DOS PRÉ-EMBRIÕES

No Brasil, a lei da Biossegurança (PL 2401/03) de março de 2005 passou a permitir a utilização de pré-embriões excedentes de ciclos de reprodução humana assistida (RHA) para pesquisa com células-tronco embrionárias, desde que sejam inviáveis ou estejam criopreservadas por 3 anos ou mais, e mediante autorização dos progenitores.

Para obtenção de pré-embriões em ciclos de RHA são realizadas técnicas de fertilização *in vitro* (FIV) e de cultura embrionária. Neste processo, apenas um determinado número de pré-embriões selecionados é transferido para o útero (cerca de 1 a 4 pré-embriões), e os excedentes congelados para novas tentativas de gestação (para ciclos de descongelamento), porém nem sempre os pré-embriões congelados são utilizados para tentativas de gestação, permanecendo estes nas clínicas, sem destino definido.

Dentre as técnicas de FIV atualmente utilizadas, temos a FIV clássica e a injeção intracitoplasmática de espermatozoides (*intracytoplasmic sperm injection* – ICSI).

Para realização de técnicas de FIV, normalmente é utilizado o estímulo ovariano controlado (EOC), a fim de se obter maior número de oócitos por ciclo e propiciar maior chance de gestação.

Normalmente utiliza-se um antagonista ou um agonista do hormônio liberador de gonadotrofina (*gonadotropin-releasing hormone* – GnRH), para que ocorra um bloqueio hipofisário, e, posteriormente, são administradas doses de hormônio foliculoestimulante (*follicle stimulating hormone* – FSH) em doses diárias, a contar do 3º dia do ciclo menstrual até o dia da punção folicular.

Durante o EOC, são realizadas ultrassonografias transvaginais seriadas, de modo a acompanhar o crescimento folicular. Quando se observa ao menos um folículo maior que 18 mm e dois ou mais folículos maiores que 16 mm, administra-se a gonadotrofina coriônica humana (*human-chorionic gonadotropin –* hCG) a fim de estimular o amadurecimento folicular final.

Os oócitos são captados sob a anestesia geral, por aspiração vaginal guiada por ultrassonografia transvaginal, em torno de 36 horas após a administração do hCG.

Os complexos *cumulus-corona* são retirados do líquido folicular, aspirados e os oócitos são manipulados de formas diferentes, dependendo da técnica de FIV a ser utilizada.

Para os casos de FIV clássico, normalmente são retirados os excessos de células do complexo *cumulus-corona* e, posteriormente, os oócitos são distribuídos um a um em microgotas de meio de cultura em uma placa coberta com óleo mineral. O meio de cultura utilizado para essas técnicas é o HTF *(human tubal fluid),* que é análogo ao fluido tubário humano.

Posteriormente, realiza-se o processo de microinseminação, em que são adicionados cerca de 20 a 100 mil espermatozoides em cada gota, criando, dessa forma, uma aproximação entre os oócitos e os espermatozoides.

O sêmen utilizado no procedimento de FIV é preparado por uma das diversas técnicas de processamento seminal terapêutico, em que os espermatozoides são separados do plasma seminal e de seus contaminantes. Para escolha da técnica de processamento adequada, são consideradas as informações observadas durante a análise seminal.

A placa FIV, com os espermatozoides e oócitos, deve ser mantida em estufa a 5% de CO_2, com umidade de 98%, a 37°C, e, depois de cerca de 12 a 18 horas, deve-se checar a fertilização dos oócitos.

Em casos de ICSI, os procedimentos seguidos são semelhantes, porém, após a checagem dos complexos *cumulus-corona*, os oócitos são desnudados, ou seja, as células da granulosa devem ser retiradas, sobre ação de hialuronidase, e os oócitos identificados e classificados conforme seu grau de maturação.

Para a ICSI são utilizados os oócitos em metáfase II, que são os gametas fertilizáveis. Estes são distribuídos em microgotas menores de HTF cobertas por óleo mineral em uma placa com uma gota central de espermatozoides. A gota com os espermatozoides deve ser devidamente preparada para este procedimento. O sêmen pós-processamento seminal terapêutico é misturado com uma solução viscosa de PVP (polivinilpirrolidona), a fim de reduzir sua motilidade e facilitar sua micromanipulação. A seguir, com o auxílio de um micromanipulador, cada espermatozoide terá sua ativação da membrana realizada por uma quebra na cauda com o auxílio de uma micropipeta e, posteriormente, serão aspirados para dentro da pipeta e injetados um a um em cada oócito.

Após cerca de 16 a 18 horas, a fertilização é checada pela presença dos pronúcleos. Posteriormente, os pré-embriões são checados desde sua primeira clivagem até o momento da transferência para o útero ou criopreservação.

TÉCNICAS DE CULTURA EMBRIONÁRIA

Normalmente, nos protocolos utilizados nos centros de RHA, os pré-embriões são criopreservados ou transferidos para o útero no 2º ou 3º dia de cultura após a FIV, visto que não são todos os pré-embriões que chegam a blastocisto *in vitro*.

Nos últimos anos, muitos questionamentos estão sendo realizados quanto à prática dos centros de RHA em transferir pré-embriões antes de chegar à fase de blastocisto.

Um dos questionamentos é o fato de se observar, com muita frequência, distúrbios de clivagem rápida ou lenta em pré-embriões de cultura *in vitro*, e até mesmo parada total do desenvolvimento, que segundo alguns autores (Ménézo e Khalifa, 1995; Munné *et al.*, 1995) podem ser decorrentes de distúrbios cromossômicos, que ocorrem, geralmente, no estágio de 8 células, quando se acredita que o genoma do pré-embrião é ativado. Dessa forma, a cultura dos pré-embriões até a fase de blastocisto também é uma forma de selecionar os melhores pré-embriões. O problema está na dificuldade de se obter uma condição de cultura embrionária que possibilite que parte significante de pré-embriões alcance o estágio de blastocisto *in vitro*.

Inicialmente, os meios utilizados para cultura de pré-embriões em RHA eram os mesmos utilizados para cultura de outras células, como, por exemplo, o meio HAM F10, com adaptações para FIV. Posteriormente, diversos meios de cultura começaram a ser desenvolvidos, contendo sais inorgânicos, fontes de energia, aminoácidos e vitaminas, a fim de melhorar os resultados.

O HTF foi o primeiro meio específico para RHA. Trata-se de um meio semelhante ao fluido tubário humano, amplamente utilizado, porém, ao utilizá-lo para cultura embrionária, somente cerca de 20 a 25% dos pré-embriões conseguem chegar ao estágio de blastocisto, o que demonstra ser um meio de cultivo subideal.

Para cultura com HTF utiliza-se o sistema de microgotas de meio de cultura, cobertas com óleo mineral. O tamanho das microgotas é variável, conforme o protocolo utilizado em cada serviço de RHA.

Outra técnica que posteriormente passou a ser aplicada foi a cocultura. Para esta técnica são utilizadas monocamadas de células de sustentação para a cultura do pré-embrião até o blastocisto. As células para a formação das monocamadas podem ser obtidas de diversas fontes, como, por exemplo, células do rim de bovinos, rim de macacos, tuba uterina de várias espécies, células humanas da granulosa e endometriais.

A cocultura demonstrou propiciar melhores resultados quando comparada à cultura com HTF, sugerindo melhora na morfologia embrionária (Bahçet *et al.*, 2000; Munné *et al.*, 2002). Apesar do baixo conhecimento sobre a atuação das células da monocamada sobre os pré-embriões, acredita-se que possuem a função de remover os componentes tóxicos do meio de cultura, que são produzidos durante o desenvolvimento do pré-embrião.

Uma grande inovação na cultura embrionária foi a criação dos meios sequenciais com base em diversos fatores observados em fases diferentes do pré-embrião. Entre os fatores observados, temos a análise de eventos moleculares, as necessidades nutricionais e as características do microambiente a que estão expostos *in vivo*. A técnica de cultura utilizada para os meios sequenciais é a mesma utilizada para HTF, a de microgotas cobertas com óleo mineral, porém são utilizados dois tipos de meios de cultura.

O primeiro meio a ser utilizado é específico, com diversos nutrientes, porém com baixa concentração de glicose e muito rico em piruvato de sódio e lactato de cálcio, assemelhando-se ao líquido do oviduto. Neste meio, o zigoto é colocado e mantido até o 3º dia de cultura.

O segundo meio a ser utilizado possui diversos nutrientes, alta concentração de glicose e pouco piruvato de sódio e lactato de cálcio, o que se assemelha ao ambiente uterino.

Com os meios sequenciais, cerca de 40 a 50% dos pré-embriões chegam ao estágio de blastocisto.

As desvantagens de utilizar os meios sequenciais estão na possibilidade de haver choque osmótico ao se transferir o pré-embrião para um meio diferente e a possibilidade de privar o pré-embrião de fatores produzidos durante o primeiro período de cultura. Pensando nessas questões, determinados laboratórios produzem meios chamados globais para suportar o desenvolvimento do pré-embrião do primeiro ao último dia de cultura.

OBTENÇÃO E APLICABILIDADE DE CÉLULAS-TRONCO EMBRIONÁRIAS

Os estudos iniciais com células-tronco embrionárias são de longa data. No início do século XX, muitos estudiosos, entre eles Hans Spemann (1869-1941) e Jacques Loeb (1859-1924), começaram a realizar estudos com células-tronco por experimentos com células de pré-embriões de anfíbios. Tais pesquisas revelaram que, quando as duas primeiras células de um pré--embrião de anfíbio são separadas, cada uma é capaz de gerar um girino normal e que, mesmo após as quatro primeiras divisões celulares de um pré--embrião de anfíbio, o núcleo dessas células embrionárias ainda pode transmitir todas as informações necessárias à formação de girinos completos.

Atualmente, o foco nos estudos está na utilização de pré-embriões humanos para pesquisa científica com células-tronco embrionárias, visto que as técnicas de reprodução humana assistida e de cultura de pré-embriões *in vitro* hoje existentes possibilitam a obtenção desses pré-embriões.

Para obtenção das células-tronco embrionárias é inevitável o desmembramento do blastocisto e, consequentemente, a morte do pré-embrião, o que gera uma discussão ética envolvendo questões que variam desde quando inicia a vida até o que fazer com os pré-embriões excedentes de ciclos de RHA que não serão mais utilizados e ficam armazenados no nitrogênio líquido sem destino definido.

Conforme visto anteriormente, as células-tronco embrionárias podem ser obtidas dos pré-embriões antes que estas se diferenciem nos três folhetos blastodérmicos. Para isso, as células do embrioblasto, na fase de blastocisto, são retiradas e cultivadas *in vitro*.

Na cultura *in vitro* as células-tronco embrionárias se multiplicam, formando colônias, e a repetida cultura dessas colônias conduz à formação de linhagens celulares capazes de se multiplicar indefinidamente, conservando suas características de células indiferenciadas ou, até mesmo, diferenciá-las *in vitro* na linhagem celular desejada.

A qualidade dos pré-embriões excedentes dos ciclos de RHA pode ser questionada, visto que os pré-embriões a serem transferidos para o útero são previamente selecionados por suas características morfológicas e os de menor qualidade são criopreservados. Além disso, sabe-se que o congelamento e o descongelamento têm efeitos negativos sobre a qualidade embrionária.

Outro problema que pode ser encontrado é a quantidade de pré-embriões que chegarão à fase de blastocisto *in vitro* após o descongelamento, visto que, normalmente, os excedentes congelados estão em estágios iniciais de clivagem (2º ou 3º dia), e não na fase de blastocisto.

Normalmente apenas cerca de 40 a 50% dos melhores pré-embriões conseguem chegar ao estágio de blastocisto na cultura em meios sequenciais, ou seja, poucos pré-embriões excedentes poderão ser efetivamente utilizados, o que reduz ainda mais o número de células disponíveis a serem utilizadas.

Segundo Trounson (2001), a taxa de sucesso na produção de células-tronco embrionárias é diretamente proporcional à qualidade do blastocisto utilizado, e Reubinoff *et al.* (2000) demonstraram que 50% das células internas obtidas de blastocistos humanos podem originar células-tronco cromossomicamente normais.

A biotecnologia tem-se voltado para descobertas de marcadores específicos das células-tronco pluripotentes obtidas de blastocistos humanos. Dentre os marcadores hoje utilizados, temos os anticorpos para os epítopos SSEA-4 e TRA 1-60, anticorpos monoclonais para o GCTM-2, RNA mensageiro para o Oct-4, CRIPTO e a gênese. Todos esses marcadores diminuem com a diferenciação celular e são expressos somente nas células indiferenciadas, e não nas progenitoras.

A diferença básica entre as células-tronco embrionárias e as progenitoras é que as células-tronco embrionárias podem originar células diferenciadas, e existe um *pool* celular que se mantém indiferenciado, enquanto nas células progenitoras ocorre sempre a diferenciação celular.

Como podem ser observadas nas culturas de células-tronco, as colônias possuem células da periferia morfologicamente diferentes das células centrais e exibem marcadores diferentes.

A variedade de células encontradas em uma mesma cultura ainda precisa ser definida, pois estas podem exibir diferentes graus de potencialidade, funções e capacidade em estabelecer diferentes linhagens, quando estimuladas.

Atualmente, a utilização de células-tronco embrionárias visa a fazer experiências científicas, aprendendo como controlá-las em seu crescimento, além de diferenciá-las em tecidos específicos sadios ou doentes, para que funcionem como modelos *in vitro* para estudo de fisiopatologias de doenças e testagem de drogas. As pesquisas neste campo ainda estão no começo, e entre o começo e uma aplicabilidade terapêutica em seres humanos existe muito a ser estudado.

Para que a aplicabilidade médica de regeneração de diversos tecidos e o transplante com células-tronco embrionárias ocorram efetivamente, serão necessários muitos estudos, como, por exemplo: melhor via de administração, quantidade necessária de células para o transplante, quantidade de ciclos que devem ser feitos, qual o intervalo de tempo entre os ciclos, parâmetros que vão variar de uma enfermidade a outra, testes de compatibilidade e controle, a fim de não haver crescimento desordenado e tumoral das células.

A problemática da compatibilidade para o uso de células-tronco embrionárias nos receptores poderia ser sanada com a clonagem terapêutica, porém, conforme previsto na lei da Biossegurança (PL 2401/03) de março de 2005, é proibida a prática de qualquer tipo de clonagem, até mesmo para fins terapêuticos.

A clonagem terapêutica é um procedimento laboratorial similar à clonagem reprodutiva, o que a diferencia é somente o fato de que o pré-embrião obtido não é transferido para o útero, e, sim, utilizado para obtenção das células-tronco do embrioblasto.

No processo de clonagem terapêutica, utilizam-se células somáticas do paciente e oócitos de doadoras (Fig. 3-1).

O procedimento realizado é similar ao de uma fertilização *in vitro*, porém o oócito utilizado é previamente enucleado, ou seja, retira-se o núcleo do oócito e, em vez de se injetar um espermatozoide, injeta-se a célula somática do paciente. Posteriormente, o oócito passa por um processo de eletrofusão, e inicia-se o processo de clivagem, que é seguida da cultura prolongada do pré-embrião até blastocisto, para que as células-tronco sejam obtidas.

A utilização das células-tronco embrionárias que são pluripotentes, ou seja, podem formar uma grande variedade (pluri) de células e tecidos, ainda não tem

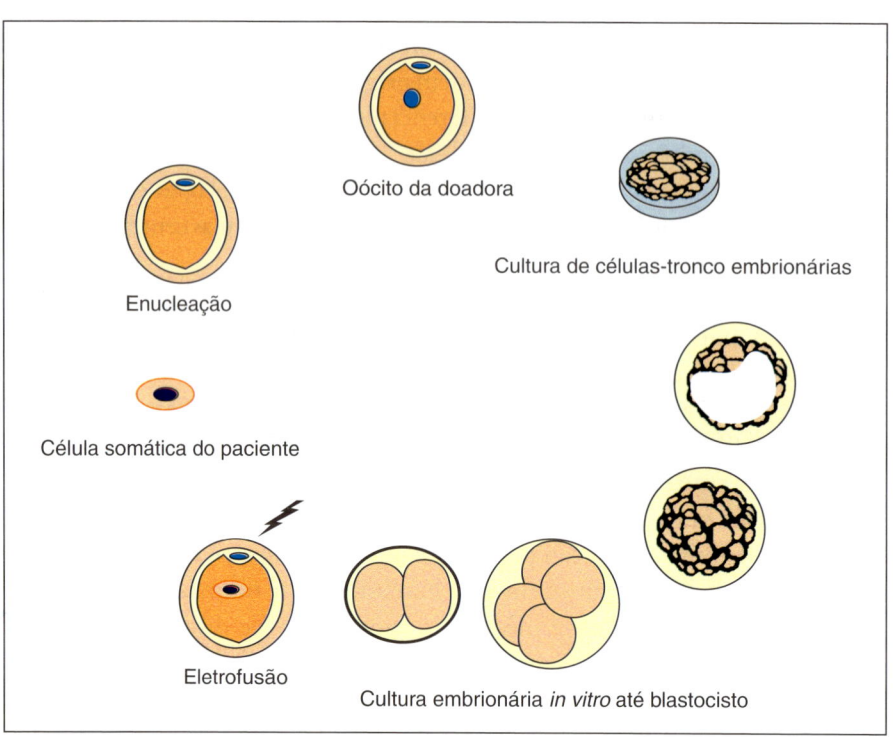

Fig. 3-1. Clonagem terapêutica.

sua potência devidamente controlada. Por esse motivo, em alguns trabalhos científicos realizados com camundongos, ou até mesmo em experiências com humanos, foi demonstrada a formação de tumores chamados de teratomas, o que demonstra uma grande necessidade de que mais estudos sejam realizados antes de se iniciar sua utilização como terapia.

OBTENÇÃO E APLICABILIDADE DE CÉLULAS-TRONCO ADULTAS

Sabe-se que todas as células têm um período de vida limitado de algumas horas a alguns meses, variando conforme o tipo de célula. Para repor essas células, numerosos tecidos humanos são portadores de células-tronco adultas.

As células-tronco adultas são encontradas em reservas às quais o organismo recorre para repor células maduras desgastadas ou quando ocorre lesão ou remodelação de tecidos.

Dentre as células-tronco adultas bem conhecidas, temos as células-tronco encontradas na medula óssea, sangue periférico, pele, mucosa intestinal, epitélio olfativo, cérebro, fígado, tecido adiposo, córnea, retina, polpa dentária e de músculos.

Normalmente as células-tronco adultas possuem uma capacidade limitada de diferenciação, quase sempre restrita ao tecido do qual derivam, presentes no organismo adulto em quantidade suficiente para os tecidos que precisam de renovação constante.

Algumas células-tronco adultas são mais ativas, por exemplo, as células do sangue; outras, nem tanto, por exemplo, as células cerebrais, mas todas são denominadas células-tronco somáticas.

Quanto à capacidade de se diferenciar em tipos celulares distintos, as células-tronco adultas podem ser classificadas em multipotentes, oligopotentes e unipotentes.

As células-tronco adultas multipotentes são células capazes de originar múltiplos tipos celulares, por exemplo, as células da medula óssea.

As células-tronco oligopotentes são células que conseguem diferenciar-se em poucos tecidos, por exemplo, as células da mucosa intestinal.

As células-tronco unipotentes são as células que são capazes de originar um único tipo de célula, por exemplo, as espermatogônias e as células da lâmina basal da pele.

Uma das fontes mais ricas de células-tronco adultas é a medula óssea. Uma das formas de obtenção dessas células para transplante é a doação de medula óssea, que, classicamente, é realizada por múltiplas punções com agulhas, nos ossos posteriores da bacia, sendo retirada a medula por meio de aspiração. O volume retirado da medula do doador é de, no máximo, 10% de seu peso, e essa retirada não causa qualquer comprometimento à saúde do doador. O material doado pode ser criopreservado em bancos de medula ou transplantado para o receptor. Atualmente sabemos que, além de se localizarem na medula óssea, essas mesmas células-tronco circulam no sangue de adultos e, em especial, no sangue do feto. Dessa forma, outras fontes ricas para obtenção de células-tronco são o cordão umbilical e a placenta, pois no momento do nascimento o sangue fetal retido na placenta, após a secção do cordão umbilical, pode ser recuperado e utilizado para fins terapêuticos.

Em muitos países existem programas especiais para coletar o sangue das placentas e armazená-lo em Bancos de Sangue de Cordão, para uso terapêutico em transplantes.

O transplante de células-tronco presentes no sangue periférico e na medula óssea humana pode ser utilizado para o tratamento de doenças do sangue, como as anemias adquiridas ou de origem genética, leucemias, dependendo do subtipo, idade, e resposta à quimioterapia inicial, linfomas e mieloma múltiplo.

Existem dois tipos de transplante, o autólogo e o alógeno. No autólogo, as células precursoras de medula óssea ou do cordão umbilical provêm do próprio indivíduo transplantado. No alógeno, a medula ou o cordão umbilical provêm de outro indivíduo, ou seja, de um doador compatível.

No caso do transplante autólogo, existe uma perfeita compatibilidade histoquímica com o organismo receptor, visto que as células extraídas são dele mesmo, o que elimina a rejeição.

Além das diversas aplicabilidades clínicas das células-tronco presentes no sangue periférico e na medula óssea humana, Hübner *et al.* (2003) demonstraram que, quando estimuladas, essas células migram para ovários lesionados por quimioterápicos, visando ao restabelecimento da função gonadal.

Em estudos recentes observou-se que as células-tronco adultas podem se comportar como as células-tronco embrionárias, com a capacidade de se multiplicarem muitas vezes sem se diferenciarem. O gene responsável por este processo é o Oct-4, cuja ativação impede a diferenciação celular.

No início do desenvolvimento pré-embrionário, o gene Oct-4 é ativado naturalmente a fim de manter as células do pré-embrião indiferenciadas, porém, no momento adequado, o gene Oct-4 é desativado, permitindo a diferenciação celular para a formação dos folhetos blastodérmicos, que formarão os diversos tecidos, órgãos, aparelhos e sistemas.

Com a ativação do gene Oct-4, especula-se que exista a probabilidade de se conseguir que as células-tronco adultas se multipliquem sem se diferenciarem, obtendo-se, dessa forma, maior quantidade de células a serem utilizadas na terapia para diversas enfermidades. Após se obter a quantidade de células-tronco desejada, o gene Oct-4 poderia ser desativado para que as células pudessem diferenciar-se no tipo do tecido desejado.

Entretanto, a manipulação desse gene pode ocasionar até mesmo tumores, caso não seja realizada da forma adequada, pois, caso o gene Oct-4 não seja desativado, pode ocorrer demasiada multiplicação, seguida de uma diferenciação celular descontrolada. Diversos estudos ainda são necessários neste campo da terapia gênica.

A expressão do gene Oct-4 já havia sido observada em certos tumores, como câncer de testículo e de ovário.

Em experimentos laboratoriais pôde-se ativar o gene Oct-4 em camundongos transgênicos e observar o desenvolvimento de tumores no intestino e na pele, porque as células se desenvolvem de forma descontrolada. Por outro lado, uma vez que o gene era desativado, o tumor enfraquecia, como um indicativo de que o processo poderia ser revertido.

Uma dificuldade encontrada em se estabelecer a cultura de células-tronco adultas é o fato de que, normalmente, uma célula extraída de um tecido adulto inicia, quase que imediatamente, sua diferenciação. Para mantê-las indiferenciadas, torna-se necessário o uso de substâncias químicas, ou até mesmo manipulação gênica, cujos efeitos ainda não foram completamente esclarecidos nem mantidos a longo prazo.

CÉLULAS-TRONCO EMBRIONÁRIAS × CÉLULAS-TRONCO ADULTAS

O uso de células-tronco embrionárias implica em diversos aspectos bioéticos graves, como direitos de uso de pré-embriões, que são considerados como vida ou potencial de vida e, em contrapartida, os pré-embriões excedentes dos ciclos de reprodução humana assistida estão destinados a serem mantidos congelados em *containers* de nitrogênio líquido ou descartados depois de determinado tempo.

A utilização de células-tronco adultas possibilita o transplante autólogo e a análise de compatibilidade para um transplante alógeno, o que leva a uma redução na possibilidade de rejeição; já quanto ao uso de células-tronco embrionárias, não se sabe, visto que sua utilização ainda é experimental e não se pode dispor da clonagem terapêutica para produzir pré-embriões.

As células-tronco embrionárias podem originar maior variedade de células, quando comparadas às células-tronco adultas, e são mais fáceis de serem manipuladas *in vitro* sem que se diferenciem, porém, com a manipulação gênica, a comunidade científica busca formas de se manter as células-tronco adultas indiferenciadas por mais tempo, possibilitando sua multiplicação para a produção de um número maior de células.

Com exceção das células-tronco obtidas no sangue de cordão umbilical e da medula óssea que são utilizadas, atualmente, para transplantes a fim de tratar determinadas enfermidades, o uso das demais células-tronco adultas ou das embrionárias está em fase de pesquisa científica, apresentando resultados incertos. Entretanto, os rápidos avanços obtidos no conhecimento dessas células fazem a comunidade científica vislumbrar um futuro com tratamentos regenerativos hoje ainda não oferecidos.

BIBLIOGRAFIA

Alikani M, Cohen J, Tomkin G *et al*. Human embryo fragmentation *in vitro* and its implications for pregnancy and implantation. *Fertil Steril* 1999;71:836-42.

Antezak M, Van Blerkon J. Temporal and spatial aspects of fragmentation in early human embryos: possible effects on developmental competence and association with the differential elimination of regulatory proteins from polarized domains. *Hum Reprod* 1999;14:429-47.

Aranha AV, Ferragut LMR, Ogliari KS *et al*. A aprovação da Lei da Biossegurança para pesquisa com células-tronco de embriões humanos e sua aplicabilidade médica na terapia. IX Jornada Científica do Centro Universitário São Camilo. São Paulo, 2005.

Aranha AV, França JP *et al*. A aprovação da Lei da Biossegurança para pesquisa com stem cell de embriões humano no Brasil. VI Congresso Brasileiro de Bioética e I Congresso de Bioética Del Mercosur. Foz do Iguaçu, 2005. 203p.

Assady S, Maor G, Amit M *et al*. Insulin production by human embryonic stem cells. *Diabetes* 2001;50:1691-97.

Bahadur G. Ethics of testicular stem cell medicine. *Hum Reprod* 2004;9(12):2702-10.

Balaban B, Urman B, Alatas C *et al*. Blastocyst-stage transfer of poor-quality cleavage-stage embryos results in higher implantation rates. *Fertil Steril* 2001;75(3):514-18.

Balaban B, Urman B, Sertac A et al. Oocyte morphology does not affect fertilization rate, embryo quality and implantation rate after Intracytoplasmic sperm injection. *Hum Reprod* 1998;13:3431-33.

Bahçe M, Escudero T, Sandalinas M, Morrison L, Legator L, Munné S. Improvements of preimplantation diagnosis of aneuploidy by using microwave hybridization, cell recycling and monocolour labelling of probes. Mol Hum Reprod. 2000;6(9):849-54.

Balakier H, MacLusky NJ, Casper RF. Characterization of the first cell cycle in human zygotes: implications for cryopreservation. *Fertil Steril* 1993;59:359-65.

Barnes F, Crombie A, Gardner DK et al. Blastocyst development and pregnancy after in vitro maturation of human primary oocytes, intracytoplasmic sperm injection and assisted hatching. *Hum Reprod* 1995; 10:3243-7.

Bassil S, Wyns C, Toussaint-Demylle D et al. Predictive factors for multiple pregnancy in *in vitro* fertilization. *J Reprod Med* 1997;42:761-66.

Boiso I. Fundamentals of human embryonic growth *in vitro* and the selection of high-quality embryos for transfer. *Reprod BioMed Online* 2002;5(3):328-50.

Bongso A, Fong CY, Ng SC et al. Isolation and culture of inner cell mass from human blastocysts. *Hum Reprod* 1994;9:2110-17.

Bortvin A, Eggan K, Skaletsky H et al. Incomplete reactivation of Oct4-related genes in mouse embryos cloned from somatic nuclei. *Development* 2003;130:804.

Bos-Mikich A, Mattos AL, Ferrari AN. Early cleavage of human embryos: an effective method for predicting successful IVF/ICSI outcome. *Hum Reprod* 2001;16(12):2658-61.

Bradley A, Evans M, Kaufman MH et al. Formation of germline chimaeras from embryo-derived teratocarcinoma cell lines. *Nature* 1984;309:255-56.

Callahan D. The puzzle of profound respect. *Hatsing cent Rep* 1995;25(1):39-40.

Coetsier T, Dhont M. Avoiding multiple pregnancies in in-vitro fertilization: who's afraid of single embryo transfer? *Hum Reprod* 1998;13:2663-64

Conaghan J, Hardy K, Handyside AH et al. Selection criteria for in human embryo transfer: a comparison of pyruvate uptake and morphology. *J Assist Reprod Genet* 1993;10:21-30.

Coskun S, Hollanders J, Al-Hassan S et al. Day 5 versus day 3 embryo transfer: a controlled randomized trial. *Hum Reprod* 2000;15:1947-52.

De Neubourg D, Gerris J. Single embryo transfer – state of the art. *Reprod Biomed Online* 2003;7(6):615-22. Review.

De Sutter P, Coetsier T, Van der Elst J et al. Elective single embryo transfer in IVF/ICSI: an analysis of 126 cases. 16th Annual Meeting of the European Society of Human Reproduction and Embryology. *Hum Reprod* 2000;15 (abstract book I):63.

De Sutter P, Van der Elst J, Coetsier T et al. Single embryo transfer and multiple pregnancy rate reduction in IVF/ICSI: a 5-year appraisal. *Reprod Biomed Online* 2003;6(4):464-69.

Dhont M. Single embryo transfer. *Semin Reprod Med* 2001;19:251-58.

Di Berardino MA, McKinnel RG, Wolf DP. The golden anniversary of cloning: a celebratory essay. *Differentiation* 2003;71(7):398-401.

Dokras A, Sargent IL, Barlow DH. Human blastocyst grading: an indicator of developmental potential? *Hum Reprod* 1993;8:2119-27.

Ebner T, Moser M, Yaman C et al. Elective transfer of embryos selected on the basis of first polar body morphology is associated with increased rates of implantation and pregnancy. *Fertil Steril* 1999;72:599-603.

Ebner T, Yaman C, Moser M et al. Prognostic value of first polar body morphology on fertilization rate and embryo quality in Intracytoplasmic sperm injection. *Hum Reprod* 2000;15:427-30.

Edwards RG, Hollands P. New advances in human embryology: implications of the preimplantation diagnosis of genetic disease. *Hum Reprod* 1988;3(4):549-56.

Evans MJ, Kaufman MH. Establishment in culture of pluripotential cells from mouse embryos. *Nature* 1981;292:154-56.

Fisch JD, Rodriguez H, Ross R et al. The graduated embryo score (GES) predicts blastocyst formation and pregnancy rate from cleavage-stage embryos. *Hum Reprod* 2001;16(9):1970-75.

Fong C, Bongso A, Ng S *et al.* Blastocyst transfer after enzymatic treatment of the zona pellucida: improving *in vitro* fertilization and understanding implantation. *Hum Reprod* 1998;13:2926-32.

Fong CY, Bongso A. Comparison of human blastulation rates and total cell number in sequential culture media with and without co-culture. *Hum Reprod* 1999;14:774-81.

Frattarelli JL, Leondires MP, McKeeby JL *et al.* Blastocyst transfer decreases multiple pregnancy rates in *in vitro* fertilization cycles: a randomized controlled trial. *Fertil Steril* 2003;79(1):228-30.

Gardner DK, Lane M, Stevens J *et al.* Blastocyst score affects implantation and pregnancy outcome: towards a single blastocyst transfer. *Fertil Steril* 2000;73(6):1155-58.

Gardner DK, Lane M. Culture and selection of viable blastocysts: a feasible proposition for human IVF? *Hum Reprod Update* 1997;3:367-82.

Gardner DK, Leese HJ. Non-invasive measurement of nutrient uptake by single cultured preimplantation mouse embryos. *Hum Reprod* 1986;1:25-27.

Gardner DK, Schoolcraft WB, Wagley L *et al.* A prospective randomized trial of blastocyst culture and transfer *in vitro* fertilization. *Hum Reprod* 1998;13:3434-40.

Gardner DK, Schoolcraft WB. Culture and transfer of human blastocysts. *Curr Opin Obstet Gynecol* 1999;11:307-11.

Gerris J, De Neubourg D, Mangelschots K *et al.* Elective single day 3 embryo transfer halves the twinning rate without decrease in the ongoing pregnancy rate of an IVF/ICSI programme. *Hum Reprod* 2002;17:2626-31.

Gerris J, De Neubourg D, Mangelschots K *et al.* Prevention of twin pregnancy after *in vitro* fertilization or intracytoplasmic sperm injection based on strict embryo criteria: a prospective randomized clinical trial. *Hum Reprod* 1999;14:2581-87.

Gerris J, De Sutter P, De Neubourg D *et al.* A real-life prospective health economic study of elective single embryo transfer versus two embryo transfer in first IVF/ICSI cycles. *Hum Reprod* 2004;19:917-23.

Hardy K, Handyside AH, Winston RM. The human blastocyst: cell number, death and allocation during late preimplantation development in vitro. *Development* 1989;107(3):597-604.

Hikichi T, Kohda T, Wakayama S *et al.* Differentiation potential of parthenogenetic embryonic stem cells is improved by nuclear transfer. *Stem Cells* 2007 Jan. 1;25(1):46-53.

Houghton FD, Thompson JG, Kennedy CJ *et al.* Oxygen consumption and energy metabolism of the early mouse embryo. *Mol Reprod Develop* 1996;44:476-85.

Hübner K, Fuhrmann G, Christenson LK *et al.* Derivation of oocytes from mouse embryonic stem cells. *Science* 2003;300(5623):1251-56.

Huisman GJ, Fauser BC, Eijkemans MJ *et al.* Implantation rates after in vitro fertilization and transfer of a maximum of two embryos that have undergone three to five days of culture. *Fertil Steril* 2000;73:117-22.

Hunault CC, Eijkemans MJ, Pieters MH *et al.* A prediction model for selecting patients undergoing *in vitro* fertilization for elective single embryo transfer. *Fertil Steril* 2002;77:725-32.

Hwang WS, Ryu YJ, Park JH *et al.* Evidence of a pluripotent human embryonic stem cell line derived from a clond blastocyst. *Science Express* 2004 Feb.;303:1669-74.

Janny L, Menezo YJ. Maternal age effect on early human embryonic development and blastocyst formation. *Mol Reprod Dev* 1996;45:31-37.

Janny L, Menezo YJR. Evidence for a strong paternal effect on human preimplantation embryo development and blastocyst formation. *Molecular Reproduction and Development* 1994;38:36-42.

Jayot S, Discamps G, Parneix I *et al.* Coculture of embryos on homologous endometrial cells in patients with repeated failures of implantation. *Fertil Steril* 1995;63:109.

Jones GM, Figueiredo F, Osianlis T *et al.* Embryo culture, assessment, selection and transfer. In: Vayena E, Rowe PJ, Griffin PD. Current practices and controversies in assisted reproduction. Geneva: WHO 2002. p. 177-209.

Jones GM, Trounson AO, Gardner DK *et al.* Evolution of a culture protocol for successful blastocyts development and pregnancy. *Hum Reprod* 1998;13:169-77.

Jones GM, Trounson AO, Lolatgis N *et al.* Factors affecting the success of human blastocyst development and pregnancy following *in vitro* fertilization and embryo transfer. *Fertil Steril* 1998;70:1022-29.

Karaki RZ, Samarraie SS, Younis NA *et al.* Blastocyst culture and transfer: a step toward improved *in vitro* fertilization outcome. *Fertil Steril* 2002;77:114-18.

Keith L, Oleszcuk JJ. Iatrogenic multiple birth, multiple pregnancy and assisted reproductive technologies. *Int J Gynaecol Obstet* 1999;64:11-25.

Kerr DA, Lladó J, Shamblott MJ *et al.* Human embryonic germ cell derivatives facilitate motor recovery of rats with diffuse motor neuron injury. *The Journal of Neuroscience* 2003;23(12):5131-40.

Kim JH, Auerbach JM, Rodriguez-Gomez J *et al.* Dopamine neurons derived from embryonic stem cells function in an animal model of Parkinson's disease. *Nature* 2002;418:50-56.

Lan KC, Huang FJ, Lin YC *et al.* The predictive value of using a combined Z-score and day 3 embryo morphology score in the assessment of embryo survival on day 5. *Hum Reprod* 2003;18(6):1299-306.

Langley MT, Marek DM, Gardner DK *et al.* Extended embryo culture in human assisted reproduction treatments. *Hum Reprod* 2001;16:902-8.

Leese HJ. Metabolism of the preimplantation mammalian embryo. *Oxf Rev Reprod Biol* 1991;13:35-72.

Loret de Mola JR, Garside WT, Bucci J *et al.* Analysis of the human zona pellucida during culture: correlation with diagnosis and preovulatory hormonal environment. *J Assist Reprod Genet* 1997;14:332-36.

Lundqvist M, Johansson U, Lundkvvist O. Does pronuclear morphology and/or early cleavage rate predict embryo implantation potential? *RBM online* 2001;2(1):12-16.

Lundqvist M, Rova K, Simberg N *et al.* Embryo transfer after 2 or 5 days of IVF culture: a retrospective comparison. *Acta Obstet Gynecol Scand* 2002;81:126-32.

Marek D, Langley M, Gardner DK *et al.* Introduction of blastocyst culture and transfer for all patients in an *in vitro* fertilization program. *Fertil Steril* 1999;72:1035-40.

Martikainen H, Tiitinen A, Tomás C *et al.* One versus two embryo transfers after IVF and ICSI: randomized study. *Hum Reprod* 2001;16:1900-3.

Master Z. Embryonic stem-cell gametes: the new frontier in human reproduction. *Hum Reprod* 2006;21(4):857-63.

McLachlan HV. Bodies, persons and research on human embryos. *Hum Reprod genet Ethics* 2002;8(1):4-6.

Ménézo Y, Guérin JF, Czyba JC. Improvement of humam early embryo development *in vitro* by co-culture on monolayers of Vero cells. *Biol Reprod* 1986;42:301.

Ménézo Y, Nicollet B, Herbaut N *et al.* Freezing co-cultured human blastocysts. *Fertil Steril* 1992;58:977.

Ménézo YJ, Ben Khalifa M. Cytogenetic and cryobiology of human co-cultured embryos: a 3-year experience. *J Assist Reprod Genetics* 1995;12:35.

Milki A. Accuracy of day 3 criteria for selecting the best embryos. *Fertil Steril* 2002;77(6):1191-95.

Misica-Turner PM, Oback FC, *et al.* Aggregating embryonic but not somatic nuclear transfer embryos increases cloning efficiency in cattle. *Biol Reprod* 2007 Feb. 1;76(2):268-78.

Montag M, Van Der Ven H. For the German Pronuclear Morphology Study Group. Evaluation of pronuclear morphology as the only selection criterion for further embryo culture and transfer: results of a prospective multicentre study. *Hum Reprod* 2001;16:2384-89.

Moore KL, Persaud TVN. *The developing human. Clinically oriented embryology*. 7th ed. Philadelphia, USA: WB Saunders, 2004.

Munné S, Sandalinas M, Escudero T, *et al.* Chromossome mosaicism in cleavage-stage human embryos: evidence of a maternal age effect. Reproductive Biomedicine Online 2002;4(3):223-232.

Munné S, Alikani M, Tomkin G et al. Embryo morphology, developmental rates, and maternal age are correlated with chromosome abnormalities. *Fertil Steril* 1995;64:382-91.

Nakayama T, Goto Y, Kanzaki H et al. Developmental potential of frozen-thawed human blastocysts. *J Assist Reprod Genet* 1995;12(4):239-43.

Nichols J, Zevnik B, Anastassiadis K et al. Formation of pluripotent stem cells in the mammalian embryo depends on the POU transcription factor Oct4. *Cell Press* 1998;(95)379-91.

Palermo G, Joris H, Devroey P et al. Pregnancy after intracytoplasmic injection of a single spermatozoon into an oocyte. *Lancet* 1992;340:17-18.

Pantos K, Athanasiou V, Stefanidis K et al. Influence of advanced age on the blastocyst development rate and pregnancy rate in assisted reproductive technology. *Fertil Steril* 1999;71:1144-46.

Parinaud J, Mieusset R, Vieitez G et al. Influence of sperm parameters on embryo quality. *Fertility and Sterility* 1993;60:888-892.

Patton PE, Sadler-Fredd K, Burry KA et al. Development and integration of an extended embryo culture program. *Fertil Steril* 1999;72:418-22.

Pedersen RA. Developments in human embryonic stem cells. *RBM Online* 2005;1(1):60-62.

Quinn P, Kerin JK, Warnes GM. Improved pregnancy rates in humam *in vitro* fertilization with the use of a medium based on the composition of human tubal fluid. *Fertil Steril* 1985;44:493.

Racowsky C, Jackson KV, Cekleniak NA et al. The number of eight-cell embryos is a key determinant for selecting day 3 or day 5 transfer. *Fertil Steril* 2000;73:558-64.

Resnick JL, Bixler LS, Cheng L et al. Long term proliferation of mouse primordial germ cells in culture. *Nature* 1992;359:550-51.

Reubinoff BE, Pera MF, Fong CY et al. Embryonic stem cell lines from human blastocysts: somatic differentiation in vitro. *Nat Biotechnol* 2000;18:559.

Rhind SM, Taylor JE, de Souza PA et al. Human cloning: can it be made safe? *Nature Reviews Genetics* 2003;4:855-64.

Rienzi L, Ubaldi F, Iacobelli M et al. Day 3 embryo transfer with combined evaluation at the pronuclear and cleavage stages compares favourably with day 5 blastocyst transfer. *Hum Reprod* 2002;17(7):1852-55.

Rijnders PM, Jansen CAM. The predictive value of day 3 embryo morphology regarding blastocyst formation, pregnancy and implantation rate after day 5 transfer following in-vitro fertilization or intracytoplasmic sperm injection. *Hum Reprod* 1998;13(10):2869-73.

Rinjders PM, Jansen CAM. Influence of group culture volume on the formation of human blastocysts: a prospective randomized study. *Hum Reprod* 1999;14:2333-37.

Rodriguez H, Ross R, Fisch JD et al. A graduated embryo scoring (GES) system predicts blastocyst development from cleavage-stage embryos. *Fertil Steril* 2000;74(Suppl 1):S255-S56.

Sakkas D, Percival G, D'Arcy Y et al. Assessment of early cleaving in vitro fertilized human embryos at the 2-cell stage before transfer improves embryo selection. *Fertil Steril* 2001;76:1150-56.

Sakkas D, Shoukir Y, Chardonnens D et al. Early cleavage of human embryos to the two-cell stage after intracytoplasmic sperm injection as an indicator of embryo viability. *Hum Reprod* 1998;13:182-87.

Sakkas D. Reflections on the number of embryos to replace at the dawn of the 21st century. *Curr Opin Obstet Gynecol* 2001;13:293-97.

Salumets A, Hyden-Granskog C, Suikkari AM et al. The predictive value of pronuclear morphology of zygotes in the assessment of human embryo quality. *Hum Reprod* 2001;16(10):2177-81.

Sathananthan AH, Bongso A, Ng SC et al. Ultrastructure of preimplantation human embryo co-cultured with human ampullary cells. *Hum Reprod* 1990;5:309-18.

Scheffer R, Mínguez Y, Aragonés M et al. Qualidade e seleção embrionária: qual embrião transferir. In: Scheffer BB, Remohí J, García-Velasco J et al. Reprodução humana assistida. São Paulo: Atheneu, 2003. p. 467-79.

Scholtes MC, Zeilmaker GH. A prospective, randomized study of embryo transfer results after 3 or 5 days of embryo culture in *in vitro* fertilization. *Fertil Steril* 1996;65:1245-48.

Scholtes MC, Zeilmaker GH. Blastocyst transfer in day-5 embryo transfer depends primarily on the number of oocytes retrieved and not on age. *Fertil Steril* 1998;69:78-83.

Schoolcraft WB, Gardner DK, Lane M *et al*. Blastocyst culture and transfer: analysis of results and parameters affecting outcome in two *in vitro* fertilization programs. *Fertil Steril* 1999; 72: 604-9.

Schurmann A, Wells DN, Oback B. Early zygotes are suitable recipients for bovine somatic nuclear transfer and result in cloned offspring. *Reproduction* 2006 Dec. 1;132(6):839-48.

Schwartz RE, Verfaillie CM. Adult stem cell plasticity. In: Odorico J, Zhang S, Pedersen R (eds.) Human embryonic stem cells. Oxford: Garland Science/BIOS Scientific Publishers 2005.

Scott L, Alvero R, Leondires M *et al*. The morphology of human pronuclear embryos is positively related to blastocyst development and implantation. *Hum Reprod* 2000;15(11):2394-403.

Serhal PF, Ranieri DM, Kinis A *et al*. Oocyte morphology predicts outcome of intracytoplasmic sperm injection. *Hum Reprod* 1997;12:1267-70.

Shapiro BS, Richter KS, Harris DC *et al*. Influence of patient age on the growth and transfer of blastocyst-stage embryos. *Fertil Steril* 2002;77:700-5.

Shoukir Y, Chardonnens D, Campana A *et al*. Blastocyst development from supernumerary embryos after intracytoplasmic sperm injection: a paternal influence? *Human Reproduction* 1998;13:1632-37.

Smith AG. Origins and properties of mouse embryonic stem cells. *Annu Rev Cell Dev Biol* 2001;17:432-65.

Steer CV, Mills CL, Tan SL *et al*. The cumulative embryo score: a predictive embryo scoring technique to select the optimal number of embryos to transfer in an *in vitro* fertilization and embryo transfer programme. *Hum Reprod* 1992;7(1):117-19.

Steptoe PC, Edwards RG. Birth after the reimplantation of a human embryo. *Lancet* 1978;12;2(8085):366.

Stojkovic M, Lako M, Strachan T *et al*. Derivation, growth and applications of human embryonic stem cells. *Reproduction* 2004;128:259-67.

Terriou P, Sapin C, Giorgetti C *et al*. Embryo score is a better redictor of pregnancy than the number of transferred embryos or female age. *Fertil Steril* 2001;75:525-31.

Tesarik J, Greco E. The probability of abnormal preimplantation development can be predicted by a single static observation on PN stage morphology. *Hum Reprod* 1999;14:1318-23.

Thompson JG, Partridge RJ, Houghton FD *et al*. Oxygen uptake and carbohydrate metabolism by in vitro derived bovine embryos. *J Reprod Fertil* 1996;106:299-306.

Thomson JA, Itskovitz-Eldor J, Shapiro SS *et al*. Embryonic stem cell lines derived from human blastocysts. *Science* 1998;282:1145-47.

Thomson JA, Kalishman J, Golos TG *et al*. Isolation of a primate embryonic stem cell line. *Proc Natl Acad Sci USA* 1995;92:7844-48.

Tiitinen A, Halttunen M, Harkki-Siren P *et al*. Elective single embryo transfer: the value of cryopreservation. *Hum Reprod* 2001;16:1140-44.

Toyooka Y, Tsunekawa N, Akasu R *et al*. Embryonic stem cells can form germ cells *in vitro*. PNAS. 2003;100(20):11457-62.

Tropepe V, Hitoshi S, Sirard C *et al* (2001). Direct neural fate specification from embryonic stem cells: a primitive mammalian neural stem cell stage acquired through a default mechanism. *Neuron* 2001;30(1):65-78.

Trounson A. Human embryonic stem cells: mother of all cell and tissue types. *Reproductive BioMedicine Online* 2001;4(1):58-63.

Trounson AO, Mohr LR, Wood C *et al*. Effect of delayed insemination on *in-vitro* fertilization, culture and transfer of human embryos. *Reprod Fertil Dev* 1982;64:285-94.

Tveden-Nyborg P, Peura TT, Hartwichet KM *et al*. Morphological characterization of pre- and peri-implantation in vitro cultured, somatic cell nuclear transfer and in vivo derived ovine embryos. *Reproduction* 2005;130(5):681-94.

Van Blerkom J. Development of human embryos to the hatched blastocyst stage in the presence or absence of a monolayer of Vero cells. *Hum Reprod* 1993;8:1525-39.

Van Der Auwera I, Debrock S, Spiessens C *et al*. A prospective randomized study: day 2 versus day 5 embryo transfer. *Hum Reprod* 2002;17:1507-12.

Van Soom A, Mateusen B, Leroy J *et al*. Assessment of mammalian embryo quality: what can we learn from embryo morphology? *Reprod BioMed Online* 2003;7(6):664-70.

Veiga A, Torelló MJ, Ménézo Y *et al*: Use of co-culture of human embryos on Vero cells to improve clinical implantation rate. *Hum Reprod* 1999;14(Suppl 2):112-20.

Vilska S, Tiitinen A, Hyden Granskog C *et al*. Elective transfer of one embryo results in an acceptable pregnancy rate and eliminates the risk of multiple birth. *Hum Reprod* 1999;14:2392-95.

Visser DS, Fourie FR. The applicability of the cumulative embryo score system for embryo selection and quality control in an *in vitro* fertilization/embryo transfer programme. *Hum Reprod* 1993;8(10):1719-22.

Vlad M, Walker D, Kennedy RC. Nuclei number in human embryos co-cultured with human ampullary cells. *Hum Reprod* 1996;11:1678-86.

Wakayama S, Jakt ML *et al*. Equivalency of nuclear transfer-derived embryonic stem cells to those derived from fertilized mouse blastocysts. *Stem Cells* 2006 Sept. 1;24(9):2023-33.

Wiemer KE, Garrisi J, Steuerwald N *et al*. Beneficial aspects of co-culture with assisted hatching when applied to multiple-failure *in vitro* fertilization patients. *Hum Reprod* 1996;11:2429-33.

Wittemer C, Bettahar-Lebugle K, Ohl J *et al*. Zygote evaluation: an efficient tool for embryo selection. *Hum Reprod* 2000;15(12):2591-97.

Ziebe S, Petersen K, Lindenberg S *et al*. Embryo morphology or cleavage stage: how to select the best embryos for transfer after *in vitro* fertilization. *Hum Reprod* 1997;12:1545-49.

Zollner U, Zollner KP, Hartl G *et al*. The use of a detailed zygote score after IVF/ICSI to obtain good quality blastocysts: the German experience. *Hum Reprod* 2002;17:1327-33.

Capítulo 4

Células-Tronco Adultas – Interações com o seu Meio Ambiente e seu Papel na Regeneração Tecidual

Martina Fritsch ❖ *Daniela Michelim Rodriguez Speransa*
Dário Eduardo de Lima Brum ❖ *Karolyn Sassi Ogliari*

INTRODUÇÃO

Neste capítulo serão abordados diversos aspectos relativos às células-tronco adultas tecido-específicas como a identificação, a progênie, as interações com seu ambiente, a plasticidade e o seu papel na regeneração de tecidos, assim como a utilização na terapia celular.

Definição de células-tronco

São definidas como células indiferenciadas que possuem grande capacidade de proliferação e autorrenovação. Quando submetidas a estímulos ou condições ideais, possuem a capacidade de diferenciar-se e originar as células especializadas dos tecidos constituintes do organismo.[144,354,359,360]

As células-tronco, quanto à sua natureza, podem ser embrionárias e adultas ou somáticas, cujas funções e caracteristicas são diferentes.

Células-tronco embrionárias são encontradas em estágios embrionários iniciais pós-fertilização, podendo ser classificadas como totipotentes ou pluripotentes, conforme seu potencial de diferenciação. Essas células são responsáveis pela geração de um ser completo.

As células-tronco adultas ou somáticas são células indiferenciadas e podem ser encontradas em diversos tecidos e órgãos adultos. Embora apresentem potencial mais restrito, elas podem renovar-se e diferenciar-se em tipos celulares especializados, sendo responsáveis pela manutenção da reposição celular dos tecidos e órgãos onde são encontradas.

Neste capítulo abordaremos aspectos relevantes das células-tronco adultas.

Células-tronco adultas – identificação e caracterização

Caracterizar, identificar, descrever e definir células-tronco adultas torna-se uma tarefa complicada, mesmo obedecendo a um conjunto de características, que juntas compreendem os critérios de identificação, como descreveremos a seguir.

Para ser classificada como célula-tronco adulta, esta deve ser capaz de autorrenovação durante toda a vida do organismo. Esse critério, embora fundamental à natureza de uma célula-tronco, é difícil de ser comprovado *in vivo*. É quase impossível, em um organismo tão complexo como o do ser humano, projetar uma experiência que permita que as candidatas a células-tronco no adulto sejam identificadas *in vivo* e monitoradas durante a vida inteira desse indivíduo. Idealmente, as células-tronco adultas devem, também, ser clonogênicas, ou seja, ter a capacidade de gerar novas células geneticamente idênticas e só a partir de então formar os tipos diferenciados de células do tecido em que residam. Essa propriedade também é difícil de demonstrar *in vivo*; na prática, os cientistas demonstram que uma célula-tronco é clonogênica *in vitro*, ou que uma população candidata de células-tronco purificada repopulacione o tecido.

Com base nas observações anteriores, e tendo em vista a complexidade dos critérios de identificação, a maioria dos investigadores que trabalham com a caracterização e o isolamento de células tronco adultas *in vitro* comprova a fidedignidade de seus resultados através da obtenção de duas características primordiais na célula diferenciada: a obtenção de morfologia celular apropriada e a presença de marcadores celulares de superfície que os identifiquem como pertencentes ao tecido. Alguns estudos demonstram que estas células diferenciadas, derivadas das células-tronco adultas, são verdadeiramente funcionais, e outras investigações mencionam que essas células integradas no tecido *in vivo* interagem, apropriadamente, com as células vizinhas. A lista dos tecidos relatados que contêm células-tronco vem crescendo constantemente e inclui: medula óssea, sangue periférico, cérebro, espinha dorsal, polpa dentária, vasos sanguíneos, músculo esquelético, epitélio da pele e do sistema digestório, córnea, retina, líquido amniótico, fígado, pâncreas e células adiposas.

A seguir serão abordados diversos aspectos relativos às células-tronco adultas tecido-específicas como identificação, progênie e interações com seu ambiente.

CÉLULAS-TRONCO ADULTAS E PROGENITORES – ASPECTOS GERAIS E INTERAÇÕES COM SEU MEIO AMBIENTE

Células-tronco adultas, como todas as células-tronco, compartilham algumas características que as definem como tal: ser capaz de fazer cópias idênticas de si por períodos de tempo longos e indeterminados, habilidade conhecida como autorrenovação, e gerar tipos celulares intermediários pré-diferenciados, que possuem características morfológicas e funções especializadas. Tipicamente, as células-tronco podem originar um ou mais tipos intermediários de células, antes de alcançar seu estado inteiramente diferenciado. As células intermediárias denominadas de progenitoras ou precursoras, nos tecidos fetais ou adultos, são, em parte, células pré-diferenciadas, que se dividem e formam as células diferenciadas dos tecidos e órgãos. Tais células são consideradas, geralmente, como "comprometidas" a diferenciar-se ao longo de um caminho particular do desenvolvimento celular, perdendo sua capacidade proliferativa no decorrer de sua diferenciação.[268] Finalmente, as células-tronco adultas devem gerar as células inteiramente diferenciadas, com fenótipos característicos, apresentando integração total ao tecido e com a capacidade de exercer as funções especializadas apropriadas ao tecido. O termo fenótipo refere-se a todas as características observáveis de uma célula (ou do organismo), abrangendo sua forma (morfologia), as interações com outras células e com o ambiente não celular (matriz extracelular), as proteínas que aparecem na superfície celular (marcadores de superfície) e o comportamento das células (p. ex., secreção, contração e transmissão sináptica).

A característica primordial das células-tronco é a sua dupla habilidade de autorrenovar-se e diferenciar-se em tipos celulares múltiplos. Inúmeros mecanismos celulares intrínsecos e extrínsecos regulam o balanço entre a autorrenovação e a diferenciação das células-tronco; esta função de balanço é, pelo menos em parte, controlada pelo microambiente celular, também denominado nicho da célula-tronco.[101,191,234,300,309,339,349] As populações tecido-específicas de células-tronco são estabelecidas em nichos, posições anatômicas com configurações bioquímicas e celulares precisas, que regulam a liberação e participação celular na geração, manutenção e no reparo dos tecidos. Os nichos evoluem para proteger e perpetuar as células-tronco, mantendo o estágio indiferenciado das células e regulando a autorrenovação como, também, a taxa de produção de progenitores cometidos, tecido-específicos.[234] Portanto, as células-tronco, sua progênie e os elementos de seu microambiente acarretam uma estrutura anatômica que coordena a produção homeostática normal de células maduras funcionais.[219]

O conceito de nicho de células-tronco foi descrito, originalmente, em referência à hematopoiese de mamíferos, em que o nicho representou um microambiente especializado que abriga a célula-tronco hematopoiética e que assegura sua existência contínua.[290] Propôs-se que as células de sustentação dentro do nicho, com seus produtos secretórios, interajam com as células-tronco e governem o comportamento das mesmas. De acordo com o modelo proposto, para suportar a atividade das células-tronco, condições dentro do nicho conduziriam à manutenção da quiescência celular na ausência de qualquer ativação externa e promoveria a proliferação e a maturação dos progenitores, se necessário, garantindo, também, a autorrenovação do *pool* de células-tronco. Assim, o nicho representa um ambiente inerente e dinâmico, comutando entre os estados que suportam a quiescência da célula-tronco (nicho quiescente) e os estados que respondem e contribuem para ativação da célula-tronco (nicho ativado) em resposta às influências locais e sistêmicas.

As análises detalhadas de nichos das células-tronco em vários sistemas revelam que a atividade dessas células é governada por uma grande extensão, suportando as células residentes na vizinhança imediata acopladas em um contato físico íntimo com a célula-tronco. Qualquer perturbação dessas interações é preditiva de alteração da função da célula-tronco.[165]

Os nichos de células-tronco são formados durante a ontogênese. Um nicho pode remanescer vago e existir independentemente de células-tronco; entretanto, a propriedade de autorrenovação das células não pode ser mantida por longos períodos fora do nicho, à exceção das circunstâncias particulares, por exemplo, *in vitro*. Um nicho vago pode ser ocupado por células-tronco transplantadas, podendo prover seu funcionamento. O tamanho do nicho permite que um número definitivo de células-tronco seja mantido. As células-tronco excessivas diferenciam-se na presença de um sinal específico ou submetem-se à apoptose celular na ausência de sinais. Assim, os nichos controlam o número de células-tronco no corpo e protegem-no da proliferação excessiva dessas células. Sob circunstâncias particulares, as células--tronco podem sair e retornar a seus nichos.[321]

Uma recente característica descrita dos compartimentos ou nichos das células-tronco está relacionada com a presença das células que possuem os telômeros mais longos. Utilizando uma versão quantitativa e precisa de FISH, pesquisadores concluíram que as células com telômeros mais longos correspondem aos nichos conhecidos de células-tronco em camundongos, como: folículo capilar, intestino delgado, testículo, córnea e cérebro. Também relataram o encurtamento dos telômeros nos diferentes compartimentos com o aumento da idade, ocorrendo, paralelamente, um declínio na funcionalidade da célula-tronco, sugerindo que a perda gradual dos telômeros possa contribuir para a disfunção das células-tronco com o decorrer da idade.[97] A aceleração do encurtamento dos telômeros em camundongos transgênicos teve como consequência regeneração deficiente e a morte prematura, sugestionando que o tamanho dos telômeros e a atividade da telomerase têm impacto direto sobre a biologia das células-tronco.[301]

As células-tronco medeiam a formação, manutenção e o reparo de tecidos com base em interações complexas de mecanismos celulares autônomos e não autônomos. Um exemplo de regulação não autônoma é o nicho celular altamente especializado, que geralmente regula células-tronco em diversos tecidos.[191,219] O nicho é um ambiente anatomicamente definido e especificamente constituído para células-tronco, e há observação de que alguns fatores expressos por ele são também expressos em diferentes tecidos, o que sugere a existência de mecanismos em comum na manutenção dessas células.[44,49,126,229,298]

Os mecanismos que retêm as células-tronco em seu nicho especializado não estão completamente esclarecidos. As interações, adesões célula a célula e a matriz extracelular retêm a célula-tronco em seu meio ambiente.[321] As células-tronco são mantidas em um estado indiferenciado pela interação com o seu nicho, inclui uma variedade de proteínas secretórias e de membrana celular. Um constituinte de nichos com a capacidade de mediar quase todas as funções requeridas é um glicosaminoglicano heparan-sulfato. Este açúcar é um regulador-chave do comportamento mitogênico e de adesão de moléculas com a habilidade de mudar rapidamente suas afinidades de ligação na superfície celular, sugerindo estar envolvido na regulação de eventos celulares, principalmente nos controles da adesão e proliferação celular.[234] Possivelmente, a adesão celular mediada pela N-caderina é fundamental para a manutenção de células-tronco progenitoras epiteliais corneanas no seu correspondente nicho no epitélio limbal,[133] assim como a molécula EphB/e phrin-B, influência na restrição da migração das células-tronco da polpa dental, mantendo-as em seu nicho em estado estacionário.[315] A molécula de adesão JAM4 é expressa na população e nos progenitores de células-tronco da linhagem germinativa masculina e hematopoiética,[229] assim como a quimiocina CXCL12 e as moléculas de adesão medeiam a migração das células-tronco e progenitores hematopoiéticos da medula óssea.[210]

As células-suporte dentro do nicho influenciam na função das células-tronco via interação direta de proteínas da membrana, presentes nas células associadas, e também pela secreção de fatores solúveis e de componentes da matriz extracelular, que se ligam às proteínas integrais expressas pelas células-tronco, modulando seu comportamento.[284,309,349] Alguns exemplos de células-suporte são os osteoblastos no nicho hematopoiético, as células de Sertoli para o desenvolvimento da espermatogônia no testículo de mamíferos, a papila dérmica para matriz de células-tronco da pele, as células mesenquimais para células-tronco da cripta no intestino e também os astrócitos para células-tronco neurais na zona subventricular e no giro dentado no cérebro.[284,309]

Na medula óssea, os osteoblastos residentes secretam uma sialoproteína da matriz, a osteopontina, que se liga aos receptores, como CD44 e integrinas $\alpha_4\beta_1$ e $\alpha_5\beta_1$, expressas nas células-tronco hematopoiéticas. A ausência da osteopontina resulta na alteração no número de células-tronco.[232,314] Na pele, as proteínas da matriz extracelular secretadas pelas células de sustentação ligam-se a integrinas β_1 expressas em células-tronco matriciais, regulando sua proliferação.[160] A papila dermal no nicho epidermal das células-tronco secreta vários fatores que estimulam o crescimento dos queratinócitos, como o fator de crescimento de fibroblastos 7 (*fibroblast growth factor 7*), a proteína sônica ouriço (*sonic hedgehog*), a proteína morfogenética óssea 4 (*bone morphogenetic protein 4*) e o Wnts,[309] enquanto as células estromais no subendósteo secretam um repertório de citocinas durante a hematopoiese.[52] Assim, as células-suporte condicionam o local, secretando fatores solúveis e insolúveis, e as mudanças na produção desses fatores contribuem para a natureza dinâmica do nicho. A matriz extracelular regula o comportamento celular influenciando na proliferação, sobrevivência, formato, migração e diferenciação celular. Longe de ser uma estrutura estática, a matriz extracelular é submetida, constantemente, a remodulações, particularmente durante os processos normais no desenvolvimento, na diferenciação e no reparo de feridas. A autorrenovação e a diferenciação de células-tronco é influenciada pelo ambiente da matriz extracelular em seu nicho celular.[72]

A lista dos tecidos relatados que contêm células-tronco e algumas características sobre os seus respectivos nichos vem crescendo constantemente e inclui: medula óssea, sangue periférico, cérebro, espinha dorsal, polpa dentária, vasos sanguíneos, músculo esquelético, epitélio da pele e do sistema digestório, córnea, retina, polpa dental, fígado, pâncreas, rins.

As candidatas a populações de células-tronco tecido-específicas têm sido identificadas de diferentes formas, e onde não há marcadores fenotípicos, ou estes sejam ambíguos, as populações têm sido definidas, provisoriamente, por critérios posicionais ou anatômicos. Essas populações incluem, por exemplo, as células satélites musculares, que se encontram intercaladas entre a lâmina basal e a membrana plasmática das fibras dos músculos;[206] as células-tronco epidermais, encontradas, predominantemente, aglomeradas na região saliente da epiderme no folículo capilar;[6,7,185,267,350] e células-tronco intestinais, que se acredita residirem bem próximo à base da cripta intestinal.[34, 69,107,252,309,311,312] De fato, a identidade precisa das células-tronco musculares[159,243,254,297,312] e cerebrais[251] é questionável. Em outros tecidos, incluindo fígado[98,343,344] e pâncreas,[37,39,228] ainda é debatida a identidade celular da população residente de células-tronco e mesmo a regeneração desses tecidos mediada por células-tronco.

Sabe-se que as células-tronco adultas, mesmo em muito pequena quantidade, encontram-se em diferentes tipos de tecidos maduros e comportam-se muito diferentemente, dependendo do ambiente em que se encontrem. Com relação ao comportamento, as células-tronco hematopoiéticas diferenciam-se em tipos maduros de células do sangue, sendo seu papel preliminar substituir as células sanguíneas.[84] Em contraste, as células-tronco do intestino delgado são estacionárias e situam-se fisicamente separadas dos tipos celulares inteiramente diferenciados dos quais foram geradas. Estas células-tronco epiteliais do intestino (ou precursores) ocorrem nas bases das cristas, nas invaginações profundas, entre as células epiteliais diferenciadas que se alinham no lúmen do intestino. Elas dividem-se com uma frequência razoável e de forma que sempre remanescem como parte do grupo estacionário das células que geram.[304]

A identificação de células-tronco adultas e seus nichos é de grande relevância na medicina regenerativa. Entretanto, os nichos das células-tronco ainda são pouco definidos nos tecidos adultos, em razão da existência de grandes obstáculos na área, como a falta de marcadores moleculares e de localização *in vivo* precisos das supostas células-tronco.[301]

Provavelmente as células-tronco mais potentes em um organismo adulto mantêm-se "indiferenciadas" desde estágios iniciais do desenvolvimento, ainda que permaneçam sob o controle do microambiente, que sinaliza para uma especificidade celular de acordo com o contexto tecidual. Já *in vitro,* na condição de cultura, tais células são estimuladas por diversos fatores que não existem em seu ambiente de origem e que alteram seu comportamento. Assim sendo, muitos experimentos realizados *in vitro* não podem ser extrapolados para modelos *in vivo*. A impossibilidade de observações contínuas das células-tronco adultas em seus respectivos nichos *in vivo* dificulta o progresso na área humana. A maioria dos estudos nessa área utiliza análise histológica de tecidos e/ou modelos animais. Em um futuro próximo espera-se recrutar as células-tronco presentes no próprio tecido lesionado, a fim de que elas se dividam e reparem o dano. Até lá, muitos estudos devem ser realizados no sentido de compreender a natureza das células-tronco e sua importância.

Células-tronco adultas tecido-específicas e as interações com seus nichos

■ Células-tronco e progenitores hematopoiéticos: caracterização e interações com o nicho

As células da linhagem sanguíneas são responsáveis pela manutenção e proteção imune constantes de todos os tipos celulares do corpo. A produção das células é um processo complexo que envolve proliferação, diferenciação, morfogênese, maturação funcional e morte celular.[211] As células-tronco que dão origem às células da linhagem sanguínea e às células imunes são conhecidas como células-tronco hematopoiéticas (CTHe) e responsáveis, principalmente, pela renovação constante e produção de bilhões de células sanguíneas novas a cada dia. As células-tronco hematopoiéticas, residentes na medula óssea, possuem a capacidade única de autorrenovação e diferenciação nos diferentes tipos de células sanguíneas. Portanto, além desta grande capacidade e potencial proliferativo, essas células são capazes, também, de possibilitar a diferenciação em células progenitoras de todas as linhagens sanguíneas e a reconstituição da população hematopoiética, tendo como origem uma única célula.[258] A partir das células-tronco hematopoiéticas, as células se comprometem com uma das três linhagens distintas de células precursoras: mieloide, linfoide ou eritroide, em resposta aos fatores de crescimento humoral e citocinas específicas presentes no local.[80,118]

Além dos precursores hematopoiéticos, a medula óssea é constituída, também, pelo estroma medular, que compreende células endoteliais, células acumuladoras de lipídios, macrófagos e células fibroblásticas, formando, assim, interações por meio de contato direto entre as células do estroma e células hematopoiéticas, ou de forma indireta, por meio da liberação dos fatores de crescimento. O estroma medular tem como função a regulação, a maturação e a diferenciação das células-tronco e dos precursores hematopoiéticos. A integridade desses dois sistemas, bem como a associação entre eles, é fator crucial para a manutenção da homeostase hematopoiética.[77,196]

Mesmo sendo as CTHe as mais bem caracterizadas, o local exato da sua residência na medula óssea não foi precisamente definido. Um estudo monitorou células do microambiente hematopoiético *in vivo*, mediante fluorescência, e identificou células GFP-positivas em contato íntimo com osteoblastos posicionados na borda da medula óssea, ao lado do endo-ósteo.[242] O nicho de CTHe é composto por células solitárias sem formação de aglomerados.[317] Recentemente foi proposto por pesquisadores que as CTHe dormentes ficam situadas em nicho no endósteo, enquanto as CTHe ativadas estão em contato próximo com os sinusoides, veias muito finas pertencentes à microcirculação da medula óssea.[357] Na medula óssea adulta, as CTHe estão localizadas em áreas no endósteo trabecular (nicho osteoblástico) ou em áreas sinusoidais perivasculares (nicho vascular), sendo as células osteoblásticas componentes importantes para sustentação das células-tronco hematopoiéticas de ciclo lento ou dormentes. A interação das células-tronco hematopoiéticas com as células osteoblásticas, através de moléculas de sinalização e adesão celular, mantém o balanço entre divisão, proliferação e quiescência das células-tronco. Em particular, o estado de quiescência acredita-se ser um mecanismo essencial para proteger a célula-tronco hematopoiética do estresse e sustentar a hematopoiese a longo prazo.[16]

As características fenotípicas e funcionais das CTHe estão relacionadas com seu ambiente anatômico.[184] O reconhecimento das CTHe e progenitoras se dá por separação das células que expressam o antígeno CD34, entretanto estas representam uma população heterogênea[129,214,225,316,357] e, além disso, existem evidências sugerindo que nem todas as CTHe ou progenitoras expressem CD34 durante todo tempo.[29,73,113,344,357,373] Progenitores em estágios iniciais apresentam níveis elevados de CD34 (CD34^{Bright}) e progenitores já comprometidos com linhagens apresentam níveis diminuídos de CD34 enquanto se diferenciam (CD34^{dim}).[79] Considerando-se o potencial de repopulação, as CD34$^+$ são, caracteristicamente, multipotentes e abrangem as reconstituições linfoide β e T, mielomonocítica, eritroide e a megacariocítica que residem dentro da fração de CD34^{Bright}.[57,368]

A fim de melhor delinear as CTHe que possuem as propriedades reconstitutivas e de autorrenovação, vários outros antígenos da superfície celular têm sido investigados, como Thy-1, CD38, CD50, HLA-DR, CD71, CD90, CD117,

CD133, c-kit, rhodamine-123^{dull}, CDCP1e CD99.[28,48,63,142,147,193,207,214,221,233,368] O imunofenótipo da célula-tronco hematopoiética inclui a expressão dos antígenos CD34 e CD90 (Thy-1) e a ausência do CD38; no entanto, a presença de células negativas para o antígeno CD34 parece estar associada a uma população primitiva de CTHe na medula óssea humana e no cordão umbilical.[27,143,151,207,357] Sugere-se que a expressão do CD34 varie dependendo do estado de ativação das células-tronco.[283] Um subgrupo primitivo das células-tronco, correspondente aos precursores das células CD34$^+$, não expressa ou expressa quantidades muito baixas de CD34. Essas células podem ser selecionadas por possuírem marcador para CD133 e são parte predominante de um *pool* quiescente de células precursoras hematopoiéticas e mesenquimais. Essas células CD34$^-$ podem-se diferenciar em células CD34$^+$, circular no sangue periférico e voltar à medula *(homing)*, aumentando a população de células progenitoras.[145] Progenitores humanos CD34$^+$ que expressam CD99 possuem uma significância funcional e, possivelmente, estão envolvidos na migração transendotelial.[147]

O comportamento das células-tronco, como visto anteriormente, é regulado por sinais ambientais do nicho e por programas intrínsecos.[357,369] O contato direto e as comunicações entre células-tronco e os determinantes celulares no microambiente mostram ter papel essencial nesse processo.[116,256] Isso foi provado por uma variedade de tipos diferentes de células-tronco em modelos animais diferentes. No entanto, o destino das células-filhas, isto é, a autorrenovação contra a diferenciação, é governado pela divisão celular assimétrica. A célula-filha em contato com um microambiente celular de suporte retém o potencial de autorrenovação, enquanto a outra célula-filha é destinada à diferenciação.[138]

Ainda não são completamente compreendidos os mecanismos moleculares que regulam as divisões assimétricas das células progenitoras hematopoiéticas (HPCs). As frações de HPCs que apresentam uma divisão lenta estão associadas a funções primitivas e de autorrenovação, enquanto as frações com divisão rápida estão associadas, predominantemente, à diferenciação. Tanto as frações com divisão lenta, como as de divisão rápida, apresentam perfis genéticos e morfológicos distintos. Por exemplo, a fração com divisão lenta apresenta níveis elevados dos genes: CD133, ERG, ciclina G2, MDR1, osteopontina, CLQR1, IFI16, JAK3, FZD6, e HOXA9, apresentando um padrão compatível com sua função primitiva e capacidade de autorrenovação.[338] A proteína c-Myc controla o balanço entre a autorrenovação e a diferenciação de células-tronco, presumivelmente regulando interações entre as CTHe e seu nicho.[85,356]

Foi utilizada a técnica da expressão diferencial com vários marcadores para o estabelecimento de uma hierarquia dentro das populações de CTHe provenientes da medula óssea. Foi proposta, para o topo da hierarquia, uma população dormente ou inativa de células-tronco hematopoiéticas (Lin-Sca1$^+$ c-Kit$^+$ CD48$^-$ CD150$^+$ CD34$^-$) que gera uma população autorrenovadora ativa de células-tronco hematopoiéticas CD34$^+$. O estado de dormência, assim como o balanço entre a autorrenovação e a diferenciação é, pelo menos em parte, controlado pelos nichos.[357]

As células mesenquimais estromais fornecem um microambiente celular de suporte e possuem a habilidade de manter a capacidade de autorrenovação de progenitores hematopoiéticos. A expressão global dos perfis gênicos das células mesenquimais mostra a presença de proteínas, como a caderina-11, a N-caderina, as moléculas de adesão de célula vascular 1 e neuronal 1 e as integrinas, fortemente expressas em preparados da medula óssea e cordão umbilical. A propriedade de manutenção das células progenitoras primitivas está associada a perfis moleculares específicos, que indicam a adesão entre células, e não a perfis secretórios.[340] As células mesenquimais humanas primárias são capazes de induzir divisões de autorrenovação das CTHe através de um mecanismo dependente da β_1-integrina.[116]

■ Células-tronco e progenitores musculares – caracterização e interações com o nicho

O músculo esquelético é um tecido dinâmico capaz de responder a estímulos fisiológicos, como treinamento intenso de exercício, ou a um ferimento grave, originando uma orquestra de respostas regenerativas que restauram sua arquitetura celular dentro de um período de duas semanas.

A capacidade de resposta regenerativa é, primeiramente, devida a uma população mononuclear residente de células-tronco denominadas células satélites, chamadas assim por ocuparem uma posição periférica (ou satélite) com relação à miofibra multinucleada adjacente.[92,206,223] As células satélites residem em nichos situados abaixo da lâmina basal das células musculares, ou seja, intercaladas entre a lâmina basal e a membrana plasmática da miofibra adjacente,[226] do lado externo das fibras musculares associadas.[33] Em mamíferos adultos essas células mediaram o crescimento muscular,[292] e as células satélites localizadas nas extremidades da fibra possuem um papel-chave no crescimento longitudinal de fibras musculares.[4]

Estima-se que os núcleos das células satélites musculares representem 3-6% de todos os núcleos do músculo maduro em mamíferos adultos,[108,288] entretanto esse número pode variar extensamente entre os diferentes músculos de um indivíduo e entre espécies. Embora as células satélites não se dividam normalmente, mantendo-se em estado de quiescência, elas podem ser estimuladas a proliferar em consequência do crescimento, da remodulação ou de trauma muscular. Sob qualquer uma dessas circunstâncias, as células satélites musculares tornam-se ativadas e têm uma capacidade de proliferação notável, gerando as células percursoras miogênicas. Essas células são denominadas mioblastos e expressam marcadores da linhagem miogênica. Os mioblastos se fundem a fibras musculares já existentes, ou a células satélites vizinhas, a fim de gerar novas fibras musculares.

Há evidências de que as células satélites constituem uma população bastante heterogênea, apresentando divisões assimétricas, já que algumas podem sofrer diferenciação imediata, sem divisão prévia, enquanto outras, primeiramente, sofrem uma duplicação, gerando uma célula-filha para diferenciação e outra para futura proliferação.[66,176,262,372] Um ensaio demonstrou que apenas metade das células satélites que proliferam entram em fase final de diferenciação, e estas expressam a proteína do desenvolvimento muscular: a miosina.[365]

Uma regeneração muscular eficiente requer a migração e a sensibilidade química das células precursoras miogênicas, e, atualmente, numerosos grupos de pesquisa investigam como a ativação e a diferenciação das células-tronco satélites musculares são moduladas, se diretamente por seu microambiente, se através do contato da superfície celular, ou por meio de outras moléculas secretadas pelas células.[53]

Diversos marcadores, incluindo os fatores da transcrição como Pax7 e Foxk1, e também os marcadores de superfície celular como c-Met, syndecan3 e 4 e M-cadherin, são expressos em células satélites quiescentes, permitindo fácil identificação imunológica.[140] A proteína de membrana Megf10 está envolvida na regulação do balanço entre proliferação e diferenciação da população de células-tronco satélites.[139] Um importante efetor da diferenciação miogênica é a proteína de superfície celular Cdo1 (Cdo1 – *cysteine dioxygenase* 1), que está envolvida na inicialização de sinais sequenciais, ativando as proteínas envolvidas na diferenciação celular.[318]

Um grupo de fatores da transcrição, chamados fatores regulatórios miogênicos (MRFs–*myogenic regulatory factors*), é importante nesses eventos de diferenciação. Os assim chamados fatores regulatórios miogênicos primários, o MyoD e o Myf5, ajudam a regular a formação do mioblasto durante a embriogênese. Os fatores regulatórios miogênicos secundários, a miogenina e os MRF4 regulam a diferenciação terminal das miofibrilas.[294,331] Finalmente, as células satélites se fundem para dar forma aos miotubos multinucleados ou restabelecer a população residual das células satélites quiescentes, que têm a potencialidade de suportar ciclos adicionais da regeneração.[223,293]

Células satélites diretamente isoladas de tecidos musculares e enxertadas em camundongos receptores contribuíram para o reparo muscular e, também, para o reservatório de células satélites musculares.[218] Nem todas as células satélites possuem o potencial semelhante dentro da linhagem. As células satélites Pax7-positivas e/Myf-negativas representam um compartimento da células-tronco que, seguido de transplante intramuscular, pode, extensivamente, contribuir para reservatório de células satélites para toda a musculatura do anfitrião.[175,176] Cientistas comprovaram que as células satélites musculares se autorrenovam *in vivo*, mediante enxerto de miofibras intactas em músculo adulto, e indicaram haver diferenças na eficiência do enxerto de células satélites provenientes de músculos distintos.[60] Também foram descritas diferenças entre as células satélites de músculos novos e envelhecidos com o decorrer da idade. Os enxertos de fibras musculares novas e envelhecidas, em músculos novos de receptores, renderam uma reconstrução similar, indicando que há uma população de células satélites autorrenovadoras em ambas as musculaturas, novas e envelhecidas.[61]

Entretanto, a capacidade regenerativa da célula satélite não é ilimitada, porque a exaustão de sua população é um fator importante na deterioração muscular dos pacientes que têm miopatias congênitas, como a distrofia muscular de Duchenne (DMD). No que diz respeito às células satélites, ainda há dúvidas se essas células são células-tronco verdadeiras no indivíduo adulto ou se são, preferivelmente, células percursoras, e se somente este único tipo celular é responsável pela regeneração do músculo esquelético.

Embora existam estimativas variáveis relativas a mudança de número e densidade das células satélites com a idade, onde estudos relataram aumentos e diminuições, há, claramente, número suficiente de células satélites no tecido envelhecido para participar, de modo eficaz, na homeostase e reparação tecidual, se sinais apropriados forem dados. Particularmente, o declínio da funcionalidade da célula satélite muscular é determinado em maior parte por fatores celulares extrínsecos, que são primeiramente responsáveis pela regeneração danificada do músculo com a idade.[43]

Avaliando evidências acumuladas que suportam o importante papel dos elementos do nicho na influência do comportamento da célula-tronco, está claro que as mudanças relativas à idade no nicho influenciam profundamente na funcionalidade das células satélites no músculo envelhecido. Os elementos do nicho das células satélites musculares estão sujeitos às influências do ambiente local, incluindo fatores difusíveis das células no interstício, na vasculatura e no sistema nervoso. As mudanças relativas à idade, como aumento no número dos fibroblastos no interstício, aumento na quantidade de matriz extracelular no tecido, aporte sanguíneo reduzido e junções neuromusculares remodeladas, podem exercer suas influências diretamente nas células satélites ou mediadas através dos elementos do nicho. Finalmente, o ambiente sistêmico emerge como um modulador poderoso, distribuindo os fatores de outros tecidos e influenciando a atividade do nicho das células satélites e entre elas próprias. Ultimamente, as tentativas de realçar a atividade das células satélites no músculo envelhecido seriam incluir elementos do nicho como forma de manter a função, de assegurar a ativação e a proliferação normal das células satélites. Compreender a anatomia e a fisiologia básicas do nicho das células satélites musculares será essencial para o sucesso de uma intervenção terapêutica.[115]

Diversos estudos propuseram que populações adicionais de células-tronco/progenitoras podem ser recrutadas e/ou ter a capacidade de participar na regeneração do músculo e dar forma a miotubos funcionais, em resposta a um ferimento grave ou, até mesmo, a uma doença genética, tal como distrofia muscular de Duchenne.[32,65,78,89,132,140] Além das células satélites, outras populações de células-tronco relatadas contribuem para a regeneração muscular,[297] como a população de células periféricas *(side population cells),*[21,22,76,112,257] tendo sido isoladas do músculo esquelético devido à sua maior habilidade de efluir fluorecência.[18,124] Essas células são capazes de gerar miócitos ou células satélites após transplante intramuscular *in vivo,* em que existe a possibilidade de fusão com as miofibrilas distróficas, após injeções intravenosas destas células-tronco, restaurando a expressão da distrofina em camundongos mdx. Distrofina é a proteína que se apresenta defeituosa em pacientes com distrofia muscular de Duchenne; os camundongos *mdx* fornecem um modelo para a doença humana.[124]

Enquanto as células satélites são negativas para os marcadores Sca-1 e CD45, a população de células periféricas expressa o Sca-1 e o CD45, um conhecido marcador de células-tronco hematopoiéticas. Após ser transplantada, a população de células periféricas pode se diferenciar em células hematopoiéticas,[114,153] fibras musculares ou células satélites, participando, dessa forma, da regeneração muscular.[17,18] Outros estudos são necessários para determinar se a população de células periféricas é precursora das células satélites, se é uma subpopulação delas, ou se é uma população de células-tronco/progenitoras independente e também residente no tecido muscular esquelético.

O significado ou o papel destas células-tronco/progenitoras durante desenvolvimento, doença e regeneração não é bem definido. No entanto, pesquisadores sugerem que contribuem não somente para a regeneração do músculo, mas podem, também, contribuir para linhagens não musculares; podem servir como um veículo para liberação de genes ou como fonte para terapias celulares.[65,132]

- **Células-tronco e progenitores no fígado e pâncreas – caracterização e interações com o nicho**

O fígado apresenta muitas linhas de investigação diferentes e frequentemente contraditórias, com relação à localização intra-hepática de possíveis células-tronco, sugerindo que o fígado possui, provavelmente, mais de um sistema regenerativo particular, multiordenado e flexível, do que propriamente uma simples localização de células-tronco ou progenitores.[181] Nomenclatura, origem e função das populações de células-tronco relacionadas com o fígado, incluindo populações de células progenitoras, remanescem uma área de discussão, porque a maioria dessas populações celulares não é utilizada em avaliações terapêuticas que fornecem a função associada ao órgão. Para complicar mais o desafio com nomenclatura, as células-tronco do fígado do adulto frequentemente são referidas como células progenitoras hepáticas, células ovais hepáticas, ou ambas. Devido às variações nas descrições dessas populações, é possível que haja uma sobreposição existente entre elas.[343]

A existência de células-tronco no fígado adulto tem sido debatida há décadas e foi postulada, inicialmente, há mais de 40 anos.[358] É baseada em estudos com murinos, nos quais, aparentemente, as células situadas nos colagiócitos distais dos ductos biliares eram responsáveis pela regeneração da massa hepática, após danos causados por dietas. Durante estudos experimentais foi demonstrado que o fígado adulto normal quiescente é capaz de completa regeneração após ressecção cirúrgica ou danos carcinogênicos.

Este processo de regeneração da perda da massa hepática se deve, provavelmente, a células residuais, incluindo hepatócitos, colangiócitos e células estromais.[277] A célula oval hepática é definida, tipicamente, como uma população celular originalmente gerada do compartimento biliar em resposta a dano hepático.[178] Células progenitoras ovais requerem o nicho hepático para proliferar[64] e foram, também, identificadas na região periportal, apresentando perfil de expressão gênica e função de células-tronco hepáticas primitivas e bipotentes.[271] Recentemente foi indicada a localização de quatro possíveis nichos de células-tronco hepáticas: nos canais de Hering (dúctulos biliares), nos ductos intralobulares biliares, nas células mononucleares periductais e nos hepatócitos peribiliares.[181] Possíveis progenitores hepáticos encontrados, principalmente, no trato portal hepático e no parênquima circunvizinho, foram cirurgicamente isolados de fígado humano e apresentaram elevada produção de exemplares com sinais histológicos indicativos de regeneração. A análise dos marcadores celulares da subpopulação destes progenitores revela natureza tanto hepática quanto biliar.[352]

Embora células progenitoras hepáticas adultas possam gerar células hepáticas funcionais, estas são raras, representando menos de 0,1% das células do fígado humano adulto.[289] Essas células, como suas contrapartes embrionárias, podem ser bipotentes e são capazes de realizar múltiplos ciclos de divisões celulares.[344,346]

Enquanto as primeiras investigações em células-tronco progenitoras foram focalizadas em suas origens e caracterização fenotípica, a atenção recente centraliza-se na influência do microambiente hepático, sua ativação e proliferação. Este microambiente hepático compreende matriz extracelular, células hepáticas epiteliais e não epiteliais residentes, células inflamatórias recrutadas, assim como uma variedade de moléculas moduladoras de crescimento produzidas e/ou abrigadas por esses elementos. As respostas celulares e moleculares aos estímulos regenerativos diferentes parecem depender do ferimento causado e, consequentemente, do microambiente molecular criado no fígado por determinado insulto.[277]

Também no pâncreas a localização de supostas células-tronco não é clara, e o papel das células-tronco do indivíduo adulto na formação de células-β pancreáticas novas é controverso.[40,125,134,306] Foi sugerido que essas células-tronco residem no parênquima pancreático exócrino,[366] nos ductos pancreáticos,[36,38,39,42] nas ilhotas pancreáticas,[1,2] no fígado,[280] no baço[172] e na medula óssea.[146] Entretanto, não há nenhuma evidência direta que suporte a existência de alguns desses candidatos a células-tronco e o fato de originarem células-β nos seres humanos.[209]

■ Células-tronco e progenitores neuronais – caracterização e interações com o nicho

Sob condições normais *in vivo*, os precursores neuronais não geram células gliais e precursores gliais não geram neurônios. Entretanto, dependendo dos sinais que recebem e de seu ambiente tridimensional dentro do tecido cerebral, uma célula-tronco fetal ou adulta do sistema nervoso central e do cordão espinal (SNC) pode gerar neurônios, astrócitos, ou oligodendrócitos. As tentativas de seguir a fonte celular da neurogênese no SNC do adulto têm conduzido, recentemente, a conclusões surpreendentes: de que as células gliais geram os neurônios novos durante toda a vida.[81,82,102,104,106,111,164,170,260,286,313,342] A descoberta da recolocação neuronal constante no cérebro adulto mudou o foco sobre doenças neurológicas e sobre a exploração de novas estratégias para o reparo cerebral. Atualmente, a neurogênese no adulto representa uma completa recapitulação do desenvolvimento neuronal no cérebro maduro, da especificação dos progenitores neuronais, da migração e da formação axônio-dendrítica para sinaptogênese dos neurônios recém-formados.[215]

Atualmente existe um consenso de que o cérebro de mamíferos adultos contém células-tronco. Entretanto, não há nenhum consenso sobre quantas populações de células-tronco existem no SNC, de sua localização precisa, de como podem estar relacionadas e como funcionam *in vivo*.[56,251] O sistema nervoso central (SNC) de mamíferos adultos tem um potencial regenerativo limitado; *in vivo*, a neurogênese ocorre somente em áreas restritas, como na zona subgranular (SGZ), na parte do giro dentado do hipocampo e na zona subventricular (SVZ), situada nas paredes dos ventrículos laterais; de onde as novas células migram para o bulbo olfatório através do fluxo migratório. O potencial neurogênico depende das propriedades intrínsecas dos progenitores neuronais e do nicho em que essas células residem. A indução da neurogênese em adultos, em regiões neurogênicas não convencionais do sistema nervoso central, ocorre por sinais produzidos pelos nichos de aristrócitos.[162]

Em estudo utilizando modelos de ratos adultos portadores da doença de Parkinson, foi observado aumento na proliferação e diferenciação de progenitores derivados das áreas subventricular e do mesencéfalo. Enquanto os progenitores estriatais recém-formados submeteram-se à astrogênese robusta, os progenitores derivados do mesencéfalo permaneceram no estado indiferenciado, sugerindo que os ambientes locais regulam, diferentemente, as populações endógenas de células progenitoras na doença neurodegenerativa.[13] Supõe-se que a zona subventricular do cérebro abrigue, ao menos, três fenótipos celulares distintos: as células A, B e C. A neurogênese pós-natal na zona subventricular (SVZ) de roedores prossegue com uma série de eventos característicos, em que células gliais multipotentes (células tipo B) podem se dividir para dar forma a colônias dos neuroblastos (células tipo A) através de uma população celular de passagem (células tipo C).[81] Um recente trabalho fornece a primeira evidência direta de uma população latente de células-tronco e precursoras no hipocampo de adultos, que pode ser ativada pela atividade neural.[337]

Durante o desenvolvimento do sistema nervoso, os nichos controlam a maturação das células-tronco neuronais e a formação da complexa rede neuronal. No adulto, a neurogênese ocorre em áreas discretas do cérebro, da zona subventricular e do hipocampo, onde nichos neurogênicos têm sido identificados e caracterizados. Estes nichos, um angiogênico e um astroglial, controlam a autorrenovação e a diferenciação de células-tronco neuronais.

Embora os mecanismos moleculares e celulares que fundamentam as interações entre células-tronco neuronais e seu ambiente permaneçam sem elucidações, os nichos neurogênicos compartilham de caminhos similares conservados no desenvolvimento com outros nichos.[319]

As indicações de que os neurônios e a glia podem ser especificados por mecanismos comuns derivam da observação de que as células precursoras de oligodendrócitos emergem de uma região discreta no tubo neural ventral, mais do que de posições difusas. Uma análise de marcadores indicou que o desenvolvimento de precursores de oligodendrócitos tem início no domínio do cordão espinal, que gera, também, os neurônios motores. Mesmo sendo os neurônios e a glia derivados do neuroepitélio embrionário, compartilhando caminhos sinalizadores e fatores de transcrição comuns durante o desenvolvimento,[272] é difícil compreender como uma classe principal de células cerebrais adultas pode se transformar em outra.

Foi hipotetizado que os nichos neurogênicos fundamentam as propriedades e as funções das células-tronco no sistema nervoso central dos adultos. Portanto, os nichos neurogênicos podem não somente ser a chave para nossa compreensão da neurogênese no cérebro do adulto, mas também do potencial desenvolvimento, em adultos, do sistema nervoso central e de seu potencial para a terapia celular.[319]

■ Células-tronco e progenitores de outros tecidos – caracterização e interações com o nicho

A polpa dental representa um local extremamente rico em células-clonogênicas altamente proliferativas, chamadas células-tronco da polpa dental,[119,121,130,230] quando encontradas nos adultos, e células-tronco de dentes decíduos (SHED – *stem cells from human exfoliated deciduous*),[217] quando encontradas nos dentes decíduos. As células-tronco da polpa dental residem, predominantemente, entre o nicho perivascular da polpa.[315] Também o ligamento periodontal, um tecido conectivo especializado que mantém e suporta os dentes, apresenta células clonogênicas e proliferativas identificadas como células-tronco do ligamento periodontal (PDLSC – *periodontal ligament stem cells*).[295]

As células-tronco da polpa dental representam a população pós-natal de células-tronco que, quando se diferenciam em progenitores osteogênicos, mudam a expressão de seus antígenos de superfície e sua morfologia. Essas células dão origem a osteoblastos, endoteliócitos e, eventualmente, a osso vascularizado, capaz de formar tecido adulto ósseo após transplante *in vivo*.[71] Proteínas morfogenéticas ósseas (BMPs – *bone morphogenetic proteins*) agem na diferenciação das células-tronco da polpa dental em osteoblastos formadores de dentina.[230]

As células-tronco da polpa dentária expressaram nestina e proteína glial fibrilar ácida (GFAP – *glial fibrilar acid protein*), que são marcadores de precursores neurais e células gliais, respectivamente.[121] Recentemente foi relatado ser o ligamento periodontal um nicho de células-tronco que dão origem a células neuronais.[68]

As supostas células-tronco epidermais do limbo corneal, responsáveis pela regeneração da córnea, foram demonstradas através de cortes histológicos, discretamente localizados na lâmina basal do epitélio corneal do limbo, na junção entre a córnea transparente e a opaca esclera.[55,67,287] Foram identificados *in vivo*, na circunferência corneal, nichos com distribuição não uniforme de células-tronco limbo corneais, alinhadas na base das criptas do limbo e em projeções focais no estroma.[299]

Recentemente foram identificadas possíveis células-tronco uroteliais localizadas na camada basal da bexiga urinária.[180] As células-tronco prostáticas se encontram concentradas nas regiões proximais dos ductos prostáticos e se caracterizam por expressar a proteína de superfície (Sca-1). Mais de 60% dessas células coexpressam, também, integrinas α6 e marcadores antiapoptóticos fator Bcl-2, que também são características de células-tronco de outras origens.[25,49]

Foi demonstrado, em estudo recente, que os tendões do seres humanos e de camundongos abrigam uma população original das células-tronco e progenitores de tendões, apresentando as características universais das células-tronco, como a capacidade de clonogenicidade, da multipotência e da autorrenovação, residindo dentro de um nicho original compreendido, predominantemente, de uma matriz extracelular e dois componentes críticos responsáveis pela organização do nicho, o biglicano (Bgn) e a fibromodulina (Fmod).[30]

A homeostase de órgãos e a sobrevivência de organismos são ocasionadas pela habilidade de as células-tronco sustentarem a regeneração tecidual.[301] Em alguns casos, as populações de células regenerativas de tecidos diferentes podem funcionar em resposta à lesão tecidual, ao contrário da homeostase do tecido.[98]

A inesperada plasticidade das células-tronco e a grande implicação em doenças criaram muita euforia e expectativa na medicina.[100,353] A identificação de populações altamente purificadas de células-tronco adultas dos tecidos e o desenvolvimento de experimentos clonogênicos relativos à sua função serão essenciais para compreender e realçar a capacidade normal dessas células em regenerar tecidos e para avaliar, claramente, a possível plasticidade das mesmas.[336]

FENÔMENO DA PLASTICIDADE DAS CÉLULAS-TRONCO ADULTAS – DESCRIÇÃO E MECANISMOS DE AÇÃO

A plasticidade, uma característica que se pensava, antigamente, ser inerente e exclusiva das células-tronco embrionárias, foi recentemente encontrada, também, em células-tronco adultas. A possibilidade de as células-tronco localizadas em tecidos adultos terem a capacidade de gerar tipos especializados de células provenientes de outros tecidos, ou mesmo derivados da mesma camada germinativa embrionária, ou até de uma camada germinativa diferente, foi seriamente considerada. Existe uma série de relatos em que as células-tronco derivadas de um tecido adulto puderam mudar sua aparência e obter as características que se assemelham àquelas de células diferenciadas de outros tecidos. O termo plasticidade significa que uma célula-tronco específica de determinado tecido do adulto pode gerar os tipos diferenciados de células de um tecido diferente. Atualmente não há nenhum nome formalmente aceito para esse fenômeno na literatura científica e este varia, sendo referido como "plasticidade",[45,174] "diferenciação inortodoxa"[31] ou "transdiferenciação".[11,59,183,188,281]

Pelo conhecimento tradicional, as células multipotentes ou células-tronco adultas pertencentes a determinado órgão ou tecido possuem um potencial de diferenciação restrito. A célula-tronco órgão-específica se desenvolve em decorrência de um programa genético predeterminado, que será ativado em órgão ou tecido específico e que, em razão de uma série de influências ambientais e/ou outras não, é capaz de retornar ao estado mais imaturo ou precoce. A observação da implantação de tecidos embrionários em uma região anatomicamente diferente de sua origem, levando à constatação de que esses tecidos continuam a se desenvolver, sem sofrer desdiferenciação por influência do ambiente.[11] Um fenômeno análogo é encontrado em ocorrências clínicas nos tumores embrionários.

No final da década de 1990, essa concepção foi questionada em razão de novos resultados de pesquisas que demonstraram os primeiros indícios de que a flexibilidade ou a plasticidade das células-tronco adultas, com relação ao fenótipo da sua linhagem de origem, poderia ser bem maior do que se achava até então.[187,192,220]

Essas pesquisas tratam de estudos *in vitro*, assim como de experimentos *in vivo* com animais. Nos trabalhos realizados com animais, os experimentos tiveram sua base no transplante sistêmico das células-tronco da medula óssea ou na injeção/infusão direta intraparenquimatosa dessas células. Os critérios para uma transdiferenciação bem-sucedida eram, principalmente, a caracterização da morfologia, assim como a expressão celular ou a presença de antígenos específicos da linhagem celular.

Nos trabalhos *in vivo*, por exemplo, foram demonstradas trocas de plasticidade entre células-tronco hematopoiéticas e células musculares, demonstrando que células da medula óssea de doadores se integraram à musculatura esquelética de animais receptores;[95,124] por outro lado, pôde ser documentada, também, a capacidade das células-tronco isoladas do músculo esquelético (miócitos) repopulacionarem o sistema hematopoiético.[153]

De especial interesse foi a observação da flexibilidade de uma célula-tronco em diferenciar-se em tipos celulares, que poderiam incluir aqueles que normalmente derivam-se de uma camada germinativa diferente da própria célula originária. Por exemplo, células-tronco do sangue (derivadas do mesoderma), além de poderem gerar músculo esquelético (derivado também do mesoderma), têm a capacidade de gerar, também, os neurônios (derivados do ectoderma). Após transplante de amostras enriquecidas de células-tronco hematopoiéticas, estas foram encontradas em vários órgãos de receptores irradiados. Encontram-se indícios de transformação epitelial a partir de células hematológicas em órgãos como, por exemplo, fígado,[158,183,250] esôfago, intestino, pulmão e pele.[174] Também uma série de experimentos indicou a capacidade de as células-tronco/progenitoras da medula óssea transformarem-se em fenótipos de células neuronais *in vivo*[45,54,59,87,88,213,255] e *in vitro*;[276,363] assim como outros demontraram um potencial de transdiferenciação de células-tronco neuronais para células-tronco hematopoiéticas[26,35] ou para células musculares.[58] A capacidade das células-tronco neuronais de se diferenciarem em todas as três camadas germinativas pôde ser documentada através de embriões quiméricos em camundongos e galinhas.[58] Esses achados foram explicados através do aparecimento de modificações genéticas ou epigenéticas ocorridas *in vitro*.[222]

A partir das observações desses vários experimentos, os pesquisadores formularam algumas teorias para tentar explicar esse fenômeno da mudança do perfil da célula-tronco adulta frente a diferentes estímulos. Até o momento, uma das teorias mais aceitas pelos pesquisadores é a teoria da fusão celular.[266]

A transdiferenciação direta é um dos mecanismos propostos para explicar, por exemplo, a formação de células da linhagem hematopoiética a partir de células-tronco neuronais e a diferenciação de células da medula óssea em hepatócitos,[64,171] células pancreáticas e células epiteliais pulmonares.[131,146,194] Nesse mecanismo, a conversão de uma linhagem a outra ocorreria diretamente, a partir da ativação de um conjunto de genes que alteraria a especificidade celular.[35]

A conversão entre diferentes linhagens celulares também poderia ocorrer por intermédio da diferenciação de um estágio intermediário, em que uma célula especializada transforma-se em uma célula mais primitiva, multipotente, podendo, então, se rediferenciar em um outro tipo celular. A contribuição de células entre diversos tecidos também pode ocorrer a partir da ação de uma única célula-tronco pluripotente, que é capaz de dar origem a células de tecidos formados a partir de diferentes folhetos embrionários.

O último mecanismo de plasticidade a ser considerado é a fusão celular. Após a fusão entre células de diferentes linhagens, os marcadores das células do hospedeiro são transferidos para a célula fundida. A fusão celular é um mecanismo pelo qual as células derivadas da medula óssea adquirem o padrão de expressão gênica de células não hematopoiéticas. Esse processo ocorre em órgãos acometidos por danos e tem por objetivo promover a regeneração. A fusão celular emergiu como uma explanação de como as células-tronco da medula óssea regeneram hepatócitos,[332,348] contribuindo, também, para neurônios, musculaturas esquelética e cardíaca,[10] células epiteliais intestinais,[266] células pulmonares[150] e, recentemente, células renais em respostas a lesões.[190] No entanto, parece improvável que o mecanismo de fusão seja responsável pela regeneração tecidual em larga escala, visto a baixíssima frequência com que esse evento ocorre.[320,364]

Estudos demonstraram, *in vitro*, que células da medula óssea podem fundir-se espontaneamente com células-tronco embrionárias. Dessa forma, as células fundidas da medula podem assumir o fenótipo das células a que se fundiram, sugerindo uma "transdiferenciação". As experiências *in vitro* revelaram que a fusão das células pode produzir tipos celulares novos, que compartilham de propriedades de ambas as linhagens celulares da quais foram formadas. As células derivadas da cocultura de células-tronco adultas progenitoras neuronais com células-tronco embrionárias restabelecem sua completa pluripotencialidade, podendo formar outros tecidos além da linhagem neuronal. Estas células indiferenciadas, resultantes do cocultivo que sofreram reprogramação epigenética do genoma celular, apresentaram marcador transgênico exclusivo das células cerebrais, assim como cromossomos de células-tronco embrionárias. A alteração de fenótipo celular não ocorre pela conversão direta das células cerebrais em células-tronco embrionárias, mas através da geração espontânea de células híbridas. Os híbridos tetraploides exibem caracteres de completa pluripotencialidade, incluindo desenvolvimento de múltiplas linhagens em quimeras, entretanto carregam um genoma tetraploide.[370] Heterocários são os produtos da fusão de células sem que ocorra subsequente perda nuclear ou cromossômica.

Surgem as primeiras evidências *in vivo* da fusão celular das células da medula óssea com neurônios, cardiomiócitos e hepatócitos, levantando a possibilidade de contribuição da fusão celular no desenvolvimento ou na manutenção desses tipos celulares.[10] Um interessante heterocário formado foi demonstrado na contribuição de células provenientes da medula óssea na formação de neurônios de Purkinje; o mecanismo de fusão foi demonstrado através da presença de células de medula marcadas com proteína fluorescente.[351] A observação dos heterocários reprogramados formados no cérebro pode fornecer introspecções sobre regulação dos genes associada à plasticidade celular.

O mecanismo de fusão celular de células derivadas da medula com células receptoras em órgãos como o fígado foi elegantemente ilustrado por transplantes celulares seriais e extensiva cariotipagem das células enxertadas.[50,332,348] Macrófagos desenvolvidos na linhagem hematopoiética mieloide fusionaram-se com hepatócitos residentes.[50,355]

Um estudo elaborado demonstrou que o transplante de células-tronco hematopoiéticas de cordão umbilical para camundongos imunossuprimidos com lesões hepáticas previamente induzidas levou à emergência de quimeras celulares instáveis provenientes da fusão celular. Após a fusão inicial com os hepatócitos residuais, ocorreu a perda gradual do genoma de origem humana, e depois de 8 semanas, somente alguns restos de cromossomos humanos estavam presentes.[167] A fusão de células da medula óssea com células ovais hepáticas, um tipo de progenitor hepático, foi demonstrada, recentemente, em experimento utilizando ratos transgênicos como doadores das células medulares. Estas células provenientes da medula foram marcadas com uma proteína fluorescente e foram transplantadas para ratos previamente expostos a uma dieta indutora de hepatocarcinogênese.[177] Entretanto, em alguns modelos de regeneração hepática, nenhuma evidência da fusão foi encontrada na conversão de células hematopoiéticas em hepáticas,[5,158,347] e os mecanismos que conduzem a esse caminho são desconhecidos. Um experimento *in vitro* utilizou células-tronco de cordão umbilical marcadas, previamente, com proteína fluorescente em cocultivo com cardiomiócitos de camundongo por 7 dias. As células formadas exibiram as características de excitação e contração similares àquelas dos cardiomiócitos. Entretanto, as expressões de genes cardíacos específicos humanos não foram detectadas por RT-PCR.[237]

A fusão celular também foi demonstrada em um modelo para reparo tecidual *in vitro*, em que as células-tronco mesenquimais fundiram-se com células epiteliais de pequenos ductos aéreos, regenerando o epitélio pulmonar;[308] e *in vivo*, onde células-tronco hematopoiéticas após transplante desenvolveram-se em epitélio pulmonar, regenerando danos em modelos murinos com doenças pulmonares enfizematosas e fibróticas.[136,137,150,195,200,367] Foi sugerido que danos pulmonares associados à irradiação criam um ambiente que induz os progenitores da medula óssea a adotarem padrões de expressão gênica de pneumócitos maduros e do epitélio bronquial, através de fusão com as células pulmonares maduras, participando no reparo do epitélio pulmonar danificado. Existe uma relação importante entre a intensidade do dano pulmonar e a mudança de fenótipo de células derivadas da medula óssea para células do epitélio pulmonar.[136] As células-tronco hematopoiéticas sofrem uma reprogramação nuclear específica acompanhada da formação de heterocário e perda cromossômica após transplante medular.[137]

Enquanto o potencial de diferenciação de algumas células-tronco adultas (hematopoiéticas e mesenquimais) foi caracterizado *in vivo* ou *in vitro*, o potencial de transdiferenciação da maioria das células-tronco adultas permanece controverso.[51,186,335,336] Em parte, em consequência das condições de cultura,[161] das contaminações, do evento da fusão celular,[10,320] da falta de reprodutibilidade de alguns resultados por outros laboratórios;[51,168,186,335] pesquisadores que defendiam a transdiferenciação publicaram, posteriormente, que as células utilizadas nos experimentos eram de origem diferente[208] e que a análise da transdiferenciação foi dificultada pelo artefato da elevada autofluorescência das células.[154] Portanto, a teoria da transdiferenciação ainda é bastante controversa. Inversamente, a principal vantagem no uso de células-tronco adultas para a terapia da reposição celular é que não ocorre rejeição pelo sistema imune, elas não se tornam malignas e podem diferenciar-se em um número finito de tipos celulares.

Como vimos em vários relatos anteriores, as células-tronco adultas podem ser persuadidas a se diferenciarem em outros tecidos,[100] tendo, assim, a transdiferenciação grande impacto no desenvolvimento de novas estratégias terapêuticas para doenças sem cura. Consequentemente, isso gera uma dúvida: qual tipo de célula-tronco adulta deve ser escolhido para terapias celulares.

REGENERAÇÃO TECIDUAL MEDIADA POR CÉLULAS-TRONCO ADULTAS

A fonte celular responsável por reparar tecidos após lesões está pouco definida e controversa.

Uma fonte possível são células-tronco ou progenitores que são endógenos aos tecidos lesionados. Células candidatas a essa função foram identificadas em uma variedade de tecidos, incluindo neural,[103] hepático,[3] vascular,[83,182] gastrintestinal,[46] pancreático,[37] epidermal[157] e muscular,[257] e residem em nichos tecido-específicos, o que foi detalhadamente descrito anteriormente, neste capítulo.

Uma segunda fonte possível, que começou a ser cogitada após a descoberta da plasticidade das células-tronco adultas, consiste em células-tronco oriundas da medula óssea que migram para locais de tecido lesionado. A medula óssea contém pelo menos duas populações multipotenciais de células-tronco, provavelmente para contribuírem no reparo tecidual: as células-tronco hematopoiéticas (CTHe) e as células-tronco mesenquimais (CTMes). Além de produzirem as linhagens de células sanguíneas, as células da medula óssea são capazes de diferenciarem-se em vários tipos das células de tecidos não hematopoiéticos.[88,117,174,183,238,266]

A habilidade de a CTHe gerar tipos celulares não tradicionalmente associadas à sua linhagem é um assunto de intenso interesse. Os estudos *in vivo* avaliando o potencial das células-tronco relatam achados que diferem em consideração ao grau de plasticidade que as CTHe possuem.[117, 174,208,227,238,282,335] Esses resultados diferentes são, provavelmente, atribuídos ao fato de que muitos dos estudos que avaliam o potencial de CTHe foram conduzidos utilizando-se populações misturadas ou enriquecidas da células-tronco.[24,124,152,239] Para definir claramente o potencial das CTHe, foram elaborados protocolos que permitem que o potencial de uma única CTHe seja avaliado *in vivo*. Isso foi alcançado combinando-se transplante de células clonadas[240,205,283,371] à utilização de camundongos transgênicos que expressam proteína fluorescente (EGFP – *green fluorescent protein*) em um promotor universal.[236] Quando as CTHe EGFP+ doadoras são transplantadas para camundongos receptores, estas (células EGFP+) são prontamente identificadas no receptor. Usando esta estratégia foram reportados relatos sobre habilidade das células-tronco da medula óssea em desenvolver células mesengiais renais,[203] células migrogliais do cérebro, células perivasculares[135] e células intestinais.[266] Esses achados, agregados ao fato de as células mesengiais renais e microgliais do cérebro exibirem propriedades fibroblásticas e/ou miofibroblásticas, conduziram à especulação de que as CTHe podem ser uma fonte sistêmica desses tipos celulares. Também células endoteliais vasculares podem emergir da linhagem de progenitores mieloides, sem a presença prévia de danos e fusão celular para promover a geração das células endoteliais. O estabelecimento do quimerismo celular das células hematopoiéticas e endoteliais após parabiose demonstra que células circulantes podem desenvolver endotélio vascular mesmo na ausência de lesões agudas. Os achados indicam que as células endoteliais são um componente intrínseco da diferenciação da linhagem mieloide, salientando o próximo relacionamento funcional entre os sistemas hematopoiético e vascular.[23]

Diversos grupos usaram experimentos inovadores para demonstrar que os fatores de crescimento e as citocinas podem recrutar um grande número de células mielomonocíticas da medula óssea a uma variedade de tecidos, onde secretam substâncias que promovem a proliferação e a diferenciação celular endotelial.[70,123,163]

Utilizando um modelo de angiogênese tecido-específica, com base na hiperexpressão do fator de crescimento endotelial (VEGF), foi demonstrado um recrutamento massivo de células mieloides pró-angiogênicas e uma relativamente rara frequência de incorporação dessas células no endotélio.[123] Esses estudos adicionais estendem o conceito de que as células mielomonocíticas podem servir como uma fonte importante de citocinas pró-angiogênicas na conversão de danos isquêmicos agudos.[263]

A presença de isquemia tecidual gera liberação de substâncias na área isquêmica, como o fator de crescimento endotelial (VEGF), o fator de crescimento de fibroblastos (FGF–*fibroblast growth factor*), as citocinas, as angiopoietinas, entre outros, que estimulam a mobilização de células-tronco adultas.[94,302,330]

Outra possibilidade cogitada seria a de que as próprias células-tronco produziriam esses fatores de estímulo, que contribuiriam para a formação de novos vasos, inclusive estimulando células progenitoras residentes na região isquêmica (atividade parácrina).[345,263] Possivelmente existe uma associação entre esses vários mecanismos para que ocorra a vasculogênese. O que, porém, parece bem definido é que os fatores de crescimento, as citocinas, angiopoietinas e outros são imprescindíveis em todo o processo e estariam todos englobados no sistema HIF *(hypoxia inducible factor)*, tendo, em cada um deles, diferentes variantes, tanto na sua parte ativa quanto em seus receptores.[302]

Existe uma precedência na participação de células-tronco adultas na tumorigênese, como foi demonstrado pela contribuição de células derivadas da medula óssea na vascularização de tumores.[249] A angiogênese do tumor está associada ao recrutamento de células hematopoiéticas e percursores endoteliais circulantes, necessários à iniciação da angiogênese tumoral, que é importante para a progressão do tumor.[198] Também há evidências, *in vitro,* de que a fusão entre células-tronco da medula óssea e células de linhagem tumorigênica resultam em um produto celular mais metastático.[86] Assim, o destino *in vivo* destas células fusogênicas é claramente importante. Se esse evento da fusão permite que as células adquiram o potencial metastático ou se tornem geneticamente instáveis, permanece a ser investigado. A observação de que as células podem fundir com epitélio do tumor é um achado importante, e um exame adicional desse evento realçará nossa compreensão da biologia da tumorigênese, podendo fornecer novas estratégias para o desenvolvimento de terapias anticâncer.[266]

Os esforços atuais no campo das células-tronco adultas focalizam-se em examinar as vantagens destas novas descobertas das potencialidades das células-tronco, com o objetivo de planejar tratamentos novos e eficazes para doenças e inabilidades. Há, ainda, muitas perguntas a serem respondidas e outras novas continuam surgindo. A procura de respostas compreende a grande promessa para o futuro na medicina regenerativa.

Além disso, as células-tronco devem ser vistas não só como um agente terapêutico, mas como um modelo de pesquisa no qual podemos estudar os mecanismos celulares envolvidos no desenvolvimento embrionário, na geração e na diferenciação de tecidos, no desenvolvimento do câncer, entre outros. Esses conhecimentos de biologia básica poderão, por sua vez, levar à real melhora da qualidade da vida humana.

HISTÓRICO DAS CÉLULAS-TRONCO ADULTAS E SUA UTILIZAÇÃO NA TERAPIA CELULAR

As células-tronco adultas estão presentes na maioria dos tecidos adultos, possuindo a função de manutenção e reposição celular, além de atuar na regeneração de tecidos lesionados. As células-tronco adultas mais conhecidas e caracterizadas estão presentes na medula óssea e são denominadas células-tronco hematopoiéticas.

Os transplantes de células-tronco adultas são realizados desde a década de 1950, na forma de transplantes de medula óssea, para o tratamento de diferentes doenças que afetam o sistema hematopoiético. A partir do final da década 1980, o sangue periférico, assim como o sangue do cordão umbilical e placentário de recém-nascido, tornaram-se uma fonte alternativa para transplante de células-tronco hematopoiéticas. Após a descoberta da plasticidade das células-tronco adultas, próximo ao ano 2000, vários grupos têm explorado a capacidade terapêutica das células-tronco, presentes na medula óssea, em doenças não hematológicas, como na regeneração de tecidos.

Portanto, muitos eventos importantes na história das células-tronco adultas, incluindo a utilização clínica em terapias de doenças e na regeneração tecidual, estão relacionados com o transplante de células-tronco hematopoiéticas.

A seguir encontram-se relatados, em ordem cronológica, alguns dos principais marcos na história das células-tronco adultas, abrangendo descoberta, identificação e utilização clínica.

CRONOLOGIA DOS MARCOS HISTÓRICOS RELATIVOS ÀS CÉLULAS-TRONCO

1939 O primeiro relato sobre a infusão intravenosa de medula óssea ocorreu em 1939, por Edwin Osgood e sua equipe. Um paciente recebeu aplicação intravenosa da medula óssea de seu irmão em uma tentativa de tratamento para anemia aplásica.[241] Embora já houvesse tentativas esporádicas de usar a medula óssea por seu efeito terapêutico em anemias e leucemias por via oral, intramuscular, e mesmo por via endovenosa, a primeira explosão da bomba atômica, em 16 de julho de 1945, foi o que proveu maior estímulo para pesquisa neste campo. Inicialmente, as pesquisas possuíam importante patrocínio de agências governamentais, a quem interessava entender a fisiopatologia da lesão causada pela radiação ionizante em humanos.[278]

1950 No início da década de 1950 começam os estudos médicos para o desenvolvimento das bases científicas atuais do transplante de medula óssea (TMO). Esses estudos, inicialmente, foram desenvolvidos através de experiências com roedores que, após serem submetidos à radiação em doses letais, sobreviviam ao receber infusão intravenosa de medula óssea.[155,156,197,201] Com base nos estudos com animais, desenvolveu-se o principal modelo para o transplante de medula óssea em humanos.

1957 Dr. Donnal Thomas e sua equipe relataram, em um artigo científico, em 1957, a primeira experiência com transplante alógeno de medula óssea em humanos, ocorrida em 6 pacientes que haviam sido submetidos, previamente, a tratamento com quimioterapia e irradiação. Entretanto, essa e outras tentativas iniciais de transplante alógeno, incluindo alguns trabalhadores vítimas de acidente com um reator nuclear que receberam, acidentalmente, uma dose letal de irradiação, foram um fracasso.[12,204,327] Esses insucessos relatados dos procedimentos de TMO alógeno ocasionaram um grande descrédito e desestímulo por parte de vários pesquisadores da área.

As falhas relatadas nas primeiras tentativas de transplante alógeno foram ocasionadas por desconhecimento acerca da importância dos antígenos de histocompatibilidade entre doadores e receptores.[328] A identificação e compreensão do sistema de histocompatibilidade humano (HLA – *human leukocyte antigen*) foi realizado pelo Prof. Dausset, em 1958, na França, contribuindo de forma decisiva para o sucesso dos transplantes.[74]

Estes relatos sobre o TMO ocorridos nos meados da década de 1950 são os marcos iniciais para inúmeros estudos e tentativas de utilizar o transplante alógeno de medula óssea em pacientes com falhas medulares e leucemias nas seguintes décadas.

1958 O primeiro transplante de medula óssea entre gêmeos univitelinos foi realizado em 1958, para tratamento de leucemia. Foi constatada a reconstituição medular após transplante e, posteriormente, a recidiva da doença.[326]

1960 No início dos anos 1960, mesmo com o abandono das pesquisas por muitos pesquisadores no campo do TMO alógeno, o Dr. Donnal Thomas permaneceu convicto de seu potencial e iniciou estudos em caninos. Nesses experimentos observou-se que a maioria dos cães que recebiam doses mieloablativas de irradiação corporal total, seguidas da infusão da medula de doadores, apresentava complicações semelhantes aos humanos, como rejeições, doença do enxerto contra o hospedeiro e morte por infecções oportunistas. Entretanto, ocasionalmente, algum cão apresentava uma sobrevida longa após transplante celular de doadores. Os pesquisadores consideraram que a seleção apropriada de doadores seria a chave. Desenvolvendo uma tipificação rudimentar dos antígenos de histocompatibilidade canina, comprovaram, em meados dos anos 1960, que a maioria dos animais sobrevivia após transplante medular compatível entre doador e o receptor.[93,325] Durante a década de 1960, a execução de experimentos de TMO bem-sucedidos com caninos fundamentou o principal modelo para desenvolvimento do transplante medular em humanos.

1961 A identificação de células-tronco musculares ocorreu, primeiramente, em 1961, através da análise ultraestrutural de microscopia eletrônica, com uma população rara de células residentes no músculo esquelético de rãs adultas.[206] Quinze anos depois as células-tronco musculares foram identificadas também nos mamíferos.[291] Essas células são responsáveis por mediar o crescimento dos músculos em adultos.[292]

1962 O pesquisador Joseph Altman apresentou, no ano de 1962, evidências da ocorrência de neurogênese em várias estruturas cerebrais de ratos jovens e adultos, representando a existência de células-tronco neuronais ativas no cérebro.[8,9] Esse relato contradisse o até então existente clássico dogma da impossibilidade de regeneração neuronal defendida por Ramon e Cajal, na chamada Teoria Neuronal, postulada em 1913.[261]

1963 O primeiro tratamento contra câncer utilizando sangue de cordão umbilical (SCU) ocorreu em meados de 1963. O sangue de 17 recém-nascidos foi infundido em uma paciente adulta com sarcoma, que apresentou melhora por um tempo, falecendo, entretanto, em 1964. A motivação dos cientistas era testar a hipótese de que o sangue do cordão umbilical continha fatores que poderiam inibir o crescimento das células cancerígenas.[90]

1968 Ocorreram os primeiros relatos de transplante bem-sucedido de medula óssea para correção de imunodeficiências congênitas em crianças.[20,105] Durante os anos posteriores, o transplante de medula óssea entre gêmeos histocompatíveis foi considerado um tratamento curativo em crianças portadoras de imunodeficiência grave combinada (SCID – *severe combined immunodeficiency*),[41] síndrome de Wiskott-Aldrich (WAS – *Wiskott-Aldrich syndrome*),[166,235] síndrome de Chediak-Higashi (CHS – *Chediak-Higashi syndrome*),[169] assim como outras doenças congênitas imunodeficientes.[231]

1969 O primeiro transplante de medula óssea alógeno bem-sucedido em paciente adulto portador de leucemia foi realizado em março de 1969, pelo Dr. Donnal Thomas e seu grupo, em Seattle, EUA. O paciente recebeu doses letais de irradiação corporal total e quimioterapia seguidas da infusão de medula de seu irmão compatível.[47,324,328]

1969 A primeira tentativa para tratar leucemia utilizando transplante com o sangue de cordão umbilical proveniente de 8 recém-nascidos foi em março de 1970. O paciente, um adolescente de 16 anos, apresentou melhora temporária, apresentando depois recidiva da doença, provavelmente por quimioterapia insuficiente realizada antes do transplante.[91]

1970 O Dr. Thomas e seu grupo em Seattle reportam o primeiro transplante alógeno de medula óssea bem-sucedido para tratar a anemia aplásica.[322,324]

1977 No ano de 1977 foi reportada a marca de 100 transplantes realizados em pacientes com leucemia aguda utilizando o modelo de terapia com irradiação total e quimioterapia seguida de transplante alógeno de medula óssea, apresentado pelo Dr. Donnal Thomas.[323] Esse modelo bem-sucedido de TMO é utilizado até hoje para o tratamento de doenças que afetam o sistema hematopoiético, resultando, em

1990, em um Prêmio Nobel de Medicina pelo trabalho experimental e clínico em transplante de medula óssea ao Dr. Thomas.

1978 O transplante autólogo de medula óssea, que utiliza as células do próprio paciente, foi empregado, pela primeira vez, no final da década de 1970 para tratar pacientes adultos com linfoma.[15] Os pacientes receberam a infusão do sangue de sua própria medula óssea crioconservado previamente ao transplante. Em termos de aplicação humana, o transplante autólogo de células-tronco, em que o receptor do transplante é também o doador das células-tronco, é o mais comum e, potencialmente, o mais seguro dos transplantes de células-tronco. O transplante autólogo de medula óssea tem sido usado com sucesso em pacientes que se submetem a altas doses de quimioterapia e em tratamentos de várias formas do câncer.[189] Mais recentemente, o transplante de células-tronco tem sido opção de tratamento para doenças autoimunes, incluindo esclerose múltipla, síndrome de Evans, lúpus eritematoso sistêmico e distúrbios reumáticos.[62,202,259]

1980 Nesse ano ocorreu o relato do primeiro transplante bem-sucedido de medula óssea com doadores não aparentados para tratar leucemia,[128] motivando a criação de um registro de doadores nos EUA, o National Marrow Donor Program (NMDP), em 1987. O NMDP já registrou e tipificou mais de 11 milhões de doadores voluntários com o objetivo de facilitar os transplantes de células-tronco em diversos países.

1982 As células-tronco mesenquimais (CTMes) foram identificadas, primeiramente, em 1982, em uma experiência que demonstrou que, através do cultivo *in vitro* da medula óssea, formam-se colônias de células aderentes semelhantes a fibroblastos, que se diferenciam em osso e adipócitos.[99] Desde então, diversos investigadores mostraram que essas células podem, também, se diferenciar em uma variedade de tecidos das três camadas germinativas.[120,122,253,341] Consequentemente, os esforços das pesquisas focalizaram-se em identificar os fatores que regulam e controlam as CTMes, que são cruciais na promoção de uma compreensão maior das características moleculares, biológicas e fisiológicas deste tipo potencial altamente útil de célula-tronco.[270,305]

1986 O primeiro transplante autólogo de células-tronco coletadas do sangue periférico por aférese foi relatado neste ano.[264] O sangue periférico, por ser uma fonte de células-tronco hematopoiéticas, foi a técnica de coleta que se consagrou no final da década de 1980.[173,264] A partir da década de 1990, teve início a utilização de fatores de crescimento com intenção de mobilizar células-tronco a migrar para o sangue periférico antes da coleta por aférese. Foi relatado que até o fim do ano 2000 as células-tronco do sangue periférico foram utilizadas em mais de 90% dos transplantes autogênicos e em cerca de 20% dos transplantes alógenos.[141]

1986 O primeiro relato de isolamento de células-tronco adultas tecido-específicas ocorreu em 1986. As células-tronco hematopoiéticas foram isoladas a partir da medula óssea de camundongos.[307]

1988 O primeiro transplante de células-tronco do sangue de cordão umbilical (SCUP) bem-sucedido foi realizado em 1988, pela Dra. Eliane Gluckmann, na França. O paciente, um menino de 5 anos portador de anemia de Fanconi, recebeu o sangue do cordão umbilical de sua irmã para reconstituir a função da medula óssea após quimioterapia mieloblativa.[109]

Após a realização do primeiro transplante bem-sucedido utilizando o sangue de cordão umbilical, essa fonte de células passou a ser mais bem estudada para transplantes, primeiro com doadores relacionados e, posteriormente, com doadores não relacionados.[179,274]

1992 O sangue de cordão umbilical passa a ser sistematicamente congelado a partir de 1992, com a criação do Placental Blood Program, pelo Dr. Pablo, Rubinstein, no New York Blood Center, nos EUA, o primeiro banco público de células-tronco de cordão umbilical do mundo.[274,275] Desde então vários centros passaram a estocar SCU congelado para a realização de transplantes.

Também em 1992 ocorreram o congelamento e o armazenamento da primeira amostra de sangue de cordão umbilical em um banco privado, para possível uso posterior pela família. O fundador do Cord Blood Registry armazenou o sangue de cordão de seu filho recém-nascido.

1993 Em 1993, nos EUA, ocorreu o primeiro transplante de células-tronco de sangue de cordão umbilical de doador não aparentado, com sangue proveniente do New York Blood Center.[274,275] Já até o ano de 2000, mais de 40.000 unidades de SCU encontravam-se congeladas em todo o mundo e mais de 1.000 transplantes já haviam sido realizados com essa fonte celular. Esse número vem aumentando, progressivamente, a cada ano.[110,269]

1998 Neste ano, ocorreu o primeiro transplante autólogo de sangue de cordão umbilical proveniente de banco privado de armazenamento. Uma família brasileira com um filho portador de leucemia armazenou o sangue do cordão umbilical de sua filha recém-nascida. A menina desenvolveu neuroblastoma e foi transplantada com sangue de seu próprio cordão umbilical. Quando relatado o caso, 14 meses após o transplante, a paciente apresentava remissão completa da doença.[96]

2000 O primeiro relato sobre transplante bem-sucedido com células-tronco hematopoiéticas de cordão umbilical, expandidas *in vitro*, ocorreu em 2000.

Dois pacientes adultos, de 48 e 56 anos, portadores de leucemia mielogênica crônica, iniciaram os preparativos para o transplante, respectivamente, em outubro de 1997 e setembro de 1998. Os pacientes receberam transplante de células de sangue de cordão umbilical não aparentado após as células serem expandidas *in vitro,* em condições apropriadas, por 12 dias. Os resultados demonstraram que a expansão celular *in vitro* é uma terapia praticável e apropriada a pacientes adultos, quando as unidades de sangue de cordão a serem transplantadas apresentam dosagem celular baixa.[246]

2000 Várias publicações relatam a presença de plasticidade das células-tronco adultas. Essas células apresentam um potencial mais amplo de diferenciação, sendo capazes de formar tecidos diferentes daqueles onde residem, indo de encontro à até então, visão tradicional do seu potencial restrito de diferenciação.

Essas primeiras publicações constam de experimentos *in vivo* em murinos, nos quais após transplante de CTs derivadas da medula óssea de um receptor, estas se diferenciaram em células musculares, assim como em células epiteliais do fígado, pulmão, trato gastrintestinal, pele e neurônios, além de, é claro, em células hematopoiéticas no receptor.[124,174,333] Esses trabalhos representaram uma grande quebra de conceito e motivaram vários grupos a explorar a capacidade terapêutica das CTs da medula óssea em doenças não hematológicas. Neste sentido, a área da cardiologia tem sido intensamente explorada.

2001 Surgem evidências sobre diferenciação *in vitro* e *in vivo* de células-tronco hematopoiéticas, em cardiomiócitos funcionais.[329] Em 2001, estudos pré-clínicos utilizando modelos animais avaliaram a capacidade terapêutica das células da medula óssea no tratamento de infarto do miocárdio induzido.[238] Após injeção das células na proximidade da área previamente lesionada, as CTs de medula óssea promoveram a formação de novo músculo cardíaco em até 68% da porção infartada do ventrículo. Os resultados positivos do uso de CTs da medula óssea em cardiopatias nos modelos animais justificaram o início de testes clínicos em seres humanos.

Em 2001 ocorreu a fundação do primeiro banco público brasileiro de armazenamento de cordão umbilical, pelo INCA (Instituto Nacional do Câncer).[149,247] Três anos depois ocorreu a abertura da rede nacional de bancos de sangue de cordão umbilical (Rede Brasil-Cord), composta, inicialmente, pelo INCA, Hospital Israelita Albert Einsten (HIAE), Hemocentro de Ribeirão Preto e UNICAMP. Conforme o INCA, atualmente encontram-se armazenadas cerca de 6.000 unidades de sangue de cordão umbilical nas quatro unidades em funcionamento, e mais de 50 unidades foram transplantadas.[148]

2002 Relatos dos primeiros experimentos clínicos, do transplante de células-tronco hematopoiéticas em humanos para regeneração cardíaca em pacientes portadores de cardiopatias, como o infarto agudo do miocárdio[19,310] e a doença isquêmica grave,[248] apresentam resultados promissores na regeneração das áreas lesionadas do músculo cardíaco. Nesses últimos anos, a medicina cardiovascular passou por uma das suas mais extraordinárias revoluções, suportando a hipótese de que o tecido cardíaco lesionado poderia ser reparado através da administração de células-tronco, com a consequente formação de novos vasos e miócitos. Apesar da incerteza com relação ao mecanismo pelo qual a terapia celular melhora a função cardíaca e regenera sua anatomia, a tradução dos achados de laboratório para o cenário clínico vem ocorrendo em ritmo cada vez mais acelerado.[361] Um expressivo número de pequenos estudos, geralmente não randomizados, reportam a melhora da perfusão e da função cardíaca após terapia celular em pacientes com diferentes cardiopatias. Apenas mais recentemente estudos randomizados envolvendo um grande número de pacientes começaram a ter seus resultados disponibilizados na literatura científica. Se os mesmos confirmarem de forma unânime os efeitos dessa terapia, o manejo, bem como a visão da doença cardiovascular, deverão sofrer mudanças significativas em um curto espaço de tempo.[212,285,362]

2005 Em 2005 foi iniciado, no Brasil, um teste clínico multicêntrico randomizado de terapia celular em cardiopatias, financiado pelo Ministério da Saúde, incluindo 33 instituições em vários estados e 1,2 mil pacientes. Esses pacientes com diferentes cardiopatias, como infarto agudo do miocárdio, doença isquêmica crônica do coração, cardiomiopatia dilatada e cardiopatia chagásica, receberam infusões locais de células mononucleares derivadas da própria medula óssea. O estudo tem como objetivo avaliar a segurança e eficácia deste tratamento.[216,224,279]

2007 No início desse ano, cientistas americanos anunciaram a descoberta de uma nova fonte de células-tronco no líquido amniótico. Segundo os relatos, as células do líquido amniótico apresentam marcadores de células-tronco adultas e embrionárias e possuem potencial de se diferenciar em tecidos de todas as três camadas germinativas, como tecido muscular, ósseo, vasos capilares, nervos e células hepáticas.[75]

Em abril de 2007 foi publicado, por um grupo brasileiro da USP de Ribeirão Preto, o resultado do primeiro estudo prospectivo do transplante de células-tronco em pacientes com diabetes melito juvenil.[334]

Quinze pacientes com diabetes melito juvenil foram submetidos à imunoterapia seguida de transplante autólogo de células-tronco hematopoiéticas. Após um período médio de 18 meses de avaliação, 13 pacientes tornaram-se insulino-independentes, além de o tratamento apresentar baixa toxicidade e nenhuma mortalidade.

2008 Em meados de 2008 foi publicado um estudo americano utilizando transplante autólogo de células-tronco do sangue de cordão umbilical para tratar crianças com diabetes tipo 1. Os resultados após um período de 6 meses de tratamento mostraram que as crianças que receberam seu próprio sangue de cordão umbilical apresentaram melhores taxas de açúcar no sangue, restauração da produção de insulina por mais tempo e menor necessidade de aplicação desta insulina. Não foram constatadas reações adversas durante o tratamento.[127]

Em novembro de 2008 foi publicado, por um grupo europeu, o primeiro transplante de traqueia desenvolvida a partir de células-tronco do próprio paciente. Na cirurgia inédita inicialmente foram removidas células e antígenos de uma traqueia de um doador humano, que foram utilizadas como matriz, sendo rapidamente colonizadas por células epiteliais e condrócitos cultivados *in vitro* a partir de células-tronco obtidas da própria paciente. Esta, uma mulher de 31 anos portadora de broncomalacia grave, obteve recuperação imediata de função respiratória após o transplante, melhorando sua qualidade de vida, e apresentou aparência e funcionalidade mecânicas normais após 4 meses. Não foram utilizadas drogas imunossupressoras e não foram observados sintomas de rejeição.[199]

Este importante marco na área da Bioengenharia tecidual fornece perspectivas de que, em um futuro próximo, também outros órgãos possam ser transplantados através desse tipo de tecnologia, que utiliza a combinação de células autólogas com o biomaterial apropriado, beneficiando pacientes com doenças clínicas graves.

A Figura 4-1 representa, esquematicamente, em ordem cronológica, algumas das principais descobertas envolvendo células-tronco adultas, assim como os avanços ocorridos na área de transplantes de células-tronco e o número de transplantes hematopoiéticos autólogos e alógenos realizados no decorrer dos anos.

O Quadro 4-1 lista, resumidamente, os principais marcos históricos já relatados neste capítulo.

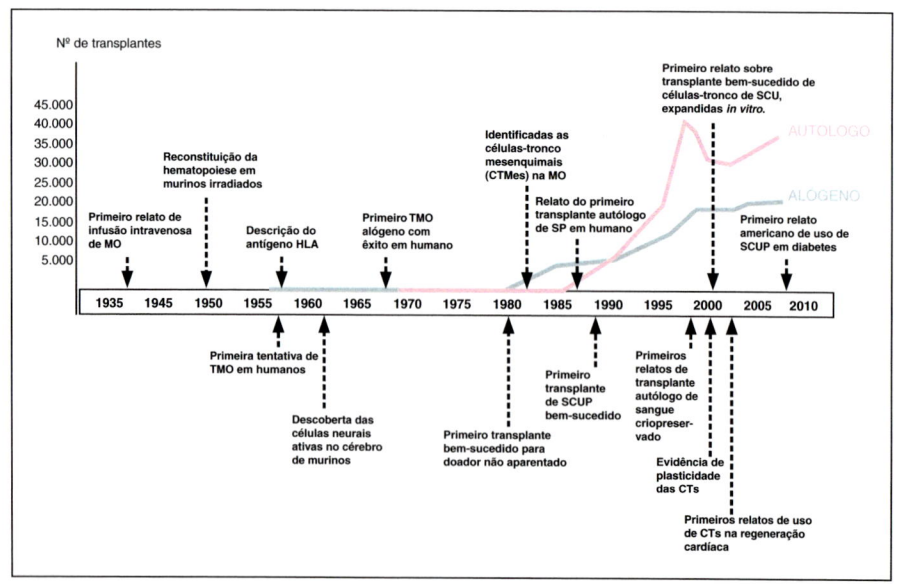

Fig. 4-1. Esquema cronológico dos marcos históricos relativos às células-tronco. (Modificado de Appelbaum FR. *N Engl J Med* 2007;357:1472-1475.[14])

Quadro 4-1. Principais marcos relatados das células-tronco adultas e avanços na área de transplante de células-tronco

Ano	Acontecimento
1939	Primeiro relato de infusão intravenosa de medula óssea
1950	Reconstituição da hematopoiese em murinos irradiados
1957	Primeiro relato de transplante de medula em humanos
1958	Descrição do antígeno leucocitário humano (HLA)
1959	Primeiro transplante singênico
1960	Fundamentação do principal modelo do transplante medular em humanos, através de experimentos sucedidos em caninos
1961	Identificação de células-tronco musculares em rãs adultas
1962	Representação da existência de células-tronco neuronais ativas no cérebro de ratos jovens e adultos
1963	Primeiro relato de tratamento contra câncer utilizando sangue de cordão umbilical
1968	Primeiros relatos de transplante bem-sucedido de medula óssea para correção de imunodeficiências congênitas em crianças
1969	Primeiro relato de transplante alógeno de medula óssea bem-sucedido em paciente adulto portador de leucemia
1971	Primeiro relato de transplante alógeno utilizando sangue da medula óssea para anemia aplásica
1978	Relato do primeiro transplante autólogo de medula óssea para tratar pacientes adultos com linfoma
1980	Primeiro relato de transplante bem-sucedido de medula óssea em doadores não aparentados para leucemia
1982	Identificadas as células-tronco mesenquimais (CTMes) na medula óssea
1986	Relato do primeiro transplante autólogo de sangue periférico em humano
1988	Primeiro relato de transplante com sangue de cordão umbilical bem-sucedido
1992	Primeiro banco público de sangue de cordão umbilical – *New York Blood Center*
1993	Primeiro transplante de células-tronco de sangue de cordão umbilical de doador não aparentado
1998	Relato do primeiro transplante autólogo de sangue de cordão umbilical para neuroblastoma, com sangue criopreservado
2000	Relatos de evidências do fenômeno da plasticidade em células-tronco adultas Primeiro relato sobre transplante bem-sucedido de células-tronco hematopoiética de cordão umbilical, expandidas *in vitro*

(Continua)

Quadro 4-1. Principais marcos relatados das células-tronco adultas e avanços na área de transplante de células-tronco *(Cont.)*

Ano	Acontecimento
2002	Primeiros relatos de experimento clínico utilizando células-tronco hematopoiéticas na regeneração cardíaca
2005	Iniciado teste multicêntrico randomizado de terapia celular em cardiopatias
2007	Descoberta de células-tronco no líquido aminiótico Relato dos primeiros estudos prospectivos do transplante autólogo de células-tronco em pacientes com diabetes melito juvenil Relato de estudo americano utilizando transplante autólogo de células-tronco do sangue de córdão umbilical para tratar crianças com diabetes tipo 1
2008	Relato do primeiro transplante de traqueia desenvolvido a partir de células-tronco do próprio paciente

REFERÊNCIAS BIBLIOGRÁFICAS

1. Abraham EJ, Leech CA, Lin JC *et al.* Insulinotropic hormone glucagon-like peptide-1 differentiation of human pancreatic islet-derived progenitor cells into insulin-producing cells. *Endocrinology* 2002;143:3152-61.
2. Abraham EJ, Kodama S, Lin JC *et al.* Human pancreatic islet-derived progenitor cell engraftment in immunocompetent mice. *Am J Pathol* 2004;164:817-30.
3. Alison MR, Poulsom R, Forbes SJ. Update on hepatic stem cells. *Liver* 2001;21:367-73.
4. Allouh MZ, Yablonka-Reuveni Z, Rosser BWC. Pax7 reveals a greater frequency and concentration of satellite cells at the ends of growing skeletal muscle fibers. *J Histochem Cytochem* 2008;56:77-87.
5. Almeida-Porada G, Porada CD, Chamberlain J *et al.* Formation of human hepatocytes by human hematopoietic stem cells in sheep. *Blood* 2004;104:2582-90.
6. Alonso L, Fuchs E. Stem cells of the skin epithelium. *Proc Natl Acad Sci USA* 2003;100:11830-35.
7. Alonso L, Fuchs E. The hair cycle. *J Cell Sci* 2006;119:391-93.
8. Altman J. Are new neurons formed in the brains of adult mammals? *Science* 1962;135:1127-28.
9. Altman J, Das GD. Post-natal origin of microneurones in the rat brain. *Nature* 1965;207:953-56.
10. Alvarez-Dolado M, Pardal R, Garcia-Verdugo JM *et al.* Fusion of bone-marrow-derived cells with Purkinje neurons, cardiomyocytes and hepatocytes. *Nature* 2003;425:968-73.
11. Anderson DJ, Gage FH, Weissman IL. Can stem cells cross lineage boundaries? *Nat Med* 2001;7:393-95.
12. Andrews GA. Criticality accidents in Vinca, Yugoslavia, and Oak Ridge, Tennessee. *Am J Roentgenol Radium Ther Nucl Med* 1965;93:56-74.
13. Aponso PM, Faull RLM, Connor B. Increased progenitor cell proliferation and astrogenesis in the partial progressive 6-hydroxydopamine model of Parkinson's disease. *Neuroscience* 2008;151:1142-53.
14. Appelbaum FR. Hematopoietic-cell transplantation at 50. *N Engl J Med* 2007;357:1472-75.
15. Appelbaum FR, Herzig GP, Ziegler JL *et al.* Successful engraftment of cryopreserved autologous bone marrow in patients with malignant lymphoma. *Blood* 1978;52:85-95.

16. Arai F, Suda T. Maintenance of quiescent hematopoietic stem cells in the osteoblastic niche. *Ann NY Acad Sci* 2007;1106:41-53.
17. Asakura A. Stem cells in adult skeletal muscle. *Trends Cardiovasc Med* 2003;13:123-28.
18. AsakurAA, Seale P, Girgis-Gabardo A et al. Myogenic specification of side population cells in skeletal muscle. *J Cell Biol* 2002;159:123-34.
19. Assmus B, Schachinger V, Teupe C et al. Transplantation of progenitor cells and regeneration enhancement in acute myocardial infarction (TOPCARE-AMI). *Circulation* 2002;106:3009-17.
20. Bach FH, Albertini RJ, Joo P et al. Bone marrow transplantation in a patient with Wiskott-Aldrich syndrome. *Lancet* 1968;2:1364-66.
21. Bachrach E, Li S, Perez AL et al. Systemic delivery of human microdystrophin to regenerating mouse dystrophic muscle by muscle progenitor cells. *Proc Natl Acad Sci USA* 2004;101:3581-86.
22. Bachrach E, Perez AL, Choi YH et al. Muscle engraftment of myogenic progenitor cells following intraarterial transplantation. *Muscle Nerve* 2006;34:44-52.
23. Bailey AS, Willenbring H, Jiang S et al. Myeloid lineage progenitors give rise to vascular endothelium. *Proc Natl Acad Sci USA* 2006 Aug. 29;103(35):13156-61.
24. Balsam LB, Wagers AJ, Christensen JL et al. Haematopoietic stem cells adopt mature haematopoietic fates in ischaemic myocardium. *Nature* 2004;428:668-67.
25. Barclay WW, Axanova LS, Chen W et al. Characterization of adult prostatic progenitor/stem cells exhibiting self-renewal and multilineage differentiation. *Stem Cells* 2008;26:600-10.
26. Bartlett PF. Pluripotential hematopoietic stem cells in adult mouse brain. *Proc Natl Acad Sci USA* 1982;79:2722-25.
27. Bartolovic K, Balabanov S, Berner B et al. Clonal heterogeneity in growth kinetics of CD34+CD38 – human cord blood cells in vitro is correlated with gene expression pattern and telomere length. *Stem Cells* 2005;23:946-57.
28. Berardi AC, Wang A, Abraham J et al. Basic fibroblast growth factor mediates its effects on committed myeloid progenitors by direct action and has no effect on hematopoietic stem cells. *Blood* 1995;86:2123-29.
29. Bhatia M, Bonnet D, Murdoch B et al. A newly discovered class of human hematopoietic cells with SCID-repopulating activity. *Nat Med* 1998;4:1038-45.
30. Bi Y, Ehirchiou D, Kilts TM et al. Identification of tendon stem/progenitor cells and the role of the extracellular matrix in their niche. *Nat Med* 2007;13:1219-27.
31. Bianco P, Cossu G. Uno, nessuno e centomila: searching for the identity of mesodermal progenitors. *Exp Cell Res* 1999;251:257-63.
32. Biressi S, Molinaro M, Cossu G. Cellular heterogeneity during vertebrate skeletal muscle development. *Developmental Biology* 2007;308:281-93.
33. Bischoff R. Interaction between satellite cells and skeletal muscle fibers. *Development* 1990;109:943-52.
34. Bjerknes M, Cheng H. Clonal analysis of mouse intestinal epithelial progenitors. *Gastroenterology* 1999;116:7-14.
35. Bjornson CR, Rietze RL, Reynolds BA et al. Turning brain into blood: a hematopoietic fate adopted by adult neural stem cells *in vivo*. *Science* 1999;283:534-37.
36. Bonner-Weir S, Baxter LA, Schuppin GT et al. A second pathway for regeneration of adult exocrine and endocrine pancreas. A possible recapitulation of embryonic development. *Diabetes* 1993;42:1715-20.
37. Bonner-Weir S, Sharma A. Pancreatic stem cells. *J Pathol* 2002;197:519-26.
38. Bonner-Weir S, Taneja M, Weir GC et al. In vitro cultivation of human islets from expanded ductal tissue. *Proc Natl Acad Sci USA* 2000;97:7999-8004.
39. Bonner-Weir S, Toschi E, Inada A et al. The pancreatic ductal epithelium serves as a potential pool of progenitor cells. *Pediatr Diabetes* 2004;5:16-22.
40. Bonner-Weir S, Weir GC. New sources of pancreatic beta-cells. *Nat Biotechnol* 2005;23:857-61.

41. Bortin MM, Rimm AA. Severe combined immunodeficiency disease. Characterization of the disease and results of transplantation. *JAMA* 1977;238:591-600.
42. Bouwens L, Pipeleers DG. Extra-insular beta-cells associated with ductules are frequent in adult human pancreas. *Diabetologia* 1998;41:629-33.
43. Brack AS, Rando TA. Intrinsic changes and extrinsic influences of myogenic stem cell function during aging. *Stem Cell Rev* 2007;3:226-37.
44. Brakebusch C, Fassler R. Beta 1 integrin function in vivo: adhesion, migration and more. *Cancer Metastasis Rev* 2005;24:403-411.
45. Brazelton TR, Rossi FM, Keshet GI et al. From marrow to brain: expression of neuronal phenotypes in adult mice. *Science* 2000;290:1775-79.
46. Brittan M, Wright NA. Gastrointestinal stem cells. *J Pathol* 2002;197:492-509.
47. Buckner CD, Epstein RB, RudolpH RH et al. Allogeneic marrow engraftment following whole body irradiation in a patient with leukemia. *Blood* 1970;35(6):741-50.
48. Buhring HJ, Kuci S, Conze T et al. CDCP1 identifies a broad spectrum of normal and malignant stem/progenitor cell subsets of hematopoietic and nonhematopoietic origin. *Stem Cells* 2004;22:334-343.
49. Burger E, Xiong X, Coetzee S et al. Sca-1 expression identifies stem cells in the proximal region of prostatic ducts with high capacity to reconstitute prostatic tissue. *Proc Natl Acad Sci USA* 2005;102:7180-85.
50. Camargo FD, Finegold M, Goodell MA. Hematopoietic myelomonocytic cells are the major source of hepatocyte fusion partners. *J Clin Invest* 2004;113:1266-70.
51. Cantz T, Sharma AD, Jochheim-Richter A et al. Reevaluation of bone marrow-derived cells as a source for hepatocyte regeneration. *Cell Transplant* 2004;13:659-66.
52. Charbord P. The hematopoietic stem cell and the stromal microenvironment. *Therapie* 2001;56:383-84.
53. Chazaud B, Sonnet C, Lafuste P et al. Satellite cells attract monocytes and use macrophages as a support to escape apoptosis and enhance muscle growth. *J Cell Biol* 2003;163:1133-43.
54. Chen J, Li Y, Chopp M. Intracerebral transplantation of bone marrow with BDNF after MCAO in rat. *Neuropharmacology* 2000;39:711-16.
55. Chen Z, de Paiva CS, Luo L et al. Characterization of putative stem cell phenotype in human limbal epithelia. *Stem Cells* 2004;22:355-66.
56. Chiasson BJ, Tropepe V, Morshead CM et al. Adult mammalian forebrain ependymal and subependymal cells demonstrate proliferative potential, but only subependymal cells have neural stem cell characteristics. *J Neurosci* 1999;19:4462-71.
57. Civin CI, Trischmann T, Kadan NS et al. Highly purified CD34-positive cells reconstitute hematopoiesis. *J Clin Oncol* 1996a;14:2224-33.
58. Clarke DL, Johansson CB, Wilbertz J et al. Generalized potential of adult neural stem cells. *Science* 2000;288:1660-63.
59. Cogle C, Yachnis A, Laywell E et al. Bone marrow transdifferentiation in brain after transplantation: a retrospective study. *Lancet* 2004;363:1432-37.
60. Collins CA, Olsen I, Zammit PS et al. Stem cell function, self-renewal, and behavioral heterogeneity of cells from the adult muscle satellite cell niche. *Cell* 2005;122:289-301.
61. Collins CA, Zammit PS, Ruiz AP et al. A population of myogenic stem cells that survives skeletal muscle aging. *Stem Cells* 2007;25:885-94.
62. Comi G, Kappos L, Clanet M et al. BMT-MS Study Group. Guidelines for autologous blood and marrow stem cell transplantation in multiple sclerosis: a consensus report written on behalf of the European Group for Blood and Marrow Transplantation and the European Charcot Foundation. *J Neurol* 2000;247:376-82.
63. Conze T, Lammers R, Kuci S et al. CDCP1 is a novel marker for hematopoietic stem cells. *Ann N Y Acad Sci* 2003;996:222-26.
64. Corcelle V, Stieger B, Gjinovci A et al. Characterization of two distinct liver progenitor cell subpopulations of hematopoietic and hepatic origins. *Exp Cell Res* 2006;312:2826-36.

65. Cossu G, Biressi S. Satellite cells, myoblasts and other occasional myogenic progenitors: Possible origin, phenotypic features and role in muscle regeneration. *Semin Cell Dev Biol* 2005;16:623-31.
66. Cossu G, Tajbakhsh S. Oriented cell divisions and muscle satellite cell heterogeneity. *Cell* 2007;129:859-61.
67. Cotsarelis G, Cheng SZ, Dong G et al. Existence of slow-cycling limbal epithelial basal cells that can be preferentially stimulated to proliferate: Implications on epithelial stem cells. *Cell* 1989;57:201-9.
68. Coura GS, Garcez RC, Mendes de Aguiar CBN et al. Human periodontal ligament: a niche of neural crest stem cells. *Periodontal Res* 2008;43:531-36.
69. Crosnier C, Stamataki D, Lewis J. Organizing cell renewal in the intestine: stem cells, signals and combinatorial control. *Nat Rev Genet* 2006;7:349-59.
70. Cursiefen C, Chen L, Borges LP et al. VEGF-A stimulates lymphangiogenesis and hemangiogenesis in inflammatory neovascularization via macrophage recruitment. *J Clin Invest* 2004;113:1040-50.
71. D'Aquino R, Graziano A, Sampaolesi M et al. Human postnatal dental pulp cells co-differentiate into osteoblasts and endotheliocytes: a pivotal synergy leading to adult bone tissue formation. *Cell Death and Differentiation* 2007;14:1162-71.
72. Daley WP, Peters SB, Larsen M. Extracellular matrix dynamics in development and regenerative medicine. *J Cell Sci* 2008;121:255-64.
73. Dao MA, Arevalo J, Nolta JA. Reversibility of CD34 expression on human hematopoietic stem cells that retain the capacity for secondary repopulation. *Blood* 2003;101:112-18.
74. Dausset J, Brecy H. Identical nature of the leucocyte antigens detectable in monozygotic twins by means of immuno iso-leucoagglutinins. *Nature* 1957;180:1430.
75. de Coppi P, Bartsch Jr G, Siddiqui MM et al. Isolation of amniotic stem cell lines with potential for therapy. *Nature Biotechnology* 2007;25:100-106.
76. Deasy BM, Jankowski RJ, Huard J. Muscle-derived stem cells: characterization and potential for cell-mediated therapy. *Blood Cells Mol Dis* 2001;27:924-33.
77. Dellmann HD. Textbook of veterinary histology. 4th ed. Malvern, PA: Lea & Febinger, 1993. p. 66.
78. Dhawan J, Rando TA. Stem cells in postnatal myogenesis: molecular mechanisms of satellite cell quiescence, activation and replenishment. *Trends Cell Biol* 2005;15:666-73.
79. Digiusto D, Chen S, Combs J et al. Human fetal bone marrow early progenitors for T, B, and myeloid cells are found exclusively in the population expressing high levels of CD34. *Blood* 1994;84:421-32.
80. Diodovich C, Bianchi MG, Bowe G et al. Response of human cord blood cells to styrene exposure: evaluation of its effects on apoptosis and gene expression by genomic technology. *Toxicology* 2004;200:45-57.
81. Doetsch F. The glial identity of neural stem cells. *Nat Neurosci* 2003;6:1127-34.
82. Doetsch F, Caille I, Lim DA et al. Subventricular zone astrocytes are neural stem cells in the adult mammalian brain. *Cell* 1999;97:703-16.
83. Doherty MJ, Ashton BA, Walsh S et al. Vascular pericytes express osteogenic potential in vitro and in vivo. *J Bone Miner Res* 1998;13:828-38.
84. Domen J, Weissman IL. Self-renewal, differentiation or death: regulation and manipulation of hematopoietic stem cell fate. *Mol Med Today* 1999;5:201-8.
85. Dose M, Khan I, Guo Z et al. C-Myc mediates pre-TCR-induced proliferation but not. *Blodd* 2006;108:2669-77.
86. Duelli D, Lazebnik Y. Cell fusion: a hidden enemy? *Cancer Cell* 2003;3:445-48.
87. Eglitis MA, Dawson D, Park KW et al. Targetig of marrow-derived astrocytes to the ischemic brain. *Neuro Report* 1999;10:1289-92.
88. Eglitis MA, Mezey E. Hematopoietic cells differentiate into both microglia and macroglia in the brains of adult mice. *Proc Natl Acad Sci USA* 1997;94:4080-85.
89. Ehrhardt J, Brimah K, Adkin C et al. Human muscle precursor cells give rise to functional satellite cells in vivo. *Neuromuscular Disorders* 2007;17:631-38.
90. Ende M. Lymphangiosarcoma. Report of a case. *Pac Med & Surg* 1966;74:80-82.

91. Ende M, Ende N. Hematopoietic transplantation by means of fetal (cord) blood. A new method. *Virginia Medical Monthly* 1972;99:276-80.
92. Enesco M, Puddy D. Increase in the number of nuclei and weight in skeletal muscle of rats of various ages. *Am J Anat* 1964;114:235-44.
93. Epstein RB, Bryant J, Thomas ED. Cytogenetic demonstration of permanent tolerance in adult outbred dogs. *Transplantation* 1967;5:267-72.
94. Fazel SS, Chen L, Angoulvant D et al. Activation of c-kit is necessary for mobilization of reparative bone marrow progenitor cells in response to cardiac injury. *FASEB J* 2008;22:930-40.
95. Ferrari G, Cusella-Deangelis G, Coletta M et al. Muscle regeneration by bone marrow-derived myogenic progenytors. *Science* 1998;279:1528-30.
96. Ferreira E, Pasterna KJ, Bacal N et al. Autologous cord blood transplantation. *Bone Marrow Transplant* 1999;24:1041.
97. Flores I, Canela A, Vera E et al. The longest telomeres: a general signature of adult stem cell compartments. *Genes & Dev* 2008;22:654-67.
98. Forbes S, Vig P, Poulsom R et al. Hepatic stem cells. *J Pathol* 2002;197:510-18.
99. Fridenshtein A. Stromal bone marrow cells and the hematopoietic microenvironment. *Arkh Patol* 1982;44:3-11.
100. Fuchs E, Segre JA. Stem cells: a new lease on life. *Cell* 2000;100:143-55.
101. Fuchs E, Tumbar T, Guasch G. Socializing with the neighbors: stem cells and their niche. *Cell* 2004;116:769-78.
102. Gage FH. Cell therapy. *Nature* 1998;392:18-24.
103. Gage FH. Mammalian neural stem cells. *Science* 2000;287:1433-38.
104. Gage FH, Ray J et al. Isolation, characterization, and use of stem cells from the CNS. *Annu Rev Neurosci* 1995;18:159-92.
105. Gatti RA, Meuwissen HJ, Aller HD et al. Immunological reconstitution of sex-linked lymphopenic immunological deficiency. *Lancet* 1968;2:1366-69.
106. Ge S, Goh EL, Sailor KA et al. GABA regulates synaptic integration of newly generated neurons in the adult brain. *Nature* 2006;439:589-93.
107. Giannakis M, Stappenbeck TS, Mills JC et al. Molecular properties of adult mouse gastric and intestinal epithelial progenitors in their niches. *J Biol Chem* 2006;281:11292-300.
108. Gibson MC, Schultz E. The distribution of satellite cells and their relationship to specific fiber types in soleus and extensor digitorum longus muscles. *Anat Rec* 1982;202:329-37.
109. Gluckman E, Broxmeyer HA, Auerbach AD et al. Hematopoietic reconstitution in a patient with Fanconi's anemia by means of umbilical-cord blood from an HLA-identical sibling. *N Eng J Med* 1989;321:1174-78.
110. Gluckman E, Rocha V, Chastang C. Allogeneic cord blood hematopoietic stem cell transplants in malignancies. In: Armitage JO, Antman KH (Eds.). *High dose cancer therapy: pharmacology, hematopoietins, stem cells*. 3rd ed. Philadelphia: Lippincott & Wilkins, 2000. p. 211-20.
111. Goldman S. Glia as neural progenitor cells. *Trends Neurosci* 2003;26:590-96.
112. Goldring K, Partridge T, Watt D. Muscle stem cells. *J Pathol* 2002;197:457-67.
113. Goodell MA. $CD34^+$ or $CD34^-$: does it really matter? *Blood* 1999;94:2545-47.
114. Goodell MA, Jackson KA, Majka SM et al. Stem cell plasticity in muscle and bone marrow. *Ann N Y Acad Sci* 2001;938:208-20.
115. Gopinath SD, Rando TA. Stem cell review series: aging of the skeletal muscle stem cell niche. *Aging Cell* 2008;7:590-98.
116. Gottschling S, Saffrich R, Seckinger A et al. Human Mesenchymal Stromal Cells Regulate Initial Self-Renewing Divisions of Hematopoietic Progenitor Cells by a {beta}1-Integrin-Dependent Mechanism. *Stem Cells* 2007;25:798-806.
117. Grant MB, May WS, Caballero S et al. Adult hematopoietic stem cells provide functional hemangioblast activity during retinal neovascularization. *Nat Med* 2002;8:607-12.
118. Gribaldo L, Malerba I, Collotta A et al. Inhibition of CFU-E/BFU-E by 3'-azido-3'-deoxythymidine, chlorpropamide, and protoporphyrin IX zinc (II): a comparison between

direct exposure of progenitor cells and long-term exposure of bone marrow cultures. *Toxicol Sci* 2000;58:96-101.
119. Gronthos S, Brahim J, Li W *et al*. Stem cell properties of human dental pulp stem cells. *J Dent Res* 2002;81:531-35.
120. Gronthos S, Graves SE, Ohta S *et al*. The STRO-1+ fraction of adult human bone marrow contains the osteogenic precursors. *Blood* 1994;84:4164-73.
121. Gronthos S, Mankani M, Brahim J *et al*. Postnatal human dental pulp stem cells (DPSCs) *in vitro* and in vivo. *Proc Natl Acad Sci USA* 2000;97:13625-30.
122. Gronthos S, Zannettino AC, Hay SJ *et al*. Molecular and cellular characterisation of highly purified stromal stem cells derived from human bone marrow. *J Cell Sci* 2003;116:1827-35.
123. Grunewald M. Avraham I, Dor Y *et al*. VEGF-induced adult neovascularization: recruitment, retention, and role of accessory cells. *Cell* 2006;124:175-89.
124. Gussoni E, Soneoka Y, Strickland CD *et al*. Dystrophin expression in the mdx mouse restored by stem cell transplantation. *Nature* 1999;401:390-94.
125. Halban PA. Cellular sources of new pancreatic beta-cells and therapeutic implications for regenerative medicine. *Nat Cell Biol* 2004;6:1021-25.
126. Hall PE, Lathia JD, Miller NG *et al*. Integrins are markers of human neural stem cells. *Stem Cells* 2006;24:2078-84.
127. Haller MJ, Viener H, Wasserfall C *et al*. Autologous umbilical cord blood infusion for type 1 diabetes. *Exp Hematol* 2008;36:710-15.
128. Hansen JA, Clift RA, Thomas ED *et al*. Transplantation of marrow from an unrelated donor to a patient with acute leukemia. *N Engl J Med* 1980;303:565-67.
129. Hao Q-L, Zhu J, Price MA *et al*. Identification of a novel, human multilymphoid progenitor in cord blood. *Blood* 2001;97:3683-90.
130. Harada H, Mitsuyasu T, Toyono T *et al*. Epithelial stem cells in teeth. *Odontology* 2002;90:1-6.
131. Harris RG, Herzog EL, Bruscia EM *et al*. Lack of a fusion requirement for development of bone marrow-derived epithelia. *Science* 2004;305:90-93.
132. Hawke TJ, Garry DJ. Myogenic satellite cells: physiology to molecular biology. *J Appl Physiol* 2001;91:534-51.
133. Hayashi R, Yamato M, Sugiyama H *et al*. N-Cadherin is expressed by putative stem/progenitor cells and melanocytes in the human limbal epithelial stem cell niche. *Stem Cells* 2007;25:289-96.
134. Hayek A. In search of endocrine progenitor/stem cells in the human pancreas. *Pediatr Diabetes* 2004;5:70-74.
135. Hess DC, Abe T, Hill WD *et al*. Hematopoietic origin of microglial and perivascular cells in brain. *Exp Neurol* 2004;186:134-44.
136. Herzog EL, Van Arnam J, Hu B *et al*. Threshold of lung injury required for the appearance of marrow-derived lung epithelia. *Stem Cells* 2006;24:1986-92.
137. Herzog EL, Van Arnam J, Hu B *et al*. Lung-specific nuclear reprogramming is accompanied by heterokaryon formation and Y chromosome loss following bone marrow transplantation and secondary inflammation. *FASEB J* 2007;21:2592-601.
138. Ho AD. Kinetics and symmetry of divisions of hematopoietic stem cells. *Exp Hematol* 2005;33:1-8.
139. Holterman CE, Le Grand F, Kuang S *et al*. Megf10 regulates the progression of the satellite cell myogenic program. *The Journal of Cell Biology* 2008;179:911-22.
140. Holterman CE, Rudnicki MA. Molecular regulation of satellite cell function. *Semin Cell Dev Biol* 2005;16:575-84.
141. Horowitz MM, Keating A. IBMTR/ABMTR. *Newsletter* 2000;7:3-10.
142. Huang S, Law P, Young D *et al*. Candidate hematopoietic stem cells from fetal tissues, umbilical cord blood versus adult bone marrow and mobilized peripheral blood. *Exp Hematol* 1998;26:1162-71.
143. Huang S, Terstappen LW. Lymphoid and myeloid differentiation of single human CD34$^+$, HLA-DR$^+$, CD38$^-$ hematopoietic stem cells. *Blood* 1994;83:1515-26.

144. Hucho F. Stem cells. An introduction to the biology of an unclear promise. *Mol Aspects Med* 2001;22(3):143-47.
145. Huss R. Isolation of primary and immortalized CD34 hematopoietic and mesenchymal stem cells from various sources. *Stem cells* 2000;18:1-9.
146. Ianus A, Holz GG, Theise ND et al. In vivo derivation of glucose-competent pancreatic endocrine cells from bone marrow without evidence of cell fusion. *J Clin Invest* 2003;111:843-50.
147. Imbert AM, Belaaloui G, Bardin F et al. CD99 expressed on human mobilized peripheral blood CD34+ cells is involved in transendothelial migration. *Blood* 2006;108:2578-86.
148. Instituto Naional do Câncer (INCA). *Perguntas e respostas sobre SCUP*. Atualizado em maio 2008. Fonte: http://www.inca.gov.br/conteudo_view.asp?id=2469, 2008.
149. Intituto Nacional do Câncer (INCA). Relatório anual 2001. Fonte: http://www.inca.gov.br/conteudo_view.asp?i_Hlt210111290d_Hlt210111290=619 , 2001.
150. Ishizawa K, Kubo H, Yamada M et al. Bone marrow-derived cells contribute to lung regeneration after elastase-induced pulmonary emphysema. *FEBS Lett* 2004;556:249-52.
151. Ishikawa F, Livingston AG, Minamiguchi H et al. Human cord blood long-term engrafting cells are CD34+ CD38−. *Leukemia* 2003;17:960-64.
152. Jackson KA, Majka SM, Wang H et al. Regeneration of ischemic cardiac muscle and vascular endothelium by adult stem cells. *J Clin Invest* 2001;107:1395-402.
153. Jackson KA, Mi T, Goodell MA. Hematopoietic potential of stem cells isolated from murine skeletal muscle. *Proc Natl Acad Sci USA* 1999;96:14482-86.
154. Jackson KA, Snyder DS, Goodell MA. Skeletal muscle fiber-specific green autofluorescence: potential for stem cell engraftment artifacts. *Stem Cells* 2004;22:80-187.
155. Jacobson LO, Marks EK, Robson MJ et al. Effect of spleen protection on mortality following x-irradiation. *J Lab Clin Med* 1949a;34:1538-43.
156. Jacobson LO, Marks EK, Lorenz E. The hematological effects of ionizing radiations. *Radiology* 1949b;52:371-95.
157. Janes SM, Lowell S, Hutter C. Epidermal stem cells. *J Pathol* 2002;197:479-91.
158. Jang YY, Collector M, Baylin ST et al. Hematopoietic stem cells convert into liver cells within days without fusion. *Nature Cell Biology* 2004;6:532-39.
159. Jankowski RJ, Deasy BM, Huard J. Muscle-derived stem cells. *Gene Ther* 2002;9:642-47.
160. Jensen UB, Lowell S, Watt FM. The spatial relationship between stem cells and their progeny in the basal layer of human epidermis: a new view based on whole-mount labelling and lineage analysis. *Development* 1999;126:2409-18.
161. Jiang Y, Jahagirdar BN, Reinhardt RL et al. Pluripotency of mesenchymal stem cells derived from adult marrow. *Nature* 2002a;418:41-49.
162. Jiao J, Chen DF. Induction of neurogenesis in nonconventional neurogenic regions of the adult central nervous system by niche astrocyte-produced signals. *Stem Cells* 2008;26:1221-30.
163. Jin DK, Shido K, Kopp H et al. Cytokine-mediated deployment of SDF-1 induces revascularization through recruitment of CXCR4+ hemangiocytes. *Nat Med* 2006;12:557-67.
164. Johansson CB, Momma S, Clarke DL et al. Identification of a neural stem cell in the adult mammalian central nervous system. *Cell* 1999;96:25-34.
165. Jones D, Wagers AJ. No place like home: anatomy and function of the stem cell niche. *Nat Rev Mol Cell Biol* 2008;9:11-21.
166. Kapoor N, Kirkpatrick D, Blaese RM et al. Reconstitution normal megakaryocytopoiesis and immunologic functions Wiskott-Aldrich syndrome by marrow transplantation following myeloablation and immunosuppression with busulfan and cyphos-phamide. *Blood* 1981;57:692.
167. Kashofer K, Siapati EK, Bonnet D. In vivo formation of unstable heterokaryons after liver damage and hematopoietic stem cell/progenitor transplantation. *Stem Cells* 2006;24(4):1104-12.
168. Kawada H, Ogawa M. Bone marrow origin of hematopoietic progenitors and stem cells in murine muscle. *Blood* 2001;98:2008-13.

169. Kazmierowski JA, Elin RJ, Reynolds HY. Chediak-Higashi syndrome; reversal of increased susceptibility to infection by bone marrow transplantation. *Blood* 1976;47:555.
170. Kee N, Teixeira CM, Wang AH et al. Preferential incorporation of adult-generated granule cells into spatial memory networks in the dentate gyrus. *Nat Neurosci* 2007;10:355-62.
171. Khurana S, Mukhopadhyay A. Characterization of the potential subpopulation of bone marrow cells involved in the repair of injured liver tissue. *Stem Cells* 2007;25:1439-47.
172. Kodama S, Kuhtreiber W, Fujimura S et al. Islet regeneration during the reversal of autoimmune diabetes in NOD mice. *Science* 2003;302:1223-27.
173. Korbling M, Dorken B, Ho AD et al. Autologous transplantation of blood-derived hemopoietic stem cells after myeloablative therapy in a patient with Burkitt´s lymphoma. *Blood* 1986;67:529-32.
174. Krause DS, Theise ND, Collector MI et al. Multi-organ, multi-lineage engraftment by a single bone marrow-derived stem cell. *Cell* 2001;105:369-77.
175. Kuang S, Charge, SB, Seale P et al. Distinct roles for Pax7 and Pax3 in adult regenerative myogenesis. *J Cell Biol* 2006;172:103-13.
176. Kuang S, Kuroda K, Le Grand F et al. Asymmetric self-renewal and commitment of satellite stem cells in muscle. *Cell* 2007;129:999-1010.
177. Kubota K, Soeda J, Misawa R et al. Bone marrow-derived cells fuse with hepatic oval cells but are not involved in hepatic tumorigenesis in the choline-deficient ethionine-supplemented diet rat model. *Carcinogenesis* 2008;29:448-54.
178. Kuhlmann WD, Peschke P. Hepatic progenitor cells, stem cells, and AFP expression in models of liver injury. *Int J Exp Pathol* 2006;87:343-59.
179. Kurtzberg J, Laughlin M, Graham M et al. Placental blood as a source of hematopoeitic stem cells for transplantation into unrelated recipients. *New Engl J Med* 1996;335:157-166.
180. Kurzrock EA, Lieu DK, Degraffenried LA et al. Label-retaining cells of the bladder: candidate urothelial stem cells. *Am J Physiol Renal Physiol* 2008;294:1415-21.
181. Kuwahara R, Kofman AV, Landis CS et al. The hepatic stem cell niche: Identification by label-retaining cell assay. *Hepattology* 2008;47:1994-2002.
182. Kuznetsov SA, Mankani MH, Gronthos S et al. Circulating skeletal stem cells. *J Cell Biol* 2001;153:1133-39.
183. Lagasse E, Connors H, Al-Dhalimy M et al. Purified hematopoietic stem cells can differentiate into hepatocytes *in vivo*. *Nat Med* 2000;6:1229-34.
184. Lataillade JJ, Clay D, David C et al. Phenotypic and functional characteristics of CD34$^+$ cells are related to their anatomical environment: is their versatility a prerequisite for their bio-availability? *J Leukoc Biol* 2005;77:634-43.
185. Lavker RM, Sun TT. Epidermal stem cells: properties, markers, and location. *Proc Natl Acad Sci USA* 2000;97:13473-75.
186. Lechner A, Yang YA, Blacken RA et al. No evidence for significant transdifferentiation of bone marrow into pancreatic beta-cells in vivo. *Diabetes* 2004;53:616-23.
187. Lemischka I. The power of stem cells reconsidered? *Proc Natl Acad Sci USA* 1999;96:14293-14195.
188. Lemoli RM, Bertolini F, Cancedda R et al. Stem cell plasticity: time for a reappraisal? *Haematologica* 2005;90:360-81.
189. Lennard AL, Jackson GH. Stem cell transplantation. *BMJ* 2000;321:433-37.
190. Li L, Truong P, Igarashi P et al. Renal and bone marrow cells fuse after renal ischemic injury. *J Am Soc Nephrol* 2007;18:3067-77.
191. Li L, Xie T. Stem cell niche: structure and function. *Annu Rev Cell Dev Biol* 2005;21:605-31.
192. Liang L, Bickenbach JR. Somatic epidermal stem cells can produce multiple cell lineages during development. *Stem Cells* 2002;20:21-31.
193. Liu H, Verfaillie CM. Myeloid-lymphoid initiating cells (ML-IC) are highly enriched in the rhodamine-c-kit$^+$CD33-CD38- fraction of umbilical cord CD34$^+$ cells. *Experimental Hematology* 2002;30:582-89.

194. Locatelli F, Corti S, Donadoni C *et al.* Neuronal differentiation of murine bone marrow Thy-1- and Sca-1-positive cells. *J Hamayother Stem Cell Res* 2003;12:727-34.
195. Loi RR, Beckett T, Goncz KK *et al.* Limited restoration of cystic fibrosis lung epithelium in vivo with adult bone marrow-derived cells. *Am J Respir Crit Care Med* 2006;173:171-79.
196. Lord BI, Testa NG. The hemopoietic system: structure and regulation. In: Testa NG, Gale RP (Eds.). *Hemopoiesis: long-term effects of chemotherapy and radiation.* New York: Marcel Dekker, 1988. p. 1-26.
197. Lorenz E, Uphoff D, Reid TR *et al.* Modification of irradiation injury in mice and guinea pigs by bone marrow injections. *J Natl Cancer Inst* 1951;12:197-201.
198. Lyden D, Hattori K, Dias S *et al.* Impaired recruitment of bone-marrow-derived endothelial and hematopoietic precursor cells blocks tumor angiogenesis and growth. *Nat Med* 2001;7:1194-201.
199. Macchiarini P, Jungebluth P, Go T *et al.* Clinical transplantation of a tissue-engineered airway. *Lancet* 2008 Nov. 19;11:23.
200. Macpherson H, Keir P, Webb S *et al.* Bone marrow-derived sp cells can contribute to the respiratory tract of mice in vivo. *J Cell Sci* 2005;118:2441-50.
201. Main JM, Prehn RT. Successful skin homografts after the administration of high dosage X radiation and homologous bone marrow. *J Natl Cancer Inst* 1955;15:1023-29.
202. Marmont AM. Stem cell transplantation for severe autoimmune disorders, with special reference to rheumatic diseases. *J Rheumatol* 1997;48(Suppl):13-18.
203. Masuya M, Drake CJ, Fleming PA *et al.* Hematopoietic origin of glomerular mesangial cells. *Blood* 2003;101:2215-18.
204. Mathé C, Jammet H, Pendic B *et al.* Transfusions et greffes de moelle osseuse homologue chex des humains irradiés a haute dose accidentellement. *Rev Franc Etud Clin Biol* 1959;4:226-38.
205. Matsunaga T, Kato T, Miyazaki H *et al.* Thrombopoietin promotes the survival of murine hematopoietic long-term reconstituting cells: comparison with the effects of FLT3/FLK-2 ligand and interleukin-6. *Blood* 1998;92:452-61.
206. Mauro A. Satellite cells of muscle skeletal fibers. *J Biophys Biochem Cytol* 1961;9:493-95.
207. Mcguckin CP, Pearce D, Forraz N *et al.* Multiparametric analysis of immature cell populations in umbilical cord blood and bone marrow. *Eur J Haematol* 2003;71:341-50.
208. Mckinney-Freeman SL, Jackson KA, Camargo FD *et al.* Muscle-derived hematopoietic stem cells are hematopoietic in origin. *Proc Natl Acad Sci USA* 2002;99:1341-46.
209. Meier JJ, Bhushan A, Butler PC. The potential for stem cell therapy in diabetes. *Pediatr Res* 2006;59:65R-73R.
210. Mendez-Ferrer S, Frenette PS. Hematopoietic stem cell trafficking: regulated adhesion and attraction to bone marrow microenvironment. *Ann NY Acad Sci* 2007;1116:92-413.
211. Metcalf D. The basic biology of haematopoiesis. In: Metcalf D (Ed.). *The haemopoietic colony stimulating factors.* Amsterdam: Elsevier, 1984. p. 1-26.
212. Meyer GP, Wollert KC, Lotz J *et al.* Intracoronary bone marrow cell transfer after myocardial infarction eighteen months' follow-up data from the randomized, controlled BOOST (Bone marrow transfer to enhance ST-elevation infarct regeneration) trial. *Circulation* 2006;113:1287-94.
213. Mezey È, Chandross KJ, Harta G *et al.* Turning blood into brain: cells bearing neuronal antigens generated in vivo from bone marrow. *Science* 2000;290:1779-82.
214. Miller JS, Mccullar V, Punzel M *et al.* Single adult human CD34(+)/Lin(−)-CD38(−) progenitors give rise to natural killer cells, B-lineage cells, dendritic cells, and myeloid cells. *Blood* 1999;93:96-106.
215. Ming GL, Song H. Adult neurogenesis in the mammalian central nervous system. *Annu Rev Neurosci* 2005;28:223-50.
216. Ministério da Saúde. País aposta na terapia celular. *Saúde, Brasil. Publicação Ministério da Saúde* 2005;106:4-5.
217. Miura M, Gronthos S, Zhao M *et al.* SHED: stem cells from human exfoliated deciduous teeth. *Proc Natl Acad Sci USA* 2003;100:5807-12.

218. Montarras D, Morgan J, Collins C et al. Direct isolation of satellite cells for skeletal muscle regeneration. *Science* 2005;309:2064-67.
219. Moore KA, Lemischka IR. Stem cells and their niches. *Science* 2006;311:1880-85.
220. Morrison SJ. Stem cell potential: can anything make anything? *Curr Biol* 2000;11:R7-R9.
221. Morrison SJ, Weissman IL. The long-term repopulating subset of hematopoietic stem cells is deterministic and isolatable by phenotype. *Immunity* 1994;1:661-73.
222. Morshead CM, Benveniste P, Iscove NN et al. Hematopoietic competence is a rare property of neural stem cells that may depend on genetic and epigenetic alterations. *Nature Medicine* 2002;8:268-73.
223. Moss FP, Leblond CP. Satellite cells as the source of nuclei in muscles of growing rats. *Anat Rec* 1971;170:421-35.
224. Mota AC, Soares MB, Santos RR. Uso de terapia regenerativa com células-tronco da MO em doenças cardiovasculares – Perspectiva do hematologista. *Rev Bras Hematol Hemoter* 2005;27(2):126-32.
225. Muench MO, Cupp J, Polakoff J et al. Expression of CD33, CD38, and HLA-DR on CD34$^+$ human fetal liver progenitors with a high proliferative potential. *Blood* 1994;83:3170-81.
226. Muir AR, Kanji AH, Allbrook D. The structure of the satellite cells in skeletal muscle. *J Anat* 1965;99:435-44.
227. Murry CE, Soonpaa MH, Reinecke H et al. Haematopoietic stem cells do not transdifferentiate into cardiac myocytes in myocardial infarcts. *Nature* 2004;428:664-68.
228. Murtaugh LC, Melton DA. Genes, signals, and lineages in pancreas development. *Annu Rev Cell Dev Biol* 2003;19:71-89.
229. Nagamatsu G, Ohmura M, Mizukami T et al. A CTX family cell adhesion molecule, JAM4, is expressed in stem cell and progenitor cell populations of both male germ cell and hematopoietic cell lineages. *Mol Cell Biol* 2006;26:8498-506.
230. Nakashima M. Bone morphogenetic proteins in dentin regeneration for potential use in endodontic therapy. *Cytokine Growth Factor Rev* 2005;16:369-76.
231. Neudorf SML, Yanig GA, Pietryga DW. Bone marrow transplantation for correction of primary immunodeficiencies. In: Johnson FL, Pochedly C (Eds.). *Bone marrow transplantation in children*. New York: Raven 1990. p. 165.
232. Nilsson SK, Johnston HM, Whitty GA et al. Osteopontin, a key component of the hematopoietic stem cell niche and regulator of primitive hematopoietic progenitor cells. *Blood* 2005;106:1232-39.
233. Ninos JM, Jefferies LC, Cogle CR et al. The thrombopoietin receptor, c-Mpl, is a selective surface marker for human hematopoietic stem cells. *J Transl Med* 2006 Feb. 16;4:9.
234. Nurcombe V, Cool SM. Heparan sulfate control of proliferation and differentiation in the stem cell niche. *Crit Rev Eukaryot Gene Expr* 2007;17:159-71.
235. Ochs HD, Lum LG, Johnson FL et al. Bone marrow transplantation in the Wiskott-Aldrich syndrome. Complete hematological and immunological reconstitution. *Transplantation* 1982;34:284.
236. Okabe M, Ikawa M, Kominami K et al. 'Green mice' as a source of ubiquitous green cells. *FEBS Lett* 1997;407:313-19.
237. Orlandi A, Pagani F, Avitabile D et al. Functional properties of cells obtained from human cord blood CD34$^+$ stem cells and mouse cardiac myocytes in coculture. *Am J Physiol Heart Circ Physiol* 2008;294:1541-49.
238. Orlic D, Kajstura J, Chimenti S et al. Bone marrow cells regenerate infarcted myocardium. *Nature* 2001;410:701-5.
239. Orlic D, Kajstura J, Chimenti S et al. Mobilized bone marrow cells repair the infarcted heart, improving function and survival. *Proc Natl Acad Sci USA* 2001b;98:10344-49.
240. Osawa M, Hanada K, Hamada H et al. Long-term lymphohematopoietic reconstitution by a single CD34-low/negative hematopoietic stem cell. *Science* 1996;273:242-45.
241. Osgood EE, Riddle MC, Mathews TJ. Aplastic anemia treated with daily transfusions and intravenous marrow; case report. *Ann Intern Med* 1939;13:357-67.
242. Parent-Massin D. Relevance of clonogenic assays in hematotoxicology. *Cell Biol Toxicol* 2001;17:87-94.

243. Parker MH, Seale P, Rudnicki MA. Looking back to the embryo: defining transcriptional networks in adult myogenesis. *Nat Rev Genet* 2003;4:497-507.
244. Paton JA, Nottebohm FN. Neurons generated in the adult brain are recruited into functional circuits. *Science* 1984;225:1046-48.
245. Paton JA, O'Loughlin BE, Nottebohm F. Cells born in adult canary forebrain are local interneurons. *Journal of Neuroscience* 1985;5:3088-93.
246. Pecora AL, Stiff P, Jennis A *et al*. Prompt and durable engraftment in two older adult patients with high risk chronic myelogenous leukemia (CML) using ex vivo expanded and unmanipulated unrelated umbilical cord blood. *Bone Marrow Transplant* 2000;25:797-99.
247. Pereira LV. A importância do uso das células-tronco para a saúde pública. *Ciência & Saúde Coletiva* 2008;13(1):7-14.
248. Perin EC, Dohmann HF, Borojevic R *et al*. Transendocardial, autologous bone marrow cell transplantation for severe, chronic ischemic heart failure. *Circulation* 2003;107:2294-302.
249. Peters BA, Diaz LA, Polyak K *et al*. Contribution of bone marrow-derived endothelial cells to human tumor vasculature. *Nat Med* 2005;11:261-62.
250. Petersen BE, Bowen WC, Patrene KD *et al*. Bone marrow as a potential source of hepatic oval cells. *Science* 1999;284:1168-70.
251. Pevny L, Rao MS. The stem-cell menagerie. *Trends Neurosci* 2003;26:351-59.
252. Pinto D, Clevers H. Wnt control of stem cells and differentiation in the intestinal epithelium. *Exp Cell Res* 2005;306:357-63.
253. Pittenger MF, Mackay AM, Beck SC *et al*. Multilineage potential of adult human mesenchymal stem cells. *Science* 1999;284:143-47.
254. Polessakaya A, Seale P, Rudnicki MA. Wnt signaling induces the myogenic specification of resident CD45+ adult stem cells during muscle regeneration. *Cell* 2003;113:841-52.
255. Prillor J, Flügel A, Wehner T *et al*. Targeting gene modified hematopoetic cells to the central nervous system: use of green fluorescent protein uncovers microglial engraftment. *Nature Medicine* 2001;7:1356-61.
256. Punzel M, Liu D, Zhang T *et al*. The symmetry of initial divisions of human hematopoietic progenitors is altered only by the cellular microenvironment. *Exp Hematol* 2003;31:339-47.
257. Qu-Petersen Z, Deas B, Jankowski R *et al*. Identification of a novel population of muscle stem cells in mice: potential for muscle regeneration. *J Cell Biol* 2002;157:851-64.
258. Quesenberry PJ, Colvin GA. In: Beutler E, Lichtman MA, Coller BS et al (Eds.). In: *Williams hematology*. 6th ed. North America: McGraw-Hill Companies, 2001. p. 153-74.
259. Raetz E, Beatty PG, Adams RH. Treatment of severe evans syndrome with an allogeneic cord blood transplant. *Bone Marrow Transplant* 1997;20:427-29.
260. Ramirez-Amaya V, Marrone DF, Gage FH *et al*. Integration of new neurons into functional neural networks. *J Neurosci* 2006;26:12237-41.
261. Ramon Y, Cajal S. Degeneration and regeneration of the nervous system. London: Oxford University Press 1913.
262. Rantanen J, Hurme T, Lukka R *et al*. Satellite cell proliferation and the expression of myogenin and desmin in regenerating skeletal muscle: evidence for two different populations of satellite cells. *Lab Invest* 1995;72:341-47.
263. Rehman J, Li J, Orschell CM *et al*. Peripheral blood "endothelial progenitor cells" are derived from monocyte/macrophages and secrete angiogenic growth factors. *Circulation* 2003;107:1164-69.
264. Reiffers J, Bernard P, David B *et al*. Successful autologous transplantation with peripheral blood hemopoietic cells in a patient with acute leukemia. *Exp Hematol* 1986;14:312-15.
265. Reynolds BA, Weiss S. Generation of neurons and astrocytes from isolated cells of the adult mammalian central nervous system. *Science* 1992;255:1707-10.
266. Rizvi AZ, Swain JR, Davies PS *et al*. Bone marrow-derived cells fuse with normal and transformed intestinal stem cells. *Proc Natl Acad Sci USA* 2006;103:6321-25.
267. Rizvi AZ, Wong MH. Epithelial stem cells and their niche: there's no place like home. *Stem Cells* 2005;23:150-65.

268. Robey PG. Stem cells near the century mark. *J Clin Invest* 2000;105:1489-91.
269. Rocha V, Wagner Jr JE, Sobocinski KA et al. Graft-versus-host disease in children who have received a cord-blood or bone marrow transplant from an HLA-identical sibling. *The New England Journal of Medicine* 2000;342:1846-54.
270. Roufosse CA, Direkze NC, Otto WR et al. Circulating mesenchymal stem cells. *Int J Biochem Cell Biol* 2004;36:585-97.
271. Rountree CB, Barsky L, Ge S et al. A CD133-expressing murine liver oval cell population with bilineage potential. *Stem Cells* 2007;25:2419-29.
272. Rowitch DH. Glial specification in the vertebrate neural tube. *Nat Rev Neurosci* 2004;5:409-19.
273. Roy NS, Wang S, Harrison-Restelli C et al. Identification, isolation, and promoter-defined separation of mitotic oligodendrocyte progenitor cells from the adult human subcortical white matter. *J Neurosci* 1999;19:9986-95.
274. Rubinstein P, Carrier C, Scaradavou A et al. Outcomes among 562 recipients of placental-blood transplants from unrelated donors. *N Engl J Med* 1998;339:1565-77.
275. Rubinstein P, Rosenfield RE, Adamson JW et al. Stored placental blood for unrelated bone marrow reconstitution. *Blood* 1993;81:1679-90.
276. Sanchez-Ramos J, Song S, Cardozo-Pelaez F et al. Adult bone marrow stromal cells differentiate into neural cells in vitro. *Exp Neurol* 2000;164:247-56.
277. Santoni-Rugiu E, Jelnes P, Thorgeirsson SS et al. Progenitor cells in liver regeneration: molecular responses controlling their activation and expansion. *APMIS* 2005;113:876-902.
278. Santos GW. History of bone marrow transplantation. In: Burt RK, Deeg HD, Lothian ST, Santos GW. *Vademecum – Bone marrow transplantion*. Printed in USA: Landes Bioscience, 1998. p. 3-7.
279. Santos RR, Ricardo RS, Soares MBP et al. Transplante de células da medula óssea no tratamento da cardiopatia chagásica crônica. *Revista da Sociedade Brasileira de Medicina Tropical* 2004;37(6):490-95.
280. Sapir T, Shternhall K, Meivar-Levy I et al. Cell-replacement therapy for diabetes: Generating functional insulin-producing tissue from adult human liver cells. *Proc Natl Acad Sci USA* 2005;102:7964-69.
281. Sarig R, Baruchi Z, Fuchs O et al. Regeneration and transdifferentiation potential of muscle-derived stem cells propagated as myospheres. *Stem Cells* 2006;24:1769-78.
282. Sata M, Saiura A, Kunisato A et al. Hematopoietic stem cells differentiate into vascular cells that participate in the pathogenesis of atherosclerosis. *Nat Med* 2002;8:403-9.
283. Sato T, Laver JH, Ogawa M. Reversible expression of CD34 by murine hematopoietic stem cells. *Blood* 1999;94:2548-54.
284. Scadden DT. The stem-cell niche as an entity of action. *Nature* 2006;441:1075-79.
285. Schächinger V, Erbs S, Elsässer A et al. Improved clinical outcome after intracoronary administration of bone-marrow-derived progenitor cells in acute myocardial infarction: final 1-year results of the REPAIR-AMI trial. *Eur Heart J* 2006;27:2775-83.
286. Scheffler B, Walton NM, Lin DD et al. Phenotypic and functional characterization of adult brain neuropoiesis. *Proc Natl Acad Sci USA* 2005;102:9353-58.
287. Schermer A, Galvin S, Sun TT. Differentiation-related expression of a major 64K corneal keratin in vivo and in culture suggests limbal location of corneal epithelial stem cells. *J Cell Biol* 1986;103:49-62.
288. Schmalbruch H, Hellhammer U. The number of satellite cells in normal human muscle. *Anat Rec* 1976;185:279-87.
289. Schmelzer E, Wauthier E, Reid LM. The phenotypes of pluripotent human hepatic progenitors. *Stem Cells* 2006;24:1852-58.
290. Schofield R. The relationship between the spleen colony-forming cell and the haemopoietic stem cell. *Blood Cells* 1978;4:7-25.
291. Schultz E. Fine structure of satellite cells in growing skeletal muscle. *Am J Anat* 1976;147:49-70.

292. Schultz E. Satellite cell proliferative compartments in growing skeletal muscles. *Dev Biol* 19961;75:84-94.
293. Schultz E, Jaryszak DL. Effects of skeletal muscle regeneration on the proliferation potential of satellite cells. *Mech Ageing Dev* 1985;30:63-72.
294. Seale P, Rudnicki MA. A new look at the origin, function, and "stem-cell" status of muscle satellite cells. *Dev Biol* 2000;218:115-24.
295. Seo BM, Miura M, Grontho S et al. Investigation of multipotent postnatal stem cells from human periodontal ligament. *Lancet* 2004;364:149-55.
296. Shi S.; Bartold P.M.; Miura M et al. The efficacy of mesenchymal stem cells to regenerate and repair dental structures. *Orthod Craniofac Res* 2005;8:191-99.
297. Shi X, Garry DJ. Muscle stem cells in development, regeneration, and disease. *Genes & Dev* 2006;20:1692-708.
298. Shinohara T, Avarbock MR, Brinster RL. Beta 1- and alpha 6-integrin are surface markers on mouse spermatogonial stem cells. *Proc Natl Acad Sci USA* 1999;96:5504-9.
299. Shortt AJ, Secker GA, Munro PM et al. Characterization of the limbal epithelial stem cell niche: novel imaging techniques permit in vivo observation and targeted biopsy of limbal epithelial stem cells. *Stem Cells* 2007;25:1402-9.
300. Shortt AJ, Secker GA, Rajan MS et al. Ex vivo expansion and transplantation of limbal epithelial stem cells. *Ophthalmology* 2008 Nov.;115(11):1989-97.
301. Siegl-Cachedenier I, Flores I, Klatt P et al. Telomerase reverses epidermal hair follicle stem cell defects and loss of long-term survival associated with critically short telomeres. *J Cell Biol* 2007;179:277-90.
302. Simons M. Angiogenesis, arteriogenesis, and diabetes: paradigm reassessed? *J Am Coll Cardiol* 2005 Sept. 6;46(5):835-37.
303. Skoglund S. On the possible postnatal formation of new nerve fibres in the dorsal roots from new nerve cells in the ganglia. An autoradiographic study with H3-thymidine in the cat. *Acta Soc Med UPS* 1967;72:25-29.
304. Slack JM. Stem cells in epithelial tissues. *Science* 2000;287:1431-33.
305. Song L, Webb NE, Song Y et al. Identification and functional analysis of candidate genes regulating mesenchymal stem cell self-renewal and multipotency. *Stem Cells* 2006;24(7):1707-18.
306. Soria B, Bedoya FJ, Martin F. Gastrointestinal stem cells I. Pancreatic stem cells. *Am J Physiol Gastrointest Liver Physiol* 2005;289:G177-G180.
307. Spangrude GJ, Heimfeld S, Weissman IL. Purification and characterization of mouse hematopoietic stem cells. *Science* 1988;241:58-62.
308. Spees JL, Olson SD, Ylostalo J et al. Differentiation, cell fusion, and nuclear fusion during ex vivo repair of epithelium by human adult stem cells from bone marrow stroma. *Proc Natl Acad Sci USA* 2003;100:2397-402.
309. Spradling A, Drummond-Barbosa D, Kai T. Stem cells find their niche. *Nature* 2001;414:98-104.
310. Stamm C, Westphal B, Kleine HD et al. Autologous bone-marrow stem-cell transplantation for myocardial regeneration. *Lancet* 2003;361:45-46.
311. Stanger BZ, Datar R, Murtaugh LC et al. Direct regulation of intestinal fate by Notch. *Proc Natl Acad Sci USA* 2005;102:12443-48.
312. Stappenbeckt S, Mills JC, Gordon JI. Molecular features of adult mouse small intestinal epithelial progenitors. *Proc Natl Acad Sci USA* 2003;100:1004-9.
313. Steindler DA, Laywell ED. Astrocytes as stem cells: nomenclature, phenotype, and translation. *Glia* 2003;43:62-69.
314. Stier S, Ko Y, Forkert R et al. Osteopontin is a hematopoietic stem cell niche component that negatively regulates stem cell pool size. *J Exp Med* 2005;201:1781-91.
315. Stokowski A, Shi S, Sun T et al. EphB/ephrin-B interaction mediates adult stem cell attachment, spreading, and migration: implications for dental tissue repair. *Stem Cells* 2007;25:156-64.

316. Storms RW, Green PD, Safford KM *et al*. Distinct hematopoietic progenitor compartments are delineated by the expression of aldehyde dehydrogenase and CD34. *Blood* 2005;106:95-102.
317. Suzuki N, Ohneda O, Minegishi N *et al*. Combinatorial gata2 and sca1 expression defines hematopoietic stem cells in the bone marrow niche. *Proc Natl Acad Sci USA* 2006;103:2202-7.
318. Takaesu G, Kang JS, Bae GU *et al*. Activation of p38alpha/beta MAPK in myogenesis via binding of the scaffold protein JLP to the cell surface protein Cdo. *J Cell Biol* 2006;175:383-88.
319. Taupin P. Neural progenitor and stem cells in the adult central nervous system. *Ann Acad Med Singapore* 2006;35:814-20.
320. Terada N, Hamazaki T, Oka M *et al*. Bone marrow cells adopt the phenotype of other cells by spontaneous cell fusion. *Nature* 2002;416:542-45.
321. Terskikh VV, Vassil'ev AV, Voroteliak EA. Stem cell niches. *Izv Akad Nauk Ser Biol* 2007;3:261-72.
322. Thomas ED. Overview of marrow transplantation, in high-tech medicine.*West J Med* 1985;143:834-37.
323. Thomas ED, Buckner CD, Banaji M *et al*. One hundred patients with acute leukemia treated by chemotherapy, total body irradiation, and allogeneic marrow transplantation. *Blood* 1977;49:511-33.
324. Thomas ED, Buckner CD, Storb R *et al*. Aplastic anemia treated by marrow transplantation. *Lancet* 1972;1:284-89.
325. Thomas ED, Collins JA, Hernan Jr EC *et al*. Marrow transplantations in lethally irradiated dogs given methotrexate. *Blood* 1962;19:217-28.
326. Thomas ED, Lochte JRH, Cannon JH *et al*. Supralethal whole body irradiation and isologous marrow transplantation in man. *J Clin Invest* 1959;38:1709-16.
327. Thomas ED, Lochte Jr HL, Lu WC *et al*. Intravenous infusion of bone marrow in patients receiving radiation and chemotherapy. *New Eng J Med* 1957;257:491-96.
328. Thomas ED, Storb R, Clift RA *et al*. Bone marrow transplantation. *N Engl J Med* 1975;292:832-43.
329. Tomita S, Li RK,Weisel RD *et al*. Autologous transplantation of bone marrow cells improves damaged heart function. *Circulation* 1999;100:II247-II256.
330. Tongers J, Knapp JM, Korf M *et al*. Haeme oxygenase promotes progenitor cell mobilization, neovascularization, and functional recovery after critical hindlimb ischaemia in mice. *Cardiovasc Res* 2008;78:294-300.
331. Ustanina S, Carvajal J, Rigby P *et al*. The myogenic factor myf5 supports efficient skeletal muscle regeneration by enabling transient myoblast amplification. *Stem Cells* 2007;25:2006-16.
332. Vassilopoulos G, Wang PR, Russell DW. Transplanted bone marrow regenerates liver by cell fusion. *Nature* 2003;422:901-4.
333. Vogel G. Cell biology. Stem cells: new excitement, persistent questions. *Science* 2000;290:1672-74.
334. Voltarelli JC, Couri CE, Stracieri AB *et al*. Autologous nonmyeloablative hematopoietic stem cell transplantation in newly diagnosed type 1 diabetes mellitus *JAMA* 2007;297:1568-76.
335. Wagers AJ, Sherwood RI, Christensen JL *et al*. Little evidence for developmental plasticity of adult hematopoietic stem cells. *Science* 2002;297:2256-59.
336. Wagers AJ, Weissman IL. Plasticity of adult stem cells. *Cell* 2004;116:639-48.
337. Wagner JE. A new route to the stem-cell niche. *Lancet Oncol* 2008 Sept.;9(9):812-14.
338. Wagner W, Ansorge A, Wirkner U *et al*. Molecular evidence for stem cell function of the slow-dividing fraction among human hematopoietic progenitor cells by genome-wide analysis. *Blood* 2004;104:675-86.
339. Wagner W, Saffrich R, Wirkner U *et al*. Hematopoietic progenitor cells and cellular microenvironment: behavioral and molecular changes upon interaction. *Stem Cells* 2005;23:1180-91.

340. Wagner W, Roderburg C, Wein F *et al*. Molecular and secretory profiles of human mesenchymal stromal cells and their abilities to maintain primitive hematopoietic progenitors. *Stem Cells* 2007;25:2638-47.
341. Wakitani S, Sato T, Caplan AI. Myogenic cells derived from rat bone marrow mesenchymal stem cells exposed to 5-azacytidine. *Muscle Nerve* 1995;18(12):1417-26.
342. Walker TL, White A, Black DM *et al*. Latent stem and progenitor cells in the hippocampus are activated by neural excitation. *J Neurosci* 2008;28:5240-47.
343. Walkup MH, Gerber DA. Hepatic stem cells: in search of. *Stem Cells* 2006;24:1833-40.
344. Wang J, Clark JB, Rhee GS *et al*. Proliferation and hepatic differentiation of adult-derived progenitor cells. *Cells Tissues Organs* 2003a;173:193-203.
345. Wang JS, Shum-Tim D, Galipeau J *et al*. Marrow stromal cells for cellular cardiomyoplasty feasibility and potential clinical advantages. *J Thorac Cardiovasc Surg* 2000;120:999-1005.
346. Wang X, Foster M, Al-DhalimYM *et al*. The origin and liver repopulating capacity of murine oval cells. *Proc Natl Acad Sci USA* 2003b;100:11881-88.
347. Wang X, Ge S, Mcnamara G *et al*. Albumin-expressing hepatocyte-like cells develop in the livers of immune-deficient mice that received transplants of highly purified human hematopoietic stem cells. *Blood* 2003d;101:4201-8.
348. Wang X, Willenbring H, Akkari Y *et al*. Cell fusion is the principal source of bone-marrow-derived hepatocytes. *Nature* 2003c;422:897-901.
349. Watt FM. Hogan BL. Out of Eden: stem cells and their niches. *Science* 2000;287:1427-30.
350. Webb A, Li A, Kaur P. Location and phenotype of human adult keratinocyte stem cells of the skin. *Differentiation* 2004;72:387-95.
351. Weimann JM, Charlton CA, Brazelton TR *et al*. Contribution of transplanted bone marrow cells to Purkinje neurons in human adult brains. *Proc Natl Acad Sci USA* 2003;100:2088-93.
352. Weiss TS, Lichtenauer M, Kirchner S *et al*. Hepatic progenitor cells from adult human livers for cell transplantation. *Gut* 2008;57:1129-38.
353. Weissman IL. Stem cells: units of development, units of regeneration, and units in evolution. *Cell* 2000a;100:157-68.
354. Weissman IL. Translating stem and progenitor cell biology to the clinic: barriers and opportunities. *Science* 2000;287(5457):1442-46.
355. Willenbring H, Bailey AS, Foster M *et al*. Myelomonocytic cells are sufficient for therapeutic cell fusion in liver. *Nat Med* 2004;10:744-48.
356. Wilson A, Murphy MJ, Oskarsson T *et al*. c-Myc controls the balance between hematopoietic stem cell self-renewal and differentiation. *Genes & Dev* 2004;18:2747-63.
357. Wilson A, Oser GM, Jaworski M *et al*. Dormant and self-renewing hematopoietic stem cells and their niches. *Ann N Y Acad Sci* 2007;1106:64-75.
358. Wilson JW, Leduc EH. Role of cholangioles in restoration of the liver of the mouse after dietary injury. *J Pathol Bacteriol* 1958;76:441-49.
359. Wobus AM. Potential of embryonic stem cells. *Mol Aspects Med* 2001 June;22(3):149-64.
360. Wobus AM, Boheler KR. Embryonic stem cells: prospects for developmental biology and cell therapy. *Physiol Rev* 2005 Apr.;85(2):635-78.
361. Wollert KC, Drexler H. Clinical applications of stem cells for the heart. *Circ Res* 2005;96:151-63.
362. Wollert KC, Meyer GP, Lotz J *et al*. Intracoronary autologous bone marrow cell transfer after myocardial infarction: the BOOST randomised controlled clinical trial. *Lancet* 2004;364:141-48.
363. Woodbury D, Schwarz EJ, Prockop DJ *et al*. Adult rat and human bone marrow stromal cells differentiate into neurons. *J Neurosci Res* 2000;61:364-70.
364. Wurmser AE, Gage FH. Stem cells: cell fusion causes confusion. *Nature* 2002;416:485-87.
365. Yablonka-Reuveni Z, Rivera AJ. Temporal expression of regulatory and structural muscle proteins during myogenesis of satellite cells on isolated adult rat fibers. *Dev Biol* 1994;164:588-603.
366. Yalniz M, Pour PM. Are there any stem cells in the pancreas? *Pancreas* 2005;31:108-18.

367. Yamada M, Kubo H, Kobayashi S *et al.* Bone marrow-derived progenitor cells are important for lung repair after lipopolysaccharide-induced lung injury. *J Immunol* 2004;172:1266-72.
368. Yin A H, Miraglia S, Zanjani E D , et *al.* , AC133, a novel marker for human hematopoietic stem and progenitor cells.. *Blood*, 1997;90:5002-12. v. 90, p. 5002–5012, 1997.
369. Yin T, Li L. The stem cell niches in bone. *J Clin Invest* 2006;116:1195-201.
370. Ying QL, Nichols J, Evans EP *et al.* Changing potency by spontaneous fusion. *Nature* 2002;416:545-48.
371. Yonemura Y, Ku H, Lyman SD *et al.* In vitro expansion of hematopoietic progenitors and maintenance of stem cells: comparison between FLT3/FLK-2 ligand and KIT ligand. *Blood* 1997;89:1915-21.
372. Zammit PS, Partridge TA, Yablonka-Reuveni Z. The skeletal muscle satellite cell: the stem cell that came in from the cold. *J Histochem Cytochem* 2006;54:1177-91.
373. Zanjani ED, Almeida-Porada G, Livingston AG *et al.* Reversible expression of CD34 by adult human bone marrow long-term engrafting hematopoietic stem cells. *Exp Hematol* 2003;31:406-12.

Capítulo 5

Sinalização Celular das Células-Tronco – Mecanismos Moleculares na Regulação da Hematopoiese e os Caminhos que Levam à Leucemogênese

Edgar Julian Paredes-Gamero ❖ *Giselle Zenker Justo*

HIERARQUIA HEMATOPOIÉTICA E MECANISMOS DE CONTROLE

O processo da formação do sangue, a hematopoiese, baseia-se no conceito da existência de uma célula-tronco com capacidade de se proliferar, renovando-se ou diferenciando-se em células especializadas. Esta célula primitiva, de onde se originam todas as células do tecido linfo-hematopoiético, é chamada de célula-tronco hematopoiética. Embora vários modelos sejam propostos para descrever a hematopoiese, o mais amplamente difundido propõe que a mesma obedece a um esquema de diferenciação hierárquico (Fig. 5-1), em que a célula-tronco hematopoiética situa-se no topo desse sistema e seus progenitores encontram-se abaixo dela. Os progenitores originados da célula-tronco hematopoiética podem estar comprometidos [(o termo comprometimento indica que a célula está orientada a formar um tipo de célula específica)] com as duas linhagens medulares: a linhagem mieloide, formada por granulócitos, eritrócitos, megacariócitos/plaquetas e monócitos; e a linhagem linfoide, formada por linfócitos B, linfócitos T e células *natural killer*. Em mamíferos, a hematopoiese tem início no saco vitelino, mudando para a região embrionária da "aorta, gônadas e mesonéfrons" (conhecida como região AGM), progredindo, gradualmente, para o fígado, até que se implanta, definitivamente, na medula óssea.

Ao contrário do que se imagina, a taxa de divisão da célula-tronco hematopoiética é baixa, cada divisão ocorrendo, aproximadamente, a cada 30-60 dias e, em todo momento, 75% delas estão fora do ciclo celular, ou seja, em G_0.

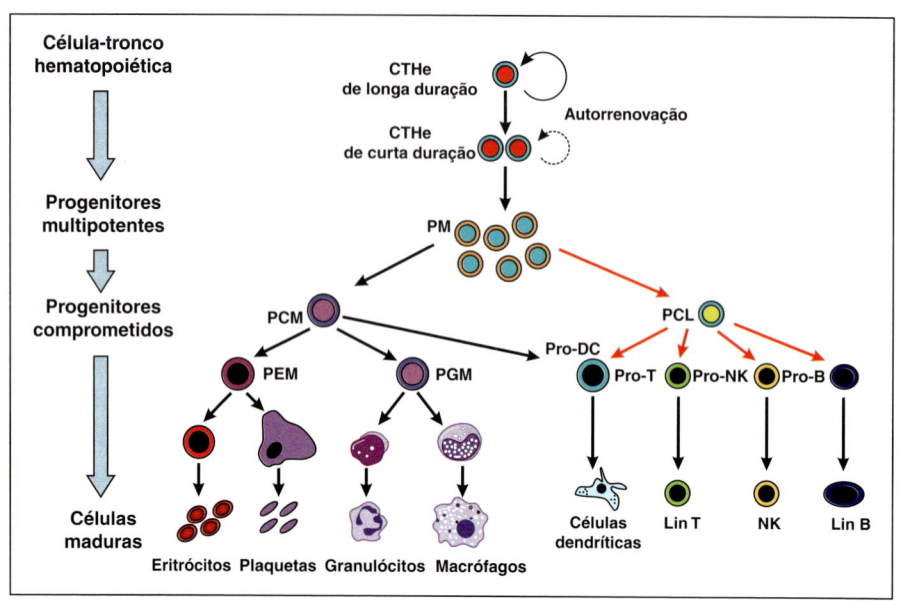

Fig. 5-1. Modelo hierárquico da hematopoiese. A maior parte das células-tronco hematopoiéticas (CTHe), de longa e curta duração, encontra-se no estado de quiescência, fora do ciclo celular (G_0). Elas têm a capacidade de renovar-se e diferenciar-se em progenitores multipotentes (PM) e comprometidos para a linhagem mieloide (PCM) e linfoide (PCL) com grande capacidade proliferativa. Os progenitores diferenciam-se ainda em progenitores comprometidos como o progenitor de eritrócitos e megacariócitos (PEM), o progenitor de granulócitos e macrófagos (PGM) e o progenitor linfoide (PCL). (Adaptado de Passegué *et al.*, 2005.)

Assim, os progenitores não comprometidos e comprometidos são os que possuem uma alta taxa de proliferação, formando as células do tecido linfo-hematopoiético. Acredita-se que a proliferação da célula-tronco hematopoiética seja assimétrica, ou seja, a célula-tronco hematopoiética, ao se dividir, produz uma célula com as mesmas características de potencialidade e outra em um estágio menos primitivo. Sugere-se que o estado de quiescência e a divisão assimétrica possam ser controlados pelo nicho ou microambiente onde ela reside. Assim, as células-tronco que se encontram no nicho permaneceriam, em sua maioria, quiescentes. Porém, uma pequena parte das células-tronco estaria dividindo-se, formando duas células-filhas, uma delas permanecendo indiferenciada, adjacente ao nicho, e a outra sendo formada fora do nicho e diferenciando-se.

Assim, o microambiente onde as células-tronco hematopoiéticas residem é de suma importância para a manutenção do estado quiescente, formando um estoque necessário de células-tronco e fornecendo algumas células comprometidas. Esse microambiente não só é controlado pelas células ao redor, mas também por substâncias sinalizadoras, como as citocinas, muitas das quais produzidas pelo estroma. Assim, os componentes da matriz extracelular e os sinalizadores compõem os fatores extrínsecos de controle das células hematopoiéticas.

Mecanismos externos de regulação da hematopoiese: microambiente celular, citocinas e outros estimuladores

Um dos componentes do microambiente medular, principal nicho das células-tronco hematopoiéticas, é o estroma hematopoiético. Este último é um termo utilizado para o conjunto de células que dão sustentação à célula-tronco hematopoiética. O estroma hematopoiético medular é composto por células mesenquimais de origem mesodérmica, com alta capacidade de diferenciação, que participam na quiescência, proliferação, autorrenovação, morte, diferenciação, comprometimento e maturação das células hematopoiéticas. O estroma hematopoiético é formado por células endoteliais, miócitos, condrócitos, fibroblastos, adipócitos e osteoblastos. Além dessas células, o sistema nervoso também participa da hematopoiese regulando o microambiente medular pela liberação direta ou indireta de moléculas sinalizadoras.

A localização da célula-tronco hematopoiética e da sua progênie é importante para determinar como o microambiente influencia no controle da hematopoiese. Sabe-se que as células-tronco hematopoiéticas localizam-se no endósteo (local de recobrimento do osso pelos osteoblastos). Desta forma, os osteoblastos estariam relacionados com a manutenção do estado de quiescência e indiferenciados das células-tronco hematopoiéticas. Em animais que não expressam a proteína morfogenética óssea do tipo 1 (*bone morphogenetic protein* – BMP-1) há um aumento de osteoblastos, com a consequente formação de trabéculas (parte óssea que invade o lúmen da medula óssea) no meio dos fêmures de camundongos. Paralelamente, o número de células-tronco hematopoiéticas também aumenta. Portanto, o número de células-tronco hematopoiéticas parece estar diretamente relacionado com uma superfície capaz de sustentá-las nas trabéculas ósseas e, assim, as células-tronco estariam aderidas aos osteoblastos no endósteo, tendo as células estromais no lado oposto.

Sabe-se que as células-tronco hematopoiéticas migram, na fase madura da hematopoiese, dos tecidos extramedulares para a medula óssea. Isso evidencia a capacidade que as células-tronco hematopoiéticas possuem de reconhecer um microambiente adequado. Esse reconhecimento pode ocorrer pela expressão de receptores sensíveis ao cálcio extracelular, que reconhecem a alta concentração de cálcio extracelular (aproximadamente 40 mM) que há na região dos ossos, permitindo, assim, a migração das células-tronco hematopoiéticas do fígado para a medula óssea. Quimiocinas também fazem parte do processo de colonização. Animais deficientes na quimiocina *stromal cell-derived factor-1* (SDF-1, também conhecido como quimiocina ligante 12: CXCL12) apresentam problemas na colonização da medula óssea.

A complementaridade na expressão de moléculas sinalizadoras e seus respectivos receptores tem sido mostrada entre os osteoblastos e as células-tronco hematopoiéticas. Por exemplo, enquanto os osteoblastos expressam os ligantes Jagged-1 e o fator estimulador de células-tronco (SCF) na membrana extracelular, as células-tronco hematopoiéticas expressam os receptores correspondentes para esses ligantes, os receptores Notch e c-Kit, respectivamente. Da mesma forma, os osteoblastos secretam sinalizadores como angiopoietina-1 ou SDF-1 (CXCL12), que se ligam ao receptor Tie2 e ao receptor de quimiocinas 4 (CXCR4), respectivamente, expressos nas células-tronco hematopoiéticas. Algumas dessas proteínas podem ser expressas na membrana extracelular ou podem ser secretadas como fatores solúveis por *splicing* alternativo, como é o caso do SCF que se liga ao receptor c-Kit.

Outras células que estão relacionadas com o controle das células-tronco hematopoiéticas são as células dos vasos sanguíneos. Ao contrário dos osteoblastos que controlam a quiescência e a indiferenciação, este segundo nicho pode controlar a proliferação, a diferenciação e a migração, lembrando que a entrada nos vasos sanguíneos constitui a última barreira para a maturação das células hematopoiéticas.

A matriz extracelular produzida pelas células estromais e hematopoiéticas é constituída por diversas moléculas que dão suporte à medula óssea. Essas moléculas, além de formarem o arcabouço medular, também interagem com as células, ativando vias de sinalização, diretamente, ou controlando a disponibilidade de citocinas. Entre os constituintes da matriz extracelular presentes no ambiente hematopoiético, podemos citar os glicosaminoglicanos como o sulfato de heparana, condroitim sulfato e ácido hialurônico. Outras moléculas observadas no ambiente medular são a hemonectina, trombospondina, colágenos e laminina. Fragmentos de fibronectina que se ligam à integrina $\alpha_4\beta_1$ modulam crescimento, adesão e migração de células CD34$^+$, purificadas de sangue de cordão umbilical. O ácido hialurônico favorece a proliferação de células hematopoiéticas pela liberação de interleucina (IL)-6 e IL-1β de macrófagos. Linhagens estromais que sustentam a hematopoiese possuem sulfatações no proteoglicano de sulfato de heparana diferentes daqueles que não sustentam a hematopoiese *in vitro*, favorecendo o aumento do número de células CD34$^+$ humanas aderidas e a interação com citocinas como a IL-3. Também foram observadas as interações da IL-3 e do fator estimulador de colônias de granulócito-macrófago (GM-CSF) com o sulfato de heparana em animais.

Dentre as principais moléculas sinalizadoras que regulam a hematopoiese, encontram-se as citocinas, que podem ser secretadas pelo estroma medular, por glândulas e pelas próprias células hematopoiéticas (Majka *et al.*, 2001; Verfaille, 1994; Zandstra, 2000). As citocinas são um conjunto de moléculas estruturalmente diferentes, que promovem efeitos diversos, dependendo do receptor ativado e do tipo de célula estimulada. Essas moléculas são divididas em: interleucinas (IL), fatores estimuladores de colônias (CSF), fatores de crescimento, interferons e quimiocinas.

As citocinas ligam-se a seus receptores com alta afinidade, com uma constante de dissociação (Kd) na faixa de 10^{-10} a 10^{-12} M. Existem cinco famílias de receptores de citocinas: receptores de citocina do tipo I; receptores de citocinas do tipo II; receptores de fator de necrose tumoral (TNFR); receptores da superfamília das imunoglobulinas e receptores acoplados à proteína G (quimiocinas). As citocinas que participam da hematopoiese como a IL-2, IL-3, IL-4, IL-5, IL-6, IL-7, IL-9, IL-11, IL-12, eritropoietina (EPO), CSF de granulócitos (G-CSF) e GM-CSF, entre outros, pertencem à família dos receptores de citocina do tipo I. O CSF de macrófagos (M-CSF) e o SCF, entre outros, pertencem à superfamília das imunoglobulinas. Os receptores de citocinas do tipo I e II estão intimamente associados a uma família de proteínas tirosino-quinases citosólicas denominadas Janus-quinases (JAKs) e fatores de transcrição denominados *signal transducers and activators of transcription* (STATs). As JAKs estão ligadas a domínios intracelulares dos receptores de citocinas I e II participando da ativação destes receptores. Os receptores de citocinas tipo I e II se diferenciam de outros receptores tirosino-quinases por não possuírem atividade quinase intrínseca, necessitando das JAKs para fosforilação dos resíduos de tirosina.

Outros sinalizadores como as quimiocinas, a prostaglandina E2 (PGE_2) e o ATP podem atuar por ativação de receptores acoplados à proteína G. Compostos que aumentam a síntese de PGE_2 aumentam o número de células-tronco, enquanto compostos que diminuem a síntese de PGE_2 diminuem o número de células-tronco (North *et al.*, 2007). O ATP e análogos modulam a hematopoiese pela ligação aos receptores P2 que podem ser receptores acoplados à família G (P2Y) ou canais iônicos (P2X). Devido à variedade de receptores desta família (atualmente 15 tipos de receptores) os efeitos do ATP variam de acordo com o grau de diferenciação, da concentração e do tempo de estímulo. Por exemplo, o ATP atua sinergicamente com as citocinas, promovendo o aumento do número de células CD34$^+$ humanas em culturas de metilcelulose. Os efeitos descritos com relação à diferenciação pelo estímulo com ATP e análogos são mais comuns; grandes aumentos de Ca^{2+} intracelular, promovidos por ativação de receptores P2, produzem diferenciação das células hematopoiéticas primitivas em macrófagos, enquanto citocinas, como IL-3 e GM-CSF, promovem pequenos aumentos de Ca^{2+} intracelular relacionados com a proliferação de células hematopoiéticas primitivas. Também foi mostrado que a diferenciação de megacariócitos é dependente da ativação de receptores P2. Células da linhagem mieloide HL60 apresentam variações na expressão do receptor $P2Y_2$ quando se diferenciam em monócitos, enquanto na diferenciação em granulócitos não há alteração na expressão deste receptor. Algumas funções fisiológicas têm sido descritas para esses receptores em células hematopoiéticas. Por exemplo, a ativação do receptor $P2Y_1$ e do receptor $P2Y_{12}$ pelo ADP é necessária para a agregação plaquetária, contudo ainda não se conhece a função dos receptores P2 no sistema hematopoiético.

A ligação de moléculas de matriz e a presença de sinalizadores desencadeiam efeitos bioquímicos intracelulares que promovem os efeitos fisiológicos observados. Essa sinalização intracelular leva à ativação ou à repressão gênica controlando a proliferação, diferenciação e quiescência.

Sinais intracelulares na regulação da hematopoiese – vias de transdução de sinais e fatores de transcrição

As citocinas, principais sinalizadores hematopoiéticos, atuam pelas vias JAK/STAT, Ras/Raf/MAPK (proteínas quinases ativadas por mitógenos) e PI3K/Akt (fosfatidilinositol-3 quinase/proteinoquinase B). A ligação das citocinas aos receptores promove sua dimerização ou oligomerização e, consequentemente, sua ativação. Na ausência do ligante, esses receptores encontram-se na forma monomérica ou dimérica inativa. Nos receptores de citocinas do tipo I e II, a formação do complexo citocina-receptor leva à ativação da JAK pela fosforilação cruzada em resíduos específicos de tirosina. A JAK ativa fosforila vários outros resíduos de tirosina no domínio citosólico do receptor. Certos resíduos de fosfotirosina servem como sítios de ligação para os domínios com homologia Src (SH2) e domínios de ligação com fosfotirosina (PTB) presentes em inúmeras proteínas transdutoras de sinal intracelulares, como as STATs monoméricas. As STATs fosforiladas se dimerizam e migram para o núcleo, ligando-se a sequências de DNA nas regiões promotoras de genes, ativando a transcrição gênica. Sinalizadores que se ligam aos receptores tirosino-quinases com atividade quinásica intrínseca, como o SCF, ativam diretamente vias de sinalização mediadas pela PI3K e MAPK, principalmente. Além da JAK/STAT, Ras/MAPK e PI3K/Akt, outras vias de sinalização intracelulares importantes para o controle da hematopoiese têm sido descritas, como as vias Notch, Wingless-type (Wnt) e Hedgehog.

O receptor Notch é uma proteína transmembrana que atravessa uma única vez a membrana plasmática e interage com proteínas da família Delta e Serrate. A interação do receptor Notch com seu ligante produz liberação de fragmentos intracelulares que migram até o núcleo e se associam a fatores repressores como o CBF-1/CSL (*suppressor of hairless Lag* 1) ou RBP-J (*recombination-signal-binding protein J* – homólogo do CBF-1 em camundongos). A ativação da via Notch mostrou-se necessária para manter a célula-tronco hematopoiética murina indiferenciada. A via de sinalização da Notch é mais ativa na célula-tronco hematopoiética e menos ativa nas células diferenciadas. A inibição da via Notch acelera a diferenciação da célula-tronco hematopoiética e a perda da capacidade de reconstituição da medula óssea em animais letalmente irradiados.

Wnts (Wingless-type) são glicolipoproteínas que se ligam aos receptores LRP5/6 (proteínas relacionadas com receptor da lipoproteína de baixa densidade) e à proteína Frizzled (Fzd). Wnts ativam pelo menos 3 cascatas de sinalização: Wnt/β-catenina, Wnt/cálcio ou Wnt/polaridade planar. A via de sinalização da Wnt/β-catenina participa do controle da hematopoiese. A interação da Wnt com o complexo receptor (LRP5/6-Fzd) causa fosforilação do receptor, que permite o ancoramento das proteínas axina, APC *(adenomatous polyposis coli)*, Dsh *(disheveled)* e β-catenina. A proteína ligadora da glicogênio sintase quinase (GSK3) também é recrutada pelo complexo formado, impedindo a fosforilação da β-catenina. O aumento da estabilidade da β-catenina resulta em ativação da transcrição pelo complexo formado com TCF/LEF *(T cell factor/lymphocyte-enhancer binding factor)*. A β-catenina, quando fosforilada, é alvo da ubiquitinação e, consequentemente, da degradação pelo proteassoma. Portanto, a manutenção da β-catenina no estado desfosforilado permite sua translocação ao núcleo e ativação da transcrição dos genes que garantem a proliferação celular, como c-Myc e a ciclina D1. A superexpressão da β-catenina aumenta o número das células-tronco hematopoiéticas e a ativação da via de Wnt produz o aumento de expressão dos genes HoxB4 (homeobox box 4) e Notch1, relacionadas com a autorrenovação dessas células. As vias Wnt e Notch parecem estar relacionadas, uma vez que elas são ativadas, simultaneamente, na maior parte de células c-Kit⁺ nas trabéculas ósseas de fêmures de camundongos. Contudo, a via Notch parece predominar no processo de autorrenovação, uma vez que a ativação dessa via é necessária para manter as células-tronco hematopoiéticas indiferenciadas.

Todas essas cascatas de sinalização que controlam a hematopoiese levam a ativação e repressão de determinados genes, que resultam na especificação de uma determinada linhagem. Assim, fatores de transcrição podem participar no controle da diferenciação pelos níveis de expressão. Alguns genes, como PU.1, são mais expressos nas células multipotentes linfoides e medianamente expressos nas células-tronco hematopoiéticas e nas células comprometidas com a linhagem mieloide. O gene GATA-2 é altamente expresso nas células-tronco hematopoiéticas e nos progenitores da linhagem eritroide/megacariocítica, que também expressa o receptor de eritropoietina e o gene GATA-1. Os genes GATA-3 e Aiolos são altamente expressos nas células da linhagem linfoide e ausentes na linhagem mieloide.

Finalmente, as interações célula-célula também constituem um mecanismo de controle na hematopoiese. As junções comunicantes, formadas por proteínas denominadas conexinas, permitem o intercâmbio de substâncias entre as células, como íons, metabólitos e outras moléculas mensageiras, pela formação de canais intercelulares. A Cx43 é a proteína que predomina nas células da medula óssea, timo, baço e outros tecidos hematopoiéticos. A presença de junções comunicantes foi descrita inicialmente entre as células estromais em cultura e, posteriormente, entre as células do estroma e as células hematopoiéticas. A expressão da Cx43 é modulada em diversas situações. Em camundongos neonatos a proteína Cx43 é altamente expressa, diminuindo após o nascimento. Porém, sua expressão pode aumentar em 100 vezes quando ocorre regeneração do tecido, após tratamento com o quimioterápico 5-fluorouracil, que mata as células com alta taxa de divisão poupando as células-tronco hematopoiéticas. Esse fato sugere o envolvimento da Cx43 em processos de divisão celular. Em células estromais foi observada a expressão de outras conexinas, como Cx26, Cx30.3, Cx31, Cx31.1, Cx37, Cx40, Cx45 e Cx50.

VIAS DE SINALIZAÇÃO NA LEUCEMIA MIELOIDE AGUDA

Embora, por vários anos, os tumores sólidos e hematológicos tenham sido tradicionalmente considerados de modo separado, em termos de biologia, comportamento e patogênese, evidências provenientes da hematologia clínica e experimental sugerem que muitos conceitos originalmente descritos para os tumores epiteliais são também aplicáveis às malignidades hematológicas e vice-versa. Para isso contribuem o fato de que múltiplos eventos genéticos são requeridos para a transformação celular, o conceito de que a tumorigênese é iniciada pela ruptura de vias específicas de regulação da homeostase tecidual e a noção de que os tumores derivam, em última instância, de uma célula-tronco.

Nos últimos anos, um grande avanço foi conquistado na compreensão das células-tronco e do seu papel na ontogênese e homeostase tecidual. Dada a clara prevalência das células-tronco na fisiologia normal, a gênese de muitos tipos de cânceres também pode encontrar sua origem em uma população de células-tronco. Enquanto evidência para esta hipótese permanece indeterminada para a maioria dos cânceres, estudos no sistema hematológico e o uso de linhagens de camundongos imunodeprimidos NOD/SCID (*nonobese diabetic/severe combined immunodeficient mice*) e NOD/SCID β_2-microglobulina$^{-/-}$ no desenvolvimento de modelos xenográficos de leucemia permitiram o estabelecimento do conceito das células-tronco leucêmicas. Maior compreensão da biologia e características das células-tronco malignas nos tecidos formadores do sangue certamente irá alcançar dois importantes objetivos. Primeiramente, o estabelecimento das bases do conhecimento no sistema hematopoiético fornecerá novos paradigmas para estudos de células-tronco malignas em outros tipos de tumores. De fato, células-tronco tumorais foram descritas em tumores sólidos como de mama, próstata, cólon, pâncreas e sistema nervoso central. Segundo, a identificação de propriedades únicas das células-tronco leucêmicas possibilitará o desenho de estratégias terapêuticas mais eficientes com importantes implicações clínicas. Inicialmente, a maioria das malignidades, incluindo as leucemias, responde ao tratamento. Porém, em muitos casos ocorrem recaídas, que frequentemente são acompanhadas de resistência às terapias existentes, sendo fatais. A identificação das células-tronco nas leucemias e as evidências que mostram o importante papel dessas células na iniciação e perpetuação da doença indicam uma contribuição importante deste compartimento à ineficácia dos tratamentos atuais. Portanto, as células-tronco leucêmicas representam um alvo fundamental de novas estratégias terapêuticas.

Biologia celular da leucemia mieloide aguda

■ Células-tronco leucêmicas e a origem da LMA

O fato de a hematopoiese nos mamíferos ser bastante ativa durante o desenvolvimento fetal e os primeiros anos de vida contribui para que a leucemia seja a principal malignidade pediátrica. As leucemias agudas representam pequena fração (< 3%) dos cânceres humanos, porém apresentam a maior taxa de mortalidade dentre os tumores pediátricos. Em particular, a leucemia mieloide aguda (LMA) é caracterizada pelo acúmulo de células imaturas, denominadas blastos, em razão de alterações nos processos de proliferação e diferenciação dos progenitores mieloides. Ela corresponde a 25% dos casos de leucemias em adultos e é a segunda forma mais frequente de leucemia. A incidência da LMA é de 3,4 casos para cada 100 mil na população geral e aumenta com a idade, sendo mais de 20 casos por 100 mil na população de 80 anos, quando apresenta pior prognóstico, ou seja, a partir da sexta década de vida.

Uma característica fundamental dos tumores primários é o alto grau de heterogeneidade. Vários clones de células em diferentes estágios de diferenciação frequentemente são encontrados em populações tumorais, indicando que os mecanismos que dirigem os processos de diferenciação e/ou alterações nas células iniciadoras tumorais devem existir. Instabilidade genômica é uma característica de muitos tumores, podendo ser responsável pela diversidade na população maligna. Uma segunda fonte de alterações deriva de processos intrínsecos de desenvolvimento, como aqueles normalmente encontrados na hierarquia hematopoiética (Fig. 5-2). Esse fenômeno certamente está presente no contexto das malignidades hematológicas, como na leucemia mieloide, onde células-tronco têm sido estudadas em detalhes.

Evidências que suportam a origem da leucemia nas células-tronco datam da década de 1960, em experimentos que mostram a existência de uma subsérie de células primitivas com propriedades cíclicas diferentes da maioria das células do tumor. O emprego de métodos modernos de análise de células-tronco demonstrou que o potencial de crescimento leucêmico reside em uma rara e fenotipicamente distinta subsérie da população maligna: $CD34^+$ $CD38^-$. Assim, empregando-se as mesmas ferramentas usadas para caracterizar a biologia do desenvolvimento de células-tronco na hematopoiese normal, um perfil relativamente claro do envolvimento dessas células na leucemia mieloide também vem sendo delineado. Nesse sentido, dois modelos são propostos para a aquisição de alterações genéticas na LMA. O primeiro consiste em alterações genéticas que ocorrem nas células-tronco hematopoiéticas normais, que já possuem a capacidade intrínseca de autorrenovação, expressam a enzima telomerase e são quiescentes, sendo, portanto, resistentes aos quimioterápicos convencionais. Além disso, em razão de sua prolongada vida média, as células-tronco hematopoiéticas sofrem maior número de divisões celulares comparadas a outros tipos celulares e, como consequência, apresentam um maior risco de mutações (Fig. 5-2). A LMA é um processo de múltiplas etapas associado à aquisição de várias mutações; portanto, a célula de origem deve ter uma vida longa para acumular o número mínimo de mutações necessárias para gerar a LMA. Assim, as células-tronco de longa duração (*long-term*) são as principais candidatas à origem das células-tronco leucêmicas. O segundo modelo propõe que alterações genéticas também ocorram em progenitores multipotentes ou comprometidos, que, desta forma, recuperam, provavelmente em decorrência de um programa transcricional alterado, a capacidade de autorrenovação. Este conceito foi recentemente estabelecido em mode-

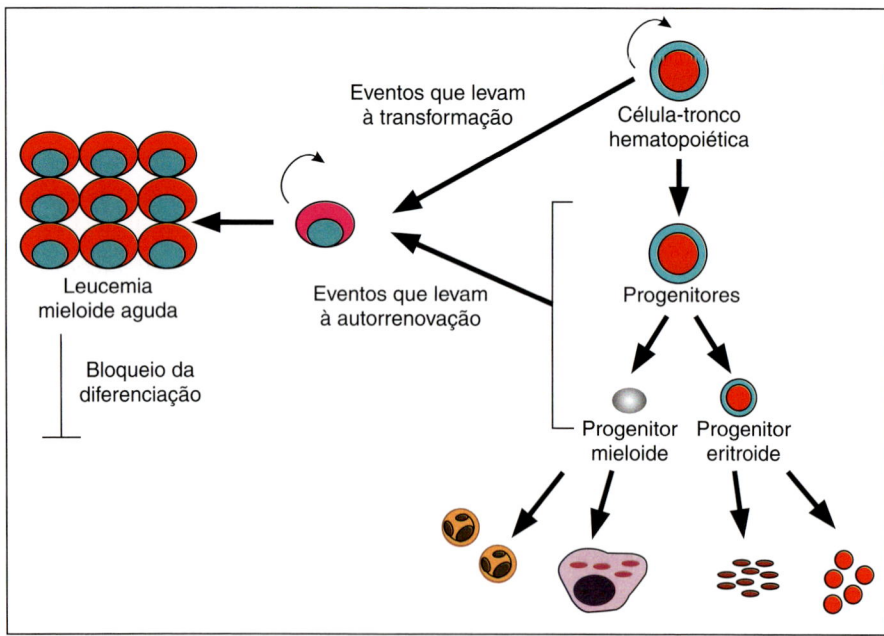

Fig. 5-2. Origens das células-tronco leucêmicas na leucemia mieloide aguda. A diferenciação das células-tronco hematopoiéticas (CTH) normais nas linhagens mieloides prossegue através de progenitores mieloides comuns (PCM) e progenitores comprometidos com as linhagens mieloide (PGM) e eritroide (PCM), gerando, finalmente, as células sanguíneas maduras. Evidências sugerem que as células-tronco de leucemia mieloide aguda têm origem tanto da transformação das CTHs normais como dos progenitores mieloides, quando os eventos transformantes alteram o potencial de autorrenovação dessas células.
(Adaptado de Chan & Huntly, 2008.)

los murinos de leucemia. Nestes experimentos, populações de células progenitoras sem capacidade de autorrenovação foram purificadas e transduzidas com oncogenes associados à leucemia MOZ-TIF2, MLL-ENL ou MLL-AF9, que envolvem proteínas de remodelamento da cromatina. Progenitores transduzidos com esses oncogenes readquiriram a capacidade de autorrenovação em ensaios *in vitro*, como formação de colônias em metilcelulose e crescimento em culturas líquidas na ausência de estroma, além da capacidade de gerar LMA, quando transplantados em camundongos. Evidências que corroboram a hipótese de geração de células-tronco leucêmicas a partir de células progenitoras na LMA foram obtidas na leucemia mieloide crônica (LMC) em crise blástica. Esses autores demonstraram que pacientes com LMC em crise blástica apresentam aumento no compartimento de progenitores de granulócitos e macrófagos, que possuem potencial de autorrenovação. Além disso, esse estudo demonstrou atividade da via de sinalização Wnt/β-catenina nessas células, que normalmente está presente apenas em células-tronco hematopoiéticas normais.

Embora as células-tronco leucêmicas e as células-tronco hematopoiéticas normais expressem CD34 e sejam CD38$^-$, há diferenças consideráveis em seus fenótipos. Experimentos conduzidos por vários grupos de pesquisa demonstraram que as células-tronco hematopoiéticas normais são negativas para antígenos específicos de linhagens (lin$^-$), CD34$^+$/CD38$^-$/ CD13$^-$/CD33$^+$/ CD90$^+$/CD123 L^{ow}/CD117$^+$/CD71$^+$/antígeno humano leucocitário (HLA)-DR$^-$, enquanto a maioria das células-tronco leucêmicas são lin$^-$, CD34$^+$/CD38$^-$/CD13$^+$/CD33$^+$/CD90$^-$/CD123$^+$/CD117$^-$/CD71$^+$/HLA-DR$^-$. Em adição, estudos recentes destacaram três novos antígenos que podem ser úteis na identificação das células-tronco leucêmicas na LMA: a molécula de adesão CD44, que seria altamente expressa nas células-tronco CD34$^+$CD38$^-$ de LMA com relação às equivalentes normais; o membro da superfamília de imunoglobulinas CD96, identificado por Weissman *et al.* em mais de 60% das células CD34$^+$CD38$^-$ de LMA e ausente ou pouco expresso na população normal; e a molécula lectina-símile tipo C-1 (CLL-1), um receptor de sinalização presente em monócitos e granulócitos, que foi recentemente encontrado altamente expresso em células-tronco CD34$^+$CD38$^-$ de LMA, porém completamente ausente em células-tronco hematopoiéticas normais. Esses antígenos, juntamente com outros presentes ou superexpressos nas células-tronco de LMA, como CD13 e CD123, poderiam ser considerados como potenciais alvos terapêuticos.

▪ O nicho das células-tronco leucêmicas

Todas as células-tronco existem em um nicho, um ambiente físico de suporte e nutrimental que não só ampara a autorrenovação das células-tronco, mas também dirige e integra as decisões relativas ao destino celular à jusante. Os nichos fornecem sinais às células-tronco via interações célula-célula e ligantes solúveis (Fig. 5-3), como a interação Jagged-Notch, o eixo Tie2-angiopoietina 1 e o eixo

CXCR4-SDF1 (CXCL12). O nicho também exerce papel protetor às células-tronco normais e leucêmicas. Apesar do crescimento desordenado e da falha nos mecanismos que regulam a homeostase, as células leucêmicas também apresentam requerimentos do nicho, que podem contribuir para a resistência. Por exemplo, CXCR4 é altamente expresso em blastos de LMA, consistindo em um

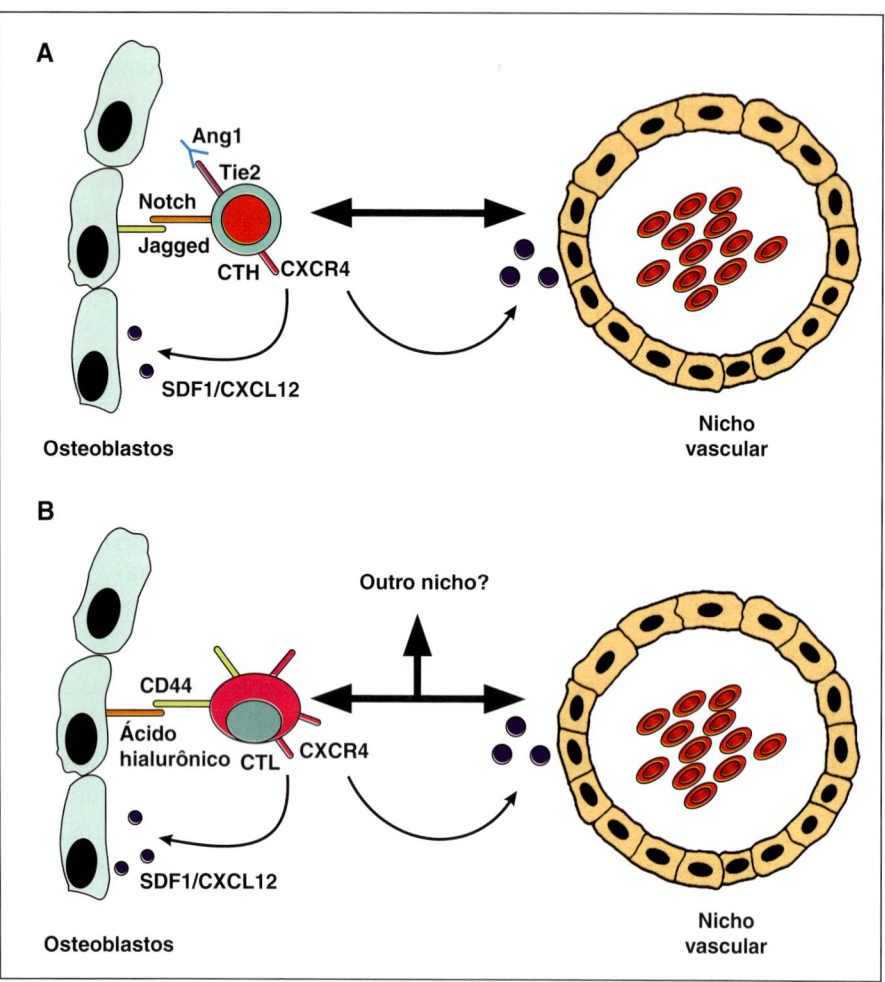

Fig. 5-3. Nichos das células-tronco hematopoiéticas normais e leucêmicas. (**A**) O esquema simplificado do nicho das células-tronco (CTH) normais mostra as interações das CTHs com os nichos vascular e osteoblástico sob influência de fatores solúveis, como o SDF1/CXCL12 que interage com seu receptor CXCR4. Em ambos os nichos, as CTHs recebem e integram sinais mediados por fatores solúveis, como angiopoietina 1 (ANG1) e seu receptor Tie2, e interações que ocorrem na superfície celular como, por exemplo, Jagged-Notch. (**B**) Como discutido no texto, as células-tronco leucêmicas superexpressam CXCR4 e CD44. O ácido hialurônico interage com CD44, e o bloqueio dessa interação aumenta a diferenciação e diminui a autorrenovação das células-tronco leucêmicas. O nicho fornece proteção física tanto para as células-tronco normais como leucêmicas. Há, ainda, a possibilidade de existirem outros nichos de células-tronco leucêmicas. (Adaptado de Chan & Huntly, 2008.)

fator independente de prognóstico ruim. O antígeno de superfície CD44 também medeia interações entre as células-tronco leucêmicas e o nicho. CD44 é uma glicoproteína que atua como uma molécula de adesão celular através de interações com ligantes de matriz, como o ácido hialurônico. O bloqueio dessa interação com anticorpo monoclonal induz a diferenciação, com perda concomitante da atividade das células-tronco leucêmicas. O requerimento de CD44 também foi demonstrado em modelo murino de LMC, sendo as células-tronco leucêmicas BCR-ABL$^+$ altamente dependentes de CD44 para enxertia e desenvolvimento de doença mieloproliferativa representativa de LMC em animais.

BASES MOLECULARES DA LEUCEMIA MIELOIDE AGUDA

A análise genética da LMA tem permitido a identificação de alterações em genes que também possuem um importante papel na hematopoiese normal. Basicamente, três abordagens têm contribuído para a elucidação dos processos que causam a LMA: identificação citogenética e clonagem molecular de rearranjos cromossômicos, identificação de sítios de integração retroviral em modelos murinos de LMA e seleção de mutações em genes com papel regulador importante na hematopoiese. Além de mutações em oncogenes (como receptores tirosino-quinases FLT3 e KIT) e genes supressores de tumor clássicos (como RB e p53), evidências experimentais sugerem que a expressão desregulada de fatores de transcrição específicos, tais como GATA-1, Pu.1, AML1, RARα e fatores da família *core binding factor* (CBF), em decorrência de translocações e mutações, bem como o desequilíbrio funcional resultante também sejam fundamentais na leucemogênese. A importância da análise citogenética do diagnóstico na diferenciação dos grupos de risco tem sido ressaltada por inúmeros autores. Conforme o cariótipo, os pacientes podem ser divididos em grupos definidos como prognóstico favorável (PF), intermediário (PI) e desfavorável (PD), que apresentam diferenças efetivas nas taxas de remissão e sobrevida a longo prazo. Além disso, recentemente, Mrózek e Bloomfield destacaram a influência de mutações e/ou alterações na expressão de genes específicos, como mutações em *NMP1 (nucleophosmin),* duplicações como *MLL*/PTD *(myeloid/lymphoid or mixed-lineage leukemia gene/partial tandem duplication)* e *FLT3*/ITD *(fms-related tyrosine kinase 3 gene/internal tandem duplications),* superexpressão de *BAALC (brain and acute leukemia gene, cytoplasmic)* e *ERG (v-ets erythroblastosis virus E26 oncogene-like [avian])* sobre o curso desfavorável de categorias prognósticas clássicas de grupos de risco na LMA.

Transdução de sinal na leucemia mieloide aguda

Alterações nas vias de transdução de sinal são frequentes na LMA e ocorrem por uma variedade de mecanismos que culminam na ativação de alvos responsáveis por sinalizarem, inapropriadamente, a proliferação e a diferenciação celular. Em particular, mutações nos receptores tirosino-quinases KIT e FLT3 têm sido descritas na LMA, dentre as quais mutações no receptor FLT3 são as mais frequentes e estão associadas a um prognóstico desfavorável. Esse receptor é expresso, preferencialmente, em células-tronco hematopoiéticas e medeia a proliferação e expansão dessas células, bem como a diferenciação e a geração de células dendríticas e *natural killer*. A ativação de FLT3 causa proliferação de células de LMA, além de estimular a proliferação e inibir apoptose das células leucêmicas. Em particular, receptores mutantes FLT3 dimerizam-se independentemente da presença dos ligantes, levando à autofosforilação do receptor pela ativação constitutiva dos resíduos tirosino-quinases e ao crescimento autônomo, citocina-independente, das células mutantes. A ativação da sinalização pode prosseguir através de diferentes vias de sinalização como Ras/MAPK, PI3K/Akt e JAK/STAT.

Mutações somáticas que resultam na ativação constitutiva de FLT3 têm sido identificadas em dois domínios funcionais do receptor, o domínio justamembrana, importante para autoinibição da quinase, e o domínio tirosino-quinase. No domínio justamembrana são encontradas duplicações internas em tandem (ITD) de vários tamanhos (3 a 400 pb), sem mudança de matriz de leitura, que afetam 25 a 30% dos pacientes adultos de LMA, enquanto mutações pontuais nesse domínio têm sido descritas em apenas 1% dos casos. Ambas contribuem para o aumento da proliferação celular e redução da apoptose e, consequentemente, para o fenótipo da LMA; porém, sozinhas, não são suficientes para causar LMA. A alça de ativação na porção carboxiterminal do domínio quinase é afetada por mutações pontuais, pequenas inserções ou deleções em cerca de 7% dos casos de LMA. Mutações na alça de ativação dividem várias propriedades de transdução de sinal com FLT3/ITD, como, por exemplo, fosforilação constitutiva de Akt e ERK1/2, enquanto diferenças têm sido descritas na ativação de STAT5 em alguns estudos. Recentemente foi identificada uma mutação pontual na porção aminoterminal do domínio tirosino-quinase capaz de induzir ativação constitutiva de Akt, ERK1/2 e STAT5. Dentre as mutações ativadoras descritas, a mutação pontual D835Y está presente na maioria dos casos, e a menor sobrevida relacionada foi estimada em até 3 anos, independente do número de blastos na medula óssea. Além de FLT3 mutante, estudos têm descrito níveis aumentados na expressão de FLT3, na ausência de mutações conhecidas, em alguns pacientes. A superexpressão de FLT3 selvagem resulta na ativação constitutiva do receptor, possivelmente em razão da estimulação autócrina ou parácrina pelo ligante FLT3, que frequentemente é coexpresso em células leucêmicas.

Os receptores tirosino-quinases KIT e seus ligantes SCF são essenciais para proliferação e sobrevivência das células-tronco e progenitores hematopoiéticos comprometidos, como os progenitores de granulócitos-macrófagos e de megacariócitos-eritrócitos, bem como para a geração de células pró-T e pró-B e mastócitos maduros. Da mesma forma que ocorre com a ativação dos receptores FLT3, a ligação de SCF ao domínio extracelular de KIT resulta na dimerização do receptor, autofosforilação e estimulação da sinalização à jusante. As principais proteínas de sinalização ativadas incluem a PI3K e seus alvos, a cascata Ras/ Raf/MEK/ ERK e as quinases da família Src.

Na LMA, mutações que proporcionam ganho de função e ativação constitutiva de KIT têm sido identificadas no domínio extracelular e na alça de ativação do domínio quinase. Deleções e inserções são mutações descritas na região extracelular que afetam um domínio aparentemente crítico para a interação receptor-receptor e ativação constitutiva de KIT. Mutações no gene *KIT*, na alça de ativação, resultam em substituições de aminoácidos ou pequenas inserções que ocorrem, principalmente, no códon D816 ou N822. Mutações no códon 816 ativam, constitutivamente, as vias de sinalização PI3K/Akt e STAT3. Em contraste, inúmeros estudos têm demonstrado que a cascata Ras/Raf/MEK/ERK não seria ativada nesta situação, indicando que mutações na alça de ativação podem resultar em uma mudança na especificidade pelo substrato, mantendo a atividade de algumas, mas não todas, as vias normalmente associadas à ativação de KIT selvagem. Da mesma forma que os receptores KIT mutantes, KIT selvagem também contribui para a patogênese da LMA, sendo expresso em 80 a 90% dos casos de LMA. Assim como ocorre com FLT3, a fosforilação constitutiva de KIT está relacionada com o estímulo autócrino ou parácrino por SCF. De fato, coexpressão de KIT e SCF pode ser encontrada nas células leucêmicas de 1/3 dos pacientes de LMA.

As proteínas Ras são moléculas de sinalização que integram os sinais de vários tipos de receptores da superfície celular ativados às cascatas de sinalização à jusante, tais como Raf/MEK/ERK e PI3K/Akt, possuindo, desta forma, papel importante na proliferação e sobrevivência das células hematopoiéticas. A ativação dos membros da família Ras envolve a adoção de uma conformação ativa ligada à guanosina trifosfato (GTP), que é regulada pelo balanço entre as atividades das proteínas ativadoras de GTPase (GAPs) e dos fatores de troca de nucleotídeo guanina, bem como pela localização na parte interna da membrana plasmática após várias modificações pós-tradução. Ativação alterada das proteínas Ras na LMA pode ocorrer em decorrência da sinalização aumentada de receptores tirosino-quinases, como KIT e FLT3, ou em razão de mutações somáticas *missense* envolvendo substituições de aminoácidos que resultam na eliminação da atividade intrínseca Ras-GTPase e conferem resistência às GAPs. O resultado é a ativação constitutiva da Ras e, consequentemente, o estímulo das vias de sinalização tanto em condições basais como em resposta a fatores de crescimento. Na LMA, a incidência de mutações ativadoras em *NRAS* é de 10 a 27%. Mutações em *KRAS* podem ser encontradas em cerca de 5 a 10% dos pacientes, enquanto mutações em *HRAS* raramente são encontradas.

Nos últimos anos, evidências indicam que vias de sinalização Wnt, Notch e Hedgehog, que controlam vários processos de desenvolvimento e estão desreguladas no câncer, regulam a autoproliferação de progenitores hematopoiéticos e de células-tronco.

Em particular, evidências experimentais demonstram que a via Wnt/β-catenina está constitutivamente ativada na maioria dos casos de LMA e α-, β- e γ-cateninas estão implicadas na autorrenovação de células de LMA e LMC em crise blástica. Um aumento de β-catenina, tanto no nível transcricional quanto no proteico em células de LMA, associado à atividade de TCF/LEF, indica ativação da sinalização Wnt. Evidências também foram obtidas em experimentos demonstrando superexpressão de Fzd-4 como resultado da expressão de FLT3/ITD em linhagem mieloide. Além disso, a análise de amostras de pacientes que apresentavam mutações em FLT3 demonstrou atividade da sinalização Wnt/β-catenina e níveis elevados de c-Myc. Ademais, pacientes resistentes à quimioterapia apresentaram ativação da sinalização Wnt, conforme demonstrado pelo acúmulo de β-catenina na região nuclear. Adicionalmente, inibição da β-catenina pela expressão ectópica da proteína supressora de tumor axina reduziu a capacidade clonal de células de leucemia mieloide crônica. A dependência de serina/treonina quinases para a regulação da β catenina implica em um envolvimento de proteínas fosfatases na via, como a proteína serina/treonina fosfatase tipo 2 (PP2A). De fato, a rápida desfosforilação da proteína axina é uma consequência da sinalização Wnt e tem sido proposta como responsável pela desestabilização da axina e redução da sua afinidade pela β-catenina. Embora a axina se ligue diretamente à subunidade catalítica da PP2A, o fato de que essa fosfatase possa afetar a axina em resposta à sinalização Wnt ainda não foi totalmente esclarecido.

Além dos mecanismos intrínsecos já mencionados, as proteínas da via Wnt também parecem afetar as células do estroma que suportam a hematopoiese, podendo contribuir em uma variedade de outras vias de sinalização que seriam disparadas pela adesão entre componentes da matriz extracelular e integrinas.

BIBLIOGRAFIA

Abbas A, Lichtman A. *Imunologia celular e molecular*. Rio de Janeiro: Elsevier, 2005.

Adams GB, Chabner KT, Alley IR et al. Stem cell engraftment at the endosteal niche is specified by the calcium-sensing receptor. *Nature* 2006 Feb. 2;439(7076):599-603.

Akashi K, Traver D, Miyamoto T et al. A clonogenic common myeloid progenitor that gives rise to all myeloid lineages. *Nature* 2000 Mar. 9;404(6774):193-97.

Alvarez-Silva M, Borojevic R. GM-CSF and IL-3 activities in schistosomal liver granulomas are controlled by stroma-associated heparan sulfate proteoglycans. *J Leukoc Biol* 1996 Mar.;59(3):435-41.

Appelbaum FR, Rowe JM, Radich J et al. Acute myeloid leukemia. Hematology Am Soc Hematol Educ Program. Washington, DC: Am Soc Hematol, 2001. p. 62-86.

Arai K, Nishida J, Hayashida K et al. Coordinate regulation of immune and inflammatory responses by cytokines. *Rinsho Byori* 1990 Apr.;38(4)347-53.

Bahia DM, Yamamoto M, Chauffaille ML et al. Aberrant phenotypes in acute myeloid leukemia: a high frequency and its clinical significance. *Haematologica* 2001 Aug.;86(8):801-6.

Bianco P, Riminucci M, Gronthos S et al. Bone marrow stromal stem cells: nature, biology, and potential applications. *Stem Cells* 2001;19(3):180-92.

Blair A, Hogge DE, Ailles LE et al. Lack of expression of Thy-1 (CD90) on acute myeloid leukemia cells with long-term proliferative ability in vitro and in vivo. *Blood* 1997 May 1;89(9):3104-12.

Bonnet D, Dick JE. Human acute myeloid leukemia is organized as a hierarchy that originates from a primitive hematopoietic cell. *Nat Med* 1997 July;3(7):730-37.

Bruno E, Luikart SD, Long MW et al. Marrow-derived heparan sulfate proteoglycan mediates the adhesion of hematopoietic progenitor cells to cytokines. *Exp Hematol* 1995 Oct.;23(11):1212-17.

Cammenga J. Gatekeeper pathways and cellular background in the pathogenesis and therapy of AML. *Leukemia* 2005 Oct.;19(10):1719-28.

Cancelas JA, Koevoet WL, Koning AE et al. Connexin-43 gap junctions are involved in multiconnexin-expressing stromal support of hemopoietic progenitors and stem cells. *Blood* 2000 July 15;96(2):498-505.

Chan WI, Huntly BJ. Leukemia stem cells in acute myeloid leukemia. *Semin Oncol* 2008 Aug.;35(4):326-35.

Chauffaille ML, Yamamoto M, Moncau JE et al. Cytogenetic abnormalities as prognostic factors in acute myeloid leukemia. *Rev Assoc Med Bras* 1996 Oct.-Dec.;42(4):200-4.

Cheshier SH, Morrison SJ, Liao X et al. In vivo proliferation and cell cycle kinetics of long-term self-renewing hematopoietic stem cells. *Proc Natl Acad Sci USA* 1999 Mar. 16;96(6):3120-25.

Choudhary C, Schwable J, Brandts C et al. AML-associated Flt3 kinase domain mutations show signal transduction differences compared with Flt3 ITD mutations. *Blood* 2005 July 1;106(1):265-73.

Coffer PJ, Koenderman L, de Groot RP et al. The role of STATs in myeloid differentiation and leukemia. *Oncogene* 2000 May 15;19(21):2511-22.

Coffer PJ, Conget PA, Minguell JJ. Phenotypical and functional properties of human bone marrow mesenchymal progenitor cells. *J Cell Physiol* 1999 Oct.;181(1):67-73.

Cozzio A, Passegue E, Ayton PM et al. Similar MLL-associated leukemias arising from self-renewing stem cells and short-lived myeloid progenitors. *Genes Dev* 2003 Dec. 15;17(24):3029-35.

Cumano A, Godin I. Ontogeny of the hematopoietic system. *Annu Rev Immunol* 2007;25:745-85.

Delerba P, Cho RW, Clarke MF. Cancer stem cells: models and concepts. *Annu Rev Med* 2007;58:267-84.

De Toni F, Racaud-Sultan C et al. A crosstalk between the Wnt and the adhesion-dependent signaling pathways governs the chemosensitivity of acute myeloid leukemia. *Oncogene* 2006 May 25;25(22):3113-22.

Dennis JE, Charbord P. Origin and differentiation of human and murine stroma. *Stem Cells* 2002;20(3):205-14.

Deschler B, Lubbert M. Acute myeloid leukemia: epidemiology and etiology. *Cancer* 2006 Nov. 1;107(9):2099-107.

Dorshkind K, Green L, Godwin A et al. Connexin-43-type gap junctions mediate communication between bone marrow stromal cells. *Blood* 1993 July 1;82(1)38-45.

Duncan AW, Rattis FM, DiMascio LN et al. Integration of Notch and Wnt signaling in hematopoietic stem cell maintenance. *Nat Immunol* 2005 Mar.;6(3):314-22.

Farrajoli A, Faderl S, Van Q et al. The JAK-STAT pathway: a therapeutic target in hematological malignancies. *Curr Cancer Drug Targets* 2006 Dec.;6(8):671-79.

Frohling S, Scholl C, Gilliland DG et al. Genetics of myeloid malignancies: pathogenetic and clinical implications. *J Clin Oncol* 2005 Sept. 10;23(26):6285-95.

Godin I, Cumano A. The hare and the tortoise: an embryonic haematopoietic race. *Nat Rev Immunol* 2002 Aug.;2(8):593-604.

Gommerman JL, Sittaro D, Klebasz NZ et al. Differential stimulation of c-Kit mutants by membrane-bound and soluble Steel Factor correlates with leukemic potential. *Blood* 2000 Dec. 1;96(12):3734-42.

Graf T. Differentiation plasticity of hematopoietic cells. *Blood* 2002 May 19;9(9):3089-101.

Grimwade D, Walker H, Oliver F et al. The importance of diagnostic cytogenetics on outcome in AML: analysis of 1,612 patients entered into the MRC AML 10 trial. The medical research council adult and children's leukaemia working parties. *Blood* 1998 Oct. 1;92(7):2322-33.

Grimwade D, Grundler R, Miething C, et al. FLT3-ITD and tyrosine kinase domain mutants induce 2 distinct phenotypes in a murine bone marrow transplantation model. *Blood* 2005 June 15;105(12):4792-99.

Grupta P, Oegema Jr TR, Brazil JJ et al. Structurally specific heparan sulfates support primitive human hematopoiesis by formation of a multimolecular stem cell niche. *Blood* 1998 Dec. 15;92(12):4641-51.

Hosen N, Park CY, Tatsumi N et al. CD96 is a leukemic stem cell-specific marker in human acute myeloid leukemia. *Proc Natl Acad Sci USA* 2007 June 26;104(26):11008-13.

Hourani SM, Hall DA. Receptors for ADP on human blood platelets. *Trends Pharmacol Sci* 1994 Apr.;15(4):103-8.

Huntly BJ, Gilliland DG. Cancer biology: summing up cancer stem cells. *Nature* 2005 June 30;435(7046):1169-70.

Huntly BJ, Shigematsu H, Deguchi K et al. MOZ-TIF2, but not BCR-ABL, confers properties of leukemic stem cells to committed murine hematopoietic progenitors. *Cancer Cell* 2004 Dec.;6(6):587-96.

Hurtado SP, Balduino A, Bodi E et al. Connexin expression and gap-junction-mediated cell interactions in an in vitro model of haemopoietic stroma. *Cell Tissue Res* 2004 Apr.;316(1):65-76.

Ihle JN. The Janus protein tyrosine kinase family and its role in cytokine signaling. *Adv Immunol* 1995;60:1-35.

Iwasaki H, Akashi K. Myeloid lineage commitment from the hematopoietic stem cell. *Immunity* 2007 June;26(6):726-40.

Jamieson CH, Ailles LE, Dylla SJ et al. Granulocyte-macrophage progenitors as candidate leukemic stem cells in blast-crisis CML. *N Engl J Med* 2004 Aug. 12;351(7):657-67.

Jin L, Hope KJ, Zhai Q et al. Targeting of CD44 eradicates human acute myeloid leukemic stem cells. *Nat Med* 2006 Oct.;12(10):1167-74.

Jordan CT, Guzman ML. Mechanisms controlling pathogenesis and survival of leukemic stem cells. *Oncogene* 2004 Sept. 20;23(43):7178-87.

Katayama Y, Battista M, Kao WM et al. Signals from the sympathetic nervous system regulate hematopoietic stem cell egress from bone marrow. *Cell* 2006 Jan. 27;124(2):407-21.

Khaldoyanidi S, Moll J, Sleeman J et al. Hyaluronate-enhanced hematopoiesis: two different receptors trigger the release of interleukin-1beta and interleukin-6 from bone marrow macrophages. *Blood* 1999 Aug. 1;94(3):940-49.

Khan NI, Bendall LJ. Role of WNT signaling in normal and malignant ematopoiesis. *Histol Histopathol* 2006 July;21(7):761-74.

Kim KT, Baird K, Davis S et al. Constitutive Fms-like tyrosine kinase 3 activation results in specific changes in gene expression in myeloid leukaemic cells. *Br J Haematol* 2007 Sept.;138(5):603-15.

Knapper S. FLT3 inhibition in acute myeloid leukaemia. *Br J Haematol* 2007 Sept.;138(6):687-99.

Kondo M, Scherer DC, Miyamoto T et al. Cell-fate conversion of lymphoid-committed progenitors by instructive actions of cytokines. *Nature* 2000 Sept. 21;407(6802):383-86.

Kopp HG, Avecilla ST, et al. The bone marrow vascular niche: home of HSC differentiation and mobilization. *Physiology (Bethesda)* 2005 Oct.;20:349-56.

Kottaridis PD, Gale RE, Langabeer SE et al. Studies of FLT3 mutations in paired presentation and relapse samples from patients with acute myeloid leukemia: implications for the role of FLT3 mutations in leukemogenesis, minimal residual disease detection, and possible therapy with FLT3 inhibitors. *Blood* 2002 Oct. 1;100(7):2393-98.

Krause DS, Lazarides K, von Andrian UH *et al.* Requirement for CD44 in homing and engraftment of BCR-ABL-expressing leukemic stem cells. *Nat Med* 2006 Oct.;12(10):1175-80.

Krenacs T, Rosendaal M. Immunohistological detection of gap junctions in human lymphoid tissue: connexin43 in follicular dendritic and lymphoendothelial cells. *J Histochem Cytochem* 1995 Nov.;43(11):1125-37.

Krenacs T, Rosendaal M. Connexin43 gap junctions in normal, regenerating, and cultured mouse bone marrow and in human leukemias: their possible involvement in blood formation. *Am J Pathol* 1998 Apr.;152(4):993-1004.

Krenacs T, Van Dartel M *et al.* Direct cell/cell communication in the lymphoid germinal center: connexin43 gap junctions functionally couple follicular dendritic cells to each other and to B lymphocytes. *Eur J Immunol* 1997 June;27(6):1489-97.

Krivtsov AV, Twomey D, Feng Z *et al.* Transformation from committed progenitor to leukaemia stem cell initiated by MLL-AF9. *Nature* 2006 Aug. 17;442(7104):818-22.

Kvinlaug BT, Huntly BJ. Targeting cancer stem cells. *Expert Opin Ther Targets* 2007 July;11(7):915-27.

Lapidot T, Fajerman Y, Kollet O. Immune-deficient SCID and NOD/SCID mice models as functional assays for studying normal and malignant human hematopoiesis. *J Mol Med* 1997 Sept.;75(9):664-73.

Lemaire I, Falzoni S, Leduc N *et al.* Involvement of the purinergic P2X7 receptor in the formation of multinucleated giant cells. *J Immunol* 2006 Nov. 15;177(10):7257-65.

Lemmon MA, Ferguson KM. A new twist in the transmembrane signaling tool-kit. Cell 2007 July 27;130(2):213-15.

Lemoli RM, Ferrari D, Fogli M *et al.* Extracellular nucleotides are potent stimulators of human hematopoietic stem cells in vitro and in vivo. *Blood* 2004 Sept. 15;104(6):1662-70.

Lennartsson J, Jelacic T, Linnekin D *et al.* Normal and oncogenic forms of the receptor tyrosine kinase kit. *Stem Cells* 2005;23(1):16-43.

Li L, Piloto O *et al.* FLT3/ITD expression increases expansion, survival and entry into cell cycle of human haematopoietic stem/progenitor cells. *Br J Haematol* 2007 Apr.;137(1):64-75.

Linnekin D. Early signaling pathways activated by c-Kit in hematopoietic cells. *Int J Biochem Cell Biol* 1999 Oct.;31(10):1053-74.

Liu TX, Becker MW, Jelinek J *et al.* Chromosome 5q deletion and epigenetic suppression of the gene encoding alpha-catenin (CTNNA1) in myeloid cell transformation. *Nat Med* 2007 Jan.;13(1):78-83.

Lodish H, Berk A, Kaiser CA *et al. Molecular Cell Biology* 2006.

Loeb DM, Arceci RJ. What is the optimal therapy for childhood AML? *Oncology (Williston Park)* 2002 Aug.;16(8):1057-66; discussion 1066, 1068-70.

Malumbres M, Barbacid M. RAS oncogenes: the first 30 years. *Nat Rev Cancer* 2003 June;3(6):459-65.

Mansson R, Hultquist A, Luc S *et al.* Molecular evidence for hierarchical transcriptional lineage priming in fetal and adult stem cells and multipotent progenitors. *Immunity* 2007 Apr.;26(4):407-19.

Markovic A, Mackenzie KL, Lock RB. FLT-3: a new focus in the understanding of acute leukemia. *Int J Biochem Cell Biol* 2005 June;37(6):1168-72.

Martin KA, Kertesy SB, Dubyak GR. Down-regulation of P2U-purinergic nucleotide receptor messenger RNA expression during in vitro differentiation of human myeloid leukocytes by phorbol esters or inflammatory activators. *Mol Pharmacol* 1997 Jan.;51(1)97-108.

Massard C, Deutsch E, Soria JC. Tumour stem cell-targeted treatment: elimination or differentiation. *Ann Oncol* 2006 Nov.;17(11):1620-24.

Mccormack E, Bruserud O, Gjertsen BT. Animal models of acute myelogenous leukaemia – development, application and future perspectives. *Leukemia* 2005 May;19(5):687-706.

Mikesch JH, Steffen B, Berdel WE *et al.* The emerging role of Wnt signaling in the pathogenesis of acute myeloid leukemia. *Leukemia* 2007 Aug.;21(8):1638-47.

Mitin N, Rossman KL, Der CJ. Signaling interplay in Ras superfamily function. *Curr Biol* 2005 July 26;15(14):R563-74.

Miyajima A, Kitamura T, Harada N et al. Cytokine receptors and signal transduction. *Annu Rev Immunol* 1992;10:295-331.

Moon RT, Kohn AD et al. WNT and beta-catenin signalling: diseases and therapies. *Nat Rev Genet* 2004 Sept.;5(9):691-701.

Moore MA. Converging pathways in leukemogenesis and stem cell self-renewal. *Exp Hematol* 2005 July;33(7):719-37.

Moore MA, Dorn DC, Schuringa JJ et al. Constitutive activation of Flt3 and STAT5A enhances self-renewal and alters differentiation of hematopoietic stem cells. *Exp Hematol* 2007 Apr.;35(4 Suppl 1):105-16.

Morrison SJ, Weissman IL. The long-term repopulating subset of hematopoietic stem cells is deterministic and isolatable by phenotype. *Immunity* 1994 Nov.;1(8):661-73.

Mrozek K, Bloomfield CD. Chromosome aberrations, gene mutations and expression changes, and prognosis in adult acute myeloid leukemia. *Hematology Am Soc Hematol Educ Program* 2006. p. 169-77.

Muller-Tidow C, Steffen B, Cauvet T et al. Translocation products in acute myeloid leukemia activate the Wnt signaling pathway in hematopoietic cells. *Mol Cell Biol* 2004 Apr.;24(7):2890-904.

Nagasawa T. A chemokine, SDF-1/PBSF, and its receptor, CXC chemokine receptor 4, as mediators of hematopoiesis. *Int J Hematol* 2000 Dec.;72(4):408-11.

Nilsson SK, Debatis ME, Riel GJ et al. Immunofluorescence characterization of key extracellular matrix proteins in murine bone marrow in situ. *J Histochem Cytochem* 1998 Mar.;46(3):371-77.

Ning ZQ, Li J, McGuinness M et al. STAT3 activation is required for Asp(816) mutant c-Kit induced tumorigenicity. *Oncogene* 2001 July 27;20(33):4528-36.

Okayama E, Oguri K, Kondo T et al. Isolation and characterization of chondroitin 6-sulfate proteoglycans present in the extracellular matrix of rabbit bone marrow. *Blood* 1988 Aug.;72(2):745-55.

Parcells BW, Ikeda AK, Simms-Waldrip T et al. FMS-like tyrosine kinase 3 in normal hematopoiesis and acute myeloid leukemia. *Stem Cells* 2006 May;24(5):1174-84.

Paredes-Gamero EJ, Leon CM, Borojevic R et al. Changes in intracellular Ca^{2+} levels induced by cytokines and p2 agonists differentially modulate proliferation or commitment with macrophage differentiation in murine hematopoietic cells. *J Biol Chem* 2008 Nov. 14;283(46):31909-19.

Passegue E, Jamieson CH, Ailles LE et al. Normal and leukemic hematopoiesis: are leukemias a stem cell disorder or a reacquisition of stem cell characteristics? *Proc Natl Acad Sci USA* 2003 Sept. 30;100(Suppl 1):11842-49.

Passegue E, Wagers AJ, Giuriato S et al. Global analysis of proliferation and cell cycle gene expression in the regulation of hematopoietic stem and progenitor cell fates. *J Exp Med* 2005 Dec. 5;202(11):1599-611.

Pelloso LA, Chauffaille ML, Ghaname FS et al. Karyotype in acute myeloid leukemia: importance and type of aberrations in 30 patients at diagnosis. *Rev Assoc Med Bras* 2003 Apr.-June;49(2):150-55.

Pietsch T. Paracrine and autocrine growth mechanisms of human stem cell factor (c-kit ligand) in myeloid leukemia. *Nouv Rev Fr Hematol* 1993 June;35(3):285-86.

Polakis P. Wnt signaling and cancer. *Genes Dev* 2000 Aug. 1;14(15):1837-51.

Ravandi F, Estrov Z. Eradication of leukemia stem cells as a new goal of therapy in leukemia. *Clin Cancer Res* 2006 Jan. 15;12(2):340-44.

Reya T, Clevers H. Wnt signalling in stem cells and cancer. *Nature* 2005 Apr. 14;434(7035):843-50.

Reya T, Duncan AW, Ailles L et al. A role for Wnt signalling in self-renewal of haematopoietic stem cells. *Nature* 2003 May 22;423(6938):409-14.

Reya T, Morrison SJ, Clarke MF et al. Stem cells, cancer, and cancer stem cells. *Nature* 2001 Nov. 1;414(6859):105-11.

Rocnik JL, Okabe R, Yu JC et al. Roles of tyrosine 589 and 591 in STAT5 activation and transformation mediated by FLT3-ITD. *Blood* 2006 Aug. 15;108(4):1339-45.

Rodrigues CA, Chauffaille ML, Pelloso LA et al. Acute myeloid leukemia in elderly patients: experience of a single center. *Braz J Med Biol Res* 2003 June;36(6):703-8.

Rombouts EJ, Pavic B, Löwenberg B et al. Relation between CXCR-4 expression, Flt3 mutations, and unfavorable prognosis of adult acute myeloid leukemia. *Blood* 2004 July 15;104(2):550-57.

Rosenbauer F, Tenen DG. Transcription factors in myeloid development: balancing differentiation with transformation. *Nat Rev Immunol* 2007 Feb.;7(2):105-17.

Rosendaal M, Green CR, Rahman A et al. Up-regulation of the connexin43+ gap junction network in haemopoietic tissue before the growth of stem cells. *J Cell Sci* 1994 Jan.;107(Pt 1):29-37.

Schittenhelm MM, Yee KW, Tyner JW et al. FLT3 K663Q is a novel AML-associated oncogenic kinase: determination of biochemical properties and sensitivity to Sunitinib (SU11248). *Leukemia* 2006 Nov.;20(11):2008-14.

Schofield KP, Humphries MJ, de Wynter E et al. The effect of alpha4 beta1-integrin binding sequences of fibronectin on growth of cells from human hematopoietic progenitors. *Blood* 1998 May 1;91(9):3230-38.

Scholl C, Gilliland DG, Fröhling S. Deregulation of signaling pathways in acute myeloid leukemia. *Semin Oncol* 2008 Aug.;35(4):336-45.

Schwartz S, Heinecke A, Zimmermann M et al. Expression of the C-kit receptor (CD117) is a feature of almost all subtypes of de novo acute myeloblastic leukemia (AML), including cytogenetically good-risk AML, and lacks prognostic significance. *Leuk Lymphoma* 1999 June;34(1-2):85-94.

Serinsoz E, Neusch M, Busche G et al. Aberrant expression of beta-catenin discriminates acute myeloid leukaemia from acute lymphoblastic leukaemia. *Br J Haematol* 2004 Aug.;126(3):313-19.

Simon M, Grandage VL, Linch DC et al. Constitutive activation of the Wnt/beta-catenin signalling pathway in acute myeloid leukaemia. *Oncogene* 2005 Mar. 31;24(14):2410-20.

Small D. *FLT3 mutations: biology and treatment*. Washington, DC: Hematology Am Soc Hematol Educ Program, 2006. p. 178-84.

Steffen B, Muller-Tidow C, Schwable J et al. The molecular pathogenesis of acute myeloid leukemia. *Crit Rev Oncol Hematol* 2005 Nov.;56(2):195-221.

Stirewalt DL, Meshinchi S, Kopecky KJ et al. Novel FLT3 point mutations within exon 14 found in patients with acute myeloid leukaemia. *Br J Haematol* 2004 Feb.;124(4):481-84.

Stirewalt DL, Radch JP. The role of FLT3 in haematopoietic malignancies. *Nat Rev Cancer* 2003 Sept.;3(9):650-65.

Tickenbrock L, Schwable J, Wiedehage M et al. Flt3 tandem duplication mutations cooperate with Wnt signaling in leukemic signal transduction. *Blood* 2005 May 1;105(9):3699-706.

Trowbridge JJ, Moon RT, Bhatia M. Hematopoietic stem cell biology: too much of a Wnt thing. *Nat Immunol* 2006 Oct.;7(10):1021-23.

Trowbridge JJ, Xenocostas A, Moon RT et al. Glycogen synthase kinase-3 is an in vivo regulator of hematopoietic stem cell repopulation. *Nat Med* 2006 Jan.;12(1):89-98.

Turner NA, Moake JL, McIntire LV et al. Blockade of adenosine diphosphate receptors P2Y(12) and P2Y(1) is required to inhibit platelet aggregation in whole blood under flow. *Blood* 2001 Dec. 1;98(12):3340-45.

Van Rhenen A, Feller N, Kelder A et al. High stem cell frequency in acute myeloid leukemia at diagnosis predicts high minimal residual disease and poor survival. *Clin Cancer Res* 2005 Sept. 15;11(18):6520-27.

Varnum-Finney B, Xu L, Brashem-Stein C et al. Pluripotent, cytokine-dependent, hematopoietic stem cells are immortalized by constitutive Notch1 signaling. *Nat Med* 2000 Nov.;6(11):1278-81.

Verfaillie CM, Benis A et al. Adhesion of committed human hematopoietic progenitors to synthetic peptides from the C-terminal heparin-binding domain of fibronectin: cooperation between the integrin alpha 4 beta 1 and the CD44 adhesion receptor. *Blood* 1994 Sept. 15;84(6):1802-11.

Wandzioch E, Edling CE, Palmer L *et al.* Activation of the MAP kinase pathway by c-Kit is PI-3 kinase dependent in hematopoietic progenitor/stem cell lines. *Blood* 2004 July 1;104(1):51-57.

Whitman SP, Ruppert AS, Radmacher MD *et al.* Long-term disease-free survivors with cytogenetically normal acute myeloid leukemia and MLL partial tandem duplication: a Cancer and Leukemia Group B study. *Blood* 2007 June 15;109(12):5164-67.

Wilson A, Trumpp A. Bone-marrow haematopoietic-stem-cell niches. *Nat Rev Immunol* 2006;6(2):93-106.

Yin T, Li L. The stem cell niches in bone. *J Clin Invest* 2006 May;116(5):1195-201.

Yoganathan N, Yee A, Zhang Z *et al.* Integrin-linked kinase, a promising cancer therapeutic target: biochemical and biological properties. *Pharmacol Ther* 2002 Feb.-Mar.;93(2-3):233-42.

Yuzawa S, Opatowsky Y, Zhang Z *et al.* Structural basis for activation of the receptor tyrosine kinase KIT by stem cell factor. *Cell* 2007 July 27;130(2):323-34.

Zhang J, Grindley JC, Yin T *et al.* PTEN maintains haematopoietic stem cells and acts in lineage choice and leukaemia prevention. *Nature* 2006 May 25;441(7092):518-22.

Zhang J, Niu C, Ye L *et al.* Identification of the haematopoietic stem cell niche and control of the niche size. *Nature* 2003 Oct. 23;425(6960):836-41.

Zheng R, Levis M, Piloto O *et al.* FLT3 ligand causes autocrine signaling in acute myeloid leukemia cells. *Blood* 2004 Jan. 1;103(1):267-74.

Zheng X, Beissert T, Kukoc-Zivojnov N *et al.* Gamma-catenin contributes to leukemogenesis induced by AML-associated translocation products by increasing the self-renewal of very primitive progenitor cells. *Blood* 2004 May 1;103(9):3535-43.

Zou GM. Cancer stem cells in leukemia, recent advances. *J Cell Physiol* 2007 Nov.;213(2):440-44.

Capítulo 6

Aplicação de Células-Tronco e suas Perspectivas

Doenças do Sistema Hematopoiético

Dani Laks ❖ Fernanda Longhi

O transplante de células-tronco hematopoiéticas (TCTH) consiste na infusão de células com a função de restabelecer a hematopoiese no receptor. Ao contrário das transfusões de sangue, cuja duração é efêmera e o efeito é apenas transitório, as células-tronco transplantadas sobrevivem por longo tempo, mantendo suas propriedades. O TCTH é utilizado para o tratamento de diversas doenças neoplásicas (leucemias, linfomas, mieloma múltiplo) e não neoplásicas (aplasia de medula óssea, hemoglobinopatias, distúrbios metabólicos ou imunológicos congênitos e doenças autoimunes).

Três fontes de células-tronco são amplamente utilizadas atualmente: medula óssea, sangue periférico e sangue de cordão umbilical. As células-tronco podem ser obtidas do próprio paciente (transplante autólogo) ou de um doador (transplante alógeno), podendo ser um familiar ou um doador voluntário não aparentado.

Nos últimos anos houve modificação na fonte de células hematopoiéticas para transplantes não aparentados. Dados do EBMT *(European Group for Blood and Marrow Transplantation)* mostram que, em 1990, 85% dos transplantes autólogos utilizavam células-tronco de sangue periférico, enquanto em 2001 essa taxa foi de 97%. O aumento do uso de células-tronco de sangue periférico é ainda mais significativo nos transplantes alógenos, visto que em 1990 não havia um só caso de transplante utilizando sangue periférico, e, em 2001, cerca de 63% dos transplantes já utilizavam essa fonte. Com relação ao uso de sangue do cordão umbilical, dados do IBMTR (International Bone Marrow Transplantation Registry) mostram que, entre 1995 e 2000, quase 20% dos transplantes realizados em pacientes com idade inferior a 20 anos (em decorrência do menor peso corporal) utilizaram essa fonte. Esse índice segue crescendo.

TRANSPLANTE AUTÓLOGO DE CÉLULAS-TRONCO HEMATOPOIÉTICAS

O transplante autólogo de células-tronco hematopoiéticas (CTH) consiste no uso de doses mieloablativas de quimioterapia em altas doses com o intuito de contornar a resistência das células neoplásicas às doses usuais, seguido do uso das células-tronco para resgatar ou acelerar a recuperação da hematopoiese. O transplante autólogo ganhou impulso durante a década de 1970 como alternativa ao transplante alógeno, pois não havia dificuldade de se localizar um doador compatível e não havia o problema de doença enxerto *versus* hospedeiro. Inicialmente, a fonte de células-tronco utilizada era a medula óssea, hoje amplamente substituída por células-tronco obtidas do sangue periférico. Desde a década de 1960, já se havia demonstrado a existência de células-tronco no sangue periférico. A quantidade, porém, era insuficiente para a reconstituição da hematopoiese após o transplante. No início da década de 1980, demonstrou-se que, após o tratamento com quimioterapia, ocorre um aumento do número de células-tronco na circulação. Pouco depois, estudos mostraram que o uso do fator de crescimento hematopoiético expandia de forma significativa a quantidade de células-tronco hematopoiéticas na circulação. Uma série de ensaios clínicos demonstrou as vantagens de se utilizar células-tronco de sangue periférico para o transplante autólogo: recuperação hematopoiética mais rápida e diminuição no tempo de hospitalização e de necessidade transfusional. Todavia, existe o risco de, durante a coleta das células-tronco, serem coletadas, também, células neoplásicas.

Essa modalidade de transplante vem sendo utilizada no tratamento de uma série de neoplasias. Em algumas doenças, como no mieloma múltiplo e nos linfomas, os resultados são comparáveis ou superiores aos obtidos no transplante alógeno. Recentemente, doenças autoimunes (lúpus eritematoso sistêmico, esclerose múltipla, artrite reumatoide) também têm sido tratadas, em casos selecionados, com o transplante autólogo.

O mieloma múltiplo é a neoplasia hematológica principal em que o impacto da intensidade de dose foi demonstrado. Consequentemente, em 2007, o mieloma múltiplo foi a doença mais comum na qual o transplante de células-tronco autólogo foi indicado, tanto na Europa como nos Estados Unidos.

O *Intergroup Francophone du Myelome (IFM)* foi o primeiro a demonstrar a superioridade da terapia de altas doses suportado pelo transplante autólogo de medula óssea comparado à quimioterapia convencional. Nesse ensaio randomizado (IFM 90), o transplante autólogo aumentou, significativamente, o índice de resposta completa, a sobrevida livre de eventos e a sobrevida geral em pacientes de até 65 anos de idade. Após essa publicação inicial, vários outros estudos randomizados têm sido relatados, mostrando a superioridade do uso das células-tronco do transplante autólogo (Quadro 6-1).

Quadro 6-1. Transplante autólogo de células-tronco *versus* quimioterapia convencional no mieloma múltiplo: estudos randomizados

Autor	N	Sobrevida livre de evento	Sobrevida geral
Attal *et al.*	200	7 anos: 16 × 8% (P < 0,01)	7 anos: 43 × 27% (P < 0,03)
Child *et al.*	401	Mediana: 32 × 20 meses (P < 0,01)	Mediana: 54 × 42 meses (P < 0,01)
Palumbo *et al.*	194	3 anos: 37 × 16% (P < 0,001)	3 anos: 77 × 62% (P < 0,01)

TRANSPLANTE ALÓGENO DE CÉLULAS-TRONCO HEMATOPOIÉTICAS

Há pouco mais de 40 anos, o transplante de medula óssea era um procedimento experimental utilizado como último recurso em pacientes com doenças hematológicas terminais. Os relatos de transplantes bem-sucedidos de medula de irmãos HLA idênticos em crianças com deficiências imunológicas congênitas, em 1968, encorajaram os cientistas a ir adiante. Muitos avanços ocorreram desde então, e hoje o transplante alógeno de células-tronco hematopoiéticas é utilizado, principalmente, para o tratamento de leucemias agudas.

Resultados do transplante alógeno em leucemia mieloide aguda

A taxa de sobrevida em 5 anos é de 63% para crianças e 55% para adultos segundo o registro do *EBMT (European Blood Marrow Transplantation)* entre 1987 e 2001. Os resultados têm melhorado ao longo do tempo. No período de 1979 a 1987, a sobrevida livre de doença era de 45%. De 1987 a 1991, o índice subiu para 57%. O grupo italiano de transplante de medula óssea (GITMO) apresenta uma sobrevida, em 10 anos, de 64%. Todavia, os resultados são influenciados pelo centro onde o transplante é realizado. O EBMT analisou esse viés e verificou que no período de 1987 a 1995 a sobrevida livre de leucemia, em 3 anos, foi de 57%, variando de 39 a 75%. Essa diferença foi ocasionada pela mortalidade relacionada com transplante, que variou de 5% a mais de 50%.

Os resultados dos transplantes para pacientes com leucemia mieloide aguda depois da primeira remissão são pobres, quando comparados àqueles em primeira remissão. Isso se dá em razão do aumento na mortalidade relacionada com o transplante e com o risco de recaída. Uma análise do grupo italiano GITMO mostrou que a sobrevida em 10 anos foi de 64% para pacientes em primeira remissão, 52% para pacientes em segunda remissão e 22% para pacientes além da segunda remissão ou em recaída.

Pacientes que não têm irmãos HLA idênticos são elegíveis para o transplante de células hematopoiéticas de doadores alternativos. Estes podem ser aparentados com incompatibilidade HLA ou não aparentados. A sobrevida em 3 anos é de 19% em receptores de transplantes de doadores relacionados com incompatibilidade HLA.

Embora tenha ocorrido aumento significativo na última década, a sobrevida de pacientes que recebem enxertos de doadores não relacionados é pior do que aqueles que recebem transplantes de doador irmão HLA idêntico. Na população pediátrica, a sobrevida de pacientes que receberam transplante de irmãos HLA idênticos é de 66% *versus* 43% para os que receberam transplante de doador não relacionado. Em adultos, a porcentagem é de 58% para doador irmão HLA idêntico *versus* 47% para transplante de doador não relacionado.

Resultados do transplante alógeno em leucemia linfocítica aguda

Ao longo dos últimos anos a terapia para pacientes com leucemia linfocítica aguda tem sido adaptada ao risco. Pacientes de alto risco são submetidos ao transplante alógeno. Também é indicado para as recidivas, uma vez que a cura é praticamente impossível com quimioterapia convencional nessa situação. A sobrevida em 10 anos, para pacientes submetidos a transplante de células-tronco oriundas de um irmão HLA idêntico, entre 1991 e 2001, é de 55% para pacientes em primeira remissão, 47% em segunda remissão, e 16% para pacientes além da segunda remissão. Os resultados para pacientes que receberam transplante de doadores não relacionados são inferiores, e a sobrevida livre de doença estimada é de 44% em primeira remissão, conforme relatado pelo *IBMTR (International Blood Marrow Transplantation)*.

O transplante alógeno para o tratamento da leucemia mieloide crônica caiu, vertiginosamente, na última década em razão do surgimento do inibidor de tirosino-quinase imatinibe.

TRANSPLANTE DE CÉLULAS DE CORDÃO UMBILICAL

O transplante de células-tronco de medula óssea e sangue alógeno tem sido utilizado com sucesso para o tratamento de crianças e adultos com neoplasias hematológicas de alto risco ou recidivadas, falências da medula óssea e doenças de imunodeficiência hereditária. Seu uso está limitado pela disponibilidade de um doador HLA-compatível. Apenas 30% dos pacientes têm um irmão HLA-idêntico. Em outubro de 2002, o relato oficial americano documentou que mais de 10.000 pacientes/ano necessitam de um doador não relacionado para o transplante de células-tronco e não recebem um. Em 1988, as células-tronco hematopoiéticas do cordão umbilical de um irmão foram utilizadas, pela primeira vez, em um transplante bem-sucedido em uma criança de 5 anos com anemia de Fanconi. Subsequentemente, mais de 6.000 transplantes de células do cordão umbilical foram realizados pelo mundo, sendo essas células de doadores relacionados ou não relacionados em pacientes adultos e pediátricos.

As células do cordão umbilical oferecem algumas vantagens sobre as células da medula óssea: são fáceis de procurar nos bancos de armazenamento; não há risco para os doadores; há um risco menor de transmissão de infecções; há uma disponibilidade imediata das unidades criopreservadas; e há uma aceitação de incompatibilidade parcial do sistema HLA. Entretanto, o limitado número de células tem sido o maior empecilho para seu uso no transplante alógeno. Além disso, o desenvolvimento futuro de potenciais anormalidades das células-tronco hematopoiéticas do doador recém-nascido na vida adulta e seus efeitos no receptor são desconhecidos no momento do transplante.

Vários estudos publicados relataram os resultados de cerca de 1.240 pacientes submetidos a transplante relacionados e não relacionados de células de cordão umbilical. Esses estudos focam, primariamente, receptores pediátricos com alto risco de recidiva em leucemias agudas e, em uma proporção menor, em pacientes com doença hematológica não maligna. A pega mieloide é atrasada, quando comparada a enxertos alógenos convencionais, e varia de 22 a 30 dias. A probabilidade da pega varia de 65 a 88%. A reação enxerto *versus* hospedeiro aguda, graus II-IV, varia de 35 a 40%, embora a maioria dos enxertos recebidos tenha pelo menos 2 *loci* HLA incompatíveis. A sobrevida livre de evento é muito ampla (22 a 62%), refletindo a heterogenicidade dos pacientes incluídos nestes estudos iniciais. Há uma alta mortalidade peritransplante atribuída à demora da recuperação mieloide. Os pacientes que receberam transplantes de células de cordão umbilical relacionado tiveram resultados similares ou pouco melhores quando comparados àqueles que receberam transplantes de células de cordão umbilical não relacionado.

Com relação ao transplante de células de cordão umbilical em adultos, seu uso é limitado. O número mínimo necessário de células-tronco hematopoiéticas nas unidades de células de cordão umbilical para fornecer uma pega durável em receptores adultos é de 2×10^7/kg de peso corporal. A maioria dos receptores adultos das unidades com células de cordão umbilical recebeu enxertos com incompatibilidade de dois ou mais *locus* HLA.

O *Acute Leukemia Working Party of European Blood and Marrow Transplant Group* comparou os resultados de 682 adultos com leucemia aguda que receberam transplante de células-tronco hematopoiéticas de doadores não relacionados: 98 receberam células de cordão umbilical e 574 células da medula óssea entre 1998 e 2002. Os receptores de células de cordão umbilical eram mais jovens (mediana 24,5 × 32 anos; P < 0,001), pesavam menos (mediana 58 × 68 kg; P < 0,001) e tinham doença mais avançada (52 × 33%: P < 0,001). Todas as medulas transplantadas eram HLA compatíveis, enquanto 94% das unidades de células de cordão umbilical apresentavam incompatibilidades (P < 0,001). O número mediano de células nucleadas infundidas nas unidades de células de cordão umbilical foi de $0,23 \times 10^8$/kg *versus* $2,9 \times 10^8$/kg células da medula óssea (P < 0,001). A análise multivariada mostrou que as células de cordão umbilical tinham menores riscos de doença enxerto *versus* hospedeiro aguda grau II-IV (risco relativo 0,57; intervalo de confiança, 95% 0,37 a 0,87; P = 0,01). A recuperação dos neutrófilos foi retardada (risco relativo 0,49; intervalo de confiança 95%, 0,41 a 0,58; P < 0,001). A incidência de doença enxerto *versus* hospedeiro crônica, a mortalidade relacionada com o transplante, a sobrevida livre de recidiva e de leucemia não foram diferentes nos dois grupos. A conclusão dos investigadores é que a utilização das células de cordão umbilical é uma fonte alternativa aceitável de células-tronco hematopoiéticas para adultos com leucemia aguda que não têm um doador de medula compatível.

Os investigadores do *International Bone Marrow Transplant Registry* compararam os resultados dos transplantes de células-tronco hematopoiéticas não relacionadas em adultos com leucemia desde unidades de células de cordão umbilical com um antígeno HLA incompatível (34 pacientes) ou dois antígenos incompatíveis (116 pacientes), até medula com um antígeno HLA incompatível (83 pacientes) ou medula HLA compatível (367 pacientes). Da mesma forma que os pacientes europeus, os receptores das unidades de cordão umbilical eram mais jovens, tinham leucemia mais avançada e receberam menores quantidades de células nucleadas. A recuperação hematopoiética foi mais devagar na medula óssea e na unidade de células de cordão umbilical incompatível do que na medula óssea compatível. A doença enxerto *versus* hospedeiro aguda ocorreu com mais frequência após o transplante com medula incompatível, e a doença enxerto *versus* hospedeiro crônica ocorreu mais após o transplante com células de cordão umbilical. Os índices de mortalidade relacionados com tratamento, falha de tratamento e mortalidade geral foram menores após o transplante com medula compatível. Pacientes que receberam medula óssea ou células de cordão umbilical não compatíveis tiveram índices similares de mortalidade relacionada com o tratamento (P = 0,96), falência de tratamento (P = 0,69) e mortalidade geral (P = 0,62). Não houve diferença nos índices de recidiva da leucemia. Entre os receptores das unidades de cordão umbilical, os resultados foram similares entre os enxertos com uma ou duas incompatibilidades HLA. Os investigadores concluíram que a incompatibilidade HLA nas células de cordão umbilical podem ser consideradas um enxerto aceitável para adultos na ausência de um doador adulto HLA compatível.

Estudos estão sendo feitos tentando aumentar o número de células de cordão umbilical transplantadas utilizando o transplante combinado de duas unidades de células de cordão umbilical HLA parcialmente compatíveis.

ASPECTOS ÉTICOS

O transplante de células-tronco hematopoiéticas, ao contrário do de células-tronco embrionárias, não apresenta graves dilemas éticos. O princípio básico de *primo non nocere* (primeiramente não causar dano) está preservado. Além disso, o transplante de medula óssea é realizado há décadas e sua eficácia e segurança estão cientificamente comprovados. As células-tronco oriundas do cordão umbilical, por sua vez, são utilizadas há poucos anos. Até o momento, os trabalhos também comprovaram ser eticamente correta sua utilização. Note-se que em momento algum falamos no transplante de células-tronco manipuladas, situação que ainda está cercada de incertezas e com possíveis riscos ao receptor.

BIBLIOGRAFIA

Frassoni F, Labopin M, Gluckman F *et al*. Results of allogeneic marrow transplant for acute leukemia have improved in Europe with time: a report from the acute leukemia working party of the European Group for Bone Marrow Transplantation (EBMT). *Bone Marrow Transplant* 1996:17:13-18.

Gluckman E, Broxmeyer HA, Auerbach AD *et al*. Hematopoietic reconstitution in a patient Fanconi`s anemia by means of umbilical-cord blood from an HLA-identical sibling. *N Engl J Med* 1989;321:1174-78.

Gratwohl A, Baldomero H, Passweg J *et al*. Hematopoietic stem cell transplantation for hematological malignancies in Europe. *Leukemia* 2003;17:941-59.

Gratwohl A. Bone marrow transplantation activity in Europe 1990. European Group for Bone Marrow Transplantation (EBMT). *Bone Marrow Transplant* 1991;8:197-201.

Laughlin MJ, Eapen M, Rubinstein P *et al*. Outcomes after transplantation of cord blood or bone marrow from unrelated donors in adults with leukemia. *N Engl J Med* 2004;351:2265-75.

Lo B, Kriegstein A, Grady D. Clinical trials in stem cell transplantation: guidelines for scientific and ethical review. *Clin Trials* 2008;5:517-22.

Loberiza F. Report on the state of art in blood and marrow transplantation. IBMTR/ABMTR. *Newsletter* 2003;10:7-10.

Rocha V, Lapobin M, Sanz G *et al*. Acute leukemia working party of European Blood and Marrow Transplant Group; eurocord-netcord registry. Transplants of umbilical-cord blood or bone marrow from unrelated donors in adults with acute leukemia. *N Engl J Med* 2004;351:2276-85.

Aplicações de Células-Tronco nas Doenças do Sistema Nervoso Central

Jaderson Costa da Costa ❖ Gianina Teribele Venturin

INTRODUÇÃO

Durante muito tempo, a capacidade regenerativa do cérebro permaneceu desconhecida. Contudo, ao contrário do que se acreditou por décadas, novos neurônios podem sim ser integrados a determinadas regiões do encéfalo adulto a partir de células progenitoras neurais ou células-tronco adultas neurais, em um processo chamado neurogênese (revisado por Ming & Song, "Adult neurogenesis in the mammalian central nervous system" 2005; Gross, "Neurogenesis in the adult brain: death of a dogma", 2000). Entretanto, a regeneração promovida por essas células é limitada, tornando a grande maioria dos danos teciduais irreversíveis nas doenças neurológicas. Assim, para a maior parte das doenças que atingem o SNC tratam-se os sintomas ou ainda se busca impedir o agravamento ou a progressão da lesão, mas a cura permanece distante.

Como resultado do progresso contínuo do conhecimento a respeito da capacidade regenerativa do encéfalo e do potencial terapêutico das células-tronco, houve um grande aumento no interesse em se estudar estratégias baseadas em células-tronco para o tratamento de doenças neurológicas. A hipótese baseia-se na ideia de que uma vez introduzidas no SNC essas células poderiam promover a reposição das células perdidas durante o curso da doença ou ainda modular a regeneração endógena e/ou cascatas inflamatórias.

Quando falamos de terapia celular em doenças neurológicas, devemos considerar pelo menos três grandes contingentes de patologias:

1. As lesões neurológicas não progressivas, ou seja, aquelas que estão instaladas no cérebro, na medula espinal ou no sistema nervoso periférico, mas não tendem a evoluir. São, portanto, sequelas de uma doença neurológica, de uma agressão ao sistema nervoso, por exemplo, aquelas decorrentes de lesão por trauma de crânio, de nervo ou da medula espinal, ou aquelas decorrentes de deficiência de oxigenação (hipóxia ou anoxia) ou da irrigação sanguínea do encéfalo (acidente vascular cerebral).

2. Doenças neurodegenerativas: são as doenças que progridem, evoluem, e, em sua maioria, são tratadas sintomaticamente; para algumas há possibilidade de atenuamento das manifestações, mas não de sustar sua evolu-

ção. Entre estas incluem-se a doença de Parkinson, a doença de Huntington, a doença de Alzheimer, a esclerose lateral amiotrófica, as ataxias cerebelares hereditárias (ataxias espinocerebelares – SCA), várias doenças de nervos periféricos (p. ex., neuropatias hereditárias), doenças musculares e neuromusculares e doenças autoimunes, como a esclerose múltipla.

3. Algumas patologias que, na maioria das vezes, são tratadas e bem controladas com medicamentos, dietas específicas, reposição de cofatores e enzimas etc., mas que em um percentual significativo podem não responder à terapêutica, como é o caso das epilepsias e de algumas doenças que constituem os erros inatos do metabolismo, como, por exemplo, a galactosemia (Leão & Aguiar, 2008; Scweitzer-Krantz, 2003) e algumas doenças lisossômicas tratadas com enzimas recombinantes (Schwarts *et al.*, 2008). Os três grupos têm em comum a perda neuronal, mas são diferentes na etiologia, na fisiopatogenia e na doença subjacente.

Assim, a reposição celular surge como uma alternativa promissora no tratamento dos três grupos de doenças. Nos últimos anos, mais do que estudar somente a reposição seletiva de neurônios ou de células da glia que tenham sido perdidas no curso de uma determinada doença ou em decorrência de uma lesão, pesquisadores têm se debruçado sobre os efeitos da terapia celular na neurogênese endógena, que poderia ser induzida ou aumentada através da administração de células-tronco; as últimas seriam responsáveis por uma liberação de fatores tróficos ou, ainda, por uma modulação dos processos inflamatórios capaz de promover essas modificações ou ainda prover neuroproteção ao tecido.

Os estudos avaliam a segurança e a eficácia da administração de uma série de células das mais diversas origens: pluripotentes (*i.e.* embrionárias) ou de linhagem mais restrita como células-tronco ou progenitoras neurais (fetais ou adultas) ou células de linhagens não neuronais (mesenquimais derivadas principalmente de cordão umbilical ou medula óssea) (Conti *et al.* "Neural Stem Cells: a pharmacological tool for brain diseases?", 2003; Krabbe *et al.* "Neural transdifferentiation of mesenchymal stem cells – a critical review", 2005; Weiss & Troyer "Stem cells in the umbilical cord", 2006). Além disso, células com potencial proliferativo limitado podem ser transformadas através de oncogenes, mas a aplicação clínica fica dificultada uma vez que essa técnica impõe questões adicionais de segurança (Rosser *et al.*, "Stem cell transplantation for neurodegenerative diseases", 2007). Embora o potencial terapêutico das células-tronco nas doenças do sistema nervoso central (SNC) tem sido intensamente pesquisado, a maioria dos dados disponíveis é proveniente de investigações conduzidas em modelos experimentais, sendo poucos os ensaios clínicos completos até o momento.

TERAPIA CELULAR PARA DOENÇAS NEURODEGENERATIVAS
Esclerose lateral amiotrófica (ELA)

A esclerose lateral amiotrófica é conhecida, classicamente, como doença de Charcot, nome do neurologista francês que a descobriu, e, na literatura norte-americana, como doença de Lou Gehrig, em homenagem ao grande astro de beisebol dos New York Yankees, conhecido como *the iron horse*. É a forma mais comum de doença de neurônio motor, em que a forma esporádica corresponde a 90-95% dos casos e a forma familiar (autossômica dominante) corresponde a aproximadamente 5-10% dos pacientes. A incidência aumenta em cada década, principalmente após os 40 anos, sendo o pico de ocorrência entre os 50-70 anos. Clinicamente, estes pacientes apresentam a combinação de sinais de comprometimento de 1º e 2º neurônios motores, ou seja, envolvimento do feixe motor corticospinal (piramidal) e de neurônios motores no corno anterior da medula espinal e núcleos motores de nervos cranianos bulbares. O Riluzole é a única medicação atualmente indicada para o tratamento da ELA. Trata-se de uma medicação que atua inibindo o glutamato, embora seu mecanismo de ação na ELA ainda seja discutido. Estudos clínicos demonstram aumento da sobrevida de 2-3 meses com o uso dessa medicação. O prognóstico é reservado, embora variável: 50% dos pacientes têm sobrevida de 3-4 anos, 20% maior ou igual a 5 anos, e 10% maior ou igual a 10 anos, mas, ocasionalmente, alguns pacientes sobrevivem por 20 anos. Os únicos fatores de risco são a idade e a história familiar. Há pelo menos duas estratégias principais no uso de células-tronco para o tratamento da ELA. A primeira, e mais óbvia, é produzir novos neurônios motores para repor aqueles perdidos em decorrência do processo degenerativo inerente à doença. A segunda é produzir células de suporte que protejam os neurônios motores sobreviventes de sofrer degeneração (Suzuki & Svendsen, 2008).

Grande parte dos dados disponíveis se limita a estudos utilizando ratos ou camundongos transgênicos (SOD1), sendo poucos os dados de ensaios clínicos. Camundongos transgênicos que superexpressam o gene humano mutado SOD1 desenvolvem sintomas fenotípicos e patológicos que se assemelham a ELA em humanos. Aproximadamente 2% dos casos de ELA são decorrentes da mutação no gene do superóxido dismutase (SOD1). Os camundongos transgênicos portadores da mutação do gene humano da SOD1 desenvolvem fraqueza progressiva semelhante a dos pacientes com ELA, o que os torna um modelo para entendimento da patogênese desta doença e para teste de novas terapêuticas. Assim, estes camundongos tornaram-se um modelo para desenvolvimento de estudos pré-clínicos sobre terapêuticas que possam modificar o curso desta doença. Entre as abordagens mais utilizadas no campo da terapia celular estão aquelas envolvendo células-tronco do cordão umbilical, células-tronco da medula óssea e células neurais (células-tronco neurais ou neurônios hNT)

(Willing *et al.*, "hNT neurons delay onset of motor deficits in a model of amyotrophic lateral sclerosis"2001; Garbuzova-Davis *et al.* "Intraspinal implantation of hNT neurons into SOD1 mice with apparent motor deficit", 2001; Garbuzova-Davis *et al.* "Possitive effect of transplantion of hNT neurons (NTera 2/D1 cell line) in a model of familiar amyotrophic lateral Sclerosis",2002; Xu *et al.*, "Human neural stem cell grafts ameliorate motor neuron disease inSOD-1 transgenic rats", 2006; Corti *et al.*, "Neural stem cells Lewis X+ CXCR4+ modify disease progression in a amyotrophic lateral sclerosis model", 2007).

Em um dos primeiros estudos com células-tronco em um modelo experimental de ELA, Ende *et al.* administraram, intravenosamente, células mononucleares humanas obtidas do cordão umbilical e observaram que essas células retardavam o aparecimento dos primeiros sintomas e aumentavam a sobrevivência de camundongos transgênicos SOD1. Além disso, a sobrevivência era maior quando utilizada irradiação ou maior quantidade de células (Ende *et al.*, 2000). Mais tarde, utilizando o mesmo modelo, mesmo tipo de célula, e mesma via de administração, Garbuzova-Davis *et al.* também observaram retardo na evolução e incremento na sobrevivência. O mesmo estudo verificou uma sobrevivência de 10-12 semanas das células transplantadas, que migraram para regiões do cérebro e medula espinal. As células encontradas nessas regiões expressavam marcadores de células neurais (Garbuzova-Davis *et al.*, 2003). Mais recentemente, esse grupo conduziu experimentos para verificar a dose ideal de células-tronco do cordão umbilical para retardar a progressão da doença neste modelo. Os resultados obtidos por eles demonstraram que a utilização de dose apropriada no tratamento da ELA poderia ter um efeito neuroprotetor em neurônios motores, exercido pelo envolvimento das células transplantadas na modulação da resposta inflamatória (Garbuzova-Davis *et al.*, 2008).

Sempre utilizando o modelo animal transgênico, as mesmas variáveis (evolução e sobrevivência) foram avaliadas após a administração de células-tronco obtidas da medula óssea: Corti *et al.* injetaram essas células intraperitonealmente, Zhao *et al.*, intravenosamente. Ambos os grupos obtiveram como resultado um discreto aumento na sobrevivência comparável ao obtido com riluzol, embora Corti tenha demonstrado melhora da função motora (Corti *et al.* "Wild-type bone marrow cells ameliorate the phenotype of SOD1-G93A-ALS mice and contribute to CNS, heart, and skeletal muscle tissues", 2004; Zhao *et al.* "Human mesenchymal stromal cells ameliorate the phenotype of SOD1-G93A ALS mice." 2007). Entretanto, Habisch *et al.* – utilizando células-tronco de cordão umbilical, células neuroectodérmicas diferenciadas, além de células-tronco da medula óssea – encontraram resultado oposto, não obtendo melhora nem na evolução, nem na sobrevivência. No estudo de Habisch, as células foram administradas intratecalmente (Habisch *et al.* "Intrathecal application of neuroectodermally convered stem cells into a mouse model of ALS: limited intraparenchymal migration and survival narrows therapeutic effects", 2007). Vercelli *et al.* apresentaram dados que parecem corroborar, embora somente em parte, aqueles obtidos por Corti e Zhao. Eles demonstraram que a administração de células-tronco mesenquimais humanas, injetadas na medula espinhal lombar de camundongos machos SOD1, promove melhora da função motora e prolonga a sobrevivência dos animais. Para estes parâmetros não houve diferença significativa entre as fêmeas tratadas e não tratadas. Entretanto, os autores observaram a presença de células transplantadas até 10 semanas após o procedimento, e nas fêmeas a astrogliose e a ativação microglial estavam diminuídas, ao passo que a contagem de motoneurônios foi maior após o transplante (Vercelli *et al.*, "Human mesenchymal stem cell transplantation extends survival, improves motor performance and decreases neuroinflammation in mouse model of' amyotrophic lateral sclerosis", 2008). Em 2009, Ohnishi *et al.* realizaram um transplante intraósseo de medula óssea e observaram um aumento na sobrevida somente dos animais transplantados com células hematopoiéticas normais, sugerindo que elas poderiam ter melhorado o ambiente celular e assim retardado a progressão da doença, o que não foi observado quando o transplante era feito com células que apresentavam a mutação da SOD1 (Ohnishi *et al.*, "Intra-bone marrow-bone marrow transplantation slows disease progression and prolongs survival in G93A mutant SOD1 transgenic mice, an animal model mouse for amyotrophic lateral sclerosis", 2009). Recentemente, visando a aplicação clínica e à exemplo do que tem sido feito para as células-tronco obtidas de cordão umbilical, têm sido conduzidos estudos experimentais com o intuito de determinar a dose ideal de células-tronco da medula óssea que deve ser transplantada (Kim *et al.*, "Dose-dependent efficacy of ALS-human mesenchymal stem cells transplantation into cisterna magna in SOD1-G93A ALS mice", 2010), bem como determinar as populações celulares responsáveis pelos efeitos benéficos que têm sido observados (Corti *et al.* "Systemic transplantation of c-kit1 cells exerts a therapeutic effect in a model of amyotrophic lateral sclerosis", 2010).

Finalmente, o implante bilateral de células hNT em L4-L5, em camundongos transgênicos na fase pré-sintomática, retarda a evolução da ELA e traz melhora da função motora (Willing *et al.*, 2001). O mesmo é observado quando o procedimento é realizado em animais sintomáticos (Garbuzova-Davis *et al.*, 2002). Motoneurônios colinérgicos gerados *in vitro* e implantados na medula produzem incremento de sobrevida ainda mais marcante, bem como retardo significativo da evolução (Corti *et al.*, 2007). Por fim, Xu *et al.* demonstraram que células-tronco neurais embrionárias, implantadas na medula lombar, também promovem aumento da sobrevida em camundongos transgênicos. Essas células se diferenciariam em neurônios que se integrariam, estruturalmente, às células do animal transplantado e participariam da liberação de fatores tróficos (Xu *et al.*, 2006).

A ideia de que, para um tratamento mais eficaz da ELA, não basta repor as células perdidas, mas há também que se proteger as células sobreviventes, tem ganhado muita força nos últimos anos. Essa ideia é reforçada por trabalhos que demonstram que, em camundongos transgênicos superexpressando SOD1, os neurônios SOD1 sobrevivem por mais tempo quando há células sem a alteração genética no meio. Assim, é possível que células mutantes gliais e neuronais atuem em conjunto, contribuindo para o desenvolvimento da doença.

Pode ser que a reposição celular na medula espinal de animais com ELA leve a um aumento da sobrevivência dos neurônios motores, em parte, pela liberação de fatores tróficos. Dessa maneira, é lógico imaginar que a aplicação de estratégias que aumentem esse efeito, modificando geneticamente as células-tronco para que secretem fatores de crescimento, seja benéfica (Suzuki & Svendsen, 2008). Tanto Klein *et al.*, quanto Suzuki *et al.,* modificaram células progenitoras neurais (ou células-tronco neurais) para que secretassem GDNF (fator neurotrófico derivado da glia) (Klein *et al.*, 2005; Suzuki *et al.*, 2008). Essas células foram implantadas, integraram-se e secretaram GDNF, levando a uma notável preservação de neurônios motores em estágios precoces e tardios, dentro das regiões quiméricas. Entretanto, a sobrevivência de motoneurônios não foi acompanhada de inervação do músculo e, portanto, não houve melhora funcional do uso dos membros. Assim, embora essa abordagem impeça a morte neuronal, os dados sugerem que outras estratégias devam ser utilizadas em conjunto para que haja manutenção das conexões neuromusculares e recuperação funcional completa.

Quanto aos resultados de ensaios clínicos, os dados ainda são poucos e incompletos. Em um primeiro estudo, Janson *et al.* administraram, via intratecal, células-tronco hematopoiéticas CD34+ a três pacientes com ELA; os autores não observaram melhora clínica significativa (Janson *et al.*, "Human intrathecal transplantation of peripheral blood stem cells in amyotrophic lateral sclerosis", 2001). No ano de 2003, em um estudo questionado eticamente, Manzini *et al.* realizaram um transplante autólogo de células mesenquimais da medula óssea, diretamente na medula espinhal de 9 pacientes, sendo que dois deles apresentavam melhora da força após 3 meses, enquanto que os demais tiveram piora do quadro (Mazzini *et al.*, "Stem cell therapy in amyotrophic lateral sclerosis: a methodological approach in humans", 2003). Os pacientes foram acompanhados por quatro anos, e embora não tenham sido detectados efeitos colaterais, modificações do volume da medula espinhal, ou quaisquer outros sinais de proliferação celular anormal, também não foram observadas melhoras significativas do quadro clínico desses pacientes (Mazzini *et al.* "Stem cell treatment in Amyotrophic Lateral Sclerosis", 2008). Mazzini *et al.* concluíram o ensaio clínico de Fase I, no qual não foram observados efeitos adversos graves ou presença de tumores relacionados ao transplante, confirmando que o transplante de células-tronco mesenquimais na medula espinhal de pacientes com ELA é seguro (Mazzini *et al.*, "Mesenchymal stem cell transplantation in amyotrophic lateral sclerosis: A Phase I clinical trial", 2010). No entanto, os estudos ainda precisam ser estendidos para a Fase II para que se possa estabelecer se este tipo de procedimento traz benefícios clínicos ao paciente com ELA. Cordes *et al.* relatam o caso de um paciente que recebeu células-tronco obtidas a partir de cordão umbilical (Cordes, "Intramedullary spinal cord implantation of human $CD34^+$ umbilical cord-derived cells in ALS", 2011) seguindo a metodologia descrita por Mazzini *et al.* (2010). O paciente foi acompanhado por três anos, sem que se observassem efeitos colaterais do procedimento. Além disso, a deterioração clínica pareceu ser mais lenta e o escore ALSFRS-R (escala funcional de avaliação em ELA) permaneceu constante por um período de dez meses. Entretanto, não é possível concluir se esses dados estão relacionados com o transplante ou se são resultado do acaso a partir de um único caso.

Huang *et al.* realizaram um estudo em que sete pacientes foram submetidos a um transplante de células embainhantes olfatórias. Estes pacientes passaram por uma análise de ressonância magnética espectroscópica, sendo que dois deles tiveram melhora em curto-prazo (Huang *et al.*, "MR spectroscopy evaluation and short-term outcome of olfactory ensheathing cells transplantation in amyotrophic lateral sclerosis patients", 2007). Mais recentemente, foi conduzido um estudo no México em que 10 pacientes tiveram células $CD133^+$ obtidas do sangue periférico implantadas no córtex motor. Estes pacientes foram acompanhados por mais de um ano, e quando comparados com um grupo controle que não recebeu o tratamento, mostraram uma progressão mais lenta da doença (Martinez *et al.*, "Stem-cell transplantation into the frontal motor-cortex in amyotrophic lateral sclerosis patients", 2009). Embora encorajadores, esses dados ainda precisam ser confirmados em outros estudos com um maior número de pacientes e um grupo controle mais apropriado.

É importante lembrar que, recentemente, pesquisadores, nos Estados Unidos, geraram células iPS de uma paciente de 82 anos diagnosticada com uma forma familiar de ELA. Estas células paciente-específicas têm propriedades de células-tronco embrionárias e foram diferenciadas em motoneurônios (Dimos *et al.*, 2008). A geração de células-tronco pluripotentes, oriundas de determinado paciente, poderiam permitir a produção, em larga escala, de tipos celulares afetados pela doença daquele paciente. Por sua vez, estas células seriam usadas em modelos experimentais, pesquisa de novas drogas e até mesmo terapias autólogas de reposição celular.

É de máxima importância o desenvolvimento de novas estratégias terapêuticas com aplicação em pacientes diagnosticados com ELA, dada a falta de opções para o tratamento dessa doença devastadora. Embora os resultados obtidos em modelos experimentais sejam animadores, estimulando o desenvolvimento de ensaios clínicos, ainda restam muitos desafios antes que a terapia celular possa ser aplicada no cotidiano da prática clínica. Além da segurança do procedimento, é preciso estabelecer dose e via de administração ideais e eficientes, bem como determinar o destino das células transplantadas e sua possível diferenciação. Alguns estudos em animais indicam que talvez as estratégias terapêuticas tenham que aliar o transplante de células a outros métodos - como tratamento com fatores tróficos - a fim de estabelecer meios para que a migração das células seja adequada e que promovam a proteção da célula sobrevivente.

Doença de Huntington (DH)

A coreia de Huntington é uma afecção degenerativa do sistema nervoso com padrão de herança autossômica dominante e penetrância incompleta. Os pacientes apresentam uma expansão da trinca CAG no gene IT15 do cromossomo 4. O quadro sindrômico caracteriza-se por movimentos coreiformes involuntários e alterações cognitivas que se desenvolvem em torno dos 40 anos de idade, progredindo até a morte em período de, aproximadamente, 15 anos. A prevalência da DH é de três a sete casos por 100.000 em populações descendentes de europeus ocidentais, havendo regiões de alta prevalência, como na Tasmânia e lago Maracaibo na Venezuela, e de baixa prevalência, como no Japão, China e Finlândia.

Foram desenvolvidos inúmeros modelos animais que mimetizam as alterações patológicas presentes na DH. Por exemplo, a injeção de agonistas glutamatérgicos excitotóxicos, como ácido caínico (KA), ácido ibotênico ou quinolônico, induz morte celular no estriado (Isacson *et al.*, 1984; Beal *et al.*, 1991). Ainda, a administração de ácido 3-nitropropiônico (3-NP), um inibidor competitivo da succinato desidrogenase, promove a ativação de determinadas vias de morte celular que também estão ativas na presença de hungtinina mutada. No modelo do 3-NP, há degeneração estriatal seletiva (região dorsolateral), marcada pela perda de neurônios GABAérgicos de projeção, alteração na morfologia dendrítica dos neurônios espinhosos remanescentes, preservação dos interneurônios colinérgicos NADPH-diaforase positivos, preservação dos terminais axonais dopaminérgicos e astrogliose (Brouillet *et al.*, 2005).

Como a principal característica patológica da DH é a morte progressiva de neurônios espinhosos no estriado (Vonsattel *et al.*, 1998), o papel da terapia celular seria repor essas células perdidas durante o curso da doença e, assim, prevenir ou retardar sua progressão (Claire *et al.*, 2008; Lindvall *et al.*, 2004). Nesse sentido, há dois tipos de estudos em modelos animais de DH: os que buscam prevenir alterações dos neurônios estriatais via provisão de moléculas neurotróficas – células que produzem fatores neurotróficos são transplantadas no estriado de animais com DH; ou o transplante celular, que busca reconstruir o estriado através da reposição de neurônios que se degeneraram (Kim *et al.,* 2008).

O primeiro transplante em modelo animal de DH foi feito em 1983, quando fragmentos fetais de tecido estriatal foram transplantados no estriado submetido à lesão com KA, com melhora comportamental. Subsequentemente, inúmeros experimentos pré-clínicos utilizando tecido estriatal (e outros) foram realizados (revisado por Kim *et al.,* 2008), tendo o tecido estriatal embrionário sido transplantado em lesões excitotóxicas do estriado em modelos com camundongos, ratos e macacos.

Assim, nos últimos anos, surgiram estudos demonstrando que implantes intraestriado, de tecido estriatal contendo neurônios de projeção, restabelecem as conexões com o globo pálido e recebem sinais do córtex cerebral hospedeiro (Dunnett *et al.,* 2000). E ainda, os déficits motor e cognitivo são revertidos por essa reconstrução das conexões que compõem o circuito córtex-estriado-globo pálido, tanto em ratos quanto em primatas (Kendall *et al.,* 1998; Palfi *et al.,* 1998). Quando transplantaram precursores neurais, Armstrong *et al.* verificaram que os enxertos sobreviviam e expressavam uma série de marcadores neuronais, modificando a progressão da doença (Armstrong *et al.,* 2000). Da mesma maneira, outros pesquisadores verificaram que o transplante de células-tronco neurais melhorava o desfecho funcional em modelos animais da DH (Lee *et al.,* 2005; Ryu *et al.,* 2004) e restabelecia a sensibilidade do estriado à dopamina (Chen *et al.,* 2002).

Utilizando células-tronco da medula óssea, Lescaudron *et al.* verificaram que o transplante reduzia o déficit cognitivo (Lescaudron *et al.,* 2003). No mesmo trabalho, observaram que poucas células apresentavam fenótipos neurais, atribuindo a melhor funcionalidade das células sobreviventes do caudado à liberação de fatores tróficos. Da mesma forma, há estudos demonstrando que células neurais geneticamente modificadas para expressar GDNF têm efeito neuroprotetor em um modelo de DH (Pineda *et al.,* 2007). Adicionalmente, a administração de células-tronco embrionárias modificadas para superexpressar a molécula de adesão neural L1 no estriado lesionado levou à melhora clínica, ficando evidente a presença de neurônios GABAérgicos dispersos no estriado (Bernreuther *et al.,* 2006.)

Em camundongos transgênicos, que representam um modelo animal mais autêntico da DH, enxertos no estriado (Dunnett *et al.,* 1998) ou no córtex cingulado anterior (van Dellen *et al.,* 2001) não produziram efeitos clínicos significativos.

O primeiro estudo clínico de transplante celular na DH em pacientes foi conduzido como um estudo-piloto no México, em 1990. Outros ensaios em Cuba, na Tchecoslováquia, Reino Unido e nos Estados Unidos (Califórnia) forneceram dados clínicos quanto aos protocolos de implante e relataram que o procedimento é seguro (revisado por Kim *et al.*, 2008).

Desde então, foram conduzidos diversos ensaios clínicos, em sua maioria utilizando tecidos de origem fetal. Freeman *et al.* demonstraram que o tecido estriatal fetal transplantado sobrevive, contém neurônios e interneurônios de projeção e recebe aferência do cérebro do paciente (Freeman *et al.*, 2000). Alguns pesquisadores relataram que os transplantes melhoram os sintomas cognitivos (Sramka *et al.*,1992) e motores associados à DH (Bachoud-Levi *et al.*, 2000), enquanto em outro ensaio não houve alteração do quadro (Hauser *et al.*, 2002). A melhora clínica foi associada à redução do hipermetabolismo estriatal e cortical, sugerindo que o transplante contribui com a restauração da função fisiológica (Gaura *et al.*, 2004). No momento, estudos em andamento na França e Reino Unido estão avaliando segurança, eficácia e protocolos de transplante para aplicação de ensaios clínicos com terapia celular em pacientes com DH (Kim *et al.*, 2008).

Além disso, recentemente foi demonstrado que o transplante de células neurais na DH promove melhora e estabilidade que duram por anos, mas não representa uma cura definitiva para a doença (Bachoud-Lévi *et al.*, 2006). Assim, a reconstrução da circuitaria estriatal, por si só, pode ser insuficiente, uma vez que a degeneração cortical progressiva na DH provavelmente não é secundária à perda neuronal no estriado. Talvez, para que se atinja um benefício clínico otimizado, seja preciso associar a restauração funcional através de reposição neuronal a estratégias neuroprotetoras (Lindvall *et al.*, 2004). É interessante o trabalho de Dalbem *et al.* utilizando o modelo do ácido 3-nitropropiônico (Dalbem *et al.*, 2005). Estes induziram o quadro de distonia por lesão estriatal correspondente à forma clínica da doença de Huntington e verificaram profundas transformações na neuroplasticidade sináptica, quando avaliada pela resposta evocada estriatal, isto é, indução de LTP *(long-term potentiation)* ou LTD *(long-term depression)*. Esta é uma questão relevante: quando tratamos com células-tronco o circuito estriatal comprometido, em que a expressão clínica, pelo menos, em parte é decorrente dos mecanismos de adaptação e correção plásticos, qual será a consequência do restabelecimento do circuito neural original?

Doença de Parkinson (DP)

A doença de Parkinson é caracterizada por bradicinesia (movimentos lentos), tremor característico das extremidades, rigidez (aumento do tono muscular de natureza plástica, com sinal da roda denteada) e instabilidade postural. É a segunda doença neurodegenerativa mais presente, com uma prevalência de 1-3% de pessoas comprometidas na população. A idade média de início está em torno dos 57 anos, e há um ligeiro predomínio no sexo masculino. Sendo a degeneração dos neurônios dopaminérgicos nigroestriatais a principal característica patológica da DP, é lógico supor que terapias como o implante de células para restaurar a função dopaminérgica possam contribuir para o tratamento dessa doença. Com esse objetivo em mente, inúmeros tipos de células-tronco e células progenitoras têm sido testados em modelos animais, bem como em alguns ensaios clínicos, nas últimas duas décadas.

Kim *et al.* demonstraram que neurônios dopaminérgicos, derivados de células-tronco embrionárias, apresentam propriedades eletrofisiológicas e comportamentais semelhantes às de neurônios do mesencéfalo (Kim *et al.*, 2002). Quando implantaram essas células em roedores previamente submetidos à injeção de 6-hidroxidopamina (6-OH-DA) – a administração de 6-OH-DA no estriado (via nigroestriatal) provoca a morte de neurônios dopaminérgicos, constituindo um modelo muito utilizado para o estudo da DP –, observaram a presença de células em todos os animais, que tiveram melhora comportamental. No mesmo ano e utilizando o mesmo modelo experimental, Björklund *et al.* verificaram que o transplante de células-tronco embrionárias no estriado do animal resultava na proliferação das células-tronco embrionárias em neurônios dopaminérgicos diferenciados. Esses neurônios dopaminérgicos diferenciados levaram a um restauro gradual e sustentado da assimetria motora mediada pela dopamina (Björklund *et al.*, 2002).

Em outro estudo, células-tronco embrionárias diferenciadas em cultura em neurônios produtores de dopamina foram marcadas com GFP e transplantadas em ratos submetidos ao modelo da 6-OH-DA. Como resultado, algumas dessas células sobreviveram, inervando o estriado do animal transplantado e proporcionando recuperação parcial do comportamento parkinsoniano (Yoshizaki *et al.*, 2004). Com desenho experimental parecido, Roy *et al.* cultivaram células-tronco embrionárias humanas direcionando-as a um fenótipo nigroestriatal A9, recriando o ambiente celular do mesencéfalo em desenvolvimento. Em resposta ao transplante dessas células, houve restituição da função motora. Entretanto, a análise dos encéfalos 10 semanas após o transplante revelou a presença de células mitóticas neuroepiteliais, que podem ser tumorigênicas (Roy *et al.*, 2006).

É válido lembrar que tem havido substancial progresso no desenvolvimento de protocolos para gerar neurônios dopaminérgicos funcionais e no entendimento do processo de diferenciação durante o desenvolvimento normal. Em um exemplo do esforço que vem sendo feito nesse sentido, Rodríguez-Gómez liderou um estudo que demonstrou a sobrevivência de neurônios dopaminérgicos derivados de células-tronco embrionárias por mais de 32 semanas após o transplante. Ainda, os dados obtidos sugerem que esses neurônios liberam e recaptam dopamina, além de estimularem respostas pós-sinápticas (Rodríguez-Gómez *et al.*, 2007).

Em um dos primeiros testes com progenitores neurais, Svendsen *et al.* transplantaram essas células no estriado de ratos com lesão dopaminérgica unilateral e observaram que elas migravam e diferenciavam-se tanto em neurônios quanto em astrócitos (Svendsen *et al.,* 1997).

Posteriormente foram desenvolvidos outros estudos para avaliar o potencial terapêutico das células-tronco/progenitores neurais em animais lesionados com 6-OH-DA. Eles obtiveram os seguintes resultados: 1. precursores neurais poderiam reconstruir o circuito através do estabelecimento de projeções axonais (Armstrong *et al.,* 2002); 2. células-tronco neurais (HBLF3) levam à melhora dos sintomas comportamentais de Parkinson, sendo esse efeito acompanhado de preservação da imunorreatividade à tirosina hidroxilase ao longo da via nigroestriatal e ativação de neurogênese endógena na ZSV (Yasuhara *et al.,* 2006); 3. além de trazer melhora comportamental, células-tronco neurais sobrevivem e, em parte, diferenciam-se em células positivas para TH *in vivo*, tendo expressado fator de crescimento do nervo (NGF) e neurotrofina-3 (NT3) *in vitro* (Dziewczapolski *et al.,* 2003; Wei *et al.*, 2007); 4. progenitores neurais modificados para liberar GDNF ou IGF-1 (fator de crescimento do tipo insulina 1) reduzem a perda neuronal e a assimetria rotacional induzida por anfetamina (Ebert *et al.*, 2008).

Por outro lado, Burnstein *et al.* transplantaram, na substância negra, progenitores neurais indiferenciados, além de progenitores neurais tratados com fator neurotrófico 4 para pré-diferenciação. Embora tenham verificado que a lesão no estriado influencia, significativamente, a migração das células transplantadas, não houve recuperação comportamental significativa ou efeito na perda de células dopaminérgicas (Burnstein *et al.*, 2004).

Células-tronco originárias da medula óssea também vêm sendo testadas em modelos experimentais da DP. Células-tronco mesenquimais modificadas para expressar TH ou induzidas à diferenciação neural promovem melhora funcional no modelo da 6-OH-DA (Lu *et al.,* 2005; Levy *et al.,* 2008). Experimentos conduzidos recentemente, utilizando transplante de células-tronco mesenquimais, demonstraram que esse tratamento reduz os sintomas comportamentais e restaura, parcialmente, marcadores dopaminérgicos e o *pool* vesicular de dopamina no estriado (Bouchez *et al.,* 2008).

Em primatas previamente expostos a 1-metil-4-fenil-1,2,3,6-tetraidropiridina (MPTP) – uma toxina que lesiona a via dopaminérgica nigroestriatal – foi observado que células-tronco neurais humanas implantadas bilateralmente no núcleo caudado, e unilateralmente na substância negra, migraram a partir do ponto de implante para e ao longo da via nigroestriatal. Algumas células no estriado e na via nigroestriatal, mas não na substância negra, adotaram linhagem glial (Bjugstad *et al.,* 2008). Utilizando o mesmo modelo animal, Redmond *et al.* relataram que o transplante de células-tronco neurais humanas traz melhoras comportamentais significativas, sendo que algumas delas diferenciaram-se em células positivas para TH e/ou transportador de dopamina. Entretanto, uma grande quantidade de células que foi encontrada ao longo da via nigroestriatal não expressava marcadores neuronais ou dopaminérgicos. Essas células estavam em posição adequada para influenciar células TH+ do animal e mediar ajustes homeostáticos, refletidos, por exemplo, na preservação do circuito nigroestriatal (Redmond *et al.*, 2007). Assim, a capacidade de as células-tronco neurais alinharem-se ao longo de uma determinada via que seja disfuncional pode ser entendida como importante ferramenta clínica. É possível, também, que os múltiplos modos de interação recíproca entre as células-tronco neurais exógenas e o meio patológico estejam por trás da melhora funcional observada neste modelo de DP.

Já faz mais de uma década que foram realizados os primeiros transplantes de tecido mesencefálico fetal em pacientes com Parkinson. As células transplantadas não somente sobreviveram, como também, aparentemente, reinervaram o estriado e atuaram positivamente sobre a liberação de dopamina (Kordower *et al.*, 1995; Piccini *et al.*, 1999). Apesar de alguns ensaios relatarem que os transplantes tinham benefícios clínicos (Polgar *et al.*, 2003), em dois outros estudos, mais bem controlados, não foi obtida melhora marcante (Freed *et al.* 2001; Olanow *et al.*, 2003). Talvez o resultado menos positivo desses estudos se deva a uma menor sobrevivência das células transplantadas, à não realização de imunossupressão ou ao fato de que os pacientes que estão recebendo o transplante estivessem mais gravemente comprometidos. Além disso, estudos complementares relataram que os pacientes transplantados podem desenvolver discinesias (Hagell *et al.*, 2002).

Mais recentemente, a análise do cérebro de pacientes que receberam transplantes de tecido mesencefálico há 9-16 anos revelou a presença de neurônios serotoninérgicos, de corpos de Lewy positivos para sinucleína e baixos níveis de transportadores de dopamina (Mendez *et al.*, 2008; Kordower *et al.*, 2008; Li *et al.*, 2008). A observação dos corpos de Lewy sinucleína-positivos indicaria que a doença pode se propagar a partir do hospedeiro para as células transplantadas. Entretanto, os dados também mostram que a maioria das células transplantadas não está comprometida, mesmo após uma década, e que para os pacientes há um alívio sintomático que dura por bastante tempo.

Há várias barreiras a serem vencidas e questões importantes aguardando resposta. Um dos aspectos fundamentais é a sobrevida dos neurônios e sua funcionalidade. Sabe-se que, quanto mais longo o processo de diferenciação de neurônios dopaminérgicos em cultura, menor é a probabilidade de sobrevivência *in vivo*; por outro lado, os processos mais curtos de diferenciação em cultura estão relacionados com a maior probabilidade de gerar teratoma (Brederlau *et al.*, 2006).

Para alguns membros da comunidade científica, a terapia celular não teria aplicação na DP. O argumento desses cientistas é que o transplante não aborda a raiz causal da doença, que se inicia em outra região, afetando neurônios dopaminérgicos somente quando já ocorreu dano em outras regiões. (McKay & Kittappa, "Will Stem Cell Biology Generate New Therapies for Parkinson's Disease?", 2008). Na DP, o processo patológico tem alvos no córtex cerebral e em estruturas subcorticais. As lesões inicialmente ocorrem no núcleo motor dorsal do IX/X e frequentemente, também, no sistema olfatório. Há o clássico envolvimento do tronco cerebral (substância negra) e o envolvimento cortical começando com o córtex temporal mesial seguido do comprometimento das áreas associativas corticais e áreas pré-frontais e posteriormente de áreas sensoriais e motoras primárias (Braak *et al.* "Staging of brain pathology related to sporadic Parkinson's disease. Neurobiology of Aging", 2003). Embora o foco dos modelos disponíveis da doença de Parkinson seja replicar a perda neuronal neurônios dopaminérgicos da via nigrorestriada, sabe-se que as lesões e consequentes disfunções são mais amplas. Quando utilizamos um modelo experimental, devemos estar cientes das suas limitações, mas elas não devem impedir e sim servir de incentivo para promover o avanço do conhecimento a respeito da fisiopatologia da doença e como consequência da busca de um tratamento eficaz para os pacientes acometidos.

Doença de Alzheimer (DA)

A doença de Alzheimer é caracterizada pelo declínio progressivo das funções cognitivas, de natureza degenerativa, associado à presença de placas senis e emaranhados neurofibrilares, principalmente em neurônios do córtex temporal e do hipocampo. É uma doença cuja prevalência aumenta, significativamente, com o avanço da idade e com o aumento da expectativa de vida, já tendo-se tornado uma das principais preocupações em saúde.

Em 2001, animados com os resultados obtidos em modelo de ELA, Ende *et al.* administraram células-tronco mononucleares de cordão umbilical em camundongos com DA (HuAPP 695.SWE). Esses animais tiveram sua vida consideravelmente estendida (Ende *et al.* 2001). Mais tarde, em um modelo de Alzheimer com base na lesão do núcleo basal de Meynert, foram transplantadas no córtex neuroesferas derivadas de células-tronco embrionárias. Estas sobreviveram e deram origem a células positivas para ChAT e serotonina. Além disso, foram obtidas melhoras cognitivas. Entretanto, quando animais-controle recebem células-tronco embrionárias, o contrário é observado: os animais apresentam deterioro mnemônico, havendo, ainda, desenvolvimento de teratomas (Wang *et al.*, 2006).

Com o intuito de verificar se as células-tronco neurais podem reativar funções de neurônios comprometidos durante o envelhecimento e o processo neurodegenerativo, Wu *et al.* fizeram cocultura de tecido *postmortem* obtido de pacientes com Alzheimer e de indivíduos-controle, com células-tronco neurais de ratos. Eles puderam observar que havia maior quantidade de células viáveis e menor quantidade de células mortas quando as fatias estavam em cocultura com células-tronco neurais. O grupo também manteve as fatias de tecido humano separadas das células-tronco neurais por uma membrana e observou que as células-tronco liberavam fatores que se difundiam e que poderiam contribuir para a sobrevivência dos neurônios em degeneração (Wu *et al.*, 2008).

No mesmo ano, observou-se que células-tronco neurais transplantadas em camundongos transgênicos – nos quais há perda neuronal progressiva no hipocampo, com consequente prejuízo da memória – sobrevivem, migram, diferenciam-se e melhoram a memória (Yamasaki *et al.*, 2007). Esses resultados demonstram que as células-tronco podem ter valor terapêutico em doenças em que haja deterioro da memória, incluindo a DA.

Nesse sentido, Wu *et al.* investigaram o transplante de células-tronco neurais expressando NGF como ferramenta no tratamento da DA. O modelo utilizado foi a infusão de ácido ocadaico nos ventrículos laterais, que produziu dano significativo aos processos de aprendizagem e memória, com a formação de placas senis e alterações neurofibrilares. As células implantadas no córtex não só sobreviveram, como também parecem ter promovido um incremento da memória (Wu *et al.*, 2008). Seguindo a mesma linha de raciocínio, porém em modelo de Alzheimer distinto – injeção de proteína β-amiloide no hipocampo – Li *et al.* testaram o efeito de células-tronco da medula óssea modificadas para expressar NGF. Os resultados foram animadores: as células transplantadas no hipocampo sobreviveram, migraram e expressaram NGF, assim como foram positivamente marcadas para ChAT. Além disso, a exemplo dos resultados obtidos por Wu, houve melhora significativa das funções de aprendizagem e memória, também verificada quando comparada a grupos que receberam as células modificadas para NGF (melhor desempenho) contra o grupo que recebeu células-tronco da medula óssea (Li *et al.*, 2008). Esse conjunto de dados é um indicativo de que a estratégia de reposição neuronal, aliada à secreção de fatores neurotróficos, pode ser muito benéfica em termos de restauração da função fisiológica na DA.

Por outro lado, estratégias de neuroproteção ou que manipulem o *pool* de células-tronco neurais endógenas também podem ter grande valor no tratamento dessa doença. Em uma correspondência recente, Fullwood enfatiza dados obtidos por Diamandis (Diamandis *et al.*, 2007). Com base no trabalho de Diamandis, é possível supor que o mecanismo de ação de inibidores da acetilcolinesterase – usado no tratamento da DA – envolva aumento dos níveis de acetilcolina que, por sua vez, atuaria nos receptores colinérgicos das células-tronco neurais, restaurando ou aumentando sua atividade proliferativa. O aumento da proliferação de células-tronco neurais, por sua vez, poderia retardar ou reduzir a progressão da doença. Essa observação abriria novos caminhos para o entendimento e tratamento de doenças neurodegenerativas, como a de Alzheimer (Fullwood, 2007).

TERAPIA CELULAR PARA LESÕES NEUROLÓGICAS NÃO PROGRESSIVAS E REFRATÁRIAS

Epilepsia

A epilepsia acomete cerca de 1-2% da população, sendo a maioria pacientes jovens e em plena fase laborativa ou de desenvolvimento. O tratamento quase sempre é medicamentoso, mas aproximadamente 20-30% dos pacientes são refratários ao tratamento farmacológico, o que determina grande sofrimento e importante comprometimento da qualidade de vida destes pacientes. A terapia com células-tronco surge como uma alternativa ao tratamento das epilepsias de difícil controle.

Na epilepsia, a exemplo de outros distúrbios do sistema nervoso central, há perda de subpopulações neuronais, o que representa uma consequência importante na patogenia da doença. Esta observação vem estimulando a pesquisa que objetiva repor, seletivamente, os neurônios perdidos durante o processo da doença, bem como os mediadores fisiológicos que eles produzem. Nos casos de epilepsia do lobo temporal (ELT) há intensa perda neuronal no hipocampo, sendo o hipocampo esclerótico detentor de papel-chave no início das crises epilépticas. Assim, na ELT, o principal objetivo da terapia com células-tronco é reconstruir os circuitos danificados nessa estrutura.

Estratégias terapêuticas envolvendo implantes de tecidos fetais foram as primeiras a serem estudadas em modelos experimentais de epilepsia. Entre elas está o uso de células fetais obtidas das regiões de CA1 e CA3 (Zaman *et al.*, 2000), células liberadoras de adenosina (Huber *et al.,* 2001), células produtoras de GABA (Gernet *et al.,* 2002). Logo, embora os efeitos do implante de tecido fetal hipocampal tenham sido amplamente pesquisados em modelos animais de epilepsia, ainda há muito poucos estudos a respeito da eficácia do transplante de células-tronco na ELT (Shetty & Hattiangady, 2007).

Foi somente em 2004 que Chu *et al.* (Chu *et al.*, 2004) examinaram os efeitos de células-tronco neurais obtidas da zona ventricular de embriões humanos nas crises espontâneas recorrentes de ratos com epilepsia. Esses animais foram tratados com pilocarpina, um agonista colinérgico cuja administração é capaz de reproduzir as alterações fisiopatológicas e comportamentais da epilepsia do lobo temporal. O transplante de células foi realizado 24 horas após a aplicação de pilocarpina por via intravenosa. Entre 28 a 35 dias após o SE, apenas 13% dos animais que receberam as células apresentavam crises comportamentais. Além disso, as células doadoras, expressando β-galactosidase, coexpressavam marcadores de interneurônios como GABA e parvalbumina, sugerindo que as células derivadas do transplante se diferenciam em células sintetizantes de GABA. Em seu estudo, Chu obteve uma redução drástica na frequência de crises (0,05 + 0,02/dia nos animais transplantados vs. 1,37 + 0,22 nos não transplantados).

Em seguida, Rüschenschmidt et al. transplantaram precursores neurais de camundongos nos hipocampos de ratos tratados com pilocarpina e controles. Verificaram, então, que estas células apresentavam propriedades intrínsecas e sinápticas características de neurônios. Os pesquisadores não observaram diferenças nas propriedades funcionais entre células transplantadas em ratos epilépticos ou controles (Rüschenschmidt et al. "Functional properties of ES cell-derived neurons engrafted into the hippocampus of adult normal and chronically epileptic rats", 2005). De maneira similar, quando transplantados no hipocampo, precursores estriatais, células-tronco neurais ou células-tronco hipocampais reduzem a frequência de crises epilépticas (Hattiangady et al., "Grafting of striatal precursor cells into hippocampus shortly after status epilepticus restrains chronic temporal lobe epilepsy", 2008; Jing et al., "The combined therapy of intrahippocampal transplantation of adult neural stem cells and intraventricular erythropoietin-infusion ameliorates spontaneous recurrent seizures by suppression of abnormal mossy fiber sprouting", 2009; Shen et al., "Hippocampal stem cell grafting-mediated recovery of injured hippocampus in the rat model of temporal lobe epilepsy", 2010).

Utilizando uma via sistêmica de administração e células obtidas da camada mononuclear da medula óssea, Costa-Ferro et al. demonstraram que as células transplantadas migram até o encéfalo epiléptico, onde são encontradas até 120 dias após o procedimento. Além disso, o transplante suprime as crises espontâneas recorrentes, tem efeito protetor na potenciação de longa duração – uma medida eletrofisiológica de memória – e reduz a morte neuronal associada à epilepsia (Costa-Ferro et al.," Prevention of seizures and reorganization of hippocampal functions by transplantation of bone marrow cells in the acute phase of experimental epilepsy", 2010). Com base nesses resultados, um segundo estudo foi conduzido para avaliar o potencial terapêutico dessa população celular durante a fase crônica da epilepsia - diferentemente dos demais estudos, nos quais as células são administradas durante o período agudo da doença. Observou-se que mesmo quando administradas mais tardiamente, as células promoveram redução significativa da frequência de crises. (Venturin et al. "Bone marrow mononuclear cells reduce seizure frequency and improve cognitive outcome in chronic epileptic rats", 2011). É válido lembrar que animais tratados com pilocarpina sabidamente apresentam déficit de memória espacial, associado com a grande morte de células hipocampais induzida pelo modelo. Entretanto, as células injetadas reverteram esse déficit, promovendo não só redução da frequência de crises espontâneas recorrentes, mas também melhora cognitiva na tarefa do labirinto aquático de Morris.

Embora estudos adicionais sejam essenciais para determinar o mecanismo de ação por meio do qual as células transplantadas exercem seus efeitos, o transplante de células da medula óssea parece ser uma importante alternativa terapêutica para o manejo da epilepsia. Dentre as vantagens do uso deste tipo de célula estão a possibilidade de se realizar transplante autólogo e a facilidade de obtenção das células, tornando desnecessária a expansão em cultura. Assim, vem sendo conduzido um estudo clínico fase I no Hospital São Lucas da PUCRS utilizando células-tronco de medula óssea na epilepsia refratária do lobo temporal com esclerose hipocampal unilateral, onde deverão ser incluídos 20 pacientes.

Asfixia neonatal

A encefalopatia hipóxico-isquêmica neonatal é uma complicação imediata à asfixia grave e pode causar variados graus de dano cerebral. A *hipóxia* corresponde à falta de oxigênio completa ou parcial em um ou mais tecidos corporais, incluindo a circulação sanguínea (hipoxemia). A *isquemia* é a redução ou a cessação do fluxo sanguíneo que determina queda da perfusão tecidual. Como consequência da hipóxico-isquemia neonatal, ocorre falência energética, liberação de aminoácidos excitatórios, acúmulo de radicais livres e apoptose, o que contribui para a disfunção celular e morte neuronal (Hossain, 2005; Vexler & Ferriero, 2001). Eventos hipoxêmicos no período neonatal são determinantes de morbidade neurológica e mortalidade nos recém-nascidos, causando complicações neurológicas a longo prazo, como paralisia cerebral, epilepsia e retardo mental (Paula *et al.*, 2005).

Ratos e camundongos são os animais mais comumente usados em modelos de asfixia perinatal (Yager, 2004). O modelo experimental mais utilizado para a investigação da hipóxico-isquemia cerebral neonatal é o proposto por Rice *et al.*, com base no procedimento de Levine em ratos adultos (Levine, 1960; Rice *et al.*, 1981; Roohey *et al.*, 1997; Vannucci *et al.*, 1999; Vannucci & Vannucci, 1997; Vannucci & Vannucci, 2005), que consiste no dano cerebral hipóxico-isquêmico unilateral em ratos com 7 dias de idade obtido pela associação de oclusão unilateral da artéria carótida, com subsequente exposição a ambiente hipóxico. As lesões podem ser encontradas no hemisfério ipsolateral à oclusão da artéria carótida, nas regiões do córtex cerebral, substância branca periventricular e subcortical, estriado (gânglios da base) e hipocampo. A região de CA3 (corno de Amon) no hipocampo é a região mais suscetível, seguida da camada de células granulares, CA1 e hilo (Hossain, 2005; Vannucci *et al.*, 1999; Vannucci & Vannucci, 1997).

Uma das mais promissoras aplicações do sangue de cordão umbilical humano é em lesões cerebrais relacionadas ao período neonatal. A facilidade de coleta, sem riscos para a gestante e o neonato, e o grande número de células disponíveis são as principais vantagens para a utilização desta fonte de células. Além disso, o sangue do cordão umbilical pode ser usado terapeuticamente no período perinatal ou criopreservado para o uso tardio. (Kogler *et al.* "A new human somatic stem cell from placental cord blood with intrinsic pluripotent differentiation potential", 2004; Santner-Nanan *et al.* "Therapeutic potential of stem cells in perinatal medicine", 2005). O sangue do cordão umbilical e placentário tem sido reconhecido como uma fonte alternativa de células-tronco hematopoiéticas para o transplante em pacientes adultos e pediátricos. As células-tronco do cordão umbilical são mais imaturas e o sangue do cordão umbilical e placentário é altamente enriquecido com progenitores celulares hematopoiéticos, mesenquimais e endoteliais (Brunstein & Wagner "Umbilical cord blood transplantation and banking",.2006; Chen *et al.* "Human umbilical cord blood progenitors: the potential of these hematopoietic cells to become neural", 2005). Além disso, as células-tronco são mais abundantes no cordão umbilical e apresentam um potencial proliferativo e migratório mais elevado em comparação aos progenitores da medula óssea. (Sanberg *et al.* "Umbilical cord blood-derived stem cells and brain repair", 2005). Alguns autores observaram melhora no déficit motor de ratos submetidos a um modelo de hipóxia-isquemia neonatal que receberam transplante intracerebral ou intraperitoneal de células-tronco humanas (Yasuhara *et al.* "Behavioral and histological characterization of intrahippocampal grafts of human bone marrow-derived multipotent progenitor cells in neonatal rats with hypoxic-ischemic injury" 2006; Meier *et al.* "Spastic paresis after perinatal brain damage in rats is reduced by human cord blood mononuclear cells" 2006). Um estudo recente foi conduzido utilizando um modelo de asfixia em ratos recém-nascidos que apresentam uma redução volumétrica do hemisfério ipsilateral à oclusão arterial e déficits na memória de orientação espacial. Após a injeção intravenosa de células-tronco de cordão umbilical humano, houve uma leve melhora nos desfechos comportamentais e morfológicos, porém sem significância estatística. Através de análises imuno-histoquímicas e de PCR, observou-se a presença de poucas células no cérebro dos animais estudados. (Paula *et al.*, "Hemispheric brain injury and behavioral deficits induced by severe neonatal hypoxia-ischemia in rats are not attenuated by intravenous administration of human umbilical cord blood cells", 2009; Paula *et al.* "Use of stem cells in perinatal asphyxia: from bench to bedside", 2010). Dessa maneira, investigações adicionais, considerando aspectos como dose, tempo para o transplante, métodos de injeção, uso de imunossupressão e de terapias associadas são necessárias para avaliar a relevância clínica da terapia celular na lesão cerebral neonatal (Pimentel-Coelho e Mendez-Otero, "Cell therapy for neonatal hypoxic-ischemic encephalopathy", 2010).

Estudos clínicos sugerem que o transplante de células-tronco restaura, parcialmente, algumas funções cognitivas e motoras (Park, 2000). Pesquisadores chineses também estão realizando estudos sobre a terapia celular em humanos (Luan *et al.*, 2005) e em modelos animais de lesões hipóxico-isquêmicas perinatais (Qu *et al.*, 2005). No estudo de caso de Luan *et al.*, com um paciente com paralisia cerebral, foi relatada melhora clínica após transplante de células-tronco neurais no que se refere à atividade motora e cognitiva (Luan Z *et al.*, 2005).

Acidente vascular cerebral

Acidente vascular cerebral (AVC) é o comprometimento súbito da função cerebral determinado por alteração na irrigação sanguínea do encéfalo. Aproximadamente 80% dos AVCs são causados por redução do fluxo sanguíneo cerebral (isquemia) e outros 20% por hemorragias intracranianas (intraparenquimatosas ou subaracnóideas). O transplante de células-tronco tem sido descrito como uma terapia potencial para o tratamento dos déficits decorrentes do AVC, isto é, para reparação do dano cerebral. Diversos estudos experimentais demonstraram que células imaturas de diferentes linhagens, quando infundidas na circulação ou implantadas diretamente no tecido cerebral, podem sobreviver e integrar-se a ele, tornando-se, eventualmente, funcionais e melhorando incapacidades neurológicas (Chu *et al.*, 2004; Gage *et al.*, 1995; Kondziolka *et al.*, 2000). As células-tronco adultas originadas da medula óssea são capazes de penetrar no sistema nervoso central e contribuir para a recuperação cerebral, seja por secreção de fatores neurotróficos ou por diferenciação em neurônios, células da glia ou do endotélio (Chen *et al.*, 2001; Li *et al.*, 2001; Li e Chopp, 2001; Li *et al.*, 2002; Li e Chopp, 2002). Estudos clínicos com TC para tratamento do AVC isquêmico utilizaram protocolos variados quanto ao tipo celular, via do transplante e fase evolutiva do AVC. Apesar de delineados para avaliar segurança, todos sugerem um potencial benefício associado à terapêutica (Bang *et al.*, 2005; Kondziolka *et al.*, 2000; Kondziolka *et al.*, 2005; Savitz *et al.*, 2005). O primeiro estudo clínico com terapia celular em humanos com AVC incluiu 12 pacientes tratados com implante de neurônios derivados de um teratocarcinoma. Alguns pacientes obtiveram melhora funcional, apesar de o estudo não ter sido desenhado para avaliá-la, e vários desses pacientes mostraram aumento da atividade metabólica avaliados por PET-SCAN nas áreas implantadas após 6 e 12 meses. Na autópsia de um paciente após 18 meses, verificou-se a sobrevivência de células neuronais transplantadas (Kondziolka *et al.*, 2000). No Hospital São Lucas da PUC-RS, num estudo clínico fase I foram incluídos 20 pacientes com extensas lesões isquêmicas no território da artéria cerebral média, entre o 3º e 7º dias de evolução. A metodologia utilizada foi o transplante autólogo de células mononucleares da medula óssea injetadas na origem da artéria cerebral média, no lado infartado, via cateterismo femoral. Foi evidenciado que o método foi seguro, não havendo nenhuma complicação neurológica ou clínica relacionada com o procedimento e, possivelmente, eficaz, visto que 70% dos pacientes alcançaram desfechos favoráveis em 3 meses de evolução (Araujo, 2008).

Lesões da medula espinal (LME)

As lesões da medula espinal (LME) têm grande impacto clínico, social e econômico, afetando muitos pacientes jovens. Elas podem ser causadas por uma série de fatores, entre eles trauma, tumores ou isquemia, e sua gravidade pode variar entre lesão completa, determinando comprometimento motor completo de membros inferiores (paraplegia) ou de membros superiores e inferiores (tetraplegia), e mielopatia incompleta, determinando paralisia incompleta de membros inferiores (paraparesia) ou de membros inferiores e superiores (tetraparesia). A lesão é determinada por dois mecanismos básicos: quando há grande força compressiva aplicada sobre a medula espinal, o trauma inicial se relaciona com o rompimento e a laceração do tecido nervoso. O comprometimento progressivo da transmissão axonal e consequente degeneração neuronal e axonal dá origem ao processo de cicatrização astrocítico. Secundariamente, pode haver ativação de uma cascata inflamatória aguda com edema, isquemia, reperfusão e desmielinização. Assim, as principais estratégias do tratamento com células-tronco nas LME são: a) repor tipos celulares específicos para restaurar funções perdidas; b) minimizar a degeneração neuronal e formação de cicatriz; c) promover regeneração e plasticidade pela liberação de fatores tróficos para o crescimento axonal; d) funcionar como uma estação final para os impulsos descendentes ou ascendentes e transferi-los, via axônios, das células transplantadas até os neurônios rostrais ou caudais à lesão (Anderberg et al., 2007).

Em 1999 foi publicado o primeiro estudo sobre o uso de células-tronco em lesão da medula espinal (McDonald et al., 1999). Este grupo transplantou células neurais diferenciadas a partir de células-tronco embrionárias de camundongos, na medula espinal de um rato, 9 dias após uma lesão traumática. A análise histológica feita entre 2 e 5 semanas após o transplante mostrou que as células transplantadas sobreviveram e se diferenciaram em astrócitos, oligodendrócitos e neurônios, migrando até 8 mm a partir da borda da lesão. Adicionalmente, os animais transplantados apresentaram melhora comportamental.

A partir desse primeiro relato, outros estudos utilizando células-tronco embrionárias foram surgindo ao longo dos anos. Liu *et al.* transplantaram essas células na medula espinal de ratos que haviam passado por desmielinização química, verificando, nessas áreas, grande quantidade de células que sobreviveram e se diferenciaram em oligodendrócitos capazes de mielinizar axônios (Liu *et al.*, 2000). Alguns anos mais tarde, Keirstead *et al.* demonstraram que progenitores de oligodendrócitos, derivados de células-tronco embrionárias humanas, aumentavam a remielinização e a função motora quando transplantados em ratos com lesão da medula espinal. Esse efeito positivo foi verificado quando o procedimento foi realizado 7 dias após a lesão, mas não quando já eram decorridos 10 meses da mesma, indicando potencial terapêutico em uma janela de pouco tempo após a ocorrência da lesão (Keirstead *et al.*, 2005).

Já Harper *et al.* verificaram que células-tronco embrionárias comprometidas com a linhagem de motoneurônios estendiam seus axônios, formavam junções neuromusculares e induziam contração muscular. Quando transplantadas em animais com lesão de neurônio motor infudidos com dbcAMP, cerca de 80% delas foram observadas nas raízes ventrais (Harper *et al.*, 2004). No mesmo ano, observou-se que células-tronco neurais derivadas de células-tronco embrionárias, transplantadas em camundongos submetidos a um modelo de LME, promoviam aprimoramento da função motora dos animais (Kimura *et al.*, 2005). Recentemente, Lowry *et al.* desenvolveram um novo método para a expansão de células-tronco embrionárias, que permite maior sobrevivência das células-tronco neurais, preservando a multipotencialidade. O transplante das células tratadas nestas condições, em animal submetido à LME, resultou em recuperação significativa das funções sensória e motora (Lowry *et al.*, 2008). Ainda, em estudo conduzido para avaliar o potencial das células-tronco embrionárias em restaurar os déficits sensoriais causados pela LME, verificou-se que estas células reduziam a dor, agindo de maneira neuroprotetora e antinociceptiva (Hendricks *et al.*, 2006).

Por outro lado, há também inúmeros estudos indicando que não só as células-tronco embrionárias, mas também células-tronco neurais parecem ter grande potencial no tratamento da LME. Um dos primeiros deles analisou o potencial de precursores neurais em restaurar a mielina. As células foram obtidas de tecido cerebral humano removido durante cirurgia e transplantadas na medula espinal de ratos submetidos a um processo de desmielinização. A exemplo do que foi demonstrado para células-tronco embrionárias, houve remielinização, tendo os axônios remielinizados conduzido impulsos a velocidades próximas das normais (Akyiama *et al.*, 2001). Adicionalmente, Vroemen *et al.* administraram células-tronco neurais a ratos com lesão cervical e observaram que as células se integraram ao sítio de lesão, expressando marcadores astro e oligodendrogliais (Vroemen *et al.*, 2003). A mesma observação foi feita pelo grupo de Pfeifer, verificando que progenitores neurais diferenciavam-se, exclusivamente, em células gliais (Pfeifer *et al.*, 2004), fornecendo direcionamento celular e, assim, promovendo crescimento do axônio. Quando a via de escolha é intravenosa, células-tronco neurais migram até o sítio de lesão e diferenciam-se em astrócitos e oligodendrócitos, mas também foi observada diferenciação em neurônios (Fujiwara, 2004). É possível que, além de dar origem à glia e/ou a neurônios, as células-tronco neurais secretem fatores tróficos que podem promover reparo neural (Lu *et al.*, 2003). Já quando glia radial é administrada na medula espinal após trauma, há formação de pontes celulares ao redor da lesão, estendendo-se até regiões em que a matéria branca está intacta. Também foi observada recuperação funcional (Hasegawa *et al.*, 2005).

Da mesma maneira, inúmeros outros estudos indicam que células-tronco neurais promovem recuperação funcional após LME. Cummings *et al.* observaram recuperação locomotora (Cummings *et al.*, 2005); Mitsui *et al.*, verificaram melhora da função motora e da bexiga (Mitsui *et al.*, 2005); Karimi-Abdolrezaee utilizou células-tronco neurais adultas, que promoveram remielinização e recuperação neurológica funcional em camundongos (Karimi-Abdolrezaee *et al.*, 2006); Iwanami relatou benefícios motores em primatas (Iwanami *et al.*, 2005); o grupo de Ziv sugere que a resposta imune tenha papel fundamental no recrutamento de células-tronco neurais e que manipulações imunológicas possam ser um meio de controlar a migração dessas células (Ziv *et al.*, 2006).

Por outro lado, Hofstetter *et al.* mostraram que, apesar da recuperação funcional, o transplante de células-tronco neurais também poderia acarretar brotamento axonal aberrante, associado à hipersensibilidade das patas do animal, do tipo alodinia (Hofstetter *et al.*, 2005). Estes dados foram confirmados por Macias *et al.* (Macias *et al.*, 2006), indicando que a aplicação clínica dessas células deve ser feita com cuidado.

Ao mesmo tempo, têm sido adotadas estratégias de cotransplante para otimizar a sobrevivência e a diferenciação das células-tronco neurais *in vivo*. Assim, há estudos demonstrando, sempre em modelos de lesão da medula espinal, que o cotransplante de células-tronco neurais e células de Schwann superexpressando NT-3 traz benefícios funcionais aos animais (Zhang *et al.*, 2007); e que o cotransplante com células epiteliais amnióticas expressando FGF promove melhora locomotora superior àquele que utiliza somente células-tronco neurais. Além disso, as células epiteliais promoveram não apenas sobrevivência e diferenciação do implante, mas também sobrevivência de neurônios do hospedeiro (Meng *et al.*, 2008).

O potencial terapêutico de células-tronco obtidas de tecido adiposo (Kang *et al.*, 2005) ou do folículo capilar (Amoh *et al.*, 2008) também vem sendo pesquisado, assim como daquelas obtidas da medula óssea e do cordão umbilical.

Assim, com base em evidências indicando que células-tronco mesenquimais da medula óssea promovem reparo do sistema nervoso central, Ankeny *et al.* transplantaram estas células na cavidade da lesão provocada na medula espinal de ratos. Constataram que as células não alteraram o curso ou a extensão da recuperação motora. Entretanto, notaram que elas ocuparam a cavidade e tiveram efeito neuroprotetor sobre o tecido hospedeiro e a substância branca, além de, aparentemente, darem suporte ao crescimento axonal (Ankeny *et al.*, 2004). Lu *et al.* utilizaram, também, células que superexpressavam BDNF (fator neurotrófico derivado de cérebro), o que resultou em aumento na extensão e diversidade do crescimento axonal, mas sem recuperação funcional (Lu *et al.*, 2005).

Entretanto, trabalhos posteriores indicaram recuperação funcional após administração de células-tronco da medula óssea em primatas (Deng *et al.*, 2006) e em ratos (Lee *et al.*, 2007) com recuperação progressiva naqueles com paraplegia crônica (Zurita & Vaquero, 2006) e recuperação significativa quando a terapia cellular foi associada ao exercício físico (Carvalho *et al.*, 2008). Adicionalmente, Urdzíková *et al.* verificaram que três populações diferentes de células da medula óssea tinham efeito positivo no desfecho comportamental e na análise histopatológica, mas que esse efeito era mais pronunciado após a administração das células-tronco mesenquimais (Urdzíková *et al.*, 2006). Surgiram, recentemente, estudos utilizando também células-tronco obtidas do cordão umbilical. Em um deles, com ratos submetidos à LME moderada, houve diferenciação de células-tronco humanas do cordão umbilical em fenótipos neurais, incluindo neurônios, oligodendrócitos e astrócitos. As células transplantadas parecem formar bainhas de mielina em torno de axônios das áreas lesionadas, e oligodendrócitos derivados das células-tronco umbilicais secretam NT-3 e BDNF. Também foi observada recuperação da função locomotora (Dasari *et al.*, 2007). Similarmente, em modelo de transecção completa, Yang *et al.* demonstraram melhora da locomoção, maior número de axônios regenerados no trato corticospinal e fibras positivas para neurofilamento na região da lesão (Yang *et al.*, 2008). Ambos os trabalhos indicam que o transplante de células-tronco obtidas do cordão umbilical pode ser benéfico no tratamento de LME. Por fim, acompanhando o progresso feito em modelos experimentais, nos últimos anos têm surgido relatos de ensaios clínicos utilizando células-tronco. Em um dos primeiros, uma paciente sofrendo de LME recebeu, diretamente na medula espinal, células-tronco multipotentes derivadas de sangue de cordão. Neste caso, as células melhoraram a percepção sensorial e o movimento dos quadris e pernas; exames de imagem mostraram regeneração da medula espinal e em parte da cauda equina (Kang *et al.*, 2005). Logo em seguida, foram publicados dois estudos em pacientes submetidos a um transplante de células-tronco da medula óssea. Em um deles, dois pacientes receberam células previamente transdiferenciadas em células-tronco neurais, através de uma artéria que supria a região de lesão. O paciente 1, que apresentava paraplegia em T8, recebeu dois tratamentos e reabilitação por 6 meses, sendo seu nível motor atual correspondente a S1. Já a paciente 2 tinha lesão compreendendo C3-C5, mas 3 meses após o tratamento seu nível motor correspondia a T1-T2, não tendo sido observados efeitos colaterais (Moviglia *et al.*, 2006). O segundo estudo incluiu 20 pacientes com lesão completa que receberam transplante autólogo de medula óssea entre 10 e 467 dias após a lesão e que foram acompanhados 3, 6 e 12 meses após o implante. As células foram administradas por via intra-arterial ou por via intravenosa. Nos primeiros 3 meses, foi observada melhora das funções motora e sensorial em 5 dos 6 pacientes com aplicação intra-arterial, e em 5 dos 7 com via intravenosa, todos agudos. Dos pacientes crônicos, 1 de 13 apresentou melhora (Syková *et al.*, 2006). Os autores verificaram que o procedimento é seguro, entretanto não puderam afirmar que os efeitos benéficos observados se deviam ao transplante celular.

Utilizando uma técnica de punção lombar, Callera *et al.* administraram células-tronco de medula óssea em 16 pacientes com LME crônica, divididos em um grupo que recebeu células-tronco e um grupo-controle. As células foram marcadas com nanopartículas magnéticas, rastreadas através de ressonância magnética e identificadas na região da lesão em cinco pacientes do grupo tratado. Os achados sugerem que as células migraram para o sítio lesionado (Callera & Melo, 2007).

Já Yoon *et al.* conduziram um ensaio clínico, fase I/II, incluindo 35 pacientes com LME completa, que receberam células da medula óssea na área adjacente à lesão; o grupo-controle recebeu apenas descompressão e cirurgia de fusão. O transplante foi realizado a 14 dias, entre 14 dias e 8 semanas, ou depois de 8 semanas da lesão. Os pacientes agudos e subagudos apresentaram melhora, mas os pacientes do grupo crônico, não. Os autores ainda vão investigar se há aumento da dor neuropática e formação de tumor no local do transplante (Yoon *et al.*, 2007). No entanto, Chernykh e colegas parecem ter chegado a resultados um pouco diversos. Em estudo que incluiu 36 pacientes com LME avançada, o transplante de células-tronco da medula óssea foi bem tolerado e promoveu dinâmica clínica positiva com maior frequência do que o tratamento controle. O decréscimo de déficits neurológicos incluiu melhores atividades motora e sensorial (Chernykh *et al.*, 2007).

Vislumbrando o problema através de outra perspectiva, Mackay-Sim *et al.* transplantaram células embainhantes olfatórias na medula espinal de seis pacientes com paraplegia torácica completa, que foram acompanhados por 3 anos. O ensaio era de Fase I/IIa, com objetivo principal de testar a factibilidade e segurança do procedimento, e incluiu um grupo-controle que não recebeu cirurgia. Imagens de ressonância magnética feitas 3 anos após o transplante não mostraram alterações com relação àquelas obtidas na fase pré-operatória ou na avaliação do ano 1 ou ano 2, sem qualquer evidência de tumor. Não houve mudanças funcionais significativas ou dor neuropática. Em um receptor de transplante, houve discreta melhora sensorial em três segmentos (Mackay-Sim *et al.*, 2008).

Tumores cerebrais

Dados recentes evidenciam semelhanças entre os mecanismos de autorrenovação das células-tronco e as células cancerígenas, o que tem sugerido o conceito de células-tronco cancerígenas. Existem evidências de que os tumores cerebrais possuem subpopulação de células cancerígenas com características similares a células-tronco (células-tronco-símiles), o que propiciou a recente busca de novas terapêuticas tendo como alvo essas células. Na realidade, essas células foram inicialmente identificadas na leucemia como uma subpopulação de células neoplásicas com características heterogêneas com relação à proliferação e diferenciação (Bonnet & Dick, 1997). Estas células-tronco-símiles possuem uma alta capacidade de autorrenovação e proliferação, que não está presente na maioria das células leucêmicas. Em 2003, Singh *et al.* identificaram e purificaram células-tronco cancerígenas de tumores cerebrais de diferentes fenótipos. Estas possuem grande capacidade de proliferação e autorrenovação que se relaciona com a maior malignidade. Elas foram isoladas selecionando-se aquelas que expressam o antígeno CD133, marcador de células-tronco neurais. Esses autores demonstraram que as células CD133$^+$ podem se diferenciar *in vitro* em células tumorais que, fenotipicamente, se assemelham às células tumorais do paciente; CD133, conhecido como marcador de células-tronco hematopoiéticas, foi recentemente reconhecido como sendo, também, marcador de células-tronco neurais humanas (Miraglia *et al.*, 1997). Singh *et al.* demonstraram que a capacidade de autorrenovação das células tumorais somente estava presente nas células tumorais CD133$^+$ e que estas células, quando transplantadas no cérebro de camundongos, originaram tumor semelhante ao tumor do paciente doador das células (Singh *et al.*, 2004). Para serem consideradas células-tronco de tumor cerebral é necessário que estas: 1. gerem neuroesferas; 2. tenham capacidade de autorrenovação e proliferação; 3. expressem marcadores de células neurais (neurônios, astrócitos e oligodendrócitos); 4. gerem tumores semelhantes ao tumor do paciente doador em animais de experimentação (Singh *et al.*, 2004). É importante distinguir as células-tronco normais das neoplásicas. Existem evidências de que o marcador CD133 utilizado para separar as células-tronco neoplásicas da população de células tumorais pode não ser adequado para distinguir esses dois tipos celulares entre si (Yuan *et al.*, 2004). Duas hipóteses são propostas: 1. os tumores cerebrais originam-se da transformação de células-tronco normais ou células progenitoras; ou 2. os tumores cerebrais surgem da desdiferenciação de células neurais maduras em decorrência de mutações genéticas (Pardal *et al.*, 2003; Reya *et al.*, 2001).

QUESTÕES ÉTICAS/PERSPECTIVAS

Não há dúvida de que o conhecimento a respeito das características biológicas das células-tronco, como consequência do seu potencial terapêutico, cresceu exponencialmente nas últimas duas décadas. Com ele cresceu também a expectativa de pacientes e familiares quanto à aplicação dessas células no tratamento de inúmeras doenças neurológicas, para as quais hoje o tratamento é com frequência limitado, e a cura distante. Entretanto, o caminho a ser percorrido antes que as células-tronco possam ser vistas como uma opção rotineira no tratamento de doenças como a de Parkinson, Alzheimer, ELA e demais abordadas neste capítulo ainda é longo.

A aplicação clínica só será uma realidade quando estiver robustamente sedimentada em dados experimentais que demonstrem que essas células promovem impacto funcional e que são seguras. Devemos ter certeza de que os benefícios para o paciente se sobreponham aos riscos. Assim, pontos importantes como a formação de tumores ou a migração inadequada das células-tronco para outros órgãos que não o alvo, devem ser cuidadosamente avaliados. Deverão ser estudadas e estabelecidas vias de administração, dose e tipos de células ideais para cada doença. Além disso, é muito provável que a aplicação clínica das células-tronco será acompanhada de outras estratégias terapêuticas, vista a proliferação de estudos que demonstram que a associação a maior liberação de fatores tróficos ou modulação inflamatória, por exemplo, contribui para desfechos mais positivos. Assim, é importante que profissionais da saúde e pesquisadores mantenham uma visão realista, frente à grande expectativa dos pacientes que aguardam a disponibilização desse tratamento.

Outro aspecto ético muito sensível em termos de células-tronco é o uso de células-tronco embrionárias, que desperta discussões acaloradas por serem obtidas de embriões abortados ou descartados. Entretanto, hoje, a aplicação clínica dessas células nas doenças neurológicas ainda é uma possibilidade distante, tanto pela maior dificuldade de obtenção em relação à célula de outras fontes, quanto pelo fato de terem sido menos estudadas em modelos experimentais quanto à eficácia e segurança. No Brasil, a aprovação da lei que regulamenta o uso dessas células representa um grande progresso, não só rumo ao progresso científico, mas por aproximar a comunidade científica da população, promovendo uma discussão salutar a respeito do tema e de suas implicações éticas.

BIBLIOGRAFIA

Akiyama Y, Honmou O, Kato T et al. Transplantation of clonal neural precursor cells derived from adult human brain establishes functional peripheral myelin in the rat spinal cord. *Exp Neurol* 2001;167(1):27-39.

Amoh Y, Li L, Katsuoka. K. et al. Multipotent hair follicle stem cells promote repair of spinal cord injury and recovery of walking functions. *Cell Cycle* 2008 June 15;7(12):1865-69.

Anderberg L, Aldskogius H, Holtz A. Spinal cord injury – Scientific challenges for the unknown future. *Ups J Med Sci* 2007;112(3):259-88.

Ankeny DP, Mctigue DM, Jakeman LB. Bone marrow transplants provide tissue protection and directional guidance for axons after contusive spinal cord injury in rats. *Exp Neurol* 2004;190(1):17-31.

Araujo MD. *Segurança do transplante autólogo de células mononucleares de medula óssea no acidente vascular cerebral isquêmico agudo extenso da artéria cerebral média.* Dissertação apresentada ao curso de Pós-Graduação em Medicina e Ciências da Saúde da Pontifícia Universidade Católica do Rio Grande do Sul como parte dos requisitos para a obtenção do título de Mestre em Medicina – Neurociências. Orientador: Prof. Dr. Costa JC. Coorientador: Prof. Dr. Friedrich MAG, Porto Alegre, março de 2008.

Armstrong RJ, Watts C, Svendsen C et al. Survival, neuronal differentiation, and fiber outgrowth of propagated human neural precursor grafts in an animal model of Huntington's disease. *Cell Transplant* 2000;9:55-64.

Armstrong RJE, Hurelbrink CB, Tyers P et al. The potential for circuit reconstruction by expanded neural precursor cells explored through porcine xenografts in a rat modelof parkinson's disease. *Experimental Neurology* 2002;175:98-111.

Bachoud-Levi AC et al. Motor and cognitive improvements in patients with Huntington's disease after neural transplantation. *Lancet* 2000;356:1975-79.

Bang OY, Lee JS, Lee PH et al. Autologous mesenchymal stem cell transplantation in stroke patients. *Ann Neurol* 2005;57(6):874-82.

Beal MF, Ferrante RJ, Swartz KJ et al. Chronic quinolinic acid lesions in rats closely resemble Huntington's disease. *J Neurosci* 1991;11:1649-59.

Bernreuther C, Dihné M, Johann V et al. Neural cell adhesion molecule L1-transfected embryonic stem cells promote functional recovery after excitotoxic lesion of the mouse striatum. *J Neurosci* 2006;26(45):11532-39.

Björklund L, Sanchez-Pernaute R, Chung S et al. Embryonic stem cells develop into functional dopaminergic neurons after transplantation in a Parkinson rat model. *PNAS* 2002;99:2344-49.

Bjugstad KB, Teng YD, Redmond DE et al. Human neural stem cells migrate along the nigrostriatal pathway in a primate model of Parkinson's disease. *Experimental Neurology* 2008;211:362-69.

Bonnet D, Dick JE. Human acute myeloid leukemia is organized as a hierarchy that originates from a primitive hematopoietic cell. *Nat Med* 1997;3:730-37.

Bouchez G, Sensebé L, Vourc'h P et al. Partial recovery of dopaminergic pathway after graft of adult mesenchymal stem cells in a rat model of Parkinson's disease. *Neurochemistry International* 2008;52:1332-42.

Braak H, Del Tredici K, Rüba U et al. Staging of brain pathology related to sporadic Parkinson's disease. *Neurobiology of Aging* 2003;24:197-211.

Brederlau A, Correia AS, Anisimov SV et al. Transplantation of human embryonic stem cell-derived cells to a rat model of Parkinson's disease: effect of in vitro differentiation on graft survival and teratoma formation. *Brain Research* 2006;24(6):1433-40.

Brouillet E, Jacquard C, Bizat N et al. 3-nitropropionic acid: a mitochondrial toxin to uncover physiopathological mechanisms underlying striatal degeneration in Huntington's disease. *J Neurochem* 2005;95:1521-40.

Brunstein CG, Wagner JE. Umbilical cord blood transplantation and banking. *Annu Rev Med* 2006;57:403-17.

Burnstein RW, Foltynie T, He X et al. Differentiation and migration of long term expanded human neural progenitors in a partial lesion model of Parkinson's disease. *The International Journal of Biochemistry & Cell Biology* 2004;36:702-13.

Callera F, Melo CM. Magnetic resonance tracking of magnetically labeled autologous bone marrow $CD34^+$ cells transplanted into the spinal cord via lumbar puncture technique in patients with chronic spinal cord injury: $CD34^+$ cells' migration into the injured site. *Stem Cells Dev* 2007;16(3):461-66.

Carvalho KA, Cunha RC, Vialle EN et al. Functional outcome of bone marrow stem cells ($CD45^+/CD34^-$) after cell therapy in acute spinal cord injury: in exercise training and in sedentary rats. *Transplant Proc* 2008;40(3):847-49.

Chen GJ, Jeng CH, Lin S et al. Fetal striatal transplants restore electrophysiol-ogical sensitivity to dopamine in the lesioned striatum of rats with experimental Huntington's disease. *J Biomed Sci* 2002;(9):303-10.

Chen HK. Combined cord blood stem cells and gene therapy enhances angiogenesis and improves cardiac performance in mouse after myocardial infarction. *Eur J Clin Inv* 2005;35:677-86.

Chen J, Li Y, Wang L et al. Therapeutic benefit of intravenous administration of bone marrow stromal cells after cerebral ischemia in rats. *Stroke* 2001;32:1005-111.

Chernykh ER, Stupak VV, Muradov GM et al. Application of autologous bone marrow stem cells in the therapy of spinal cord injury patients. *Bull Exp Biol Med* 2007;143(4):543-47.

Chopp M, Li Y. Treatment of neural injury with marrow stromal cells. *Lancet Neurol* 2002;1:92-100.

Chu K, Kim M, Jung K-H et al. Human neural stem cell transplantation reduces spontaneous recurrent seizures following pilocarpine-induced status epilepticus in adult rats. *Brain Research* 2004;1023:213-21.

Chu K, Kim M, Park KI et al. Human neural stem cells improve sensorimotor deficits in the adult rat brain with experimental focal ischemia. *Brain Res* 2004;101:145-53.

Claire D, Clelland BS, Roger BA et al. Cell therapy in Huntington disease. *Neurosurg Focus* 2008;24:1-12.

Clement AM, Nguyen MD et al. Wild-type nonneuronal cells extend survival of SOD1 mutant motor neurons in ALS mice. *Science* 2003;302(5642):113-17.

Conti L, Cataudella T, Cattaneo E. Neural stem cells: a pharmacological tool for brain diseases? *Pharmacol Res* 2003;47:289-97.

Cordes A, Jahn K, Hass R et al. Intramedullary spinal cord implantation of human CD34(+) umbilical cord-derived cells in ALS. *Amyotroph Lateral Scle* 2011 Aug. 3.

Corti F, Locatelli S, Donadoni C et al. Wild-type bone marrow cells ameliorate the phenotype of SOD1-G93A-ALS mice and contribute to CNS, heart, and skeletal muscle tissues. *Brain* 2004;127:2518-32.

Corti S, Locatelli F, Papadimitrou D et al. Neural stem cells Lewis X^+ $CXCR4^+$ modify disease progression in a amyotrophic lateral sclerosis model. *Brain* 2007;130:1289-305.

Corti S, Nizzardo M, Nardini M et al. Systemic transplantation of c-kit1 cells exerts a therapeutic effect in a model of amyotrophic lateral sclerosis. *Hum Mol Genet* 2010;19:3782-96.

Costa-Ferro ZS. *Transplante de células da medula óssea na epilepsia experimental induzida por lítio e pilocarpina em ratos*. Tese de Doutorado apresentada ao programa de Pós-Graduação em Fisiologia da Universidade Federal do Rio Grande do Sul. Orientador: Prof. Dr. Costa JC. Agosto de 2008.

Costa-Ferro ZSM, Vitola AS, Pedroso MF et al. Prevention of seizures and reorganization of hippocampal functions by transplantation of bone marrow cells in the acute phase of experimental epilepsy. *Seizure* 2010;19:84-92.

Cummings BJ, Uchida N, Tamaki SJ et al. Human neural stem cells differentiate and promote locomotor recovery in spinal cord-injured mice. *Proc Natl Acad Sci USA* 2005;102(39):14069-74.

Dalbem A, Silveira CV, Pedroso MF et al. Altered distribution of striatal activity-dependent synaptic plasticity in the 3-nitropropionic acid model of Huntington's disease. *Brain Research* 2005;21;1047(2):148-58.

Dasari VR, Spomar DG, Gondi CS et al. Axonal remyelination by cord blood stem cells after spinal cord injury. *J Neurotrauma* 2007;24(2):391-410.

Deng YB, Liu XG, Liu ZG et al. Implantation of BM mesenchymal stem cells into injured spinal cord elicits de novo neurogenesis and functional recovery: evidence from a study in rhesus monkeys. *Cytotherapy* 2006;8(3):210-14.

Diamandis P, Wildenhain J, Clarke ID et al. Chemical genetics reveals a complex functional ground state of neural stem cells. *Nat Chem Biol* 2007;3(5):268-73.

Dimos JT, Rodolfa KT, Niakan KK. Induced pluripotent stem cells generated from patients with ALS can be differentiated into motor neurons. *Science* 2008;321:1218-21.

Dunnett SB, Carter RJ, Watts C et al. Striatal transplantation in a transgenic mouse model of Huntington's disease. *Exp Neurol* 1998;154:31-40.

Dunnett SB, Nathwani F, Björklund A. The integration and function of striatal grafts. *Prog Brain Res* 2000;127:345-80.

Dziewczapolski G, Lie DC, Ray J et al. Survival and differentiation of adult rat-derived neural progenitor cells transplanted to the striatum of hemiparkinsonian rats. *Experimental neurology* 2003;183:653-64.

Ebert AD, Eres AJ, Barber AE et al. Human neural progenitor cells over-expressing IGF-1 protect dopamine neurons and restore function in a rat model of Parkinson's disease. *Experimental Neurology* 2008;209:213-23.

Ende N, Chen R, Ende-Harris D. Human umbilical cord blood cells ameliorate Alzheimer's disease in transgenic mice. *J Med* 2001;32(3-4):241-47.

Ende N, Weinstein F et al. Human umbilical cord blood effect on sod mice (amyotrophic lateral sclerosis). *Life Sci* 2000;67(1):3-9.

Freed CR, Greene PE, Breeze RE et al. Transplantation of embryonic dopamine neurons for severe Parkinson's disease. *N Engl J Med* 2001;344:710-19.

Freeman TB, Cicchetti F, Hauser R et al. Transplanted fetal striatum in Huntington's disease: phenotypic development and lack of pathology. *Proc Natl Acad Sci USA* 2000;97:13877-82.

Fujiwara Y, Tanaka N, Ishida O et al. Intravenously injected neural progenitor cells of transgenic rats can migrate to the injured spinal cord and differentiate into neurons, astrocytes and oligodendrocytes. *Neurosci Lett* 2004;366(3):287-91.

Fullwood NJ. Neural stem cells, acetylcholine and Alzheimer's disease. *Nat Chem Biol* 2007;3(8):435.

Gage FH, Coates PW, Palmer TD et al. Survival and differentiation of adult neuronal progenitor cells transplanted to the adult brain. *Proc Natl Acad Sci USA* 1995;92(25):11879-83.

Garbuzova-Davis S, Jiang L et al. Human umbilical cord blood progenitors: the potential of these hematopoietic cells to become neural. *Stem Cells* 2005;23(10):1560-70.

Garbuzova-Davis S, Sanberg CD et al. Human umbilical cord blood treatment in a mouse model of ALS: optimization of cell dose. *Plos One* 2008;3(6):e2494.

Garbuzova-Davis S, Willing A, Milliken M et al. Intraspinal implantation of hNT neurons into SOD1 mice with apparent motor deficit. *Amyotroph Lateral Scler other Motor Neuron Disord* 2001;2:175-80.

Garbuzova-Davis S, Willing A, Milliken M et al. Positive effect of transplantion of hNT neurons (NTera 2/D1 cell line) in a model of familiar amyotrophic lateral sclerosis. *Exp Neurol* 2002;174:169-80.

Garbuzova-Davis, S, Willing AE et al. Intravenous administration of human umbilical cord blood cells in a mouse model of amyotrophic lateral sclerosis: distribution, migration, and differentiation. *J Hematother Stem Cell Res* 2003;12(3):255-70.

Gaura V et al. Striatal neural grafting improves cortical metabolism in Huntington's disease patients. *Brain* 2004;127:65-72.

Gernet M, Thompson KW, Löscher W et al. Genetically engineered GABA-producing cells demonstrate anticonvulsant effects and long-term transgene expression when transplanted into the central piriform cortex of rats. *Exp Neurol* 2002;176:183-92.

Gross CG. Neurogenesis in the adult brain: death of a dogma. *Nat Rev Neuroscience* 2000;1:67-73.

Gurney ME, Pu H, Chiu AY et al. Motor neuron degeneration in mice that express a human Cu,Zn superoxide dismutase mutation. *Science* 1994;264(5166):1772-75.

Habisch HJ, Janowski M, Binder D et al. Intrathecal application of neuroectodermally converted stem cells into a mouse model of ALS: limited intraparenchymal migration and survival narrows therapeutic effects. *J Neurol Trasm* 2007;114:1395-406.

Hagell P, Piccini P, Björklund A et al. Dyskinesias following neural transplantation in Parkinson's disease. *Nat Neurosci* 2002;5:627-28.

Harper JM, Krishnan C, Darman JS et al. Axonal growth of embryonic stem cell-derived motoneurons in vitro and in motoneuron-injured adult rats. *Proc Natl Acad Sci USA* 2004;101(18):7123-28.

Hasegawa K, Chang YW, Li H et al. Embryonic radial glia bridge spinal cord lesions and promote functional recovery following spinal cord injury. *Exp Neurol* 2005;193(2):394-410.

Hattiangady B, Rao MS, Shetty AK. Grafting of striatal precursor cells into hippocampus shortly after status epilepticus restrains chronic temporal lobe epilepsy. *Experimental Neurology* 2008;212(2):468-81.

Hauser RA, Furtado S, Cimino CR et al. Bilateral human fetal striatal transplantation in Huntington's disease. *Neurology* 2002;58:687-95.

Hendricks WA, Pak ES, Owensby JP et al. Predifferentiated embryonic stem cells prevent chronic pain behaviors and restore sensory function following spinal cord injury in mice. *Mol Med* 2006;12(1-3):34-46.

Hofstetter CP, Holmström NA, Lilja JA et al. Allodynia limits the usefulness of intraspinal neural stem cells grafts; directed differentiation improves outcome. *Nat Neurosci* 2005;8(3):346-53.

Holmes GL. Epilepsy in the developing brain: lessons from the laboratory and clinic. *Epilepsia* 1997;38:12-30.

Hossain MA. Molecular mediators of hypoxic-ischemic injury and implications for epilepsy in the developing brain. *Epilepsy Behav* 2005;7(2):204-13.

Huang H, Tank K, Chen L. MR spectroscopy evaluation and short-term outcome of olfactory ensheathing cells transplantation in amyotrophic lateral sclerosis patients. *Zhongguo Xiu Fu Chong Jian Wai Ke Za Zhi* 2007;21:52-57.

Huber A, Padrun V, Deglon N et al. Grafts of adenosine-releasing cells suppress seizures in kindling epilepsy. *PNAS* 2001;98(13):7611-16.

Isacson O, Brundin P, Kelly PA et al. Functional neuronal replacement by grafted striatal neurons in ibotenic-acid lesioned striatum. *Nature* 1984;311:458-60.

Iwanami A, Kaneko S, Nakamura M et al. Transplantation of human neural stem cells for spinal cord injury in primates. *J Neurosci Res* 2005;80(2):182-90.

Janson CG, Ramesh TM, During MJ et al. Human intrathecal transplantation of peripheral blood stem cells in amyotrophic lateral sclerosis. *J Hematother Stem Cell Res* 2001;10:913-15.

Jing M, Shingo T, Yasuhara T et al. The combined therapy of intrahippocampal transplantation of adult neural stem cells and intraventricular erythropoietin-infusion ameliorates spontaneous recurrent seizures by suppression of abnormal mossy fiber sprouting. *Brain Res* 2009;1295:203-17.

Kang KS, Kim SW, Oh YH et al. A 37-year-old spinal cord-injured female patient, transplanted of multipotent stem cells from human UC blood, with improved sensory perception and mobility, both functionally and morphologically: a case study. *Cytotherapy* 2005;7(4):368-73.

Karimi-Abdolrezaee S, Eftekharpour E, Wang J et al. Delayed transplantation of adult neural precursor cells promotes remyelination and functional neurological recovery after spinal cord injury. *J Neurosci* 2006;26(13):3377-89.

Keirstead HS, Nistor G, Bernal G et al. Human embryonic stem cell-derived oligodendrocyte progenitor cell transplants remyelinate and restore locomotion after spinal cord injury. *J Neurosci* 2005;25(19):4694-705.

Kendall AL, Rayment FD, Torres EM et al. Functional integration of striatal allografts in a primate model of Huntington's disease. *Nat Med* 1998;4:727-29.

Kim H, Kim HY, Choi MR et al. Dose-dependent efficacy of ALS-human mesenchymal stem cells transplantation into cisterna magna in SOD1-G93A ALS mice. *Neurosci Lett* 2010;468:190-1994.

Kim JH, Auerbach JM, Rodriíguez-Gómez J et al. Dopamine neurons derived from embryonic stem cells function in an animal model of Parkinson's disease. *Nature* 2002;418:50-56.

Kim M, Lee ST, Chu K et al. Stem cell-based therapy for Huntington disease: a review. *Neuropathology* 2008;18:1-9.

Kimura H, Yoshikawa M, Matsuda R et al. Transplantation of embryonic stem cell-derived neural stem cells for spinal Cord injury in adult mice. *Neurol Res* 2005 Dec;27(8):812-19.

Klein SM, Behrstock S, Mchugh J et al. GDNF delivery using human neural progenitor cells in a rat model of ALS. *Human Gene Therapy* 2005;16:509-21.

Kogler G, Sensken S, Airey JA et al. A new human somatic stem cell from placental cord blood with intrinsic pluripotent differentiation potential. *J Exp Med* 2004;200(2):123-35.

Kondziolka D, Steinberg GK, Wechsler L et al. Neurotransplantation for patients with subcortical motor stroke: a phase 2 randomized trial. *J Neurosurg* 2005;103:38-45.

Kondziolka D, Wechsler L, Goldstein S et al. Transplantation of cultured human neuronal cells for patients with stroke. *Neurology* 2000;55:565-9.

Kordower JH, Chu Y, Hauser RA et al. Lewy body–like pathology in long-term embryonic nigral transplants in Parkinson's disease. *Nature Medicine* 2008;14:504-6.

Kordower JH et al. Neuropathological evidence of graft survival and striatal reinnervation after the transplantation of fetal mesencephalic tissue in a patient with Parkinson's disease. *N Engl J Med* 1995;332:1118-24.

Krabbe C, Zimmer J, Meyer M. Neural transdifferentiation os mesenchymal stem cells – A critical review. *APMIS* 2005;113:831-44.

Leão LL, Aguiar MJ. Newborn screening: what pediatricians should know. *J Pediatr* (Rio J) 2008;84(4 Suppl):S80-90.

Lee KH, Suh-Kim H, Choi JS et al. Human mesenchymal stem cells transplantation promotes functional recovery following acute spinal cord injury in rats. *Acta Neurobiol Exp (Wars)* 2007;67(1):13-22.

Lee ST, Chu K, Park JE et al. Intravenous administration of human neural stem cells induces functional recovery in Huntington's disease rat model. *Neurosci Res* 2005;52:243-49.

Lescaudron L, Unni D, Dunbar GL. Autologous adult bone marrow stem cell transplantation in an animal model of Huntington's disease: behavioral and morphological outcomes. *Int J Neurosci* 2003;113:945-56.

Levine S. Anoxic-ischemic encephalopathy in rats. *Am J Pathol* 1960;36:1-17.

Levy YS, Bahat-Stroomza M, Barzilay R et al. Regenerative effect of neural-induced human mesenchymal stromal cells in rat models of Parkinson's disease. *Cytotherapy* 2008;10(4):340-52.

Li JY, Englund E, Holton J et al. Lewy bodies in grafted neurons in subjects with Parkinson's disease suggest host-to-graft disease propagation. *Nature Medicine* 2008;14:501-3.

Li LY, Li JT, Wu QY et al. Transplantation of NGF-gene-modified bone marrow stromal cells into a rat model of Alzheimer disease. *J Mol Neurosci* 2008;34(2):157-63.

Li Y, Chen J, Chen XG et al. Human marrow stromal cell therapy for stroke in rat. Neutrophins and functional recovery. *Neurology* 2002;59:514-23.

Li Y, Chen J, Chopp M. Adult bone marrow transplantation after stroke in adult rats. *Cell Transplant* 2001 Jan.-Feb.;10(1):31-40.

Li Y, Chen J, Chopp M. Cell proliferation and differentiation from ependymal, subependymal and choroid plexus cells in response to stroke in rats. *J Neurol Sci* 2002;193:137-46.

Li Y, Chen J, Wang L et al. Treatment of stroke in rat with intracarotid administration of marrow stromal cells. *Neurology* 2001;56(12):1666-72.

Lindvall O, Kokaia Z, Martinez-Serrano A. Stem cell therapy for human neurodegenerative disorders – how to make it work. *Nature Medicine* 2004;10:S42-S50.

Liu S, Qu Y, Stewart TJ et al. Embryonic stem cells differentiate into oligodendrocytes and myelinate in culture and after spinal cord transplantation. *Proc Natl Acad Sci USA* 2000;97(11):6126-31.

Liu Z, Gratt A, Werner SJ et al. Long-term behavioral deficits following pilocarpine seizures in immature rats. *Epilepsy Research* 1994;419:191-204.

Lowry N, Goderie SK, Adamo M et al. Multipotent embryonic spinal cord stem cells expanded by endothelial factors and Shh/RA promote functional recovery after spinal cord injury. *Exp Neurol* 2008 Feb.;209(2):510-22.

Lu L, Zhao C, Liu Y et al. Therapeutic benefit of TH-engineered mesenchymal stem cells for Parkinson's disease. *Brain Res Protoc* 2005;15(1):46-51.

Lu P, Jones LL, Snyder EY et al. Neural stem cells constitutively secrete neurotrophic factors and promote extensive host axonal growth after spinal cord injury. *Exp Neurol* 2003 June;181(2):115-29.

Lu P, Jones LL, Tuszynski MH. BDNF-expressing marrow stromal cells support extensive axonal growth at sites of spinal cord injury. *Exp Neurol* 2005 Feb.;191(2):344-60.

Luan Z, Yin GC, Hu XH et al. Treatment of an infant with severe neonatal hypoxic-ischemic encephalopathy sequelae with transplantation of human neural stem cells into cerebral ventricle. *Zhonghua Er Ke Za Zhi* 2005;43:580-83.

Macias MY, Syring MB, Pizzi MA et al. Pain with no gain: Allodynia following neural stem cell transplantation in spinal cord injury. *Exp Neurol* 2006 Oct.;201(2):335-48.

Mackay-Sim A, Féron F, Cochrane J et al. Autologous olfactory ensheathing cell transplantation in human paraplegia: a 3-year clinical tria.l. *Brain* 2008 Sept.;131(Pt 9):2376-86.

Martinez HR, Gonzalez-Garza MT, Moreno-Cuevas JE *et al.* Stem-cell transplantation into the frontal motor cortex in amyotrophic lateral sclerosis patients. *Cytotherapy* 2009;11(1):26-34.

Mazzini L, Faglioli L, Boccatteli R *et al.* Stem cells therapy in amyotrofic lateral sclerosis: a methodological approach in humans. *Amyotroph Lateral Scler other Motor Neuron Disord* 2003;4:158-61.

Mazzini L, Ferrero I, Luparello V *et al.* Mesenchymal stem cell transplantation in amyotrophic lateral sclerosis: A Phase I clinical trial. *Exp Neurol* 2010;223:229-37.

Mazzini L, Mareschi K, Ferrero I *et al.* Stem cell treatment in amyotrophic lateral sclerosis. *Journal of the Neurological Sciences* 2008;265:78-83.

McDonald JW, Liu XZ, Qu Y *et al.* Transplanted embryonic stem cells survive, differentiate and promote recovery in injured rat spinal cord. *Nat Med* 1999 Dec.;5(12):1410-12.

McKay R, Kittappa R. Will stem cell biology generate new therapies for Parkinson's disease? *Neuron* 2008;58:659-61.

Meier C, Middelanis J, Wasielewski B *et al.* Spastic paresis after perinatal brain damage in rats is reduced by human cord blood mononuclear cells. *Pediatr Res* 2006;59(2):244-49.

Mendez I, Viñuela A, Astradsson A. Dopamine neurons implanted into people with Parkinson's disease survive without pathology for 14 years. *Nature Medicine* 2008;14:507-9.

Meng XT, Li C, Dong ZY *et al.* Co-transplantation of bFGF-expressing amniotic epithelial cells and neural stem cells promotes functional recovery in spinal cord- injured rats. *Cell Biol Int* 2008 Sept.;25.

Ming G, Song H. Adult neurogenesis in the mammalian central nervous system. *Annual Rev Neuroscience* 2005;28:223-50.

Miraglia S, Godfrey W, Yin AH *et al.* A novel five-transmembrane hematopoietic stem cell antigen: isolation, characterization, and molecular cloning. *Blood* 1997;90:5013-21.

Mitsui T, Shumsky JS, Lepore AC *et al.* Transplantation of neuronal and glial restricted precursors into contused spinal cord improves bladder and motor functions, decreases thermal hypersensitivity, and modifies intraspinal circuitry. *J Neurosci* 2005;25(42):9624-36.

Moviglia GA, Fernandez Viña R, Brizuela JA *et al.* Combined protocol of cell therapy for chronic spinal cord injury. Report on the electrical and functional recovery of two patients. *Cytotherapy* 2006;8(3):202-9.

Ohnishi S, Ito H, Suzuki Y *et al.* Intra-bone marrow-bone marrow transplantation slows disease progression and prolongs survival in G93A mutant SOD1 transgenic mice, an animal model mouse for amyotrophic lateral sclerosis. *Brain Res* 2009;1296;216-24.

Olanow CW, Goetz CG, Kordower JH *et al.* A double-blind controlled trial of bilateral fetal nigral transplantation in Parkinson's disease. *Ann Neurol* 2003;54:403-14.

Palfi S *et al.* Fetal striatal allografts reverse cognitive deficits in a primate model of Huntington disease. *Nat Med* 1998;4:963-66.

Pardal R, Clarke MF, Morrison SJ. Applying the principles of stem-cell biology to cancer. *Nat Rev Cancer* 2003;3:895-902.

Park KI. Transplantation of neural stem cells: cellular & gene therapy for hypoxic-ischemic brain injury. *Yonsei Med J* 2000;41:825-35.

Paula S *et al.* O potencial terapêutico das células-tronco. Porto Alegre: PUCRS, *Scientia Medica* 2005 Out./Dez.;15(4)263-69.

Paula S. *Células-tronco de cordão umbilical em modelo experimental de hipóxia-isquemia neonatal em ratos.* Dissertação de mestrado apresentada ao curso de Pós-Graduação em Pediatria – Saúde da Criança da Pontifícia Universidade Católica do Rio Grande do Sul como parte dos requisitos para a obtenção do título de Mestre em Medicina – Neurociências. Orientador: Prof. Dr. Jaderson Costa da Costa. Porto Alegre, julho de 2007.

Paula S, Greggio S, DaCosta JC. Use of stem cells in perinatal asphyxia: from bench to bedside. *J Pediatr* 2010;86(6):451-64.

Paula S, Vitola AS, Greggio S *et al.* Hemispheric brain injury and behavioral deficits induced by severe neonatal hypoxia-ischemia in rats are not attenuated by intravenous administration of human umbilical cord blood cells. *Pediatr Res* 2009;65(6):631-35.

Pfeifer K, Vroemen M, Blesch A *et al.* Adult neural progenitor cells provide a permissive guiding substrate for corticospinal axon growth following spinal cord injury. *Eur J Neurosci* 2004 Oct.;20(7):1695-704.

Piccini P, Pavese N, Hagell P et al. Dopamine release from nigral transplants visualized *in vivo* in a Parkinson's patient. *Nat Neurosci* 1999;2:1137-40.

Pimentel-Coelho PM, Mendez-Otero R. Cell therapy for neonatal hypoxic-ischemic encephalopathy. *Stem Cells Dev* 2010;19(3):299-310.

Pineda JR, Rubio N, Akerud P et al. Neuroprotection by GDNF-secreting stem cells in a Huntington's disease model: optical neuroimage tracking of brain-grafted cells. *Gene Ther* 2007;14(2):118-28.

Polgar S, Morris ME, Reilly S et al. Reconstructive neurosurgery for Parkinson's disease: a systematic review and preliminary meta-analysis. *Brain Res Bull* 2003;60:1-24.

Qu SQ, Luan Z, Yin GC et al. Transplantation of human fetal neural stem cells into cerebral ventricle of the neonatal rat following hypoxic-ischemic injury: survival, migration and differentiation. *Zhonghua Er Ke Za Zhi* 2005;43:576-79.

Redmond DE, Bjugstad KB, Teng YD et al. Behavioral improvement in a primate Parkinson's model is associated with multiple homeostatic effects of human neural stem cells. *PNAS* 2007;104:12175-80.

Reya T, Morrison SJ, Clarke MF et al. Stem cells, cancer, and cancer stem cells. *Nature* 2001;414:105-11.

Rice JE, Vannucci RC, Brierley JB. The influence of immaturity on hypoxic-ischemic brain damage in the rat. *Ann Neurol* 1981;9(2):131-41.

Rodríguez-Gómez JA, Lu JQ, Velasco I et al. Persistent dopamine functions of neurons derived from embryonic stem cells in a rodent model of Parkinson disease. *Stem cells* 2007;25:918-28.

Roohey T, Raju TN, Moustogiannis AN. Animal models for the study of perinatal hypoxic-ischemic encephalopathy: a critical analysis. *Early Hum Dev* 1997;47(2):115-46.

Rosser AE, Zietlow R, Dunnet SB. Stem cell transplantation for neurodegenerative diseases. *Curr Opin Neurol* 2007;20:688-92.

Roy SR, Cleren C, Singh S et al. Functional engraftment of human ES cell – Derived dopaminergic neurons enriched by coculture with telomerase-immortalized midbrain astrocytes. *Nature Medicine* 2006;12:1259-68.

Rüschenschmidt C, Koch PG, Brüstle O et al. Functional properties of ES cell-derived neurons engrafted into the hippocampus of adult normal and chronically epileptic rats. *Epilepsia* 2005;46 (Suppl 5):174-83.

Ryu JK, Kim J, Cho SJ et al. Proactive transplantation of human neural stem cells prevents degeneration of striatal neurons in a rat model of Huntington disease. *Neurobiol Dis* 2004;16:68-77.

Sanberg PR, Willing AE, Garbuzova-Davis S et al. Umbilical cord blood-derived stem cells and brain repair. *Ann N Y Acad Sci* 2005;1049:67-83.

Santner-Nanan B, Peek MJ, McCullagh P. Therapeutic potential of stem cells in perinatal medicine. *Aust N Z J Obstet Gynaecol* 2005;45(2):102-7.

Savitz SI, Dinsmore J, Wu J et al. Neurotransplantation of fetal porcine cells in patients with basal ganglia infarcts: a preliminary safety and feasibility study. *Cerebrovasc Dis* 2005;20(2):101-7.

Schweitzer-Krantz S. Early diagnosis of inherited metabolic disorders towards improving outcome: the controversial issue of galactosaemia. *Eur J Pediat* 2003;162(Suppl 1):S50-53.

Shen H, Liu L, Huo Z et al. Hippocampal stem cell grafting-mediated recovery of injured hippocampus in the rat model of temporal lobe epilepsy. *Int J Neurosci* 2010;120(10):647-54.

Shetty AK, Hattiangady B. Concise review: prospects of stem cell therapy for temporal lobe epilepsy. *Stem Cells* 2007;25:2396-407.

Singh SK, Clarke ID, Terasaki M et al. Identification of a cancer stem cell in human brain tumors. *Cancer Res* 2003;63:5821-28.

Singh SK, Hawkins C, Clarke ID et al. Identification of human brain tumor initiating cells. *Nature* 2004;432:396-401.

Sramka M, Rattaj M, Molina H et al. Stereotactic technique and pathophysiological mechanisms of neurotransplantation in Huntington's chorea. *Stereotact Funct Neurosurg* 1992;58:79-83.

Suzuki M, McHugh J, Tork C et al. Direct muscle delivery of GDNF with human mesenchymal stem cells improves motor neuron survival and function in a rat model of familial ALS. *Mol Ther* 2008;16:2002-10.

Suzuki M, Svendsen CN. Combining growth factor and stem cell therapy for amyotrophic lateral sclerosis. *TINS* 2008;31(4):192-98.

Svendsen CN, Caldwell MA, Shen J et al. Long-term survival of human central nervous system progenitor cells transplanted into a rat model of Parkinson's disease. *Experimental Neurology* 1997;148:135-46.

Syková E, Homola A, Mazanec R et al. Autologous bone marrow transplantation in patients with subacute and chronic spinal cord injury. *Cell Transplant* 2006;15(8-9):675-87.

Urdzíková L, Jendelová P, Glogarová K et al. Transplantation of bone marrow stem cells as well as mobilization by granulocyte-colonys factor promotes recovery after spinal cord injury in rats. *J Neurotrauma* 2006;23(9):1379-91.

van Dellen A, Deacon R, York D et al. Anterior cingulate cortical transplantation in transgenic Huntington's disease mice. *Brain Res Bull* 2001;56:313-18.

Vannucci RC, Connor JR, Mauger DT et al. Rat model of perinatal hypoxic-ischemic brain damage. *J Neurosci Res* 1999;55(2):158-63.

Vannucci RC, Vannucci SJ. A model of perinatal hypoxic-ischemic brain damage. *Ann N Y Acad Sci* 1997;835:234-49.

Vannucci RC, Vannucci SJ. Perinatal hypoxic-ischemic brain damage: evolution of an animal model. *Dev Neurosci* 2005;27(2-4):81-86.

Venturin GT. *Efeito do transplante de células mononucleares da medula óssea na freqüência de crises e no desempenho cognitivo de ratos com epilepsia induzida por lítio-pilocarpina.* Dissertação de Mestrado apresentada ao programa de Pós-Graduação em Neurociências da Universidade Federal do Rio Grande do Sul. Orientador: Prof. Dr. Jaderson Costa da Costa. Junho de 2008.

Venturin GT, Greggio S, Marinowic DR et al. Bone marrow mononuclear cells reduce seizure frequency and improve cognitive outcome in chronic epileptic rats. *Life Sciences* 2011;89:229-34.

Vercelli A, Mereuta OM, Garbossa D et al. Human mesenchymal stem cell transplantation extends survival, improves motor performance and decreases neuroinflammation in mouse model of amyotrophic lateral sclerosis. *Neurobiology of Disease* 2008;31:395-405.

Vexler ZS, Ferriero DM. Molecular and biochemical mechanisms of perinatal brain injury. *Semin Neonatol* 2001;6(2):99-108.

Vonsattel JP, Difiglia M. Huntington disease. *J Neuropathol Exp Neurol* 1998;57:369-84.

Vroemen M, Aigner L, Winkler J. et al. Adult neural progenitor cell grafts survive after acute spinal cord injury and integrate along axonal pathways. *Eur J Neurosci* 2003;18(4):743-51.

Wang Q, Matsumoto Y, Shindo T et al. Neural stem cells transplantation in cortex in a mouse model of Alzheimer's disease. *J Med Invest* 2006;53(1-2):61-69.

Wei P, Liu J, Zhou H-L et al. Effects of engrafted neural stem cells derived from GFP transgenic mice in Parkinson's diseases rats. *Neuroscience Letters* 2007;419:49-54.

Weiss ML, Troyer DJ. Stem cells in the umbilical cord. *Stem Cell Rev* 2006;2:233-40.

Willing AE, Garbuzova-Davis S, Saporta S et al. hNT neurons delay onset of motor deficits in a model of amyotrophic lateral sclerosis. *Brain Res Bull* 2001;56:525-30.

Wu L, Sluiter AA, Guo HF et al. Neural stem cells improve neuronal survival in cultured postmortem brain tissue from aged and Alzheimer patients. *J Cell Mol Med* 2008 Sept.-Oct.;12(5A):1611-21.

Wu S, Sasaki A, Yoshimoto R et al. Neural stem cells improve learning and memory in rats with Alzheimer's disease. *Pathobiology* 2008;75(3):186-94.

Xu L, Yan J, Chen D et al. Human neural stem cell grafts ameliorate motor neuron disease in SOD-1 transgenic rats. *Transplantation* 2006;82:865-75.

Yager JY. Animal models of hypoxic-ischemic brain damage in the newborn. *Semin Pediatr Neurol* 2004;11(1):31-46.

Yamasaki TR, Blurton-Jones M, Morrissette DA et al. Neural stem cells improve memory in an inducible mouse model of neuronal loss. *J Neurosci* 2007 Oct. 31;27(44):11925-33.

Yang CC, Shih YH, Ko MH et al. Transplantation of human umbilical mesenchymal stem cells from wharton's jelly after complete transection of the rat spinal cord. *PLoS One* 2008;3(10):e3336.

Yasuhara T, Matsukawa N, Hara K et al. Transplantation of human neural stem cells exerts neuroprotection in a rat model of Parkinson's disease. *Neurobiology of Disease* 2006;26(48):12497-511.

Yasuhara T, Matsukawa N, Yu G et al. Behavioral and histological characterization of intrahippocampal grafts of human bone marrow-derived multipotent progenitor cells in neonatal rats with hypoxic-ischemic injury. *Cell Transplant* 2006;15(3):231-38.

Yoon SH, Shim YS, Park YH et al. Complete spinal cord injury treatment using autologous bone marrow cell transplantation and bone marrow stimulation with granulocyte macrophage-colony stimulating factor: phase I/II clinical trial. *Stem Cells* 2007;25(8):2066-73.

Yoshizaki T, Inaji M, Kouike H et al. Isolation and transplantation of dopaminergic neurons generated from mouse embryonic stem cells. *Neuroscience Letters* 2004;363:33-37.

Yuan X, Curtin J, Xiong Y et al. Isolation of cancer stem cells from adult glioblastoma multiforme. *Oncogene* 2004;23:9392-400.

Zaman V, Turner DA, Shetty AK. Survival of grafted fetal neural cells in kainic acid lesioned CA3 region of adult hippocampus depends upon cell specificity. *Exp Neurol* 2000;161:535-61.

Zhang X, Zeng Y, Zhang W et al. co-transplantation of neural stem cells and NT-3-overexpressing schwann cells in transected spinal cord. *J Neurotrauma* 2007;24(12):1863-77.

Zhao CP, Zhang C, Zhou SN et al. Human mesenchymal stromal cells ameliorate the phenotype of SOD1-G93A ALS mice. *Cytotherapy* 2007;9(5):414-26.

Ziv Y, Avidan H, Pluchino S et al. Synergy between immune cells and adult neural Stem/progenitor cells promotes functional recovery from spinal cord injury. *Proc Natl Acad Sci USA* 2006;103(35):13174-79.

Zurita M, Vaquero J. Bone marrow stromal cells can achieve cure of chronic paraplegic rats: Functional and morphological outcome one year after transplantation. *Neurosci Lett* 2006;402(1-2):51-56.

Aplicações de Células-Tronco no Diabetes Melito

Júlio César Voltarelli ❖ Carlos Eduardo Barra Couri ❖ Maria Carolina Oliveira

DIABETES MELITO

O diabetes melito (DM) é um grupo de distúrbios metabólicos caracterizado por hiperglicemia crônica resultante de defeitos na secreção e/ou ação da insulina. A hiperglicemia crônica está associada a danos e falência de vários órgãos, especialmente olhos, rins, nervos, coração e vasos sanguíneos.[1]

Em estudo nacional realizado na década de 1980 foi observada prevalência de 7,6% de diabetes na população adulta brasileira.[2] Estudo semelhante realizado em Ribeirão Preto (SP), cerca de 10 anos depois, evidenciou prevalência de 12,1% na população adulta daquela cidade.[3] Em 1997 foi anunciado, no XVI Congresso Mundial de Diabetes em Helsinque, Finlândia, que o diabetes acometia cerca de 153 milhões de indivíduos no mundo, e a previsão da Organização Mundial da Saúde é de que, em 2025, haverá 300 milhões de pessoas diabéticas.[4]

O DM é classificado em tipo 1, tipo 2, diabetes gestacional e outras formas de diabetes melito.[1] O diabetes melito tipo 1 (DM1) é uma doença que resulta da destruição crônica das células β pancreáticas por mecanismos autoimunes mediados por células como linfócitos T e macrófagos. Este tipo de diabetes representa cerca de 5% de todos os casos de diabetes no mundo, sendo mais frequente em países escandinavos. Em sua base etiopatogênica encontra-se a associação entre fatores genéticos e ambientais. Existem mais de 20 genes envolvidos no desenvolvimento deste tipo de diabetes, porém os genes do sistema HLA parecem ter maior relação com a doença.[5] Estudos realizados na população brasileira mostraram predominância de HLA-DR3 e HLA-DR4 em pacientes diabéticos tipo 1, em conformidade com estatísticas mundiais.[6] Marcadores de autoimunidade como ICA (anticorpos anticélula da ilhota), IAA (anticorpos anti-insulina) e GADA (anticorpos antidescarboxilase do ácido glutâmico) são detectados em cerca de 90% dos pacientes. Quanto aos fatores ambientais envolvidos na gênese do DM1, sabemos que são tão ou mais importantes que os fatores genéticos na gênese da doença, entretanto são ainda pouco conhecidos.[1,7]

Nos pacientes com DM1, o processo de autodestruição se inicia meses a anos antes do diagnóstico clínico da doença. Com isso, dependendo da idade ao diagnóstico, cerca de 70-90% da massa de células β já foi destruída quando dos primeiros sintomas de hiperglicemia[8] (Fig. 6-1). Com o passar dos meses

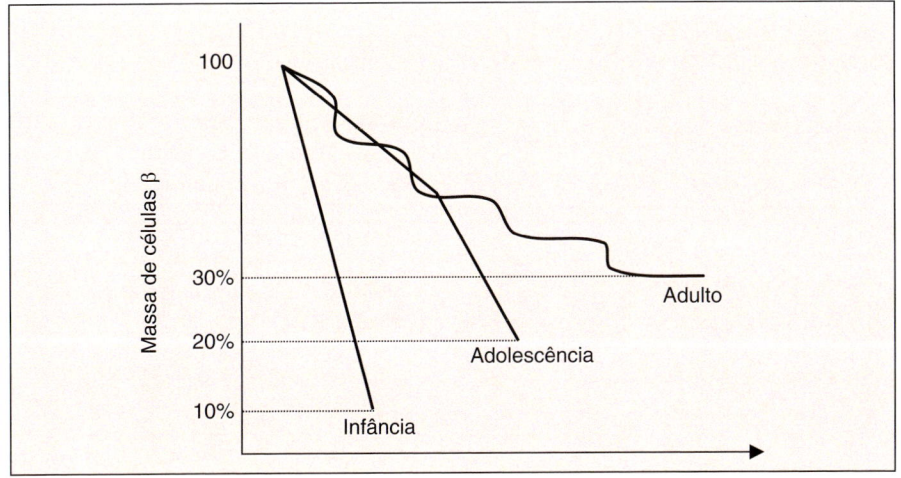

Fig. 6-1. Velocidade de destruição da massa de células β em função da idade do diagnóstico clínico do diabetes melito tipo 1.

ou anos, esse percentual se reduz substancialmente, e a secreção de insulina também se reduz na mesma proporção.

Devido à insulinopenia, os portadores de DM1 dependem de aplicações diárias de insulina para o controle dos níveis glicêmicos. Via de regra, quanto maior o número de aplicações ao dia (tratamento intensivo), melhor o controle glicêmico e menor o risco de complicações crônicas.[1] Além disso, a insulinoterapia deve sempre estar acompanhada de modificações do estilo de vida, como atividade física regular e alimentação saudável.[1]

O diabetes melito tipo 2 (DM2) representa cerca de 90% de todos os casos de diabetes.[9] O principal fenômeno fisiopatológico associado a esse tipo de diabetes é a resistência à ação da insulina. Na fase inicial da doença, em resposta a esta resistência, ocorre uma hiperinsulinemia compensatória que dura meses ou anos. Com a progressão da doença, por causa do mecanismo de disfunção e redução da massa célular β, observa-se uma diminuição na secreção de insulina (Fig. 6-2).[10] No DM2, os fatores envolvidos na redução da massa de célular β são diferentes do DM1 e incluem: glicolipotoxicidade, estresse oxidativo e acúmulo de depósitos amiloides nas ilhotas.[11] A forte herança genética poligênica associada a fatores ambientais como obesidade e sedentarismo são determinantes na gênese do DM2.

A base do tratamento do DM2 consiste na mudança do estilo de vida. Com a progressão da doença, torna-se necessário o uso de medicamentos antidiabéticos orais para o adequado controle das glicemias e, na fase mais avançada da doença, em que há marcada disfunção/redução da massa de células β, torna-se necessária a insulinoterapia.[1]

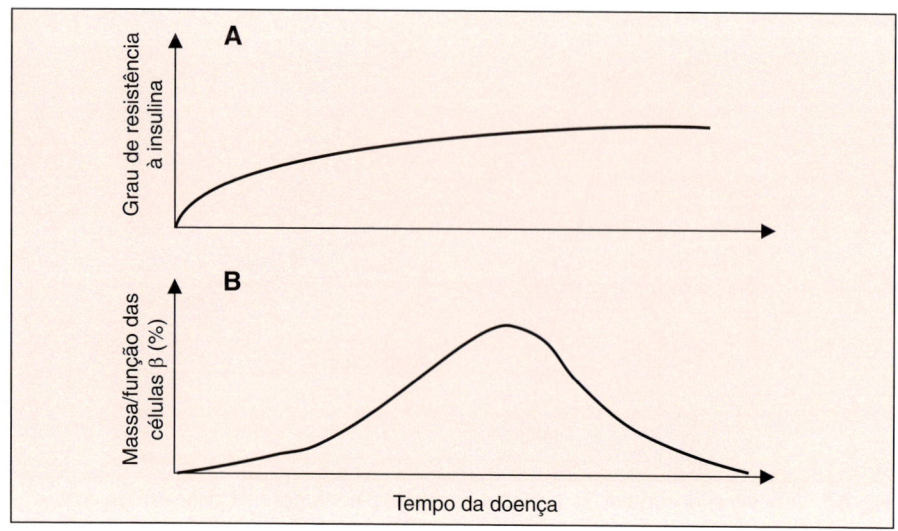

Fig. 6-2. Representação esquemática do fenômeno de resistência insulínica (**A**) e do fenômeno de deterioração da massa/função das células β (**B**) em função do tempo de doença em pacientes com diabetes melito tipo 2.

Como se pôde observar, apesar de possuir etiologias diferentes, o processo de destruição e disfunção das células β pancreáticas estão envolvidos na fisiopatologia de ambas as formas de diabetes, porém com maior relevância no DM1. Com isso, a maioria dos estudos referentes a preservação e regeneração da massa de células β foi desenvolvida nesta forma de diabetes, como veremos adiante.

REGENERAÇÃO DE CÉLULAS β

Células β diferenciadas são detectadas, inicialmente, em torno do 13º dia embrionário – no início da segunda transição –, uma fase de organogênese em que as células endócrinas do pâncreas se destacam da matriz exócrina, aumentando em número e organizando-se em ilhotas maduras. Após o nascimento o seu crescimento se deve tanto à hiperplasia quanto à hipertrofia celular.[12]

A manutenção da massa de células β na vida adulta é resultado de um estado dinâmico de equilíbrio entre proliferação e apoptose.[13] Este processo fisiológico tem como objetivo garantir a homeostase da glicose frente a circunstâncias adversas, como obesidade e estados de resistência à ação de insulina.[14,15]

A maioria dos estudos que analisam a regeneração de células β foi conduzida em modelos animais. Bonner-Weir et al.,[16] analisando o conteúdo pancreático 8 semanas após a exérese de 90% do pâncreas de ratos Sprague-Dawley, demonstraram recuperação espontânea de 27% do peso total do pâncreas e 42% do peso do pâncreas endócrino. Através de métodos quantitativos, estes pesquisadores estimaram em 3% a taxa de renovação diária da massa de células β nestes animais.[17]

Em ratos diabéticos induzidos por estreptozotocina (substância tóxica ao pâncreas que produz inflamação e destruição do seu parênquima) há muito já se conseguiu demonstrar a capacidade regenerativa das células β. Em 1989, Rosenberg et al.[17] conseguiram induzir a regeneração de células das ilhotas pancreáticas, incluindo as células β, após o contato do tecido pancreático com placas de celofane. Neste mesmo estudo, as células β regeneradas apresentaram capacidade secretória de insulina *in vitro* frente ao estímulo com glicose em diferentes concentrações.

Alguns casos esporádicos em humanos são impressionantes. Em 2002, Kuroda et al.[18] realizaram biópsia do pâncreas nativo de um paciente diabético tipo 1 diagnosticado há 19 anos, que havia sido recentemente submetido ao transplante simultâneo pâncreas-rim 2 anos antes. Em uso de esquema imunossupressor, sem evidências de rejeição ao enxerto e com bom controle glicêmico sem insulinoterapia, o pâncreas nativo do paciente apresentava 4 vezes mais células β em comparação com indivíduos diabéticos tipo 1 de longa duração tratados convencionalmente com insulina. Com isso, após o bloqueio da autoimunidade, uma proliferação expressiva da massa de células β pôde ser detectada no paciente em questão.

À luz das recentes descobertas sobre o potencial regenerativo do pâncreas, quais células seriam os prováveis precursores de células β adultas?

PROVÁVEIS PRECURSORES DAS CÉLULAS β ADULTAS

O conhecimento do papel das células-tronco na regeneração das células β pancreáticas é um passo importante tanto para o entendimento dos processos fisiológicos envolvidos neste fenômeno como também no desenvolvimento de novas técnicas para tratamento do diabetes melito.

Inúmeros estudos avaliaram a contribuição de diferentes linhagens de células-tronco no fenômeno de regeneração de células β. As células candidatas foram avaliadas quanto ao seu potencial de diferenciação ou expressão de marcadores genéticos específicos de células β, ou perfil de secreção de insulina *in vivo* ou *in vitro* frente a diversos estímulos. Apesar de não haver consenso na literatura, destacaremos, a seguir, os principais estudos relacionados com proliferação de células β.

Células-tronco localizadas no próprio pâncreas

A própria célula β madura vem sendo estudada como tendo um importante papel em sua autoproliferação. Sabidamente, a ciclina D2 é uma proteína envolvida no processo de replicação de células β maduras no período pós-natal.[19] Para testar o papel desta proteína, Georgia et al.[20] criaram um modelo experimental de ratos que não expressavam o gene da ciclina D2. O que se pôde observar foi que ratos que não expressavam esse gene apresentaram uma taxa de replicação de células β 4 vezes inferior a dos ratos-controle e todos se tornaram intolerantes à glicose. Além disso, outros estudos utilizando modelos animais com células β marcadas apontam para o fato de ser a própria célula β, e não as células-tronco, a responsável pela expansão da massa de células β na vida pós-natal.[21,22]

Por outro lado, outros estudos sugerem que a proliferação de células β seja resultado da diferenciação de precursores multipotentes localizados no parênquima pancreático. Em 2004, Seaberg *et al.*[23] isolaram precursores pancreáticos multipotentes (PPM) em tecido de ilhotas e ductos pancreáticos. Estas células promoveram, *in vitro*, a proliferação clonal não só de células β, mas também de células α, δ e células do pâncreas exócrino. As células β geradas apresentaram capacidade secretora de insulina *in vitro* frente a diferentes concentrações de glicose do meio. Neste mesmo estudo, os PPM não apresentaram marcadores de células-tronco embrionárias, mesodérmicas ou de crista neural, podendo reforçar a existência um precursor pancreático intrínseco defendido por outros autores.[24]

Poucos estudos foram conduzidos em humanos. Em 2000, Bonner-Weir *et al.*[25] avaliaram a capacidade das células ductais humanas em se diferenciarem em ilhotas pancreáticas. Utilizando restos pancreáticos humanos de doadores de pâncreas para transplante, células ductais foram separadas do restante do parênquima e cultivadas em Matrigel (um gel formado por proteínas de matriz extracelular). Dias depois foram visualizados agrupamentos celulares semelhantes a ilhotas e, 10 a 15 dias depois, a secreção de insulina *in vitro* aumentou cerca de 7 vezes frente ao estímulo com glicose. As células das ilhotas neoformadas também apresentavam reatividade para citoqueratina 19, comprovando a origem ductal dessas células.

Células-tronco de medula óssea

Apesar de a existência de células-tronco nos diversos órgãos, como o pâncreas, ser um evento reconhecido e geralmente aceito por muitos autores, muito se interroga sobre como as células-tronco chegam até esses órgãos. A primeira hipótese (revisada no item anterior) é de que estas células progenitoras, desde o processo de organogênese, fazem parte do desenvolvimento de cada órgão, promovendo o estado de proliferação celular, inclusive no período pós-natal.

A segunda hipótese é a de que outras fontes, por exemplo, a medula óssea adulta, destacariam células-tronco continuamente durante a vida adulta, promovendo a proliferação e o reparo celular do órgão em questão. Possivelmente estas células-tronco migrariam via circulação periférica até os órgãos-alvo (fenômeno denominado *homing*).[26]

Ianus *et al.*[27] analisaram a contribuição da medula óssea na regeneração de células β. Neste estudo, os pesquisadores marcaram com verde fluorescente as células mononucleares da medula óssea que tinham capacidade de transcrever o gene da insulina (em ratos machos). Em seguida, essas células foram infundidas em fêmeas que sofreram mieloablação por irradiação prévia. O que se observou foi a presença de células contendo cromossomo Y e emitindo luz verde fluorescente nas ilhotas das fêmeas. A análise das células marcadas encontradas nas ilhotas das fêmeas demonstrou que elas expressavam o gene da insulina, do transportador 2 de glicose (GLUT 2) e outros fatores de transcrição encontrados em células β maduras. Além disso, estudo *in vitro* evidenciou marcada secreção de insulina frente a estímulo com glicose e GLP-1 (incretina estimuladora da secreção de insulina).

No estudo de Ianus, entretanto, não foi identificado qual era, exatamente, a origem das células-tronco marcadas. Outros trabalhos tentaram avaliar qual ou quais seriam as células da medula óssea capazes de se diferenciar em células β. Um dos candidatos seria a célula-tronco hematopoiética, que apresenta marcada diferenciação em hepatócitos em experimentos de regeneração hepática[28,29] e apresenta íntima relação anatômica e embriológica com o pâncreas. Entretanto, em estudo de Kang *et al.*,[30] evidenciou-se que, apesar de o transplante alógeno de células-tronco hematopoiéticas prevenir diabetes em modelos experimentais de ratos geneticamente diabéticos tipo 1 (ratos NOD – diabéticos não obesos com autoimunidade genética contra células β), essas células não contribuíam para regeração pancreática uma vez que o processo de insulite (inflamação das ilhotas) já se encontrava estabelecido. O mecanismo de ação das células-tronco hematopoiéticas proposto neste estudo seria o controle da autoimunidade contra as células β dos ratos receptores.

Outra célula da medula óssea candidata é a célula-tronco mesenquimal ou célula progenitora adulta multipotencial (MAPC). MAPCs apresentam marcada plasticidade com capacidade de se diferenciar em células mesodérmicas, neuroectodérmicas e endodérmicas *in vitro*.[31] Em 2004, após isolar MAPCs da medula óssea de ratos Wistar (modelo de DM1), Chen *et al.*[32] conseguiram induzir, *in vitro*, sua diferenciação em células β. Estas células diferenciadas apresentavam capacidade secretora de insulina *in vitro* e, quando infundidas em ratos diabéticos induzidos por estreptozotocina, controlaram os níveis glicêmicos desses animais.

O papel do transplante autólogo de células-tronco não selecionadas da medula óssea vem sendo avaliado em ensaios clínicos em humanos. Um estudo conduzido por centros na Argentina, EUA e China vem sendo conduzido para avaliar o efeito destas células após implante direto no pâncreas de indivíduos diabéticos tipos 1 e 2 por cateterismo arterial. Os resultados ainda não foram publicados na íntegra, mas se observaram redução dos níveis glicêmicos, aumento da secreção endógena de insulina e redução das doses de medicações antidiabéticas, mais pronunciadamente em pacientes com DM2. Os mecanismos propostos pelos pesquisadores seriam a estimulação da angiogênese e/ou regeneração de células β.[33]

Células-tronco de cordão umbilical

O cordão umbilical é uma importante fonte de células-tronco com potencial de promover diferenciação de células β *in vivo*. De fato, em estudos de transplante xenogênico de células-tronco de cordão umbilical, células mononucleares humanas de cordão se mostraram capazes de reduzir as glicemias, reduzir a inflamação pancreática e aumentar a sobrevida de modelos animais de diabetes tipo 1 (NOD).[34] Estudo semelhante conduzido em modelos animais de DM2 também demonstrou marcada melhora no controle metabólico e na sobrevida desses animais.[35] Entretanto, até o momento não há indicação de qual o mecanismo de ação e quais células-tronco, especificamente, seriam responsáveis por este fenômeno.

Atualmente, na Universidade da Flórida, vem sendo desenvolvido um protocolo de transplante autólogo de células-tronco de cordão umbilical criopreservadas ao nascimento, em pacientes com DM1. Neste protocolo essas células são infundidas por veia periférica, sem imunossupressão prévia. Vinte pacientes já foram submetidos a este tratamento e, aparentemente, os resultados são animadores. A principal expectativa é a de que as células infundidas promovam uma modulação da autoimunidade, favorecendo a preservação da massa residual de células β e também os mecanismos endógenos de regeneração. De 10 pacientes que completaram 1 ano de acompanhamento, houve uma estabilização na secreção endógena de insulina e redução das doses diárias de insulina, porém nenhum paciente permaneceu livre da insulinoterapia (Haller M, comunicação pessoal).

Células hepáticas ovais

Fígado e pâncreas dispõem sabidamente de estreita relação anatômica e embriológica. Desta forma, tentativas de se utilizar células-tronco hepáticas foram realizadas com intuito de regeneração de células β pancreáticas. As células hepáticas ovais são consideradas células-tronco hepáticas por se diferenciarem em hepatócitos e células de ductos biliares.[36]

Yang *et al.*,[36] utilizando proliferação *in vitro* de células hepáticas ovais, obtiveram agrupamento de células semelhantes às ilhotas pancreáticas que expressavam vários hormônios do pâncreas endócrino como glucagon, polipeptídeo pancreático e insulina. Além disso, as células diferenciadas apresentavam transcrição de genes inerentes à célula β adulta como o PDX-1, PAX-4, PAX-6, Nkx 2.2, Nkx 6.2 e GLUT 2. No mesmo estudo, resultados preliminares *in vivo* evidenciaram reversão completa da hiperglicemia em ratos NOD-scid (ratos geneticamente diabéticos tipo 1 com bloqueio de formação de linfócitos T e B).

Esplenócitos como fonte de células β maduras

Vários estudos já foram realizados visando a impedir a progressão do diabetes em ratos NOD utilizando terapia celular. Entretanto, uma vez já estabelecida a hiperglicemia, dificilmente se restabelece o estado de normoglicemia nestes animais.

Em 2003, Kodama *et al.*,[37] utilizando ratos NOD com diabetes já estabelecido, realizaram um tratamento que consistia em aplicação de adjuvante completo de Freund (óleo mineral contendo bactérias inativadas como *Mycobacterium tuberculosis* ou *Mycobacterium butyricum*) com o intuito de promover uma imunomodulação nesses animais, associada a transplante temporário de ilhotas seguido de transplante de esplenócitos marcados em topografia de cápsula renal. O intuito do transplante de ilhotas foi manter o estado de normoglicemia até a diferenciação de esplenócitos em células β maduras. Segundo Kodama, os esplenócitos marcados realizaram o *homing* até o pâncreas, promovendo a regeneração das células β e perpetuação do estado de normoglicemia.

O impacto desse estudo foi relevante devido ao fato de utilizar células maduras como progenitoras de células β (evitando problemas éticos com uso de células embrionárias) e pelo fato de promover reversão de diabetes já estabelecido em ratos NOD.

Com isso, em 2006, três outros estudos foram realizados por centros distintos utilizando a mesma metodologia empregada por Kodama.[38-40] Em todos eles foi demonstrado que o tratamento foi eficaz em promover a reversão do diabetes em ratos NOD. Entretanto, em nenhum deles se conseguiu confirmar a capacidade regenerativa dos esplenócitos. A hipótese proposta por esses autores é a de que, uma vez que a autoimunidade tenha sido bloqueada pelo adjuvante completo de Freund, as próprias células β remanescentes dos ratos receptores seriam as responsáveis por sua autorreplicação e manutenção do estado de normoglicemia permanente desses animais.

Desta forma, novos estudos serão necessários para analisar o papel dos esplenócitos na regeneração da massa de células β.

Células-tronco embrionárias

Atualmente, o transplante de pâncreas e o transplante de ilhotas são considerados as únicas terapias vigentes em que se recupera a capacidade secretora das células β em pacientes diabéticos tipo 1 em estágios avançados de doença. Entretanto, o baixo número de doadores torna-se um importante obstáculo para a realização destes procedimentos. Apesar da discussão ética envolvida neste processo, é neste contexto que se insere a terapia com células-tronco embrionárias (CTEs) que, pelo reconhecido potencial de diferenciação, pode ser uma fonte alternativa para substituição da massa de células β em países em que seu uso seja permitido.

Em 2001, Assady *et al.*[41] demonstraram a diferenciação espontânea de culturas de CTE em células β maduras. Nesse estudo, após a formação espontânea de corpos embrioides, 3% das CTEs coraram-se fortemente para insulina e ainda foram capazes de transcrever genes como GLUT 2, glicoquinase, PDX-1/IPF-1 (inerentes à célula β madura). Neste mesmo estudo, observou-se que, quanto mais avançado o estado de maturação das CTEs, maior a capacidade de secreção de insulina *in vitro*.

Em 2003, outros cinco experimentos demonstraram a diferenciação em células secretoras de insulina *in vitro* a partir da seleção de CTE que se marcavam, especificamente, para nestina (proteína filamentosa expressa por células-tronco de origem neuroepitelial).[42-46]

Outros estudos avaliaram o papel das CTE *in vivo*. Em 2000, Soria *et al.*[47] promoveram a diferenciação de CTE em células produtoras de insulina *in vitro* e, em seguida, estas células foram implantadas no baço de ratos diabéticos induzidos por estreptozotocina. Os ratos transplantados apresentaram correção da hiperglicemia uma semana após o transplante e recuperaram o peso após quatro semanas. Além disso, os ratos transplantados apresentaram resposta glicêmica semelhante aos ratos não diabéticos frente ao estímulo alimentar padrão.

Apesar dos resultados animadores acima citados, em 2004 um grupo de pesquisadores de diferentes universidades norte-americanas e europeias questionou alguns pontos dessas pesquisas.[48] A primeira questão é a de que as células resultantes da diferenciação das CTEs marcavam-se positivamente para insulina, mas não tinham a capacidade de sintetizá-la ativamente. Para eles, nenhum estudo demonstrou a concomitante secreção de peptídeo-C pelas células diferenciadas (o peptídeo-C é um produto da clivagem da pró-insulina liberado na circulação em concentrações equimolares às da insulina, sendo um marcador específico da síntese de insulina pelas células β). A segunda questão é a de que o aumento da secreção de insulina frente a crescentes concentrações de glicose do meio não é uma característica isolada da célula β madura. A terceira questão é a de que a expressão de genes como PDX-1, Nkx6.1, GLUT2 e polipeptídeo pancreático não é específica de células β, sendo também encontrados em células do sistema nervoso central.

Desta forma, a real contribuição das CTEs na diferenciação e regeneração da massa de células β ainda está por ser estabelecida.

BLOQUEIO DA AUTOIMUNIDADE – O CAMINHO PARA A PRESERVAÇÃO DA MASSA DE CÉLULAS β

O tratamento clássico do DM1 consiste em aplicações diárias de insulina para o adequado controle das glicemias. O tratamento intensivo com insulina é responsável por reduções de 35 a 90% nas complicações microvasculares relacionadas com DM1.[1]

Em 1998, o estudo DCCT (Diabetes Control and Complication Trial) demonstrou outro importante aspecto relacionado com o tratamento do diabetes tipo 1: além do controle glicêmico, quanto maior a preservação da massa de células β, menor a incidência de complicações crônicas.[49]

Apesar de esse achado ter sido revolucionário, estudos de preservação de células β vêm sendo desenvolvidos desde 1981, quando Eliot *et al.* utilizaram prednisona via oral na tentativa de promover bloqueio da autoimunidade em crianças diabéticas tipo 1 recém-diagnosticadas.[50] O racional do uso de terapias imunomoduladoras, preferencialmente em pacientes recém-diagnosticados, reside no fato de que, quanto mais rápido ele for instituído, maior massa de células β será preservada.

Em seguida foram realizados estudos utilizando azatioprina,[51,52] azatioprina + prednisona[53] e ciclosporina[54] em pacientes recém-diagnosticados. Em todos esses estudos demonstrou-se menor velocidade de redução ou mesmo algum incremento nos níveis de peptídeo-C circulantes (diretamente relacionado com a massa de células β). Além disso, com a preservação da massa de células β, as necessidades de insulina reduziram-se substancialmente no grupo de pacientes tratados em comparação com os pacientes-controle. Poucos indivíduos conseguiram permanecer livres da insulinoterapia nesses tratamentos (Quadro 6-2). O uso crônico de medicamentos imunossupressores, seus riscos e a piora do controle metabólico após o término das terapias limitaram o uso rotineiro dessas abordagens.

Recentemente, dois estudos foram conduzidos utilizando terapia imunomoduladora aguda com anticorpos monoclonais anti-CD3 administrados via endovenosa em várias doses em intervalos de tempo variados. No primeiro estudo,[55] os 12 pacientes tratados com o anticorpo apresentaram maiores níveis de peptídeo-C circulantes e necessitaram de menores doses de insulina em comparação com os 12 pacientes do grupo-placebo. Esse efeito foi observado durante todo o período de observação que foi de 12 meses. No segundo estudo,[56] avaliando um grupo maior de pacientes (40 em cada grupo) com tempo de acompanhamento de 18 meses, pôde-se demonstrar resultados semelhantes. Entretanto, em nenhum desses trabalhos foi conseguida a suspensão da insulinoterapia.

Quadro 6-2. Efeito de diferentes terapias imunomoduladoras no tempo livre de insulina em pacientes com diabetes tipo 1 recém-diagnosticados

Terapia imunomoduladora	Duração do tratamento	Número de pacientes livres de insulina*	Período livre de insulina (média)
Prednisona[50]	12 meses	4/17	3 meses
Prednisona + azatioprina[53]	12 meses	10/20	1 semana
Azatioprina[51]	12 meses	7/13	12 meses§
Azatioprina[52]	12 meses	0/24	0
Ciclosporina[54]	6-24 meses	53/122	10 meses

*Número de pacientes livres de insulina/número de pacientes tratados.
§ Um paciente permaneceu livre de insulina por mais de 35 meses.

Em 2003, iniciou-se na Faculdade de Medicina de Ribeirão Preto – USP, um estudo inédito, mundialmente, utilizando imunossupressão intensa seguida por transplante autólogo de células-tronco hematopoiéticas em pacientes com DM1 recém-diagnosticados. O esquema imunossupressor consiste em ciclofosfamida e globulina antitimocitária endovenosos por 5 dias. Os resultados parciais superaram largamente as expectativas.[57,58] Em contraste com outros estudos de preservação da massa de células β, houve um marcado incremento na secreção de peptídeo-C durante o acompanhamento e não apenas uma redução na velocidade de queda de seus níveis. Além disso, este estudo foi o que obteve melhor resultado em termos de número de indivíduos que conseguiram ter a insulinoterapia suspensa.

Até junho de 2008, 22 indivíduos com idade entre 12 e 35 anos haviam realizado o tratamento. Desses pacientes, 20 permaneceram livres de insulina exógena em algum período. Dos 20 pacientes livres de insulina por algum momento, 6 pacientes permeneceram transitoriamente sem insulina por período que variou de 7 a 42 meses. Em junho de 2008, 14 pacientes estavam sem necessidade de insulinoterapia, sendo 3 pacientes há mais de 3 anos, 4 pacientes há mais de 2 anos, 2 pacientes há mais de 1 ano, 4 pacientes há mais de 6 meses e 2 pacientes recém-incluídos há menos de 2 meses sem insulina.

Com base no fato de a massa de células β ser comprovadamente regenerável em condições fisiológicas, argumenta-se, ainda, que, com as terapias imunomoduladoras, seria possível se favorecer os fenômenos naturais endógenos de regeneração de células β.[59] Assim, a imunomodulação poderia prevenir futuros ataques autoimunes contra as células β recém-regeneradas.

CONCLUSÃO

Muitos estudos vêm sendo realizados com o intuito não só de entender o processo fisiológico de regeneração de células β, mas também com o intuito de testar seus possíveis usos terapêuticos.

Várias células progenitoras apresentaram potencial papel no processo de regeneração da massa de células β, incluindo a própria célula β, precursora pancreática miltipotente, células-tronco hematopoiéticas, células-tronco mesenquimais, células de cordão umbilical, células hepáticas ovais e esplenócitos.

De qualquer forma, independente da célula progenitora envolvida no processo de regeneração de células β, acredita-se que o simples transplante dessa célula não seja capaz de reverter o quadro de hiperglicemia em pacientes diabéticos tipo 1. Uma vez que se trata de uma doença autoimune, torna-se necessário, também, o uso de esquemas imunossupressores com o intuito de prevenir os efeitos da autoagressão também nas células transplantadas.

Com relação ao diabetes tipo 2, poucos estudos foram realizados em modelos animais e apenas um está em andamento em humanos. Assim, o exato papel das células-tronco no tratamento desta doença ainda está por ser definido.

REFERÊNCIAS BIBLIOGRÁFICAS

1. The expert committee on the diagnosis and classification of diabetes mellitus. Report of the expert committee on the diagnosis and classification of diabetes mellitus. *Diabetes Care* 1997;20:1183-1197.
2. Franco LJ, Malerbi DA. Multicenter study of the prevalence of diabetes mellitus and impaired glucose tolerance in the urban Brazilian population aged 30-69Yr. *Diabetes Care* 1992;15:1509-16.
3. Torquato MTCG, Montenegro RM, Viana LAL et al. Prevalence of diabetes mellitus and impaired glucose tolerance in the urban population aged 30-69 years in Ribeirão Preto (São Paulo) Brazil. *São Paulo Med J* 2003;121:224-30.
4. World Health Organization. *Report of a WHO consulation on obesity. Preventing and managing the global epidemic.* Geneva: WHO; 1997.
5. Redondo MJ, Einsenbarth GS. Genetic control of autoimunity in type I diabetes and associated disorders. *Diabetologia* 2002;45:602-22.
6. Nahas R, Deghaide NHS, Donadi EA et al. Frequancy of HLA class II DR and DQ in Brazilian patients with type I diabetes. *Medicina, Ribeirão Preto* 2000;33:34-41.
7. Atkinson MA, Einsenbarth GS. Type 1 diabetes: new perspectives on disease pathogenesis and treatment. *Lancet* 2001;368:221-29.
8. Zimmet P, Turner R, McCarty D et al. Crucial points at diagnosis. Type 2 diabetes or slow type 1 diabetes. *Diabetes Care* 1999;22(Suppl 2):B59-64.
9. American Diabetes Association. Diagnosis and classification of diabetes mellitus. *Diabetes Care* 2005;28:S37-S42.
10. Mathaei F, Stumvoll M, Kellerer M et al. Pathophysiology and pharmacological treatment of insulin resistance. *Endocr Rev* 2001;21:585-618.
11. Prentki M, Nolan CJ. Islet ß cell failure in type 2 diabetes. *J Clin Invest* 2006;116:1802-12.
12. Lee VM, Stoffel M. Bone marrow: an extra-pancreatic hideout for the elusive pancreatic stem cell? *J Clin Invest* 2003;111:799-801.
13. Bonner-Weir S, Sharma A. Pancreatic stem cells. *J Pathol* 2002;197:519-26.
14. Swenne I. Pancreatic beta-cell growth and diabetes mellitus. *Diabetologia* 1992;35:193-201.
15. Fernandes A, King LC, Guz Y et al. Differentiation of new insulin-producing cells is induced by injury in adult pancreatic islets. *Endocrinology* 1997;138:1750-62.
16. Bonner-Weir S, Trent DF, Weir GC. Partial pancreatectomy in the rat and subsequent defect in glucose-induced insulin release. *J Clin Invest* 1983;71:1544-53.
17. Finegood DT, Scaglia L, Bonner-Weir S. Dynamics of beta-cell mass in the growing rat pancreas. Estimation with a simple mathematical model. *Diabetes* 1995;44:249-56.
18. Rosenberg L, Duguid WP, Vinik AI. The effect of cellophane wrapping of the pancreas in the Syrian golden hamster: autoradiographic observations. *Pancreas* 1989;4:31-37.
19. Matsushime H, Quelle DE, Shurtleff SA et al. D-type cyclin-dependent kinase activity in mammalian cells. *Mol Cell Biol* 1994;14:2066-76.
20. Georgia S, Bhushan A. Beta cell replication is the primary mechanism for maintaining postnatal beta cell mass. *J Clin Invest* 2004;114:963-68.
21. Dor Y, Brown J, Martinez OI et al. Adult pancreatic beta-cells are formed by self-duplication rather than stem-cell differentiation. *Nature* 2004;429:41-46.
22. Levine F, Mercola M. No pancreatic endocrine stem cells? *N Engl J Med* 2004;351:1024-26.
23. Seaberg RM, Smukler SR, Kieffer TJ et al. Clonal identification of multipotent precursors from adult mouse pancreas that generate neural and pancreatic lineages. *Nat Biotechnol* 2004;22:1115-24.
24. Suzuki A, Nakauchi H, Taniguchi H. Prospective isolation of multipotent pancreatic progenitors using flow-cytometric cell sorting. *Diabetes* 2004;53:2143-52.
25. Bonner-Weir S, Taneja M, Weir GC et al. *In vitro* cultivation of human islets from expanded ductal tissue. *Proc Natl Acad Sci USA* 2000;97:7999-8004.

26. Lechner A, Habener JF. Stem/progenitor cells derived from adult tissues: potential for the treatment of diabetes mellitus. *Am J Physiol Endocrinol Metab* 2003;284:E259-E266.
27. Ianus A, Holz GG, Theise ND et al. In vivo derivation of glucose-competent pancreatic endocrine cells from bone marrow without evidence of cell fusion. *J Clin Invest* 2003;111:843-50.
28. Lagasse E, Connors H, Al-Dhalimy M et al. Purified hematopoietic stem cells can differentiate into hepatocytes in vivo. *Nat Med* 2000;6:1229-34.
29. Theise ND, Badve S, Saxena R et al. Derivation of hepatocytes from bone marrow cells in mice after radiation-induced myeloablation. *Hepatology* 2000;31:235-40.
30. Kang EM, Zickler PP, Burns S et al. Hematopoietic stem cell transplantation prevents diabetes in NOD mice but does not contribute to significant islet cell regeneration once disease is established. *Exp Hematol* 2005;33:699-705.
31. Jiang Y, Jahagirdar BN, Reinhardt RL et al. Pluripotency of mesenchymal stem cells derived from adult marrow. *Nature* 2002;418:41-49.
32. Chen LB, Jiang XB, Yang L. Differentiation of rat marrow mesenchymal stem cells into pancreatic islet beta-cells. *World J Gastroenterol* 2004;10:3016-20.
33. Chen L, Dong J, Hou W et al. Sustained effect of autologous bone marrow mononuclear cell transplantation in patients with diabetes: 12 month follow-up. *Diabetes* 2008;57(Suppl 1):Abstract # 1962P.
34. Ende N, Chen R, Reddi AS. Effect of human umbilical cord blood cells on glycemia and insulitis in type 1 diabetic mice. *Biochem Biophys Res Commun* 2004;325:665-69.
35. Ende N, Chen R, Reddi AS. Transplantation of human umbilical cord blood cells improves glycemia and glomerular hypertrophy in type 2 diabetic mice. *Biochem Biophys Res Commun* 2004;321:168-71.
36. Yang L, Li S, Hatch H et al. In vitro trans-differentiation of adult hepatic stem cells into pancreatic endocrine hormone-producing cells. *Proc Natl Acad Sci USA* 2002;99:8078-83.
37. Kodama S, Kuhtreiber W, Fujimura S et al. Islet regeneration during the reversal of autoimmune diabetes in NOD mice. *Science* 2003;302:1223-27.
38. Suri A, Calderon B, Esparza TJ et al. Immunological reversal of autoimmune diabetes without hematopoietic replacement of beta cells. *Science* 2006;311:1778-80.
39. Nishio J, Gaglia JL, Turvey SE et al. Islet recovery and reversal of murine type 1 diabetes in the absence of any infused spleen cell contribution. *Science* 2006;311:1775-78.
40. Chong AS, Shen J, Tao J et al. Reversal of diabetes in non-obese diabetic mice without spleen cell-derived beta cell regeneration. *Science* 2006;311:1774-75.
41. Assady S, Maor G, Amit M et al. Insulin production by human embryonic stem cells. *Diabetes* 2001;50:1691-97.
42. Blyszczuk P, Czyz J, Kania G et al. Expression of Pax4 in embryonic stem cells promotes differentiation of nestin-positive progenitor and insulin-producing cells. *Proc Natl Acad Sci USA* 2003;100:998-1003.
43. Hori Y, Rulifson IC, Tsai BC et al. Growth inhibitors promote differentiation of insulin-producing tissue from embryonic stem cells. *Proc Natl Acad Sci USA* 2002;99:16105-10.
44. Kim D, Gu Y, Ishii M et al. In vivo functioning and transplantable mature pancreatic islet-like cell clusters differentiated from embryonic stem cell. *Pancreas* 2003;27:E34-E41.
45. Lumelsky N, Blondel O, Laeng P et al. Differentiation of embryonic stem cells to insulin-secreting structures similar to pancreatic islets. *Science* 2001;292:1389-94.
46. Moritoh Y, Yamato E, Yasui Y et al. Analysis of insulin-producing cells during in vitro differentiation from feeder-free embryonic stem cells. *Diabetes* 2003;52:1163-68.
47. Soria B, Roche E, Berna G et al. Insulin-secreting cells derived from embryonic stem cells normalize glycemia in streptozotocin-induced diabetic mice. *Diabetes* 2000;49:157-62.
48. Hansson M, Tonning A, Frandsen U et al. Artifactual insulin release from differentiated embryonic stem cells. *Diabetes* 2004;53:2603-9.

49. The diabetes control and complications trial research group. Effect of intensive therapy on residual beta-cell function in patients with type 1 diabetes in the diabetes control and complications trial. A randomized, controlled trial. *Ann Intern Med* 1998;128:517-23.
50. Eliot RB, Berryman CC, Crossley JR *et al.* Partial preservation of pancreatic β-cell function in children with diabetes. *Lancet* 1981;19:631-32.
51. Harrison LC, Colman PG, Dean B *et al.* Increase in remission rate in newly diagnosed type I diabetic subjects treated with azathioprine. *Diabetes* 1985;34:1306-8.
52. Cook JJ, Hudson I, Harrison LC *et al.* Double-blind controlled trial of azathioprine in children with newly diagnosed type I diabetes. *Diabetes* 1989;38:779-83.
53. Silverstein J, Maclaren N, Riley W *et al.* Immunosuppression with azathioprine and prednisone in recent-onset insulin-dependent diabetes mellitus. *N Engl J Med* 1988;319:599-604.
54. Assan R, Feutren G, Sirmai J *et al.* Plasma C-peptide levels and clinical remissions in recent-onset type I diabetic patients treated with cyclosporin A and insulin. *Diabetes* 1990;39:768-74.
55. Herold KC, Hagopian W, Auger JA *et al.* Anti-CD3 monoclonal antibody in new-onset type 1 diabetes mellitus. *N Engl J Med* 2002;346:1692-98.
56. Keymeulen B, Vandemeulebroucke E, Ziegler AG *et al.* Insulin needs after CD3-antibody therapy in new-onset type 1 diabetes. *N Eng J Med* 2005;352:2598-608.
57. Voltarelli JC, Couri CEB, Stracieri ABPL *et al.* Autologous nonmyeloablative hematopoietic stem cell transplantation in newly diagnosed type 1 diabetes mellitus. *JAMA* 2007;297:1568-76.
58. Couri CEB, Voltarelli JC. Potential role of stem cell therapy in type 1 diabetes mellitus. *Arq Bras Endocrinol Metabol* 2008;52:407-15.
59. Couri CEB, Foss MC, Voltarelli JC. Secondary prevention of type 1 diabetes mellitus: stopping immune destruction and promoting β-cell regeneration. *Bz J Med Biol Res* 2006;39(10):1271-80.

Aplicações de Células-Tronco nas Doenças Reumáticas

Maria Carolina de Oliveira ❖ Ana Beatriz P. L. Stracieri
Daniela Aparecida de Moraes ❖ Júlio César Voltarelli

As doenças autoimunes caracterizam-se por perda de tolerância imunológica aos autoantígenos, gerando agressão aos tecidos e, consequentemente, comprometimento de sua função. Em um subgrupo dessas doenças, as manifestações clínicas podem ser graves, algumas vezes letais, e pode haver grande comprometimento da qualidade de vida. O tratamento convencional baseia-se no uso de drogas imunossupressoras ou imunomoduladoras, mas, em uma parcela dessas doenças, é insuficiente para atingir adequado controle terapêutico, estimulando a busca por alternativas terapêuticas.

TRANSPLANTE DE CÉLULAS-TRONCO HEMATOPOIÉTICAS

A associação entre transplante e doenças autoimunes foi relatada, pela primeira vez, por Morton *et al.*, em seu estudo que demonstrou a transmissão, através da medula óssea, de uma síndrome lúpus-símile a partir de uma cepa de camundongos geneticamente predispostos (NZB) para camundongos normais irradiados.[1] De forma semelhante, um estudo posterior revelou a capacidade de reverter a doença através da infusão de medula óssea proveniente de animais sadios.[2] Desde então, inúmeros experimentos têm sido realizados, buscando aplicações terapêuticas para doenças autoimunes variadas.[3-6] No princípio, somente transplantes alógenos eram realizados em animais portadores de doenças autoimunes. Entretanto, o sucesso terapêutico vinha acompanhado por diversas intercorrências, como rejeição do enxerto, doença do enxerto *versus* hospedeiro, toxicidade do regime mieloablativo e infecções.[7,8] Em 1991, Knaan-Shanzer *et al.* publicaram um estudo em que camundongos portadores de artrite por adjuvante, modelo experimental que se assemelha à artrite reumatoide do homem, evoluíam com remissão da doença após irradiação corporal total seguida por infusão de medula autóloga.[9] Esse primeiro modelo de transplante autólogo para tratamento de uma doença autoimune gerou surpresa na comunidade científica e deu início a uma nova linha de pesquisas. Mais recentemente, demonstrou-se também remissão clínica e indução de tolerância imunológica em animais de um modelo de encefalite alérgica experimental, que reproduz a esclerose múltipla humana, submetidos a transplantes de medula óssea alógenos, singênicos e pseudoautólogos.[3,10,11]

Além desses achados experimentais, observações ocasionais de remissões de doenças autoimunes em pacientes submetidos a transplante de medula para tratamento de doenças linfo-hematopoiéticas concomitantes, forneceram suporte para o desenvolvimento de protocolos aplicando o transplante como tratamento de doenças autoimunes.[12,13] Marmont publicou, em 2004, uma revisão bibliográfica com cerca de 30 pacientes, portadores de doenças autoimunes variadas, submetidos a transplantes, autólogos e alógenos, para tratamento de doenças hematológicas.[14] Ao contrário das observações em animais, o transplante autólogo em humanos não induziu remissão das doenças autoimunes concomitantes, por falta de depleção de linfócitos T do enxerto. Estas células, quando infundidas junto com as células-tronco autólogas, reativavam a doença autoimune preexistente. O transplante alógeno, por outro lado, evoluiu com maiores taxas de remissão a longo prazo, possivelmente pelo efeito enxerto contra autoimunidade, já descrito na literatura, em que os linfócitos do doador combatem e controlam as células residuais autoimunes do receptor (Fig. 6-3).[15]

Os mecanismos de ação do transplante são ainda pouco conhecidos e resumem-se a três hipóteses principais, que podem se sobrepor, conforme representado na Figura 6-4. Como primeira hipótese, o condicionamento provocaria somente uma imunossupressão prolongada e a infusão das células-tronco hematopoiéticas serviria apenas para prover suporte hematopoiético após a imunossupressão, reduzindo o período de aplasia. A segunda possibilidade seria a de que o condicionamento, seguido pela infusão de células-tronco, poderia restaurar a autotolerância a tecidos próprios, perdida na emergência da doença autoimune. Finalmente, existe a ideia de que as células-tronco hematopoiéticas poderigam promover reparo tecidual através de transdiferenciação em células do tecido lesionado pela doença.[16] A segunda hipótese parece ser a principal, já que estudos internacionais e do nosso próprio grupo demonstram evidências da passagem de linfócitos recém-produzidos pelo timo.[17,18] As células T, ao migrarem da medula óssea para o timo, sofrem um rearranjo gênico durante a formação dos receptores de linfócitos T, com excisão de algumas partes de seu DNA, que permanecem no interior das células e são

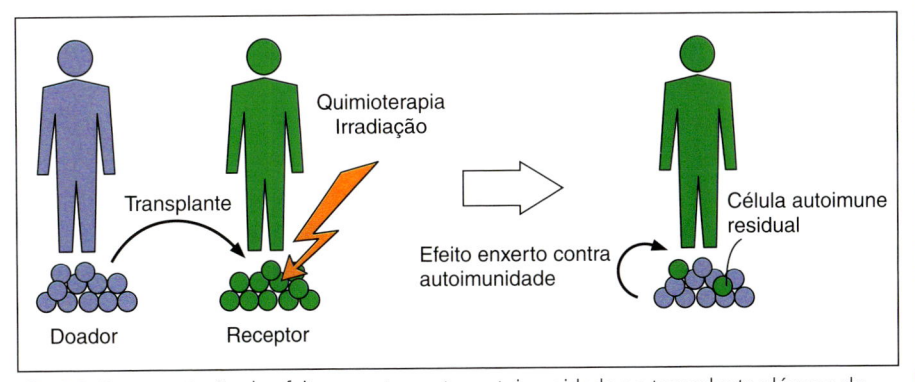

Fig. 6-3. Representação do efeito enxerto contra autoimunidade no transplante alógeno de células-tronco hematopoiéticas.

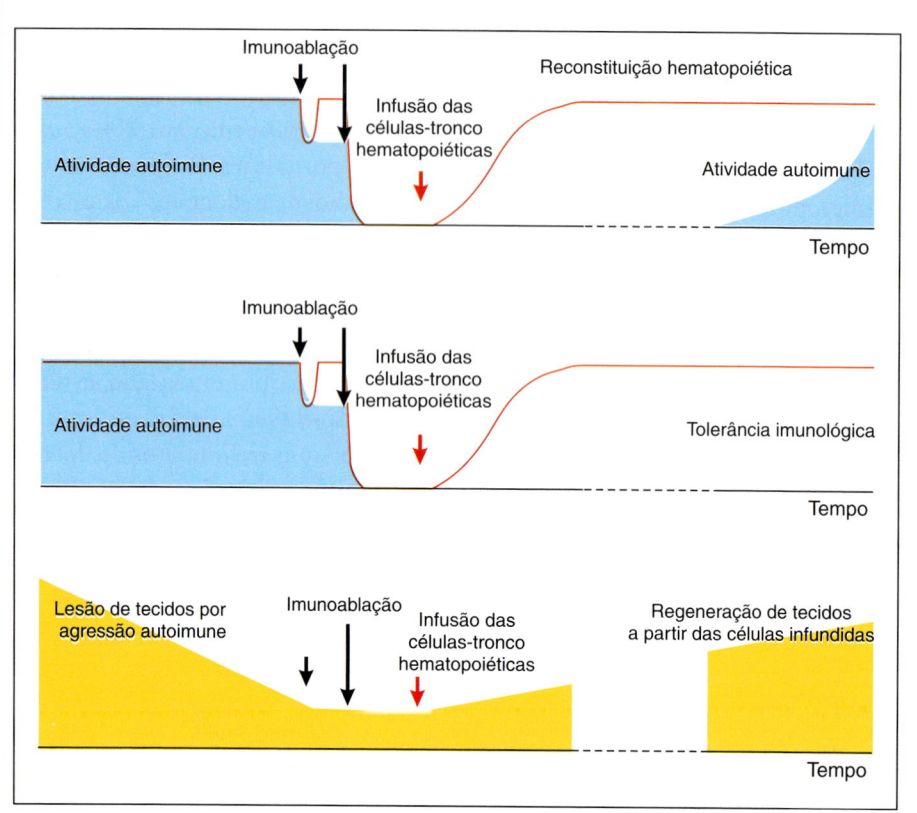

Fig. 6-4. Possíveis mecanismos de ação do transplante autólogo de células-tronco hematopoiéticas. As setas em preto representam a imunossupressão administrada durante a mobilização (*setas menores*) e durante o condicionamento (*setas maiores*).

denominadas TRECs *(T-cell receptor excision circles)*. Os TRECs surgem somente nessas circunstâncias e não são transmitidos para suas células-filhas, portanto representam, diretamente, a produção do novo sistema imunológico a partir de células virgens.[19] Outros estudos envolvendo reconstituição imunológica pós-transplante também reforçam a segunda hipótese. Uma publicação recente demonstrou que, após o transplante de células-tronco hematopoiéticas autólogas, pacientes portadores de artrite reumatoide juvenil evoluíram, com restabelecimento do número de células T reguladoras (CD4$^+$25$^+$), antes reduzido. Também foram observadas mudanças no repertório de linfócitos T, que passou a apresentar fenótipo mais próximo dos indivíduos normais, não portadores da doença reumática.[20] Um segundo estudo demonstrou o mesmo com relação ao repertório de células T pós-transplante para esclerose múltipla e, em 2006, nosso grupo demonstrou achados semelhantes em pacientes portadores de esclerose múltipla e diabetes melito do tipo 1, submetidos a transplante autólogo de células-tronco hematopoiéticas.[18,21]

Acredita-se que, durante o transplante, a quimioterapia suprima o sistema imunológico, deste modo impedindo a agressão e destruição dos tecidos por células autorreativas. A infusão das células-tronco hematopoiéticas previamente colhidas e congeladas restabelece o sistema linfo-hematopoiético, que desta vez surge tolerante aos autoantígenos. Como as células são autólogas, a predisposição genética persiste, mas a modificação dos estímulos ambientais torna improvável o aparecimento de doença autoimune a partir de linfócitos virgens, embora permaneça o risco de linfócitos autorreativos remanescentes recuperarem a condição de autoimunidade patológica inicial. Para minimizar esse risco, são associadas medidas para diminuir a quantidade de linfócitos T residuais. Seleção positiva de células-tronco hematopoiéticas (CD34+) ou negativa de linfócitos T, *in vitro*, aplicada no material colhido por linfocitoférese, é realizada, rotineiramente, em países europeus, nos Estados Unidos e na Austrália. Estima-se que depleções da ordem de 3 a 4 log sejam suficientes para evitar a reativação da doença.[22] Outros centros de transplante optam pela seleção *in vivo* realizada com globulina antilinfocitária (ATG) equina ou de coelho, visando a eliminar linfócitos T autorreativos residuais. Moore *et al.*, em estudo randomizado, demonstraram não haver diferença estatística no número de reativações de artrite reumatoide entre transplantes com ou sem a seleção *in vitro*.[23] Uma publicação de 2005, por outro lado, refere que a seleção *in vitro* de linfócitos T gera melhores resultados nos casos de transplante para lúpus eritematoso sistêmico.[24]

Quando o transplante é bem-sucedido, cessa o estímulo inflamatório, havendo oportunidade para que a porção não destruída dos tecidos e sua função sejam preservadas. Possivelmente, haverá reparo dos tecidos agredidos, quer seja por mecanismos locais, quer seja por ação das células-tronco hematopoiéticas infundidas, porém o assunto é ainda controverso e exige maiores investigações.[17]

O uso da imunossupressão maciça para tratamento de doenças autoimunes, em humanos, teve início de modo cauteloso e progressivo.[25] Inicialmente foi aplicada somente em casos de alta gravidade nos quais a terapia convencional havia falhado. O primeiro relato desse tipo de tratamento foi publicado em 1993, com a descrição de remissão clínica e laboratorial de uma paciente com crioglobulinemia mista, com nefrite e vasculite. Neste caso houve administração de doses imunoablativas de quimioterápicos, porém a recuperação hematopoiética ocorreu espontaneamente, sem infusão de células-tronco hematopoiéticas. Como o quimioterápico utilizado, ciclofosfamida, não provocou mieloablação, ou seja, destruição das células-tronco hematopoiéticas, houve regeneração linfo-hematopoiética espontânea. Esse modelo, embora evite a reinfusão de linfócitos autorreativos, juntamente com o enxerto de células-tronco hematopoiéticas autólogas, cursa com longa duração de neutropenia e plaquetopenia, expondo o paciente a infecções, sangramentos e necessidades transfusionais. A primeira publicação de um verdadeiro transplante de células-tronco hematopoiéticas para doença autoimune foi realizada por um grupo suíço, que descreveu, em 1996, o tratamento bem-sucedido de um paciente portador de esclerodermia complicada por hipertensão pulmonar. Após 5 anos, o paciente mantinha-se em remissão.[26,27]

Transplantes de medula alogênica são rotineiramente empregados no tratamento de doenças hematológicas malignas e, embora apresentem alta taxa de mortalidade, justificam-se pela gravidade das patologias. O conjunto de doenças autoimunes, por outro lado, apresenta incidência de óbitos muito menor.[28] Neste contexto, o transplante alógeno é opção ainda evitada, em razão de maiores complexidade e mortalidade associadas. Existem, entretanto, autores que defendem a aplicação de transplantes alógenos com condicionamento não mieloablativo, menos tóxico, para pacientes cujas doenças autoimunes sejam refratárias ao transplante autólogo de células-tronco hematopoiéticas ou apresentem alto risco de refratariedade ao procedimento.[29-31] Sugerem que o efeito enxerto *versus* autoimunidade, já descrito anteriormente neste capítulo, aumente a eficácia do transplante em manter a remissão da doença, quando comparado ao transplante autólogo.[15] Embora alguns centros de transplante apoiem tal modalidade, a maior parte dos demais centros a considera muito agressiva para constituir primeira escolha no tratamento de doenças autoimunes.

O transplante autólogo de células-tronco hematopoiéticas é realizado em duas etapas. Na primeira, as células-tronco são mobilizadas da medula óssea para o sangue periférico através de uma associação de ciclofosfamida e fator estimulador de crescimento de colônias de granulócitos (G-CSF). A seguir, são coletadas por leucocitoférese e podem ser selecionadas ou não *in vitro,* através de colunas de afinidade comerciais. Finalmente, são congeladas em nitrogênio líquido ou em *freezers* mecânicos de baixas temperaturas. Na segunda fase do transplante, o paciente é submetido a um regime de condicionamento (imunossupressão pré-transplante), variável conforme a doença a ser tratada, seguido pela infusão das células previamente colhidas, que deverão reconstituir o sistema linfo-hematopoiético destruído. A maioria dos transplantes realizados em todo o mundo inclui ciclofosfamida e globulina antitimocitária (ATG), porém alguns grupos utilizam a irradiação corporal total (*TBI – total body irradiation*), e outros agentes quimioterápicos. A Figura 6-5 resume as principais etapas do transplante autólogo de células-tronco hematopoiéticas para doenças autoimunes.

EXPERIÊNCIA INTERNACIONAL DE TRANSPLANTES DE CÉLULAS-TRONCO HEMATOPOIÉTICAS PARA DOENÇAS AUTOIMUNES

Mais de 1.000 transplantes de células-tronco hematopoiéticas para doenças autoimunes isoladas já foram realizados no mundo, principalmente na Europa, Austrália e Estados Unidos, mas também na Ásia e no Brasil.[6,32-34] O registro europeu, centralizado em Basileia, Suíça, possuía, até dezembro de 2005, 719 transplantes relatados por 166 centros, em 27 países. Desses, 676 (94%) eram transplantes autólogos e 43 (6%) alógenos (Saccardi, comunicação pessoal). Inicialmente, esses casos eram submetidos a uma análise clínica qualitativa com base nos relatórios médicos de segui-

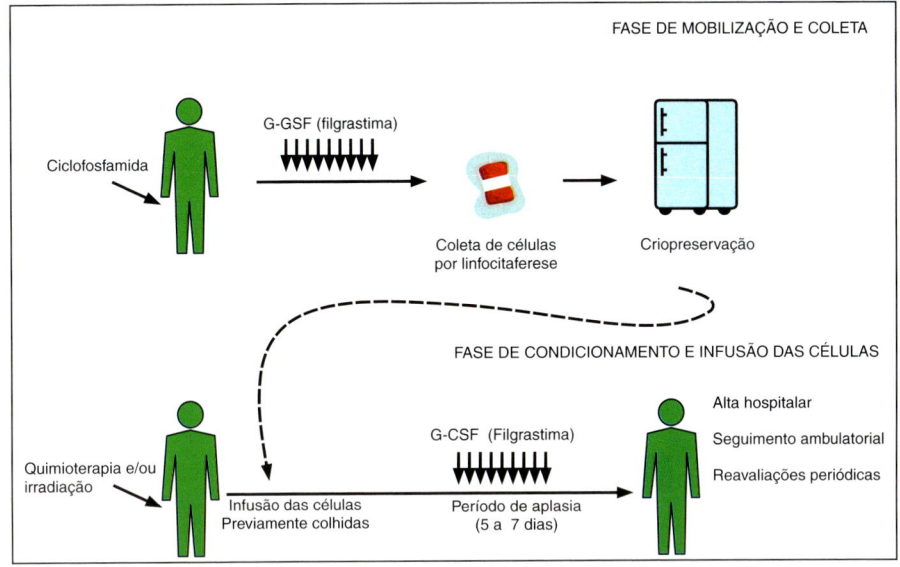

Fig. 6-5. Etapas do transplante autólogo de células-tronco hematopoiéticas.

mento, que era publicada nas várias revisões do grupo europeu (Quadro 6-3).[6,34] Posteriormente, os resultados passaram a ser publicados separadamente, agrupados por doenças, e a evolução clínica pós-transplante foi definida de modo mais rigoroso (Quadro 6-4).[35-52] Nos Estados Unidos, as maiores casuísticas provêm de estudos da Northwestern University (NWU), em Chicago, sob a liderança do Dr. Richard Burt, e de Fred Hutchinson Cancer Research Center (FHCRC), em Seattle, com os Drs. Richard Nash e Peter McSweeney.

Lúpus eritematoso sistêmico (LES)

O LES é uma doença autoimune com manifestações sistêmicas, com possível comprometimento de órgãos nobres, como rins, pulmões e sistema nervoso central. Nesse subgrupo de pacientes com manifestações mais graves, no qual a mortalidade chega a 50% em 5 anos, o transplante de células-tronco hematopoiéticas autólogas está indicado quando há refratariedade ao tratamento imunossupressor convencional.[28]

Recentemente, o grupo europeu publicou sua experiência com transplante para lúpus em 53 pacientes com nefrite lúpica em 62% dos casos.[35] Houve 7 óbitos (13%) por toxicidade do transplante, 4 por progressão da doença (7,5%) e 1 por causa não relacionada (suicídio). Observou-se remissão da doença em 66% dos pacientes avaliáveis (33/50), dos quais 32% (10/31) apresentaram reativação da doença posteriormente. No grupo americano da Northwestern University (NWU), 4 de 50 pacientes submetidos a transplante autólogo recaíram e foram a óbito entre 11 e 33 meses após o transplante.[46] Nesta série, não foram registrados óbitos durante o transplante, mas 5 pacientes morreram

Quadro 6-3. Evidências experimentais e clínicas para o uso de transplante de células-tronco hematopoiéticas no tratamento de doenças autoimunes

Categoria	Evidência	Ref.
Modelos animais de DAI geneticamente determinados: camundongos NZB/W, MRL/lpr, BXSB (LES), NOD (diabetes tipo I), NZB/KN (artrite reumatoide), SCG/Kj (poliarterite nodosa)	Prevenção e/ou cura da DAI por transplante alógeno de medula óssea	5
Modelos animais de DAI induzidas por antígenos: encefalomielite autoimune experimental, artrite por adjuvante, miastenia grave	Prevenção e/ou cura da DAI por transplante alógeno, singênico ou autólogo de medula óssea	5
Transferência de doenças ou manifestações autoimunes por TCTH	DAI predominantemente órgão-específicas podem ser transferidas do doador ao receptor	6
DAI concomitante com hemopatia submetida a TCTH alógeno	Maioria das DAI tem remissão prolongada, associada à DECH aguda e/ou crônica	6,14
DAI concomitante à hemopatia submetida a TCTH autólogo	Maioria das DAIs tem remissão curta	6,14
DAI isolada submetida à imunoablação sem TCTH	Maioria das DAIs tem remissão prolongada, mas com longo período de aplasia	32
DAI isolada submetida à imunoablação com TCTH autólogo ou singênico	Maioria das DAIs tem remissão ou estabilização, mas com ocorrência de recaídas	6,29-61
DAI isolada submetida à imunoablação com TCTH alógeno	Usado em poucos casos (citopenias hematológicas, AR, ES), com remissão longa	14,29,54

DECH = doença do enxerto versus hospedeiro; TCTH = transplante de células-tronco hematopoiéticas; DAI = doença autoimune; Ref = referência bibliográfica.

antes de serem transplantados. Desses, 2 sofreram complicações após a mobilização (cerebrite lúpica e mucormicose cerebral, respectivamente) e outros 3 evoluíram para óbito antes da mobilização (2 casos de sepse e 1 de miocardiopatia lúpica), refletindo a gravidade do estado clínico dos pacientes selecionados para transplante. De modo semelhante ao relato europeu, neste grupo a sobrevida livre de doença foi observada em 50% dos pacientes. Uma avaliação mais detalhada desta mesma população de doentes mostrou que a síndrome antifosfolípide (SAF) estava presente em 61% (28/46) dos casos. Na maioria dos pacientes, os marcadores laboratoriais da doença desapareceram após o transplante, e, em 82% (18/22) deles, foi possível interromper a anticoagulação oral cerca de 4 meses após o transplante, sem recorrência de fenômenos trom-

Quadro 6-4. Resultados clínicos de TCTH autólogo e alógeno para doenças autoimunes em estudos de fase I/II realizados no exterior

Doença	Centro	N	Condicionamento	Acompanhamento (meses)	Resposta clínica			Óbitos	
				RC	RP	NR	Rec	TRM	Prg
Autólogos									
LES[35]	EBMT/EULAR	53	CY + ATG Seleção CD34+	> 6	33	7	1	10	7	5
LES[46]	NWU	50	CY + ATG Seleção CD34+	6-90	25	17	4	2	2	4
LES[50]	China	18	CY + TLI + ATG Sem seleção	3-26	12	3	3	2	–	–
AR[36]	EBMT/ABMTR	73	CY + TBI + ATG TMO + TCD	3-55	3	58	12	31	2	–
AIJ[37]	EBMT/ABMTR	34	CY + TBI + ATG TMO + TCD	8-60	18	6	–	5	3	2
ES[55]	EBMT/EULAR	37	CY Seleção CD34+	> 3	20	1	3	2	7	4
ES[40]	EBMT/EULAR	57	CY Seleção CD34+	> 6	14	32	4	16	5	8
ES[39]	FHCRC	19	TBI + CY + ATG Seleção CD34	8-45	12	–	3	–	3	1

(Continua)

Aplicação de Células-Tronco e suas Perspectivas

Quadro 6-4. Resultados clínicos de TCTH autólogo e alógeno para doenças autoimunes em estudos de fase I/II realizados no exterior *(Cont.)*

Doença	Centro	N	Condicionamento	Acompanhamento (meses) RC	Resposta clínica RP	NR	Rec	Óbitos TRM	Prg
Citopenias[45]	EBMT	29	CY ± ATG Seleção CD34+	> 3	9	6	7	–	3	1
PTAI[58]	NIH	14	CY Seleção CD34+	9-42	6	2	6	–	2	–
Crohn[72]	NWU	12	CY + ATG Seleção CD34+	7-37	11	–	–	1	–	–
Alógenos										
Citopenias[56]	EBMT	7	CY ± ATG	> 3	5	–	–	–	1	1

LES = lúpus eritematoso sistêmico; AR = artrite reumatoide; AIJ = artrite idiopática juvenil; ES = esclerose sistêmica; PTAI = púrpura trombocitopênica autoimune; N = nº total de transplantes avaliáveis; RC = remissão completa; RP = remissão parcial; NR = não remissão ou ausência de resposta; REC = recaída; TRM = mortalidade relacionada com o transplante; Prog = mortalidade relacionada com a progressão da doença básica; EULAR = Liga Europeia contra o Reumatismo; EBMT = Grupo Europeu de TMO; NWU = Northwestern University, Chicago; FHCRC = Fred Hutchinson Cancer Research Center, Seattle-EUA; ABMTR = Registro Internacional de Transplantes de Medula Óssea Autólogos; NIH = National Institutes of Health; CY = ciclofosfamida; ATG = globulina antitimocitária; TBI = irradiação corporal total; TLI = irradiação linfoide total; TCD = depleção de células T.

bóticos.[47] O mesmo grupo de pacientes foi avaliado quanto a alterações cardíacas secundárias ao lúpus.[48] Treze de 55 pacientes avaliados apresentavam algum tipo de cardiopatia, como disfunções valvares, derrame pericárdico volumoso, baixa contratilidade de ventrículo esquerdo, ou mesmo hipertensão pulmonar. Após o transplante, todos os 11 pacientes que apresentaram diminuição da atividade da doença evoluíram, também, com melhora cardíaca.

Na China, 7 pacientes foram transplantados na Universidade de Nanjing, observando-se 5 remissões, 1 progressão e 1 óbito. O grupo de Zhengzhou transplantou 18 pacientes, observando-se 12 remissões completas, 3 parciais, 3 falhas terapêuticas e 2 recaídas, mas nenhum óbito, enquanto em Pequim 8 pacientes obtiveram remissão clínica após o transplante.[50,51] Finalmente, o grupo de Xangai relatou transplantes de células-tronco bem-sucedidos em 2 crianças, de 5 e 7 anos, também portadoras de LES.[50]

Na experiência russa, dentre os 6 pacientes condicionados com BEAM (carmustina, etoposido, citarabina e melfalano) e globulina antilinfocitária, houve 3 óbitos por complicações do transplante, 2 remissões completas e 1 remissão parcial.[52]

O grupo europeu cogita iniciar um protocolo clínico de fase II, introduzindo tratamento de manutenção pós-transplante (com azatioprina ou micofenolato de mofetil) para reduzir as reativações da doença, antes de iniciar estudos randomizados de fase III. Por outro lado, os grupos americanos planejam avaliar pacientes em fase mais precoce das formas graves da doença, em estudos randomizados de fase III, comparando transplante de células-tronco hematopoiéticas com o tratamento-padrão (pulsos de ciclofosfamida endovenosa).

Artrite reumatoide (AR) do adulto

Um estudo retrospectivo combinando dados dos registros europeu e americano (EBMT e ABMTR), publicado em 2004, relatou que, de 73 pacientes transplantados, 3 apresentaram remissão completa, 58 remissão parcial, e 12 não responderam, de acordo com os critérios estabelecidos pela Sociedade Americana de Reumatologia (ACR). Após o transplante, entretanto, 85% dos pacientes apresentaram reativação da doença, sendo preciso reintroduzir a terapêutica imunomoduladora. Surpreendentemente, cerca da metade dos pacientes passou a responder às drogas a que eram refratários pré-transplante.[36]

Similarmente, somente 2 de 4 pacientes transplantados na Northwestern University mantiveram remissão após condicionamento com ciclofosfamida associada à ATG, levando o grupo a explorar regimes de condicionamento mais agressivos, incorporando irradiação corporal total ao transplante autólogo e adotando transplantes alógenos subablativos em pacientes com doadores compatíveis.[53,54] O primeiro paciente submetido a este último tipo de transplante foi condicionado com ciclofosfamida, fludarabina e alentuzumabe (anticorpo monoclonal anti-CD52) e manteve remissão durante acompanhamento de 2 anos.[54]

Artrite idiopática juvenil (AIJ)

Mais de 50 pacientes com as formas sistêmica ou poliarticular da artrite idiopática juvenil submetidos a transplante de células-tronco hematopoiéticas foram relatados ao registro europeu.[37,38] A evolução a longo prazo (de 12 a 60 meses, com média de 29 meses), de 34 crianças (28 com a forma sistêmica e 6 com a forma poliarticular) transplantadas em 9 centros europeus, foi recentemente analisada.[37] A maioria dos pacientes foi transplantada na Holanda e recebeu condicionamento com ciclofosfamida (200 mg/kg), irradiação corporal total (400 cGy) e ATG. Dezoito pacientes (53%) obtiveram remissão clinicolaboratorial completa e duradoura, possibilitando descontinuação da terapia imunossupressora, incluindo 7 crianças com a forma sistêmica de AIJ que haviam sido refratárias a agentes anti-TNF. Diversas intercorrências, entretanto, foram relatadas. Duas crianças apresentaram sinovite transitória de joelhos e quadris após quadros infecciosos (erupção por herpes-zóster e tonsilite bacteriana, respectivamente). Outras 3 apresentaram reativação da doença no período de 3 a 6 meses após o transplante, facilmente controlada com anti-inflamatórios esteroides ou não esteroides. Seis crianças que apresentaram resposta parcial ao transplante evoluíram de maneira semelhante, melhorando com terapia anti inflamatória. Por outro lado, 7 pacientes (21%) foram resistentes ao transplante e mantiveram tratamento com altas doses de imunossupressores; 2 desses pacientes morreram de infecção 13 e 15 meses após o transplante.

Ainda dentro da experiência europeia, 3 óbitos adicionais foram causados pela síndrome de ativação macrofágica (SAM) associada a infecções, sendo uma pelo vírus Epstein-Barr, outra provavelmente bacteriana, na fase aplásica, e a última por toxoplasmose disseminada. Os eventos preocuparam a comunidade científica e foram realizadas alterações em novos protocolos, visando a diagnosticar e tratar, precocemente, infecções e atividade da doença. Tais modificações incluem monitorização molecular da infecção por EBV (vírus Epstein-Barr), profilaxia antiviral com aciclovir e antipneumocistose com pentamidina e administração de imunoglobulina endovenosa até o número de linfócitos CD4 retornar ao valor normal. Desde que as medidas foram instituídas, em 1999, não houve mais óbitos por SAM.

Uma atualização dos dados holandeses, publicada em 2007, relatou 22 crianças transplantadas, agora com acompanhamento médio de 80 meses. Dois óbitos, já descritos na publicação anterior, foram ocasionados pela síndrome de ativação macrofágica e, dos 20 pacientes restantes, 8 evoluíram com remissão completa e 7 com remissão parcial. Os 5 pacientes restantes apresentaram reativação da AIJ, com necessidade de tratamento imunossupressor. Dois desses pacientes morreram tardiamente pós-transplante, por infecções oportunistas.[38]

Esclerose sistêmica (ES)

Em 2001, o grupo europeu de transplante publicou dados de 37 pacientes portadores de esclerose sistêmica, com doença difusa e acompanhamento superior a três meses, submetidos a transplante.[39] A mortalidade relacionada com o transplante foi de 17% (7 pacientes) e a relacionada com a progressão da doença foi de 10% (4 pacientes), sendo a sobrevida atuarial em 1 ano de 73%. Em 29 pacientes analisados mais detalhadamente, através do índice cutâneo de Rodnan e da difusão pulmonar de CO, a doença cutânea melhorou em 70% (20/29), enquanto a pneumopatia estabilizou-se na metade dos pacientes, melhorou em 10% e progrediu em 40%. Uma segunda publicação do mesmo grupo, em 2004, após um acompanhamento mais longo (> 6 meses) de 57 pacientes transplantados na Europa mostrou mortalidade total de 23% (9% por complicações do TCTH e 14% por progressão da doença), resposta completa em 28% dos pacientes, parcial em 64% e 35% de reativações.[40]

Quando 19 pacientes do consórcio americano de Seattle foram analisados, observou-se a ocorrência de 4 óbitos, sendo 3 por complicações do transplante (2 por pneumonia intersticial pós-radioterapia e 1 por linfoma EBV positivo associado a doses altas de ATG de coelho) e 1 por progressão da doença. Por outro lado, houve melhora significativa do índice de Rodnan para doença cutânea e dos índices nas escalas de qualidade de vida, após 1 ano, em todos os sobreviventes. A função pulmonar, medida pela difusão de CO, diminuiu após 3 meses do transplante, recuperando-se após 1 ano e não progredindo posteriormente na média dos pacientes. Dois pacientes, no entanto, desenvolveram doença pulmonar 1 e 3 anos após o transplante, necessitando de tratamento.[55] Esses dados foram atualizados em 2007, numa descrição de 34 pacientes portadores de acometimento cutâneo difuso pela doença, submetidos a condicionamento com irradiação corporal total, ciclofosfamida e ATG de coelho, seguido por infusão de células autólogas. Houve 63% de remissão completa em 4 anos e 64% de sobrevida livre de progressão em 5 anos. Observou-se melhora cutânea importante, comprovada por biópsia de pele, na maioria dos pacientes, além de estabilização do acometimento visceral, principalmente pulmonar. Doze pacientes faleceram, sendo 8 por complicações do transplante e 4 por progressão da doença.[42]

O estudo randomizado europeu (ASTIS trial), em andamento, usa critérios mais estritos de seleção, excluindo comprometimento pulmonar e cardíaco graves, e compara transplante autólogo de células-tronco hematopoiéticas (usando ciclofosfamida mais ATG de coelho no condicionamento) com pulsos mensais de ciclofosfamida. Foram incluídos, até maio de 2007, 92 pacientes (48 no grupo-controle, recebendo pulsos de ciclofosfamida, e 46 no grupo de transplante), com ocorrência de um único óbito, no grupo transplantado, em razão da insuficiência cardíaca.[41] Um estudo semelhante, também randomizado, vem sendo conduzido nos Estados Unidos, com 26 pacientes incluídos até maio de 2007. Não houve relato de óbitos até o momento.[41] Os resultados de ambos os estudos ainda não foram divulgados.

Transplante alógeno de intensidade reduzida (não mieloablativo) tem sido usado em poucos casos de ES, com resultados variáveis, ainda não conclusivos.[41]

Vasculites e outras doenças reumáticas

Várias outras doenças reumáticas, além das mencionadas, têm sido tratadas com transplante autólogo de células-tronco hematopoiéticas, seja na forma de casos isolados, seja em protocolos clínicos de fases I/II. Assim, o registro europeu contém casos de artrite psoriásica, dermatopolimiosite, doença mista do tecido conectivo, espondilite anquilosante, síndrome de Sjögren e vasculites.[34] Entre estas últimas, foram transplantados 3 casos de granulomatose de Wegener (2 recaídas), 3 casos de crioglobulinemia (2 respostas completas), 1 caso de poliarterite nodosa (resposta completa), 4 casos de doença de Behçet, sendo 2 com manifestações pulmonares (respostas completa ou parcial)[15,43] e 1 caso de arterite de Takayasu.[50,57,58] Em 2007, o registro europeu de transplantes publicou uma casuística de 15 pacientes portadores de vasculites diversas, submetidos a transplantes de células-tronco hematopoiéticas, sendo 14 autólogos e 1 alógeno. Quatro pacientes apresentavam crioglobulinemia, 3 doenças de Behçet, 3 granulomatoses de Wegener, e os demais eram casos isolados de vasculite indiferenciada, Churg-Strauss, policondrite recidivante, arterite de Takayasu e poliangeíte nodosa. Houve remissão completa em 46% dos pacientes e remissão parcial em outros 46%. Três pacientes faleceram, sendo 1 por progressão da doença, 1 devido a câncer e 1 por doença do enxerto *versus* hospedeiro.[56]

Citopenias hematológicas autoimunes, associadas ou não a doenças reumáticas, têm sido transplantadas com relativo sucesso (30 a 50% de remissão completa) nos EUA e na Europa.[45,58] Assim, na experiência do National Institute of Health (NIH), 6 de 14 pacientes com trombocitopenia autoimune crônica responderam ao transplante autólogo de forma completa e 2 tiveram resposta parcial. Não houve óbitos no período pós-transplante imediato, mas ocorreram 2 óbitos tardios, sendo um por mieloma múltiplo e outro por septicemia.[58] Um estudo mais recente do grupo europeu de transplante de medula óssea (EBMT) analisou a evolução de 36 pacientes submetidos a transplante de células-tronco autólogas (N = 27) ou alogênicas (N = 9) para citopenias autoimunes.[45] Surpreendentemente, a mortalidade relacionada com os transplantes alógenos (1/9) não excedeu a taxa de óbitos relacionados com transplantes autólogos (3/27), além de produzirem mais remissões completas (5/7 *vs.* 9/26) entre os 33 pacientes avaliáveis para análise.

Em conclusão, a experiência internacional com várias centenas de pacientes transplantados para doenças reumáticas graves e refratárias à terapia convencional, em protocolos de fase I e II, revelou o potencial desta terapia para induzir remissão prolongada na maioria desses pacientes, com a notável exceção da artrite reumatoide do adulto. A toxicidade e a mortalidade do procedimento ainda são significativas, principalmente para pacientes com lúpus eritematoso sistêmico e esclerose sistêmica afetados por disfunções importantes de órgãos vitais, como os pulmões e os rins. Ainda assim, esses resultados são encorajadores, dado o prognóstico ruim da maioria dos pacientes transplantados, e autorizaram o início de protocolos prospectivos randomizados, nos países desenvolvidos, comparando o transplante com a melhor terapia convencional disponível. O protocolo europeu para esclerose sistêmica (ASTIS trial) é o mais avançado nesse sentido, já tendo incluído 92 pacientes, enquanto os protocolos europeu (ASTIMS) e americano (MIST) para esclerose múltipla estão em fases mais precoces.

EXPERIÊNCIA BRASILEIRA EM TRANSPLANTE DE CÉLULAS-TRONCO HEMATOPOIÉTICAS PARA DOENÇAS AUTOIMUNES

No Brasil foi realizado um dos primeiros transplantes de células-tronco hematopoiéticas para doença autoimune isolada no mundo. Duas pacientes portadoras de crioglobulinemia foram transplantadas no Hospital Albert Einstein-SP, em 1996 e 1999, ambas evoluindo favoravelmente.[59] Um paciente com esclerose sistêmica, transplantado na Pontifícia Universidade Católica do Rio Grande do Sul (PUC-RS), também em 1999, foi a óbito 1 ano depois por recidiva da doença e complicações infecciosas (Quadro 6-5).

Quadro 6-5. Experiência brasileira em transplante de células-tronco hematopoiéticas para doenças autoimunes antes do Protocolo Cooperativo Nacional

Diagnóstico	N	Instituição	Data	Condicionamento	Evolução e complicações
Anemia hemolítica autoimune e crioglobulinemia	1	H. Albert Einstein, São Paulo	04/96	CY 200 mg/kg	RC, sem imunossupressão
Crioglobulinemia	1	H. Albert Einstein, São Paulo	04/99	BEAM + anti-CD20 pós-infusão das células	RC, recaída em dez./2001, tratada com rituximabe, IgEV para hipogamaglobulinemia
Esclerose sistêmica com pneumopatia	1	Univ. Católica de Porto Alegre (RS)	09/99	CY 500 mg/m^2 + fludarabina 105 mg/m^2	RP, recaída D+360, pneumonia aspirativa, óbito

N = número de pacientes; CY = ciclofosfamida injetável; BEAM = carmustina + etoposido + citarabina + melfalano; RC = resposta completa; RP = resposta parcial; IgEV = imunoglobulina humana endovenosa.

Em outubro de 2000, foi realizado o 1º Workshop Internacional para Transplante em Doenças Autoimunes, em Ribeirão Preto, com a presença de especialistas em transplante provenientes da Europa e dos EUA e dos principais grupos do Brasil. Em discussões conjuntas com especialistas em doenças autoimunes, decidiu-se iniciar um projeto-piloto de fases I/II de transplantes de células-tronco hematopoiéticas para doenças autoimunes, cooperativo, de âmbito nacional, coordenado pelo Centro de Terapia Celular do Hemocentro de Ribeirão Preto e pela Unidade de Transplante de Medula Óssea do Hospital das Clínicas da Faculdade de Medicina de Ribeirão Preto –USP. Os transplantes foram iniciados em junho de 2001, primeiramente em formas graves de lúpus eritematoso sistêmico, esclerose sistêmica e esclerose múltipla, refratárias à terapia convencional, empregando células-tronco hematopoiéticas autólogas não manipuladas, com depleção *in vivo* de células T através da globulina antitimocitária (ATG).[60,61] O protocolo está se estendendo para outras doenças autoimunes e, mesmo, para doenças inflamatórias de etiopatogenia indeterminada (ver adiante). Até janeiro de 2007, foram transplantados, dentro do Protocolo, 64 pacientes com esclerose múltipla, 22 pacientes com diabetes melito do tipo I, 2 pacientes com pênfigo, e foram incluídos no estudo 27 pacientes afetados por doenças reumáticas.[61] A evolução desses pacientes será discutida a seguir, separada por doenças específicas (Quadro 6-6).

Lúpus eritematoso sistêmico

Oito pacientes com lúpus, incluídos no protocolo, eram portadores de glomerulonefrite refratária à imunossupressão com pulsos de ciclofosfamida endovenosa e outras drogas (Quadro 6-6). Dois pacientes não chegaram a receber a infusão de células-tronco, pois o primeiro evoluiu para óbito 2 dias antes da infusão programada por insuficiência renal aguda e septicemia, e o segundo, já submetido a diversos tratamentos imunossupressores, não obteve número suficiente de células-tronco hematopoiéticas após quatro tentativas de coleta. Neste paciente, houve reativação da doença, com hemorragia alveolar após as tentativas de mobilização, reiniciando-se a imunossupressão convencional.

Dos 6 pacientes submetidos ao transplante, 5 apresentaram insuficiência renal aguda concomitante ao regime de condicionamento com ciclofosfamida e ATG, e dois deles foram a óbito em consequência desta complicação, associada à septicemia. Dos quatro pacientes sobreviventes, dois encontram-se em remissão da nefrite depois de 74 e 64 meses do transplante, respectivamente, sem uso de qualquer imunossupressão. O terceiro paciente permaneceu em remissão durante 2 anos, sofreu um infarto do miocárdio, seguindo-se piora da função renal, não respondeu aos pulsos de metilprednisolona e reiniciou imunossupressão.

Esclerose sistêmica

Doze pacientes portadores de esclerose sistêmica foram transplantados e obtiveram marcante e rápida melhora do quadro cutâneo, que se mantém, em 11 deles, durante o acompanhamento de 6 a 66 meses. Um paciente persiste sob uso de imunossupressão (ciclofosfamida oral 100 mg/dia) para manutenção da função pulmonar, que permanece estável após 50 meses de acompanhamento. Outra paciente encontra-se sob uso de penicilamina, pulsos de xilocaína endovenosa e bosentana para recuperação de úlceras digitais, com resposta satisfatória. Uma terceira paciente apresentou importante piora da função pulmonar nos meses que seguiram o transplante, com necessidade de oxigênio domiciliar. Seguiu-se melhora do quadro respiratório e, atualmente, apresenta a doença em remissão, porém a fibrose pulmonar residual é maior do que aquela existente antes do transplante.

Outros quatro pacientes incluídos no protocolo não chegaram a ser transplantados, pois dois foram a óbito durante e após a fase de mobilização, por pneumonia bacteriana e reativação da doença, respectivamente. Os outros dois pacientes obtiveram grande melhora das lesões cutâneas após a mobilização com ciclofosfamida mais filgrastima (G-CSF), optando por não prosseguir com o transplante.

Vasculites

O transplante realizado para arterite de Takayasu foi o primeiro da literatura para esta vasculite. Uma paciente com envolvimento de múltiplas artérias, incluindo as carótidas, cuja doença vinha se agravando progressivamente, apesar das várias formas de imunossupressão administradas (ciclofosfamida, metotrexato, micofenolato de mofetil e clorambucil), recebeu condicionamento com ciclofosfamida e ATG de coelho. Apresentou significativa melhora sintomática e angiográfica já 3 meses após o transplante, estado que se mantém no acompanhamento atual de 64 meses. Um segundo transplante, para doença de Behçet, realizado no Hospital das Clínicas de São Paulo – USP, cursou com várias complicações infecciosas, revertidas, e resultou em remissão completa do quadro clínico, após 45 meses de acompanhamento.

Esta experiência de 4 casos de vasculite sistêmica grave obtendo remissão completa após o transplante (Quadros 6-5 e 6-6), incluindo os 2 casos de crioglobulinemia que antecedem o protocolo cooperativo nacional, compara-se, favoravelmente, às maiores casuísticas internacionais, como a relatada pelo registro de transplante europeu, já descrita anteriormente neste capítulo.[56]

Artrite idiopática juvenil

Uma paciente feminina, de 20 anos de idade, com uma forma gravemente progressiva de artrite idiopática juvenil, refratária a várias drogas imunossupresso-

Quadro 6-6. Experiência brasileira em transplante de células-tronco hematopoéticas para doenças autoimunes no Protocolo Cooperativo Nacional

Doença	N	Acompanha-mento (meses)	Centros	Condicionamento predominante	Resposta clínica	Óbitos
LES	8	31-76	HCRP, HIAE HCSP	CY + ATGe	2 RC, 1 REC 1 RP, 1FM	3
ES*	16	6-66	HCRP, HSLSP, RHPPE	CY + ATGe	5 RC 9 RP, 2 pós-mobilização	2
Vasculite	2	45-56	HCRP, HCSP	CY + ATGe	2 RC	0
AIJ	1	35	HSL-SP	CY + ATGc	1 RC	0
EM	24	34-78	HCRP, HIAE, HAJGO, HNSG-PR	BEAM + ATGe	16 RP, 4 REC	4
EM	40	27-40	HCRP, HIAE	CY + ATGc	38 RP, 2 progressões	0
DM 1	22	1-55	HCRP	CY + ATGc	1NR, 14 RC, 5 REC	0
Pênfigos	2	–	HCRP	CY + ATGe	–	2

*Inclui um paciente com síndrome de superposição ES + LES.

LES = lúpus eritematoso sistêmico; AIJ = artrite idiopática juvenil; ES = esclerose sistêmica; EM = esclerose múltipla; DM 1 = diabetes melito do tipo 1; N = nº total de transplantes avaliáveis; RC = remissão completa; RP = remissão parcial; NR = não remissão ou ausência de resposta; REC = recaída; FM = falha de mobilização. HCRP = Hospital das Clínicas da Faculdade de Medicina de Ribeirão Preto – USP; HIAE = Hospital Israelita Albert Einstein – São Paulo; HCSP = Hospital das Clínicas da Faculdade de Medicina da USP – São Paulo; HSLSP = Hospita Sírio-Libanês de São Paulo; HAJGO = Hospital Araújo Jorge de Goiânia-GO; RHPPE = Real Hospital Português de Recife – PE.

ras, incluindo agentes biológicos anti-TNF, foi transplantada recentemente (setembro de 2005) no Hospital Sírio Libanês – SP, obtendo remissão da doença, fazendo, atualmente, manutenção com rituximabe (anticorpo monoclonal antilinfócitos B). Um segundo paciente, também portador de artrite idiopática juvenil, forma poliarticular, refratária a múltiplos tratamentos, incluindo rituximabe, foi excluído do protocolo por não obter número suficiente de células-tronco hematopoiéticas após mobilização.

As significativas complicações clínicas pós-transplante encontradas na casuística brasileira e traduzidas em elevada morbimortalidade foram, também, observadas em centros internacionais e serão, certamente, reduzidas com a maior experiência das equipes em manejá-los ("curva de aprendizagem"), como ocorreu em outros centros.[23,26] Porém, mesmo com os maiores avanços neste tratamento, as complicações relacionadas com o transplante não poderão ser completamente eliminadas ou trazidas a níveis ínfimos em uma população de pacientes com comprometimento sistêmico grave, refratária à imunossupressão convencional, e que já recebeu imunossupressão em altas doses. Entretanto, mesmo nesta experiência brasileira preliminar, com um grupo de pacientes de alto risco e refratários à melhor terapia imunossupressora disponível, a maioria dos pacientes melhorou, significativamente, e teve a progressão da sua doença interrompida, ilustrando o enorme potencial remissivo desta terapia.

Este projeto está se expandindo e evoluindo para o tratamento de outras doenças autoimunes em que o transplante já foi testado, como a artrite reumatoide e suas variantes, polineuropatias desmielinizantes, miastenia grave, pênfigos e doença de Crohn, assim como de doenças em que o transplante ainda não foi testado, como o diabetes melito do tipo I, ao lado de doenças inflamatórias imunológicas de péssimo prognóstico, como a asma brônquica potencialmente fatal, fibrose pulmonar idiopática e a esclerose lateral amiotrófica.

Após esta fase piloto de recrutamento de centros participantes e de aquisição de experiência no manejo dos problemas particulares de pacientes com doenças autoimunes submetidos a transplante de células-tronco hematopoiéticas, planeja-se o desenvolvimento de protocolos randomizados de fase III. Esses estudos serão selecionados para responder questões relevantes para os pacientes do nosso meio, comparando o transplante com a terapia medicamentosa otimizada. É provável que o primeiro desses estudos de fase III não seja realizado no campo das doenças reumáticas, mas em doenças neurológicas, como a esclerose múltipla, em que a experiência com o transplante é mais ampla.

QUESTÕES PENDENTES E PERSPECTIVAS FUTURAS

A experiência clínica nacional e internacional até agora acumulada em transplante de células-tronco hematopoiéticas para doenças autoimunes mostrou apenas a potencialidade da terapia, mas não respondeu, ainda, inúmeras questões importantes a ela relacionadas.

1. Qual é o mecanismo da ação terapêutica do transplante autólogo nas doenças autoimunes, particularmente o papel das células-tronco hematopoiéticas infundidas?
2. Quais são os melhores esquemas de mobilização das células-tronco hematopoiéticas e de condicionamento para cada doença?
3. A depleção *in vivo* ou *in vitro* de linfócitos do enxerto é necessária à ação terapêutica?
4. Quais são as adaptações necessárias nos países em desenvolvimento para a implantação de programas de transplante de células-tronco hematopoiéticas para doenças reumáticas?
5. O transplante autólogo de células-tronco hematopoiéticas é mais eficiente do que a terapêutica convencional otimizada? É suficiente para induzir cura ou remissão prolongada de doenças reumáticas ou serão necessários outros tipos de transplante (alógeno mieloablativo ou subablativo)?
6. A toxicidade do transplante estará dentro de limites aceitáveis, propiciando uma relação risco benefício que recomende o encaminhamento de pacientes pelos especialistas?

Essas questões têm sido amplamente discutidas e suas respostas são o objetivo dos estudos futuros, randomizados e após observação de maior número de pacientes, durante maior período de tempo (Fig. 6-6).

O potencial das células-tronco hematopoiéticas em se transdiferenciar em células somáticas e participar da reparação de lesões teciduais induzidas por doença autoimune é muito controverso. Uma vez cessada a agressão imunológica contra os tecidos, algum grau de reparo poderá ser observado, variável conforme a doença. No diabetes melito, por exemplo, observa-se regeneração das ilhotas pancreáticas após o transplante realizado nas fases iniciais da doença. A fonte

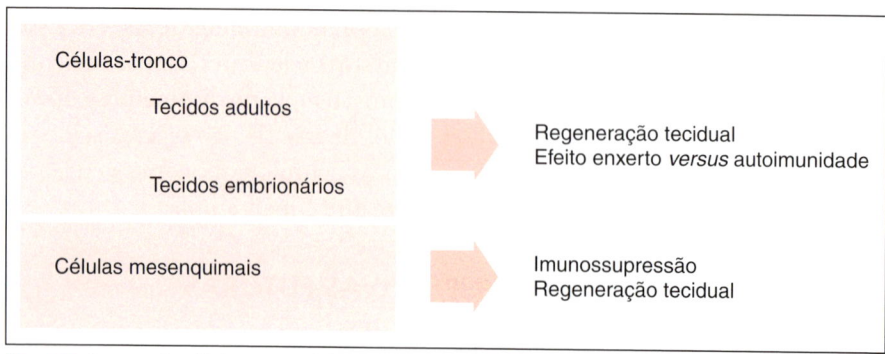

Fig. 6-6. Fontes de células potencialmente terapêuticas para doenças autoimunes.

desse reparo, entretanto, ainda não é bem definida e poderia ocorrer a partir de células do próprio tecido agredido, sejam elas somáticas ou células-tronco, ou mesmo a partir das células-tronco hematopoiéticas infundidas.

É possível, ainda, que outras fontes alternativas de células – adultas do baço, fígado ou intestino, do cordão umbilical ou de tecidos embrionários – sejam mais eficazes em reparar os tecidos agredidos.[62-64] Uma alternativa atraente, para terapia celular de pacientes com diabetes do tipo 1 ou outras doenças autoimunes, seria o uso de células mesenquimais, derivadas da medula óssea ou de outros tecidos adultos. Essas células apresentam propriedades imunossupressoras e de regeneração tecidual promissoras, já demonstradas em estudos *in vitro* e *in vivo,* em modelos animais e em humanos.[65-67] Têm sido utilizadas com frequência crescente para o tratamento de doença do enxerto *versus* hospedeiro, pós-transplantes alógenos de medula óssea, principalmente por suas propriedades imunossupressoras.

Em conclusão, a aplicação do transplante de células-tronco hematopoiéticas como tratamento das doenças autoimunes representa uma promissora alternativa terapêutica a um grupo de doenças de grande importância médico-social. Com todas as dificuldades da nossa realidade, a medicina brasileira alcançou resultados significativos nesta área: 1. realizando um dos primeiros transplantes no mundo para doença autoimune isolada;[59] 2. realizando o primeiro transplante no mundo para uma vasculite de grandes vasos;[57] 3. desenvolvendo o primeiro protocolo mundial de transplante de células-tronco hematopoiéticas para diabetes melito do tipo 1, alcançando independência insulínica duradoura na maioria dos pacientes;[71] 4. aliviando o sofrimento de dezenas de pacientes intratáveis por meios tradicionais, portadores de doenças reumáticas, esclerose múltipla ou outras doenças autoimunes (Quadros 6-11 e 6-12). Os benefícios da terapia celular para doenças autoimunes serão, certamente, multiplicados quando os principais problemas medicobiológicos do procedimento forem resolvidos, com auxílio de estratégias inovadoras (ver anteriormente), melhorando sua relação custo-benefício e permitindo sua aplicação, em larga escala, a pacientes tanto no início da doença como em fases mais avançadas.

AGRADECIMENTOS

Às equipes de Transplante de Medula Óssea dos centros participantes do protocolo brasileiro de transplante autólogo de células-tronco hematopoiéticas para doenças autoimunes e a FAPESP, CNPq, FINEP, FUNDHERP-Hemocentro-RP e FAEPA-HCFMRP-USP pelo apoio financeiro.

REFERÊNCIAS BIBLIOGRÁFICAS

1. Morton JL *et al.* Transplantation of autoimmune potential: development of antinuclear antibodies in H-2 histocompatible recipients of bone marrow from New Zealand Black mice. *Proc Natl Acad Sci USA* 1974;71:2162-66.

2. Van Gelder M, van Bekkum DW. Effective treatment of relapsing experimental autoimmune encephalomyelitis with pseudoautologous bone marrow transplantation. *Bone Marrow Transplant* 1996;18:1029-34.
3. Breban M, Hammer RE, Richardson JA et al. Transfer of the inflammatory disease of HLA-B27 transgenic rats by bone marrow engraftment. *J Exp Med* 1993;178:1607-16.
4. Van Bekkum DW. New opportunities for the treatment of severe autoimmune diseases: bone marrow transplantation. *Clin Immunol Immunopathol* 1998;89:1-10.
5. Van Bekkun DW. Preclinical experiments. *Best Practice & Res Clin Haematol* 20041;7:201-22.
6. Moore J, Tyndal A, Brooks P. Stem cells in the aetiopathogenesis and therapy of rheumatic diseases. *Best Practice & Res Clin Haematol* 2001;15:711-26.
7. Van Gelder M, Kinwel-Bohré EPM, van Bekkum DW. Treatment of experimental allergic encephalomyelitis in rats with total body irradiation and syngeneic bone marrow transplantation. *Bone Marrow Transplant* 1993;11:233-41.
8. Van Gelder M, Mulder AH, van Bekkum DW. Treatment of relapsing experimental autoimmune encephalomyelitis with largely MHC-matched allogeneic bone marrow transplantation. *Transplantation* 1996;62:810-18.
9. Knaan-Shanzer S, Houbew P, Kinwel-Bohre EP et al. Remission induction of adjuvant arthritis in rats by total body irradiation and autologous bone marrow transplantation. *Bone Marrow Transplant* 1991;8:333-38.
10. Herrmann MM, Gaertner S, Stadelmann C et al. Tolerance induction by bone marrow transplantation in a multiple sclerosis model. *Blood* 2005;106:1875-83.
11. Good RA, Verjee T. Historical and current perspectives on bone marrow transplantation for prevention and treatment of immunodeficiencies and autoimmunities. *Biol Blood Marrow Transplant* 2001;7:123-35.
12. Nelson JL, Torrez R, Loue FM et al. Pre-existing autoimmune disease in patients with long-term survival after allogeneic bone marrow transplantation. *J Rheumatol* 1997;24(Suppl 48):23-29.
13. Slavin S, Nagler A, Varadi G et al. Graft vs autoimmunity following allogeneic non-myeloablative blood stem cell transplantation in a patient with chronic myelogenous leukemia and severe systemic psoriasis and psoriatic polyarthritis. *Exp Hematol* 2000;28:853-57.
14. Marmont AM. Coincidental autoimmune disease in patients transplanted for coincidental indications. *Best Pract Res Clin Haematol* 2004;17:223-32.
15. Marmont A. Stem cell transplantation for severe autoimmune disorders, with special reference to rheumatic diseases. *J Rheumatol* 1997;24(Suppl 48):13-18.
16. Ikehara S, Good R, Nakamura T et al. Rationale for bone marrow transplantation in the treatment of autoimmune diseases. *Proc Natl Acad Sci USA* 1985;82:2483-87.
17. Muraro PA, Martin R. Immunological questions on hematopoietic stem cell transplantation for multiple sclerosis. *Bone Marrow Transplant* 2003;32:S41-S44.
18. Farias KCRM. Avaliação da reconstituição imunológica em pacientes com diabete melito do tipo 1 e esclerose múltipla após transplante autólogo de células-tronco hematopoéticas. Tese de doutorado em *imunologia básica e aplicada*. FMRP-USP, 2006. p. 1-286.
19. McFarland RD, Douek DC, Koup RA et al. Identification of a human recent thymic emigrant phenotype. *Proc Natl Acad Sci USA* 2000;97:4215-20.
20. De Kleer I, Vastert B, Klein M et al. Autologous stem cell transplantation for autoimmunity induces immunologic self-tolerance by reprogramming autoreactive T-cells and restoring the $CD4^+CD25^+$ immune regulatory network. *Blood* 2006;107:1696-702.
21. Muraro PA, Douek DC, Packer A et al. Thymic output generates a new and diverse TCR repertoire after autologous stem cell transplantation in multiple sclerosis patients. *J Exp Med* 2005;201:805-16.
22. Burt RK, Fassas A, Snowden J et al. Collection of hematopoietic stem cells from patients with autoimmune diseases. *Bone Marrow Transplant* 2001;28:1-12.

23. Moore J, Brooks P, Milliken S et al. A pilot randomized trial comparing CD34-selected versus unmanipulated hemopoietic stem cell transplantation for severe, refractory rheumatoid arthritis. *Arthritis Rheum* 2002;46:2301-9.
24. Kamrava MR, Anderson EM, Kalunian K et al. T-cell depletion improves outcome after autologous stem cell transplant in patients with systemic lupus erythematosus (SLE). *Bone Marrow Transplant* 2005;35:205-6.
25. Snowden JA, Brooks PM, Biggs JC. Haemopoietic stem cell transplantation for autoimmune disease. *Br J Haematol* 1997;99:9-22.
26. Tamm M, Gratwohl A, Tichelli A et al. Autologous haemopoietic stem cell transplantation in a patient with severe pulmonary hypertension complicating connective tissue disease. *Ann Rheum Dis* 1996;55:779-80.
27. Marmont A. Lupus: tinkering with stem cells. *Lupus* 2001;10:769-74.
28. Klippel JH, Dieppe PA. *Rheumatology*. 2nd ed. London: Mosby International, 1998.
29. Pavletic SZ. Non-myeloablative allogeneic hematopoietic stem cell transplantation for autoimmune disease. *Arthritis Rheum* 2004;50:2387-90.
30. Shiratsuchi M, Motomura S, Abe Y et al. Long-term follow-up after nonmyeloablative allogeneic hematopoietic stem cell transplantation for systemic sclerosis. *Clin Rheumatol* 2008 Sept.;27(9):1207-9.
31. Marmont AM. Will hematopoietic stem cell transplantation cure human autoimmune diseases? *J Autoimmun* 2008;30:145-50.
32. Burt RK, Verda L, Oyama Y et al. Non-myeloablative stem cell transplantation for autoimmune diseases. *Springer Semin Immunopathol* 2004;26:57-69.
33. Slavin S, Aker M, Shapira MY et al. Reduced-intensity conditioning for the treatment of malignant and life-threatening non-malignant disorders. *Clin Transpl* 2003;275-82.
34. Gratwohl A, Passweg J, Bocelli-Tyndall C et al. Autologous hematopoietic stem cell transplantation for autoimmune diseases. *Bone Marrow Transplant* 2005;35:869-79.
35. Jayne D, Passweg J, Marmont A et al. Autologous stem cell transplantation for systemic lupus erythematosus. *Lupus* 2004;13:168-76.
36. Snowden JA, Passweg J, Moore JJ et al. Autologous hemopoietic stem cell transplantation in severe rheumatoid arthritis: A report from the EBMT and ABMTR. *J Rheumatol* 2004;31:482-488.
37. De Kleer IM, Brinkman DMC, Ferster A et al. Autologous stem cell transplantation for refractory juvenile idiopathic arthritis: analysis of clinical effects, mortality, and transplant related mortality. *Ann Rheum Dis* 2004;63:1318-26.
38. Brinkman DM, de Kleer IM, ten Cate R et al. Autologous stem cell transplantation in children with severe progressive systemic or polyarticular juvenile idiopathic arthritis: long-term follow-up of a prospective clinical trial. *Arthritis Rheum* 2007;56:2410-21.
39. Binks M, Passweg JR, Furst D et al. Phase I/II trial of autologous stem cell transplantation in systemic sclerosis: procedure related mortality and impact on skin disease. *Ann Rheum Dis* 2001;60:577-78.
40. Farge D, Passweg J, van Laar JM et al. *Autologous stem cell transplantation in the treatment of systemic sclerosis: report from EBMT/EULAR registry. Ann Rheum Dis* 2004;63:974-81.
41. Tyndall A, Furst DE. Adult stem cell treatment of scleroderma. *Curr Opin Rheumatol* 2007;19(6):604-10.
42. Nash RA, McSweeney PA, Crofford LJ et al. High-dose immunosuppressive therapy and autologous hematopoietic cell transplantation for severe systemic sclerosis: long-term follow-up of the US multicenter pilot study. *Blood* 2007;110(4):1388-96.
43. Fiehn C, Hensel M. High dose chemotherapy with haematopoietic stem cell transplantation in primary systemic vasculitis, Behçet's diseases and Sjogren's syndrome. In: Burt RK, Marmont A. *Stem cell therapy for autoimmune diseases*. Georgetown, TX, USA: Landes Bioscience, 2003. p. 411-18.
44. Fassas A, Passweg JR, Anagnostopoulos A et al. Hematopoietic stem cell transplantation for multiple sclerosis. A retrospective multicenter analysis. *J Neurol* 2002;249:1088-97.

45. Passweg JR, Rabusin M, Musso M et al. Haematopoietic stem cell transplantation for refractory autoimmune cytopenia. *British Journal of Haematology* 2004;125:749-55.
46. Burt RK, Traynor A, Statkute L et al. Nonmyeloablative hematopoietic stem cell transplantation for systemic lupus erythematosus. *JAMA* 2006;295:527-35.
47. Statkute L, Traynor A, Oyama Y et al. Antiphospholipid syndrome in patients with systemic lupus erythematosus treated by autologous hematopoietic stem cell transplantation. *Blood* 2005;106:2700-9.
48. Loh Y, Oyama Y, Statkute L et al. Autologous hematopoietic stem cell transplantation in systemic lupus erythematosus patients with cardiac dysfunction: feasibility and reversibility of ventricular and valvular dysfunction with transplant-induced remission. *Bone Marrow Transplant* 2007;40(1):47-53.
49. Voltarelli JC, Stracieri ABP, Oliveira MCB et al. Transplante de células-tronco hematopoéticas em doenças reumáticas: Parte 1: Experiência internacional. *Rev Bras Reumatol* 2005;45:229-41.
50. Voltarelli JC, Ouyang J. Hematopoietic stem cell transplantation for autoimmune diseases in developing countries: current status and future prospectives. *Bone Marrow Transplant* 2003;32:S69-S71.
51. Leng XM, Zhao Y, Zhou DB et al. A pilot trial for severe, refractory systemic autoimmune disease with stem cell transplantation. *Chim Med Sci J* 2005;20:159-65.
52. Lisukov IA, Sizikova AS, Kulagin AD et al. High dose immunosuppression with autologous stem cell transplantation in severe refractory systemic lupus erythematosus. *Lupus* 2004;13:89-94.
53. Burt RK, Georganas C, Schroeder J et al. Autologous hematopoietic stem cell transplantation in refractory rheumatoid arthritis: sustained response in two of four patients. *Arthritis Rheum* 1999;42:2281-85.
54. Burt RK, Oyama Y, Verda L et al. Induction of remission of severe and refractory rheumatoid arthritis by allogeneic mixed chimerism. *Arthritis Rheum* 2004;50:2466-70.
55. McSweeney PA, Nash RA, Sullivan KM et al. High dose immunosuppressive therapy for severe systemic sclerosis: initial outcome. *Blood* 2002;100:1602-10.
56. Daikeler T, Kötter I, Bocelli Tyndall C et al. EBMT Autoimmune diseases working party. Haematopoietic stem cell transplantation for vasculitis including Behcet's disease and polychondritis: a retrospective analysis of patients recorded in the European Bone Marrow Transplantation and European League Against Rheumatism databases and a review of the literature. *Ann Rheum Dis* 2007;66(2):202-7.
57. Voltarelli JC, Oliveira MCB, Stracieri ABPL et al. Haematopoietic stem cell transplantation for refractory Takayasus's arteritis. *Rheumatology* 2004;43:1308-9.
58. Huhn RD, Fogarty PF, Nakamura R et al. High dose cyclophosphamide with autologous lymphocyte-depleted peripheral blood stem cell (PBSC) support for treatment of refractory chronic autoimmune thrombocytopenia. *Blood* 2003;101:71-77.
59. Ferreira E, Ribeiro A, Bacal NS et al. Transplante de células tronco periféricas autólogas no tratamento de doença auto-imune: remissão completa da anemia hemolítica por aglutinina a frio e concomitante vasculite. *Boletim da Sociedade Brasileira de Hematologia e Hemoterapia* 1996;18(Suppl):191-O.
60. Voltarelli JC. Hematopoietic stem cell transplantation for autoimmune diseases in Brazil: current status and future prospectives. *Rev Bras Hematol Hemoter* 2002;24:206-11.
61. Voltarelli JC, Stracieri ABPL, Oliveira MCB et al. Transplante de células tronco hematopoéticas em doenças reumáticas. Parte 2: Experiência brasileira e perspectivas futuras. *Rev Bras Reumatol* 2005;45:301-12.
62. Soria B, Bedoya FJ, Martin F. Gastrointestinal stem cells I. Pancreatic stem cells. *Am J Physiol Gastrointest Liver Physiol* 2005;289:G177-80.
63. Ende N, Chen R, Reddi AS. Effect of human umbilical cord blood cells on glycemia and insulitis in type 1 diabetic mice. *Biochem Bioph Res Communic* 2004;325:665-69.
64. Fernandez-Viña RJ, Saslavsky J, Andrin O et al. Feasibility of implant autologous stem cells with endovascular technique in diabetes mellitus. *Cytotherapy* 2005;7(Suppl 1):abstract #37.

65. Tyndall A, Dazzi F. Hematopoietic and mesenchymal stem cell transplantation in autoimmune diseases. *Future Rheumatol* 2006;1:1-10.
66. Le Blanc K, Ringdén O. Immunobiology of human mesenchymal stem cells and future use in hematopoietic stem cell transplantation. *Biol Bone Marrow Transplant* 2005;11:321-34.
67. Le Blanc K, Ringdén O. Mesenchymal stem cells: properties and role in clinical bone marrow transplantation. *Curr Opin Immunol* 2006;18:586-91.
68. Voltarelli JC, Couri CEB, Oliveira MCB *et al*. Autologous hematopoietic stem cell transplantation for type I diabetes mellitus. *Bone Marrow Transplant* 2006;37(Suppl 1):S16.
69. Couri CEB, Foss MC, Voltarelli JC. Secondary prevention of type 1 diabetes mellitus: stopping immune destruction and promoting β-cell regeneration. *Bz J Med Biol Res* 2006;39(10):1271-80.
70. Voltarelli JC, Couri CEB, Oliveira MCB *et al*. Autologous hematopoietic stem cell transplantation for type I diabetes mellitus. *Bone Marrow Transplant* 2006;37(Suppl 1):S16.
71. Voltarelli JC, Couri CEB, Stracieri ABPL *et al*. Autologous nonmyeloablative hematopoietic stem cell transplantation in newly diagnosed type 1 diabetes mellitus. *JAMA* 2007;297:1568-76.
72. Oyama Y, Craig RM, Traynor AE *et al*. Autologous stem cell transplantation in patients with refractory Crohn's disease. *Gastroenterology* 2005;128:552-63.

Aplicações de Células-Tronco no Tecido Ocular

I. Células-Tronco do Epitélio da Superfície Ocular

Myrna Serapião dos Santos ❖ Priscila Cardoso Cristovam
José Álvaro Pereira Gomes

ANATOMIA, HISTOLOGIA E FISIOLOGIA

O conceito de superfície ocular foi primeiramente proposto em 1983, por Nelson et al.[1] e incluía os epitélios da córnea, conjuntiva e limbo. Tseng & Tsubota ampliaram esse conceito, incluindo o filme lacrimal como parte dessa unidade anatomicofuncional.[2]

Epitélio da córnea

O epitélio da córnea é do tipo escamoso, estratificado, não queratinizado e possui cerca de 50 μ de espessura, compreendendo cerca de 10% da espessura total da córnea. É composto por 5 a 7 camadas constituídas por três diferentes tipos de células epiteliais: 2 ou 3 camadas de células superficiais, 2 ou 3 camadas de células intermediárias (aladas) e 1 monocamada de células colunares basais (Fig. 6-7).[3]

O epitélio da córnea possui estrutura muito semelhante à da epiderme. Entretanto, ao contrário dessa, o epitélio corneano não apresenta queratinização em condições normais. Na córnea, somente a camada de células basais possui atividade proliferativa, gerando células que se diferenciam, inicialmente, em células aladas intermediárias e, subsequentemente, em células superficiais. Todo esse processo de diferenciação celular dura de 7 a 14 dias, até que as células superficiais sejam descamadas para o filme lacrimal.[4]

As células superficiais do epitélio corneano são células planas e poligonais, recobertas por microvilos e microplicas. São células terminais bem diferenciadas e, por isso, possuem poucas organelas e baixa quantidade de RNA. Essas células possuem desmossomos e as denominadas *tight junctions*, estruturas responsáveis pela aderência intercelular, que conferem ao epitélio da córnea a função de barreira mecânica.[3]

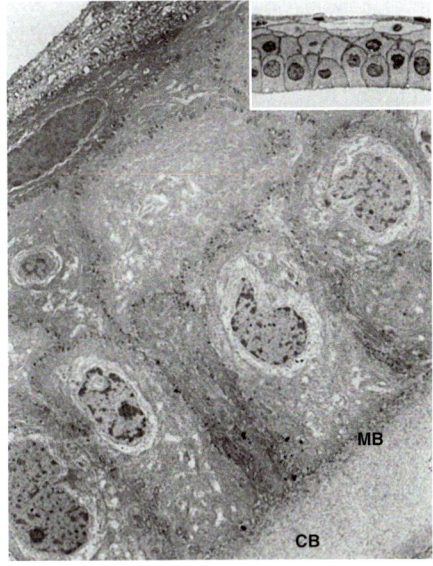

Fig. 6-7. Corte ultrafino (aumento de 4.800×) da córnea mostrando células basais colunares, células intermediárias poligonais e células superficiais pavimentosas. No canto superior direito vê-se o corte histológico correspondente a aumento de 750×. (Gipson IK. Anatomy of the conjunctiva, córnea and limbus. In: Smolin & Thoft RA (Eds.). *The Cornea*. Boston: Little Brown, 1994. p. 3-24.) MB = membrana basal; CB = células basais.

As células intermediárias aladas são células que se encontram em estado intermediário de diferenciação entre as células superficiais e as basais. Possuem, como estruturas de junção intercelular, as interdigitações, desmossomos e *gap junctions*. São células ricas em filamentos intracitoplasmáticos, as citoqueratinas, cuja expressão varia com o estado de diferenciação da célula.[5] Schermer *et al.*[6] identificaram um tipo de queratina específico para as células epiteliais não queratinizadas da córnea – a citoqueratina 64 kD.

As células basais epiteliais formam uma monocamada de células colunares. Possuem grande quantidade de organelas citoplasmáticas, o que reflete a alta atividade metabólica e mitótica dessas células nos processos de divisão e proliferação celulares do epitélio. As estruturas de junção intercelular encontradas nessa camada de células são: interdigitações, desmossomos e *gap junctions*. A camada de células basais encontra-se firmemente aderida à membrana basal por complexos juncionais formados por hemidesmossomos unidos a fibrilas ancorantes de colágeno tipo VII, que penetram na membrana basal e se aderem ao estroma da córnea.[3]

A membrana basal do epitélio da córnea é formada, principalmente, por colágeno tipo IV e laminina, que são sintetizados e secretados pelas células epiteliais basais da córnea. Fibronectina, proteoglicanos e fibrina também podem ser encontrados, em quantidades variadas. A membrana basal atua como uma matriz, sobre a qual ocorre a migração das células epiteliais, e parece ter papel fundamental no processo de cicatrização epitelial.[3]

Epitélio límbico

Anatomicamente, o limbo situa-se na zona de transição entre a córnea e a conjuntiva. Histologicamente, o epitélio límbico consiste em 10 a 12 camadas de células em espessura, desprovidas de células caliciformes e povoadas por células de Langerhans, melanócitos e terminações em alça rede vascular conjuntival.[7,8] No epitélio límbico da espécie humana foram identificadas áreas de elevações radiais fibrovasculares, denominadas paliçadas de Vogt, que se encontram presentes em toda a circunferência da córnea (Fig. 6-8).[9] Davanger & Evensen[10] foram os primeiros a sugerirem que células da camada basal dessa região correspondem ao reservatório de células-tronco do epitélio corneano.

Células-tronco do epitélio da córnea

As células-tronco estão presentes em todos os tecidos autorrenováveis. Caracteristicamente, são células com longo ciclo de vida, pouco diferenciadas, com alto potencial de proliferação celular e formação de linhagens clonigênicas de células que, em última instância, são responsáveis pela regeneração tecidual.[7,11]

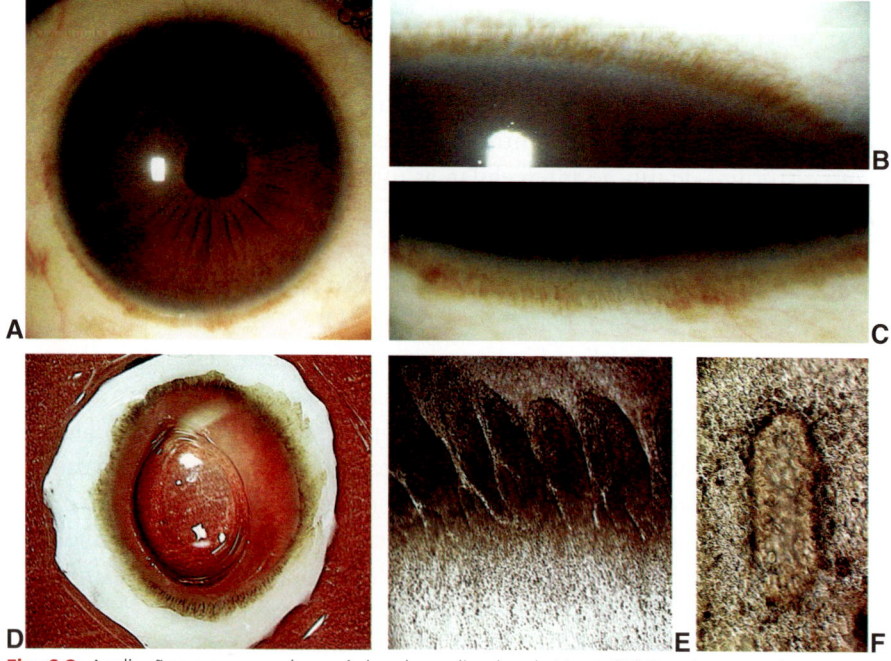

Fig. 6-8. Avaliações macro e microscópica das paliçadas de Vogt. (**A**) Em alguns pacientes, as paliçadas de Vogt podem ser observadas em toda circunferência do limbo, e não apenas nas regiões superiores e inferiores. (**B** e **C**) Orientação radial das paliçadas nos limbos superior e inferior em maior magnificação. (**D**) Anel corneoscleral com pigmentação abundante do limbo. (**E**) Pigmentos de melanina e orientação radial das paliçadas de Vogt vistas pelo microscópico de fase. (**F**) Criptas nas paliçadas de Vogt, região provável onde as células-tronco estariam localizadas.[14]

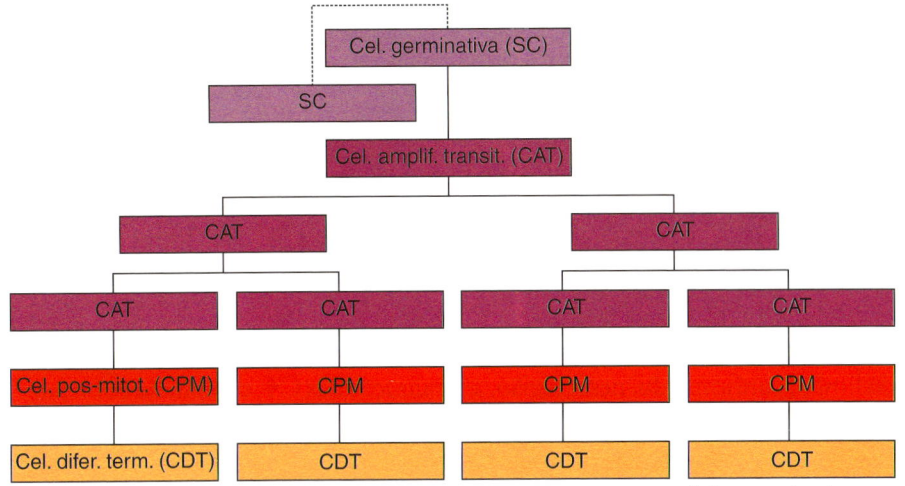

Fig. 6-9. Esquema da proliferação das células epiteliais da córnea. SC = células germinativas *(stem-cells)*; CAT = células amplificadoras transitórias; CPM = células pós-mitóticas; CDT = células diferenciadas terminais.

Em termos de fisiologia celular, as linhagens celulares dos epitélios autorrenováveis podem ser divididas em dois compartimentos: o proliferativo e o de diferenciação. O compartimento proliferativo é composto, basicamente, por dois tipos de células: células-tronco (CT_s) e células amplificadoras transitórias (CAT_s). Já o compartimento de diferenciação é composto por dois outros tipos celulares: células pós-mitóticas (CPM_s) e diferenciadas terminais (CDT_s).[11]

As CT_s do epitélio da córnea podem diferenciar-se por duas vias (Fig. 6-24). Na primeira e mais importante, em cada ciclo mitótico 1 célula-tronco divide-se em 2 células, dando origem a uma nova célula germinativa e, por meio de movimento centrípeto horizontal, diferencia-se originando uma célula amplificadora transitória. As CAT_s passam a compor a camada basal do epitélio corneano, proliferam-se e diferenciam-se em CPM_s, as chamadas células aladas, que passam a constituir a camada suprabasal de células. As CPM_s, finalmente, se diferenciam em CDT_s, que formam a camada superficial de células do epitélio da córnea. A atividade das CT_s é coordenada pelas CAT_s, células responsáveis pela rápida proliferação no processo de regeneração epitelial. As CPM_s e as CDT_s são as últimas células do processo de diferenciação e são incapazes de dividirem-se.[6,12] A segunda via, caracterizada pela migração vertical de CT_s, é ainda pouco conhecida. Acredita-se ser importante no estabelecimento da barreira de separação entre conjuntiva e córnea.[12]

Até o presente momento, apenas evidências indiretas indicam que as CT_s do epitélio corneano localizam-se no limbo. A hipótese do "nicho de células-tronco"[13] sugere que essas células estejam abrigadas em locais em que não ocorra diferenciação celular e que se encontrem protegidas contra trauma físico e exposição à radiação ultravioleta pelas ondulações e melanina encontradas no limbo.[14]

Schermer *et al.*[6] foram os primeiros a trazerem evidências mais substanciais sobre a exata localização das CT_s do epitélio da córnea. Utilizando anticorpos monoclonais (AE-5), os autores identificaram a citoqueratina 64 kD, específica do fenótipo epitelial da córnea, apenas nas camadas de células superficiais do limbo, mas não na camada basal. Segundo esses autores, o achado sugere que as células da camada basal do epitélio límbico encontram-se em estado de diferenciação bem anterior ao das demais células epiteliais da córnea. Mais recentemente, Zieske *et al.*[15] produziram um anticorpo monoclonal (4G10.3) contra a citoqueratina 50 kD, que é considerada específica para as células germinativas. Nesse estudo, os autores observaram que, na córnea, os anticorpos reagiam apenas às células da camada basal do limbo, confirmando, nessa região, a localização das CT_s do epitélio corneano.

Regeneração epitelial da córnea

Como nos demais epitélios de superfície, o epitélio da córnea encontra-se em constante estado de regeneração. Cada ciclo desse processo de regeneração celular dura, aproximadamente, 7 a 10 dias, segundo o conceito proposto por Thoft e Friend[16] na teoria "X, Y e Z". De acordo com essa teoria, as células superficiais são descamadas no filme lacrimal e, simultaneamente, substituídas por células originadas na camada basal, que se movem anteriormente. Essas, por sua vez, são repostas por outras células basais que se movimentam centripetamente a partir do limbo. Nesse processo, o X representa a proliferação das células epiteliais basais; o Y, a proliferação e a migração centrípeta das células epiteliais límbicas; e o Z, a perda das células superficiais para o filme lacrimal. Para que ocorra a manutenção do equilíbrio do processo de regeneração celular do epitélio da córnea, é necessário que X + Y resulte em Z (Fig. 6-10). Qualquer desequilíbrio em um dos constituintes dessa equação,

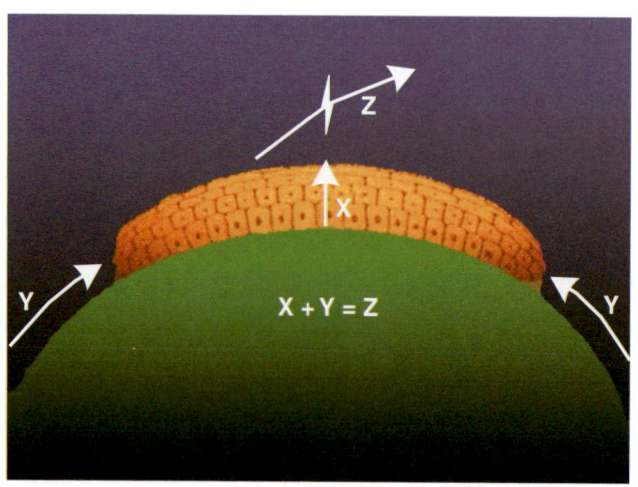

Fig. 6-10. Esquema da teoria do X, Y e Z proposta por Thoft & Friend (1983) para o processo de regeneração epitelial da córnea.

como ocorre nos quadros de disfunção das células-tronco de diversas etiologias, pode levar ao desenvolvimento de distúrbios da regeneração e cicatrização celulares do epitélio da córnea.

Cicatrização epitelial da córnea

O processo de cicatrização epitelial da córnea pode ser definido como uma exacerbação do processo fisiológico de regeneração celular, com os componentes desse processo – migração, proliferação e aderência celular – ocorrendo de maneira interdependente e simultânea, sob a influência de proteínas da matriz extracelular, citocinas, fatores de crescimento e neuromediadores.[8]

Epitélio da conjuntiva

O epitélio da conjuntiva pode ser dividido em três regiões distintas: bulbar, contígua com a zona límbico-corneana e que recobre o globo ocular; fórnice, localizada nos fundos de sacos conjuntivais; e tarsal, contígua à epiderme da pálpebra.[17]

O epitélio da conjuntiva bulbar, formado por 6 a 9 camadas de células, é um epitélio do tipo escamoso, estratificado, não queratinizado e tem distribuição das células de maneira mais irregular e menos compacta do que o epitélio da córnea. As células caliciformes correspondem a cerca de 5 a 10% da população de células basais. Em condições normais, são células encontradas, exclusivamente, no epitélio conjuntival e têm como função a produção da camada de mucina do filme lacrimal.[17] Linfócitos, melanócitos e células de Langerhans também fazem parte do epitélio conjuntival e encontram-se dispostos de forma intercalada nas camadas suprabasais.

Com relação à localização das células-tronco germinativas conjuntivais, estudos têm demonstrado que estas células encontram-se distribuídas na conjuntiva bulbar e no fórnice conjuntival. Pellegrini *et al.*, em um estudo sobre localização e análise clonal das células-tronco da superfície ocular, demonstraram que as células caliciformes, juntamente com os queratinócitos conjuntivais, têm origem comum a partir de células germinativas bipotentes.[18]

DISFUNÇÃO DE CÉLULAS-TRONCO DO EPITÉLIO DA CÓRNEA – DEFICIÊNCIA LÍMBICA

A disfunção de células-tronco do epitélio da córnea, mais conhecida como deficiência límbica, é caracterizada pela conjuntivalização, que pode ser definida como a invasão do epitélio conjuntival sobre a córnea. Esse processo é acompanhado por graus variáveis de alterações corneanas, como neovascularização, inflamação, erosões recorrentes, defeitos epiteliais persistentes, destruição da membrana basal do epitélio e cicatrização estromal (Fig. 6-11). Frequentemente, essas alterações estão associadas à baixa de acuidade visual, fotofobia e desconforto ocular.[2]

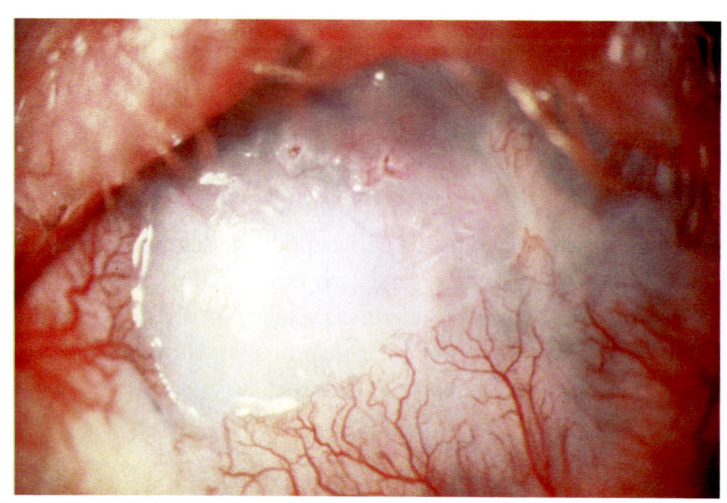

Fig. 6-11. Deficiência límbica total em queimadura química ocular.

A conjuntivalização pode ser identificada, clinicamente, pela ausência das paliçadas de Vogt, pela irregularidade epitelial e pela detecção de células caliciformes na superfície da córnea pela citologia de impressão.[7,19]

Puangsricharern *et al.*,[19] com base em seus achados de citologia de impressão, estabeleceram uma classificação da deficiência límbica em duas categorias distintas: 1. aplasia ou perda total das células germinativas límbicas em razão da destruição; e 2. perda gradual das células germinativas límbicas em decorrência do suporte estromal insuficiente. Os pacientes incluídos na primeira categoria têm história clínica identificável de destruição do limbo e consequente perda das células-tronco límbicas, como por exemplo, nas queimaduras químicas oculares. Os incluídos na segunda categoria não apresentam história prévia de destruição, mas evoluem com perda gradual da função das células germinativas límbicas, provavelmente por causa do suporte insuficiente do microambiente estromal límbico, como por exemplo, na aniridia. O resumo das doenças incluídas nas duas categorias encontra-se disposto no Quadro 6-7.

A deficiência límbica pode ser classificada em parcial e total. Os quadros mais graves resultam da associação de deficiências límbica total e conjuntival. A presença de inflamação conjuntival persistente, observada em diversas doenças da superfície ocular, especialmente nas de origem imunológica, como a síndrome de Stevens-Johnson e o penfigoide cicatricial ocular, bem como nas queimaduras químicas graves e recentes, pode induzir a cicatrização conjuntival, deficiência das camadas aquosa e de mucina do filme lacrimal, metaplasia escamosa e queratinização do epitélio da superfície ocular, fatores que, em conjunto, contribuem ainda mais para a diminuição da sobrevida das células-tronco límbicas.[20]

Quadro 6-7. Doenças externas e da córnea que cursam com disfunção de células-tronco

Categoria 1	Categoria 2
Aplasia: perda total das células-tronco límbicas em razão da destruição	Hipofunção: perda gradual da função das células-tronco límbicas em decorrência do suporte estromal insuficiente
Queimaduras químicas ou térmicas	Aniridia
Síndrome de Stevens-Johnson	Ceratite associada a deficiências endócrinas múltiplas
Penfigoide ocular cicatricial	Ceratopatia neurotrófica (neural ou isquêmica)
Múltiplas cirurgias ou crioterapias na região do limbo	Doenças inflamatórias periféricas e limbites crônicas
Ceratopatia induzida por lente de contato	Ceratopatia induzida por irradiação
Ceratites infecciosas graves	Pterígio
Toxicidade causada por antimetabólicos	Idiopáticas

TRATAMENTO UTILIZANDO CÉLULAS-TRONCO DO EPITÉLIO DA CÓRNEA

Diversos tratamentos foram sendo utilizados ao longo do tempo com o objetivo de restaurar a superfície ocular em pacientes com disfunção de células-tronco límbicas. Inicialmente, a maioria dos pacientes com deficiência límbica tinha, no transplante de córnea, a única opção disponível para a reabilitação visual, com resultados pouco satisfatórios. Somente a partir do início dos anos 1990, com o melhor entendimento do conceito e aplicação das células-tronco e com o aprimoramento das técnicas de microcirurgia ocular, que melhores resultados visuais puderam ser observados.[7]

Transplante de limbo

Kenyon e Tseng[21] foram os primeiros a realizarem o transplante de limbo autólogo para a reconstrução da superfície ocular em portadores de deficiência límbica unilateral, com bons resultados.

Tsai & Tseng[22] relataram bons resultados do transplante alógeno de limbo de doador cadáver na reconstrução da superfície ocular em quadros bilaterais de deficiência límbica. Tsubota et al.[23] reportaram os resultados da reconstrução da superfície ocular utilizando, pela primeira vez, tecido límbico alógeno proveniente de rimas corneosclerais de cadáver preservadas (Fig. 6-12).

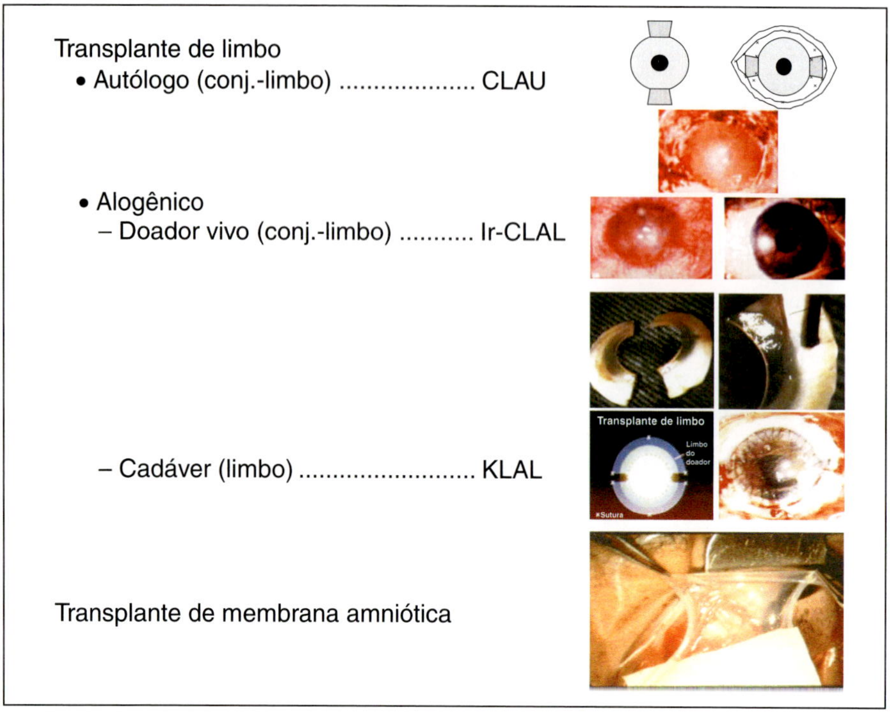

Transplante de limbo
- Autólogo (conj.-limbo) .... CLAU

- Alogênico
  - Doador vivo (conj.-limbo) .... Ir-CLAL

  - Cadáver (limbo) .... KLAL

Transplante de membrana amniótica

Fig. 6-12. Transplantes utilizando tecido límbico alógeno de doador cadáver em portadores de deficiência total das CTs límbicas.

A utilização do transplante de tecido alógeno de doador cadáver oferece algumas vantagens, como a possibilidade de obtenção de maior quantidade de tecido límbico e a grande desvantagem, a obrigatoriedade da utilização de drogas imunossupressoras sistêmicas com o objetivo de evitar rejeição.

Kwitko *et al.*[24] fizeram o primeiro relato na literatura sobre o uso do transplante alógeno de conjuntiva de doador vivo relacionado (parentes de primeiro grau) HLA-compatíveis para o tratamento de deficiência límbica bilateral, com resultados animadores.

Kenyon e Rapoza[25] foram os primeiros a descreverem o transplante de limbo e conjuntiva de doador vivo relacionado para o tratamento de casos bilaterais de deficiência límbica. Nesse estudo, os autores utilizaram imunossupressão sistêmica e/ou tópica em todos os casos, com exceção dos HLA 100% compatíveis.

Apesar da desvantagem de não ser possível a obtenção de grande quantidade de tecido límbico, o transplante alógeno de limbo e conjuntiva de doador vivo relacionado tem como vantagem principal a possibilidade de realização do estudo da compatibilidade HLA entre doadores e receptores, diminuindo a possibilidade de ocorrência de rejeição alógena.

Transplante de membrana amniótica

A membrana amniótica (MA), a mais interna das duas camadas que formam as membranas fetais, tem sido utilizada na reconstrução da superfície ocular em casos de deficiência límbica.

Diversos mecanismos de ação têm sido propostos para explicar os efeitos benéficos do transplante de membrana amniótica em cirurgia ocular. A MA possui uma membrana basal espessa que age como substrato para a epitelização, pois facilita migração, proliferação e diferenciação das células epiteliais, além de reforçar a aderência das células epiteliais basais. Além disso, produz uma série de fatores de crescimento, como FGF, HGF, TGFβ e NGF e citocinas que também interferem, positivamente, nos processos de epitelização e anti-inflamatório, além de modularem a formação de fibrose.[26-28]

Sabe-se, também, que a MA é um excelente substrato para a expansão de células-tronco epiteliais, uma vez que é capaz de prolongar a sobrevida e manter a clonigenicidade dessas células, tanto *in vivo*, quanto *ex vivo*.[29,30] Com base nesse princípio e levando-se em conta os mecanismos de ação anteriormente citados, diversos autores empregaram o transplante de membrana amniótica nas cirurgias de reconstrução da superfície ocular, isoladamente, nas deficiências de limbo parciais, ou associado ao transplante de limbo autólogo ou alógeno nas deficiências límbicas totais, com resultados satisfatórios, entretanto, variáveis, dependendo do tempo de acompanhamento (Fig. 6-13).[30-37]

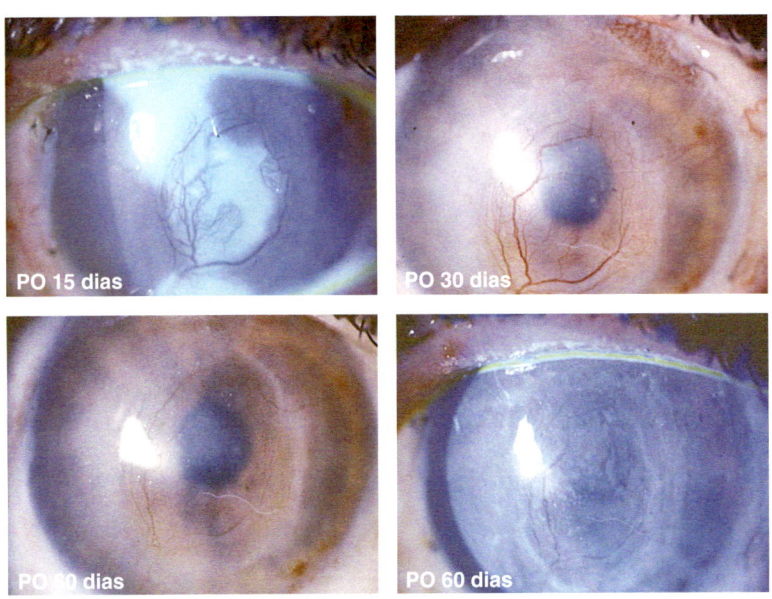

Fig. 6-13. Acompanhamento dos resultados de transplante de MA.

Expansão *ex vivo* de células-tronco límbicas

Em 1997, Pellegrini *et al.*[38] foram os primeiros a publicarem os resultados da expansão *ex vivo* de células-tronco límbicas, técnica que consiste em expandir células provenientes de tecido límbico autólogo ou alógeno *in vitro*, sobre um substrato biologicamente compatível, com subsequente transferência para a superfície corneana, no tratamento da deficiência límbica. Nesse estudo, os autores utilizaram fibrina (fibroblastos 3T3) como substrato para a expansão epitelial. Em seguida, diversos estudos experimentais foram conduzidos, a maioria utilizando membrana amniótica como substrato (Figs. 6-14 e 6-15).[39-41]

Inicialmente, as células-tronco do epitélio da córnea foram desenvolvidas a partir de cocultivos com fibroblastos 3T3.[18,42-44] Essas células epiteliais, desenvolvidas *ex vivo*, foram usadas para reconstruir olhos com deficiência total de células-tronco do limbo.[38,45]

Recentemente, estudos experimentais[46-47] e clínicos[48-54] demonstraram que células epiteliais do limbo, e desenvolvidas *ex vivo* em culturas utilizando como substrato a membrana amniótica, são capazes de restaurar a superfície da córnea em que existe deficiência de células-tronco epiteliais.

Utilizando a membrana amniótica como substrato em cultura de tecidos, o crescimento e o desenvolvimento de células-tronco epiteliais da córnea, provenientes de pequena biópsia de limbo,[41,46-50,52-55] e o prolongamento do período de vida, mantendo a capacidade de multiplicação celular, foram observa-

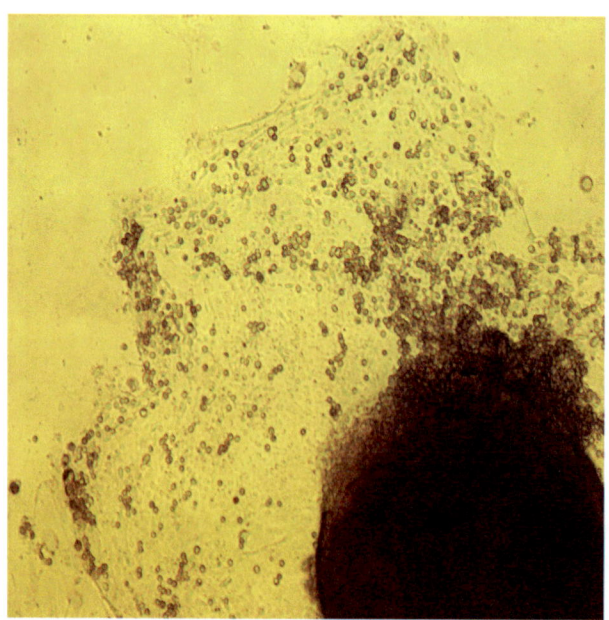

Fig. 6-14. Utilização da fibrina (fibroblastos 3T3) como substrato para a expansão epitelial.

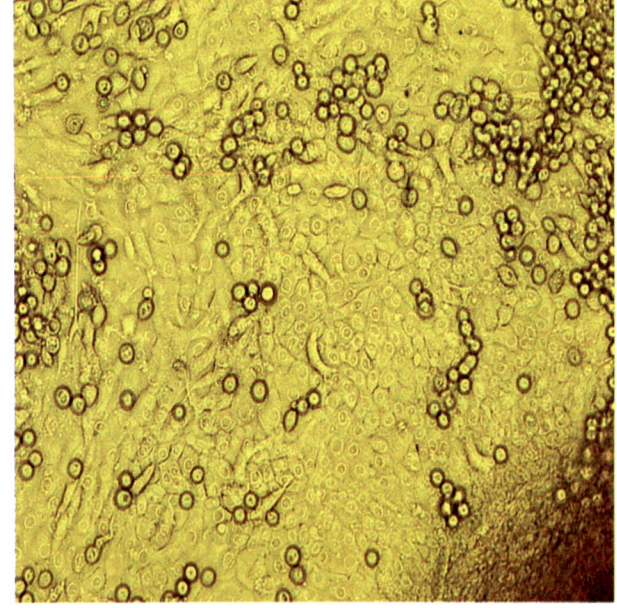

Fig. 6-15. Utilização da MA como substrato para a expansão epitelial.

dos.[41,55] Em estudos pré-clínicos com coelhos, a técnica cirúrgica foi desenvolvida, e o transplante das células-tronco epiteliais da córnea, expandidas *ex vivo* na membrana amniótica, pode ser utilizado como um novo tecido, para a reconstrução de córneas de pacientes portadores de deficiência total de células-tronco epiteliais (Fig. 6-16).

A eficácia clínica dessa nova abordagem em se transplantar células-tronco epiteliais límbicas para o tratamento de doenças da córnea foi relatada em estudo a curto prazo em coelhos[46] e em pacientes[48-55] com deficiência parcial e total de células-tronco (Fig. 6-17).

▪ Resultados clínicos da expansão *ex vivo* de células-tronco do epitélio do limbo (Quadro 6-8)

Paralelamente aos trabalhos experimentais, diferentes grupos iniciaram ensaios clínicos. Schwab[48] relatou sucesso em 19 pacientes em que a superfície ocular tinha sido reconstruída pelo uso do transplante de células epiteliais cultivadas *ex vivo* sobre diferentes substratos, como membrana amniótica, estroma corneano, colágeno tipo 1, lente de contato hidrofílica e colágeno. Schwab *et al.*[49] relataram sucesso com o uso da membrana amniótica acelular como substrato para a expansão de células epiteliais na reconstrução da superfície ocular de 10 pacientes.

Tsai *et al.*[50] relataram os resultados de 6 pacientes com deficiência límbica unilateral grave que foram tratados com sucesso através do transplante de células epiteliais corneais expandidas *ex vivo* sobre a membrana amniótica celular.

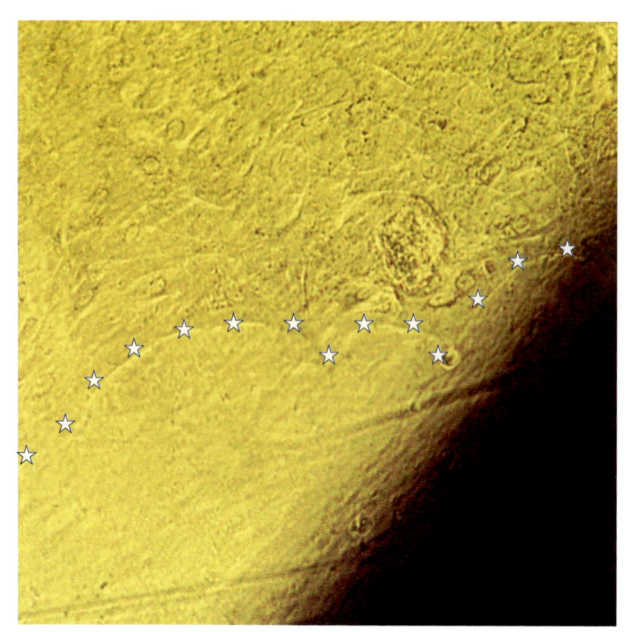

Fig. 6-16. A mesma técnica em estudos pré-clínicos em coelhos utilizou a MA como substrato para restaurar a superfície da córnea em pacientes com deficiência de CTs epiteliais.

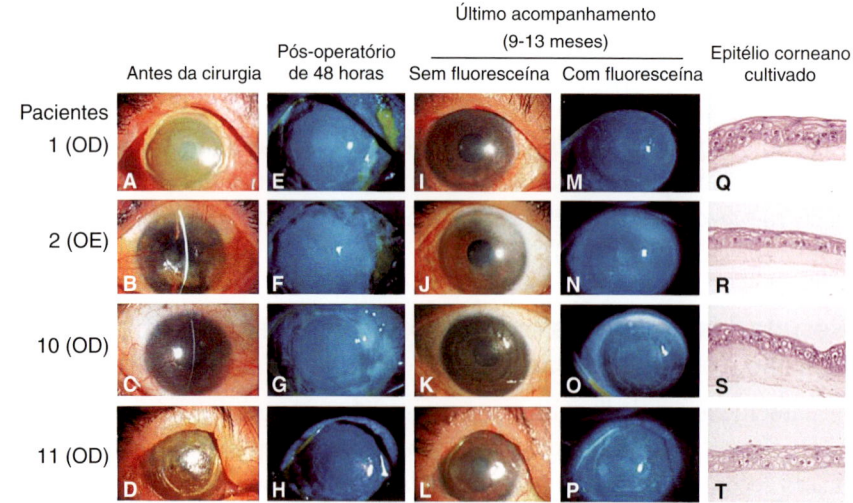

Fig. 6-17. Fotografias biomicroscópicas do pré-operatório de 4 pacientes (**A**–**D**), pós-operatório de 48 horas com fluoresceína (**E**–**H**) e no último pós-operatório sem fluoresceína (**I**–**L**) e com fluoresceína (**M**–**P**). Micrografias dos transplantes de epitélio corneano cultivado para cada paciente (**Q**–**T**). Antes da cirurgia, todos os casos apresentavam deficiência total de células germinativas límbicas. No pós-operatório de 48 horas, a superfície corneana estava recoberta com as células epiteliais cultivadas transplantadas. Os pacientes 10 e 11 foram submetidos à ceratoplastia lamelar simultânea utilizando-se enxertos sem epitélio. Na último dia de acompanhamento, a superfície corneana de todos os pacientes estava recoberta com epitélio corneano transparente. OD = olho direito; OE = olho esquerdo (Koizumi *et al. Ophthalmology* 2001;108:1569-74.)[51]

Quadro 6-8. Resumos dos estudos clínicos com expansão ex vivo de células-tronco

	Tsai et al.	Schwab et al.	Koizumi et al.	Koizumi et al.	Grueterich et al.	Shimazaki et al.
Olhos	6	14	3	13	1	13
Indicação						
Def. total	2	7 (Não especificado)	3	11	1	13
Def. parcial	4					
Outros	0	Pterígio recorrente (3)				
		Pseudopterígio (3)				
		NIC recorrente (1)				
Sistema de cultura	Explante autólogo, MA intacta sem 3T3 ou *airlifting*	Autólogo (10), alógeno (4), célula expandida diretamente em 3T3 seguida de MA desepitelizada e *airlifting*	Cultura de explante alógeno, MA desepitelizada, 3T3 sobre plástico, *airlifting*	Cultura de explante alógeno, MA desepitelizada, 3T3 sobre plástico, *airlifting*	Cultura de explante autólogo, MA intacta sem 3T3 ou *airlifting*	Alógeno (parentes, n = 6; outros, n = 7); MA desepitelizada sem 3T3 ou *airlifting*

(Continua)

Quadro 6-8. Resumos dos estudos clínicos com expansão ex vivo de células-tronco (Cont.)

	Tsai et al.	Schwab et al.	Koizumi et al.	Koizumi et al.	Gruetrich et al.	Shimazaki et al.
Acompanhamento (meses)	15 (12-18)	11 (6-19)	6	11,2 ± 1,3	21	Resultados clínicos curtos (não especificados)
Resultados		Autólogo	Alógeno			
Superfície estável		71%	71%	100%	77%	46%
AV		100% ↑	100% ↑	100% ↑	100% ↑	77%
Conjuntivalização		29%	29%	Não	23%	38%
Imunossupressão	Não	CSA local e sistêmica (4 casos alógenos)	Corticoide sistêmico, CSA, ciclofosfamida	Corticoide sistêmico, CSA, ciclofosfamida	Não	100% CSA sistêmica, 38% CSA tópica
Histologia						
Pré-op.	Sim (HE e ME)	Sim (HE)	Sim (HE e IMn K3 + K12)	Sim (HE e IMn K3 + K12)	Não	Sim (HE e ME)
Pós-op.	Não	Não	Não	Não	Sim (HE e IMn K3, Cx43, Ln-5, integrina α3β1 e α6β4)	Não

CSA = ciclosporina-A; HE = hematoxilina; IMn = imuno-histoquímica; K = queratina; Ln = Laminina; ME = microscopia eletrônica; MA = membrana amniótica; NIC = neoplasia intraepitelial córneo-conjuntival; AV = acuidade visual.

Koizumi et al.[51] realizaram técnica similar ao cultivar explantes alógenos sobre membrana amniótica desepitelizada associada à camada alimentadora de fibroblastos 3T3. Eles utilizaram esse tecido em dois pacientes com síndrome Stevens-Johnson refratários ao tratamento convencional. Durante os 6 meses de acompanhamento, as córneas não apresentaram qualquer defeito e o epitélio resultante manteve-se estável.

Em outra publicação, os mesmos autores usaram a mesma técnica para tratar 13 pacientes com deficiência total de limbo. Dez dos 13 olhos apresentaram melhora da acuidade visual com uma superfície ocular estável após um acompanhamento médio de 11,2 ± 1,3 meses.[52] Shimazaki não obteve a mesma taxa de sucesso que seus predecessores. Eles submeteram 13 olhos de 13 pacientes com deficiência total de limbo a transplante *ex vivo* alógeno e de doador vivo obtendo uma taxa de sucesso de apenas 46,2%.[53]

De forma geral, estudos experimentais demonstram, claramente, que as células-tronco epiteliais límbicas podem ser cultivadas e manipuladas em laboratório. Os resultados clínicos indicam que essa técnica é capaz de restaurar as superfícies oculares gravemente danificadas por diversas causas.

PERSPECTIVAS FUTURAS

Recentemente, alguns autores relataram o uso de células epiteliais autólogas da mucosa oral cultivadas sobre a membrana amniótica como alternativa para o tratamento das disfunções de células-tronco límbicas.[56,57] As vantagens seriam o uso de células autólogas, sem necessidade de imunossupressão, e a maior resistência a um microambiente ressecado, comum em muitas doenças graves da superfície ocular. A desvantagem seria a menor transparência em comparação com o epitélio derivado de células-tronco epiteliais límbicas, o que limitaria a restauração da visão.

Mais recentemente, Ahmad *et al.* identificaram, em estudo *in vitro*, a diferenciação de células-tronco de embrião humano em células epiteliais *cornea-like*, quando submetidas a microambiente, em cultura, semelhante ao "nicho" das células-tronco límbicas.[58]

Perspectivas futuras para o uso das células-tronco no tratamento das doenças da superfície ocular incluem a otimização dos sistemas de cultura, a manipulação genética das células-tronco em laboratório e o uso de outras origens de células-tronco autólogas e alógenas, como a utilização de células-tronco de origem hematopoiéticas e embrionárias.

II. Células-Tronco na Retina

Gustavo Barreto de Melo ❖ José Álvaro Pereira Gomes

ANATOMIA, HISTOLOGIA E FISIOLOGIA DA RETINA

A retina é o tecido do olho responsável por converter o estímulo luminoso do meio ambiente em impulsos elétricos através dos milhões de fotorreceptores. Esses impulsos são levados ao nervo óptico, por onde alcançam o cérebro e se tornam imagem.[59]

Embriologicamente, a retina é composta por duas camadas de origem neuroectodérmica: epitélio pigmentado da retina (EPR) e retina neurossensorial. Essa é dividida em 9 camadas, completando as 10 camadas da retina. As camadas, desde o EPR até o vítreo (externa para internamente), são: camada de fotorreceptores, membrana limitante externa, camada nuclear externa, camada plexiforme externa, camada nuclear interna, camada plexiforme interna, camada de células ganglionares, camada de fibras nervosas e membrana limitante interna (Fig. 6-18).[59]

O EPR é composto por melanina e está em contato, mais externamente, com a coroide. É o responsável pela manutenção da barreira entre os vasos da coroide e a retina neurossensorial. Tem função de bomba de íons e osmótica, aumentando a aderência e a resistência ao descolamento de retina. Também

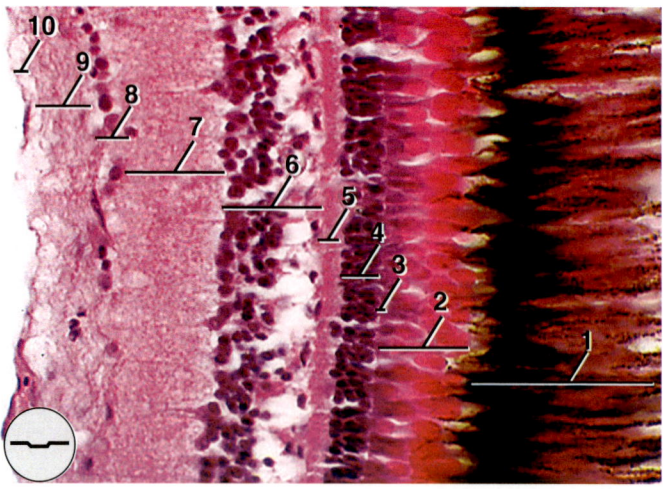

Fig. 6-18. Histologia da retina. *1*. Epitélio pigmentado da retina (EPR); *2*. camada de fotorreceptores (cones e bastonetes); *3*. membrana limitante externa; *4*. camada nuclear externa; *5*. camada plexiforme externa; *6*. camada nuclear interna; *7*. camada plexiforme interna; *8*. camada de células ganglionares; *9*. camada de fibras nervosas; *10*. membrana limitante interna. Posterior ao EPR (direita na figura) ficam a coroide e a esclera; anterior à membrana limitante interna (esquerda na figura) fica o vítreo. A injeção sub-retiniana das células é feita entre o EPR e a camada de fotorreceptores.

tem função de reciclagem da camada externa dos fotorreceptores, por meio da fagocitose dos restos celulares, e de repor a vitamina A utilizada após estímulo luminoso.[60]

Os fotorreceptores podem ser cones ou bastonetes. A região central da retina é responsável pela visão de detalhes, a fóvea, é composta, principalmente, por cones. Eles também são responsáveis pela visão de cores. Já o resto da retina é composto, basicamente, por bastonetes, encarregados da percepção de claro/escuro.[59]

As células gliais de Müller, com funções principais de sustentação e metabolismo dos íons e restos celulares da retina, estão situadas desde a membrana limitante externa até a limitante interna.[59]

A camada nuclear externa contém os núcleos dos fotorreceptores. A plexiforme externa é a região de sinapse entre os fotorreceptores e as células bipolares (neurônios de 1ª ordem). Na camada nuclear interna, situam-se os núcleos das células bipolares, horizontais, de Müller e amácrinas. As horizontais e amácrinas são interneurônios que modulam a transmissão nervosa.[59]

Na camada plexiforme interna estão as sinapses entre as células da camada nuclear interna e as células ganglionares (neurônios de 2ª ordem). Na camada das fibras nervosas, estão os axônios das células ganglionares, que se unem para formar o nervo óptico. A camada limitante interna, parte da célula de Müller, recobre as fibras nervosas e tem contato direto com o vítreo.[59]

Resumidamente, um estímulo luminoso gera fototransdução de cones e bastonetes, que levam informações às células bipolares. Essas têm sinapse com as células ganglionares que, através dos axônios, levam o estímulo ao nervo óptico e, subsequentemente, ao cérebro.[59]

DOENÇAS DA RETINA

As principais doenças retinianas passíveis de tratamento pela terapia com células-tronco incluem degeneração macular relacionada com a idade (DMRI), retinose pigmentar, doença de Stargardt, entre outras degenerações retinianas. Dessas, as duas principais são a DMRI e a retinose pigmentar.

A DMRI é, atualmente, a causa principal de perda visual permanente em pessoas idosas nos países desenvolvidos (Fig. 6-19). Sua prevalência varia de 0,05% entre os mais jovens que 50 anos, e 11,8% depois dos 80 anos de idade.[61] O principal mecanismo fisiopatológico envolvido é a disfunção do EPR. Secundariamente, ocorre perda da função dos fotorreceptores.[62]

A retinose pigmentar é uma degeneração retiniana de caráter autossômico dominante, recessivo, ligado ao X ou esporádico, que afeta 1 em cada 4.000 pessoas. Ocorre perda da função dos bastonetes, com consequente cegueira noturna, perda de campo visual, atrofia do nervo óptico, atenuação arteriolar, alteração da permeabilidade vascular e, por último, cegueira total.[63]

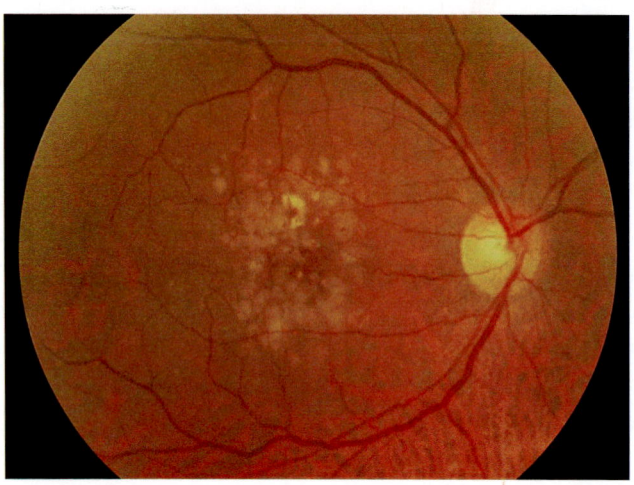

Fig. 6-19. Fotografia da retina de um paciente com degeneração macular relacionada com a idade com atrofia do EPR e drusas. (Foto gentilmente cedida pelo Dr. Fabio Bom Aggio.)

INTRODUÇÃO AO ESTUDO DE CÉLULAS-TRONCO NA RETINA

No desenvolvimento embriológico, o epitélio retiniano em desenvolvimento dos vertebrados contém células conhecidas como progenitoras retinianas. Elas são multipotentes, proliferativas e dão origem a uma progênie que se diferencia em várias linhagens celulares retinianas.[64]

As primeiras células produzidas na retina em desenvolvimento são as células ganglionares, seguidas pelos cones e pelas células amácrinas. Posteriormente, surgem as células horizontais e os bastonetes. Por último, as células bipolares e de Müller.[64]

Ao contrário de teorias prévias, foi demonstrado que as células progenitoras do sistema nervoso central permanecem multipotentes durante o desenvolvimento. Por exemplo, as progenitoras retinianas de recém-nascidos apresentam capacidade de diferenciação mais restrita do que aquelas no estágio embrionário. Mesmo assim, são capazes de gerar alguns tipos de neurônios e as células gliais de Müller. Acredita-se que essa ação mais restrita após o nascimento esteja relacionada com vários fatores intrínsecos e extrínsecos do meio ambiente retiniano.[64]

Portanto, o foco dos estudos de células-tronco em retina tem sido não apenas as células de origem embrionária ou mesenquimal, mas também as progenitoras retinianas.

O objetivo do tratamento é repor as células das diversas camadas da retina, que podem ser originadas por diferentes doenças. No entanto, para que se obtenha um resultado funcional (visual) significativo, o alvo maior da terapia celular em retina é a recuperação dos fotorreceptores. Assim, os trabalhos bem-sucedidos devem mostrar integração estrutural das células-tronco às diversas camadas da retina, inclusive a dos fotorreceptores. Além disso, devem comprovar sua eficácia por meio de testes funcionais, como eletrorretinograma (avalia resposta de cones e bastonetes), medida do diâmetro pupilar em resposta à variação claro/escuro e testes psicofísicos.

Estudos *in vitro* de células-tronco

Células embrionárias de camundongos em cultura foram capazes de diferenciar-se em progenitores neurais. Se, em cocultura com células retinianas de recém-nascidos separadas por um filtro (impedindo contato entre as células e permitindo apenas o de seus fatores), houve diferenciação na linhagem retiniana de células bipolares. Com o aumento do tempo de cultura, foi obtida expressão de marcadores específicos de fotorreceptores, como rodopsina, periferina, arrestina, entre outros, além de genes dessas células.[65] Dois estudos mostraram diferenciação das células embrionárias em células precursoras do EPR.[66,67]

Também foi demonstrada diferenciação de células do córtex cerebral de embriões de ratos em células epiteliais semelhantes ao EPR. Além disso, diferenciaram-se em astrócitos.[68]

Em outro estudo, células $CD90^+$ da medula óssea cultivadas com ativina A, taurina e fator de crescimento epidérmico diferenciaram-se em células com marcadores específicos de fotorreceptores, como rodopsina, opsina e recoverina.[69]

Células progenitoras retinianas extraídas de retina de embriões de ratos (17º dia da gestação) foram expandidas em meio de cultura isento de soro (com fator de crescimento epidérmico e fator de crescimento básico de fibroblasto). Depois de duas passagens foi observada diferenciação em neurônios retinianos que expressavam rodopsina, o marcador de fotorreceptor.[70]

Foi comparado o potencial de diferenciação em células retinianas das células da medula óssea e das progenitoras retinianas. A cultura foi realizada com fator neurotrófico derivado do cérebro, fator de crescimento do nervo e fator de crescimento básico de fibroblasto. Também foram cultivadas com explantes de retina de camundongo deficiente em rodopsina. Ambos os grupos integraram-se aos explantes e expressaram antígenos específicos de células retinianas. No entanto, apenas as células progenitoras retinianas expressaram rodopsina, marcador específico de fotorreceptores. Nessa comparação, concluiu-se que as progenitoras retinianas se mostram mais promissoras ao transplante para retina.[71]

Um estudo promissor conseguiu diferenciar células embrionárias em células progenitoras retinianas em meio de cultura com fator de crescimento semelhante à insulina-1, *noggin* (inibidor da via do BMP) e Dickkopf-1 (antagonista da via de sinalização Wnt/β-catenina). A presença de progenitores retinianos foi constatada em mais de 80% das células pela detecção de Pax6 e Chx10, marcadores específicos das mesmas.[72]

Estudos *in vivo* de células-tronco

Os principais trabalhos *in vivo* estão apresentados no Quadro 6-9.

Foi demonstrado que as células progenitoras do hipocampo de ratos têm alto potencial de diferenciação em outros tecidos e com pouca expressão dos complexos de histocompatibilidade. Isso diminuiria consideravelmente o risco de rejeição. Injeção intravítrea dessas células resultou em integração morfológica à retina neurossensorial.[73] Também foi mostrada a mesma capacidade de integração em ratos com degeneração retiniana, com diferenciação em neurônios e respeitando a citoarquitetura retiniana.[74] No entanto, não foi comprovado que essas células eram específicas de retina. Outro estudo mostrou integração às camadas retinianas, inclusive EPR, de células do cerebelo de ratos recém-nascidos e da rafe medular do embrião do rato quando realizada injeção sub-retiniana.[75] No entanto, nenhum desses estudos mostrou resultados funcionais promissores para o tratamento das doenças retinianas.

Num modelo pouco representativo da realidade (lesão mecânica da retina), mostrou-se que a injeção intravítrea de células da medula óssea se integraram à retina na área da lesão e se diferenciaram em células neurais.[76]

Num estudo em que foi obtida diferenciação de células do córtex cerebral de embriões de ratos em células com marcadores de EPR, também foi demonstrada sua diferenciação quando feita injeção sub-retiniana das mesmas. Isso mostrou o potencial dessas células para possível tratamento de doenças que afetam o EPR.[68]

Células CD90+ da medula óssea injetadas no espaço sub-retiniano de ratos com degeneração retiniana integraram-se à retina e expressaram alguns marcadores de fotorreceptores e de conexões sinápticas. No entanto, o segmento externo dos fotorreceptores não se formou adequadamente, sugerindo que os mesmos ainda eram imaturos.[69]

Em virtude do grande potencial de diferenciação nas mais diversas linhagens a partir de células embrionárias, seu uso, teoricamente, seria promissor. No entanto, pela mesma razão, existe um risco potencial de formação tumoral. Isso foi demonstrado em 50% dos ratos submetidos à injeção sub-retiniana de precursores neurais derivados de células embrionárias após 8 semanas do tratamento.[77] Mesmo assim, demonstrou-se que células precursoras neurais diferenciadas de células embrionárias foram capazes de preservar, em análise histológica, os fotorreceptores em ratos com degeneração retiniana.[78]

Células humanas e de camundongos de medula óssea Lin⁻, contendo precursores endoteliais, foram injetadas no vítreo de camundongos com degeneração de retina rd1 e rd10, que levam à perda, principalmente, de bastonetes. Quando a aplicação foi feita no estágio inicial da degeneração, observou-se preservação dos fotorreceptores. Surpreendentemente, esses fotorreceptores eram cones e não

Quadro 6-9. Resumos dos principais estudos de células-tronco em retina

	Arnhold et al., 2007	Lamba et al., 2006	Lund et al., 2007	MacLaren et al., 2006	Qiu et al., 2005
Modelo animal	Camundongos com degeneração de fotorreceptor	Camundongos com degeneração de fotorreceptor	Ratos com degeneração de fotorreceptor	Camundongos com degeneração de fotorreceptor	Ratos com degeneração de fotorreceptor
Linhagem celular	Células da medula óssea	Progenitores retinianos derivados de células embrionárias humanas	Células do cordão umbilical humano	Células precursoras de bastonetes extraídas de camundongos recém-nascidos (0-7 dias)	Progenitores retinianos extraídos de retina embrionária (dia 17) de ratos
Acompanhamento (dias)	35	–	100	21	28
Resultados					
Diferenciação em fotorreceptores	Não	Sim (em cocultura)	Não	Sim	Parcial
Diferenciação em células do EPR	Parcial	–	Não	–	–
Preservação dos fotorreceptores	Sim	–	Sim	–	–

EPR = epitélio pigmentado da retina.

bastonetes. Acredita-se que a preservação tenha ocorrido por causa dos fatores tróficos liberados pelas células, e não por sua diferenciação.[79] Dois estudos mais recentes também mostraram potencial para o uso de células mesenquimais da medula óssea injetadas no espaço sub-retiniano de ratos com deficiência do EPR e consequente perda dos fotorreceptores, e em camundongos deficientes em rodopsina. Nos ratos, foi mostrada formação do EPR pelas células injetadas. Tanto nos ratos quanto nos camundongos, os fotorreceptores foram preservados pela injeção das células de medula óssea em um estágio precoce do desenvolvimento da degeneração. Nos ratos deficientes em EPR, acredita-se que esse resultado tenha sido estimulado pela ação de fator derivado de epitélio pigmentado (PEDF). É importante frisar que não houve tratamento da doença com recuperação dos fotorreceptores, mas foi evitada sua progressão.[80,81]

Diferente estudo demonstrou que células do EPR derivadas de células embrionárias *(in vitro)* foram capazes de recuperar a função visual de ratos com degeneração (antes que estivesse plenamente desenvolvida) por meio da preservação dos fotorreceptores. No entanto, não foi constatada migração das células para diferentes camadas da retina. Nesse estudo foram realizados testes funcionais que se mostraram superiores no grupo tratado em comparação com o controle.[67]

Células-tronco retinianas foram isoladas da população de células da glia radial da retina de camundongos com 0 a 2 dias de nascimento. Essas células são diferentes das progenitoras retinianas e têm características de células-tronco: alta capacidade de expansão, manutenção em um estado indiferenciado e multipotência. Foram expandidas *in vitro* e injetadas no vítreo e no espaço sub-retiniano de camundongos com degeneração de retina. As que foram injetadas no vítreo apresentaram migração para a camada de células ganglionares e limitada diferenciação. As que foram aplicadas no espaço sub-retiniano se diferenciaram em células ganglionares e células com marcadores gliais nos animais com a retina completamente degenerada. No entanto, não ocorreu expansão em outras camadas da retina, especialmente na dos fotorreceptores.[82]

Outra linhagem ainda pouco estudada em retina é o uso de células oriundas do cordão umbilical. Um estudo em que essas células de origem humana foram aplicadas no espaço sub-retiniano de ratos com degeneração de retina mostrou preservação dos fotorreceptores superior às células-tronco mesenquimais. Não houve evidência de diferenciação em neurônios ou qualquer sinal de desenvolvimento tumoral. Ambas as células foram capazes de retardar a deterioração visual.[83]

Grande enfoque tem sido dado ao uso de células progenitoras retinianas para os transplantes sub-retinianos. Células progenitoras retinianas extraídas de retina de embriões de ratos (17º dia da gestação) e expandidas em meio de cultura foram transplantadas para o espaço subretiniano de ratos com mutação da rodopsina e consequente degeneração retiniana. As células progenitoras transplantadas demonstraram abundante expressão de rodopsina, organizaram-se em camadas e integraram-se a algumas camadas da retina. Além dos fotorreceptores, também houve diferenciação em células amácrinas e bipolares.[70]

Células progenitoras originadas *in vitro* a partir de células embrionárias também foram capazes de se integrar à retina em degeneração e aumentar a expressão de marcadores específicos de fotorreceptores em camundongos.[72]

A mais significante contribuição na pesquisa de células-tronco em retina deu-se com o trabalho de MacLaren *et al.* (2006).[84] Foram testadas células progenitoras retinianas extraídas da retina de embriões de camundongos, células precursoras de bastonetes de camundongos recém-nascidos (1 a 7 dias de vida) e células retinianas de camundongos adultos. As células precursoras de bastonetes, que expressam o gene Nrl, incorporaram-se à retina de camundongos sadios e com três tipos diferentes de degeneração retiniana (manifestando-se como retinose pigmentar) e estabeleceram conexões sinápticas com as células bipolares após injeção sub-retiniana. Além disso, expressaram marcadores de bastonetes maduros (Fig. 6-20). Nos testes de avaliação funcional, todos os parâmetros estavam melhorados em comparação com o grupo não tratado, mesmo quando injetadas na retina já em degeneração. Em contrapartida, células-tronco ou progenitoras que não expressavam Nrl, não mostram essa propriedade e falharam em se integrar à retina. Apenas foram capazes de se manterem vivas e se diferenciarem. O gene Nrl está presente apenas nos precursores de bastonetes pós-mitóticos e em alguns bastonetes adultos. Portanto, esse estudo mostrou que a fase ontogenética ideal para a regeneração dos

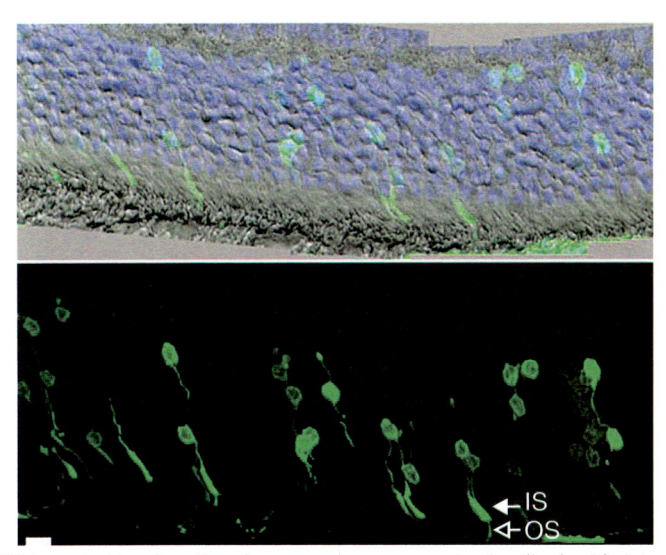

Fig. 6-20. Células extraídas da retina de camundongos no primeiro dia de vida integradas na retina de receptores 3 semanas após injeção sub-retiniana. Expressam características morfológicas de fotorreceptores. IS = segmento interno; OS = segmento externo dos fotorreceptores. (Retirada de MacLaren *et al. Nature* 2006;444(7116):203-7.)

fotorreceptores ocorre na fase de diferenciação dos bastonetes, e não, como era de se esperar, nas células progenitoras retinianas.

PERSPECTIVAS FUTURAS

Novas perspectivas surgiram com a descoberta de que os precursores de bastonetes, na fase pós-mitótica, são capazes de se integrar à retina do receptor e se diferenciar em bastonetes maduros e funcionalmente ativos. A tendência do momento é que as pesquisas se voltem à tentativa de diferenciação *in vitro* de células-tronco em células de linhagem mais bem definida, mas ainda em um estágio intermediário de diferenciação. Afinal de contas, é eticamente questionável o início de ensaios clínicos em humanos com células obtidas a partir de recém-nascidos. Essa tendência refere-se, principalmente, à diferenciação em fotorreceptores, que são as células iniciais da cascata da transformação do estímulo luminoso em informação cerebral.

Quanto às células das outras camadas da retina, vários estudos já mostraram potencial de diferenciação *in vitro* e *in vivo*. Resta saber se será possível recuperar diversos tipos celulares em uma única etapa de transplante.

Com a descoberta de cada vez mais tipos celulares que podem desempenhar o papel de células-tronco, espera-se que em um futuro não muito distante elas possam ser direcionadas à diferenciação em células retinianas sem que sérias restrições éticas ocorram. Quando isso acontecer, o tratamento em humanos, de doenças como DMRI e retinose pigmentar, entrará, finalmente, em uma nova etapa.

REFERÊNCIAS BIBLIOGRÁFICAS

1. Nelson JD, Havener VR, Cameron JD. Cellulose acetate impressions of the ocular surface. Dry eye states. *Arch Ophthalmol* 1983;101:1869-72.
2. Tseng SC, Tsubota K. Important concepts for treating ocular surface and tear disorders. *Am J Ophthalmol* 1997;124:825-35.
3. Nishida T. Cornea. In: Krachmer JH, Mannis M, Holland EJ. *Cornea: fundamentals of cornea and external disease*. St Louis: Mosby, 1997. p. 3-27.
4. Hanna C, Bicknell DS, O'Brien JE. Cell turnover in the adult human eye. *Arch Ophthalmol* 1961;65:695-98.
5. Doran TI, Vildrich A, Sun T. Intrinsic and extrinsic regulation of the differentiayion of skin, corneal and esophageal epithelial cells. *Cell* 1980;22(1 Pt 1):17-25.
6. Schermer A, Galvin S, Sun TT. Differentiation-ralated expression of a major 64-K corneal keratin in vivo and in culture suggests limbal location of corneal epithelial stem cells. *J Cell Biol* 1986;103:49-62.
7. Tseng SC. Concept and application of limbal stem cells. *Eye* 1989;3(Pt 2):141-57.
8. Dua HS, Gomes JA, Jindal VK et al. Mucosa specific lymphocytes in the human conjunctiva, corneoscleral limbus and lacrimal gland. *Curr Eye Res* 1994a;13:87-93.
9. Goldberg MF, Bron AJ. Limbal palisades of Vogt. *Trans Am Ophthalmol Soc* 1982;80:155-71.
10. Davanger M, Evenson A. Role of the pericorneal papillary structure in renewal of corneal epithelium. *Nature* 1971;229:560-61.
11. Leblond CP. The life history of cells in renewing systems. *Am J Anat* 1981;160:114-58.
12. Tsubota K, Tseng SC, Nordlund ML. Anatomy and physiology of the ocular surface. In: Holland EJ, Mannis MJ. *Ocular surface disease: medical e surgical management*. New York: Spring-Verlag, 2001. p. 3-13.

13. Schofield R. The stem cell system. *Biomed Pharmacother* 1983;37:375-80.
14. Romano AC, Espana EM, Yoo SH et al. Morphological caracterization of the corneal limbal niche by confocal microscopy. *Invest Ophthalmol Vis Sci* 2004;45:3395.
15. Zieske JD, Bukusoglu G, Yankauckas MA. Characterization of a potential marker of corneal epithelial stem cell. *Invest Ophthalmol Vis Sci* 1992;33:143-52.
16. Thoft RA, Friend J. The X, Y, Z hypothesis of corneal epithelial maintenance. *Invest Ophthalmol Vis Sci* 1983;24:1442-43.
17. Nelson JD, Cameron JD. The conjunctiva: anatomy and physiology. In: Krachmer JH, Mannis M, Holland EJ. *Cornea: fundamentals of cornea and external disease*. St Louis: Mosby, 1997. p. 3-27.
18. Pellegrini G, Golisano O, Paterna P et al. Location and clonal analysis of stem cells and their differentiated progeny in the human ocular surface. *J Cell Biol* 1999;145:769-82.
19. Puangsricharern V, Tseng SC. Cytologic evidence of corneal diseases with limbal stem cell deficiency. *Ophthalmology* 1995;102:1476-85.
20. Holland EJ, Schwartz GS. Changing concepts in management of severe ocular surface disease over twenty five years. *Cornea* 2000;19:688-98.
21. Kenyon KR, Tseng SC. Limbal autograft transplantation for ocular surface disorders. *Ophthalmology* 1989;96:709-22, discussion, p. 722-23.
22. Tsai RJ, Sun TT, Tseng SC. Comparison of limbal and conjunctival autograft transplantation in corneal surface reconstruction in rabbits. *Ophthalmology* 1990;97:446-55.
23. Tsubota K, Saito H, Shinozaki N et al. Reconstruction of the corneal epithelium by limbal allograft transplantation for severe ocular surface disorders. *Ophthalmology* 1995;102:1486-96.
24. Kwitko S, Marinho DR, Barcaro S et al. Allograft conjunctival transplantation for bilateral ocular surface disorders. *Ophthalmology* 1995;102:1020-25.
25. Kenyon KR, Rapoza PA. Limbal allograft transplantation for ocular surface disorders. *Ophthalmology* 1995;102:101-2.
26. Fukuda K, Chikama T, Nakamura M et al. Differential distribution of subchains of basement membrane components type IV collagen and laminin among the amniotic membrane, cornea and conjunctiva. *Cornea* 1999;18:73-79.
27. Koizumi NJ, Inatomi TJ, Sotozono CJ et al. Growth factors m RNA and protein in preserved amniotic membrane. *Curr Eye Res* 2000;20:173-77.
28. Paradowska E, Blach-Olszewska Z, Gedjel E. Constitutive and induced cytokine production by human placenta and amniotic membrane at term. *Placenta* 1997;18:441-46.
29. Tsai RJ, Li LM, Chen JK. Reconstruction of damaged corneas by transplantation of autologous limbal epithelial cells. *N Engl J Med* 2000;343:86-93.
30. Tseng SC, Prabhasawat P, Barton K et al. Amniotic membrane transplantation with or without limbal allografts for corneal surface reconstruction in patients with limbal stem cell deficiency. *Arch Ophthalmol* 1998;116:431-41.
31. Tsubota K, Satake Y, Ohyama M et al. Surgical reconstruction of the ocular surface in advanced ocular cicatricial pemphigoid and Stevens-Johnson syndrome [commented on *Am J Ophthalmol* 1996;122:914-5]. *Am J Ophthalmol* 1996;122:38-52.
32. Tsubota K, Satake Y, Kaido M et al. Treatment of severe ocular surface disorders with corneal epithelial stem cell transplantation [commented on *N Engl J Med* 1999;340:1752-3]. *N Eng J Med* 1999;22:1697-703.
33. Solomon A, Ellies P, Anderson DF et al. Long-term outcome of keratolimbal allograft with or without penetrating keratoplasty for total limbal stem cell deficiency. *Ophthalmology* 2002;109:1159-66.
34. Gomes JA, Santos MS, Cunha MC et al. Amniotic membrane transplantation for partial and total limbal stem cell deficiency secondary to chemical burn. *Ophthalmology* 2003;110:466-73.
35. Gomes JAP, Santos MS, Donato WBC et al. Amniotic membrane and living-related conjunctival limbal allograft for ocular surface reconstruction in Stevens-Johnson syndrome. *Arch Ophthalmol* 2003;121:1369-74.
36. Santos MS, Gomes JA, Hofling-Lima AL et al. Survival analysis of conjuctival limbal grafts and amniotic membrane transplantation in eyes with total limbal stem cell deficiency. *Am J Ophthalmol* 2005;140(2):223-30.

37. Pellegrini G, Traverso CE, Franzi AT et al. Long-term restoration of damaged corneal surface with autologous cultivated corneal epithelium. *Lancet* 1997;349:990-93.
38. Koizumi NJ, Fullwood NJ, Bairaktaris G et al. Cultivation of corneal epithelial cells on intact and denuded human amniotic membrane. *Invest Ophthalmol Vis Sci* 2000a;41:2506-13.
39. Grueterich M, Tseng SC. Human limbal progenitor cells expanded on intact amniotic membrane ex vivo. *Arch Ophthalmol* 2002;120:783-90.
40. Meller D, Pires RT, Tseng SC. Ex vivo preservation and expansion of human limbal epithelial stem cells on amniotic membrane. *Br J Ophthalmol* 2002;86:463-71.
41. Rheinwald JG, Green H. Serial cultivation of strains of human epidermal keratinocytes: the formation of keratinizing colonies from single cells. *Cell* 1975;6:331-37.
42. Barrandon Y, Green H. Three clonal types of keratinocytes with different capacities for multiplication. *Proc Natl Acad Sci USA* 1987;84:2302-6.
43. Lindberg K, Brown ME, Chaves HV et al. In vitro preparation of human ocular surface epithelial cells for transplantation. *Invest Ophthalmol Vis Sci* 1993;34:2672-79.
44. Rama P, Bonini S, Lambiase A et al. Autologous fibrin-cultured limbal stem cells permanently restore the corneal surface of patients with total limbal stem cell deficiency. *Transplantation* 2001;72:1478-85.
45. Koizumi N, Inatomi T, Quantock AJ et al. Amniotic membrane as a substrate for cultivating limbal corneal epithelial cells for autologous transplantation in rabbits. *Cornea* 2000b;19:65-71.
46. Ti SE, Anderson D, Touhami A et al. Factors affecting outcome following transplantation of ex vivo expanded limbal epithelium on amniotic membrane for total limbal deficiency in rabbits. *Invest Ophthalmol Vis Sci* 2002;43:2584-92.
47. Schwab IR. Cultured corneal epithelia for ocular surface disease. *Trans Am Ophthalmol Soc* 1999;97:891-986.
48. Schwab IR, Reyes M, Isseroff RR. Successful transplantation of bioengineered tissue replacements in patients with ocular surface disease. *Cornea* 2000;19:421-26.
49. Tsai RJF, Li L-M, Chen J-K. Reconstruction of damaged corneas by transplantation of autologous limbal epithelial cells. *N Eng J Med* 2000;343:86-93.
50. Koizumi N, Inatomi T, Suzuki T et al. Cultivated corneal epithelial stem cell transplantation in ocular surface disorders. *Ophthalmology* 2001;108:1569-74.
51. Koizumi N, Inatomi T, Suzuki T et al. Cultivated corneal epithelial transplantation for ocular surface reconstructionin acute phase of Stevens-Johnson syndrome. *ArchOphthalmol* 2001;119:298-300.
52. Shimazaki J, Aiba M, Goto E et al. Transplantation of human limbal epithelium cultivated on amniotic membrane for the treatment of severe ocular surface disorders. *Ophthalmology* 2002;109:1285-90.
53. Tseng SCG, Meller D, Anderson DF et al. Ex vivo preservation and expansion of human limbal epithelial stem cells on amniotic membrane for treating corneal diseases with total limbal stem cell deficiency. *Adv Exp Med Biol* 2002;506:1323-34.
54. Pires RTF. *Avaliação da multiplicação e preservação de células germinativas epiteliais do limbo humano em cultura na membrana amniótica*. Tese Doutorado. Universidade Federal de São Paulo. Escola Paulista de Medicina. São Paulo, 2003.
55. Nakamura T, Endo K-I, Cooper LJ et al. The successful culture and and autologous transplantation of rabbit oral mucosal epithelial cells on amniotic membrane. *Invest Ophthalmol Vis Sci* 2003;44:106-16.
56. Nakamura T, Inatomi T, Sotozono C et al. Transplantation of cultivated autologous oral mucosal epithelial cells in patients with severe ocular surface disorders. *Br J Ophthalmol* 2004;88:1280-84.
57. Ahmad S, Stewart R, Yung S et al. Differentiation of human embryonic stem cells into corneal epithelial like cells by in vitro replication of the corneal epithelial stem cell niche. *Stem Cells* 2007 May;25(5):1145-55.
58. Schubert HD. Structure and function of the neural retina. In: Yanoff M, Duker JS (Eds.). *Ophthalmology*. St Louis, MO: Mosby, 2004. p. 771-74.
59. Marmor MF. Retinal pigment epithelium. In: Yanoff M, Duker JS (Ed.). *Ophthalmology*. St Louis, MO: Mosby, 2004. p. 775-78.

60. Friedman DS, O'Colmain BJ, Munoz B *et al*. Eye diseases prevalence Research Group. Prevalence of age-related macular degeneration in the United States. *Arch Ophthalmol* 2004;122(4):564-72.
61. Jong PT. Age-related macular degeneration. *N Engl J Med* 2006;355(14):1474-85.
62. Hartong DT, Berson EL, Dryja TP. Retinitis pigmentosa. *Lancet* 2006;368(9549):1795-809.
63. Klassen H, Sakaguchi DS, Young MJ. Stem cells and retinal repair. *Prog Retin Eye Res* 2004;23(2):149-81.
64. Zhao X, Liu J, Ahmad I. Differentiation of embryonic stem cells into retinal neurons. *Biochem Biophys Res Commun* 2002;297(2):177-84.
65. Aoki H, Hara A, Nakagawa S *et al*. Embryonic stem cells that differentiate into RPE cell precursors in vitro develop into RPE cell monolayers in vivo. *Exp Eye Res* 2006;82(2):265-74.
66. Lund RD, Wang S, Klimanskaya I *et al*. Human embryonic stem cell-derived cells rescue visual function in dystrophic RCS rats. *Cloning Stem Cells* 2006;8(3):189-99.
67. Enzmann V, Howard RM, Yamauchi Y *et al*. Enhanced induction of RPE lineage markers in pluripotent neural stem cells engrafted into the adult rat subretinal space. *Invest Ophthalmol Vis Sci* 2003;44(12):5417-22.
68. Kicic A, Shen WY, Wilson AS *et al*. Differentiation of marrow stromal cells into photoreceptors in the rat eye. *J Neurosci* 2003;23(21):7742-49.
69. Qiu G, Seiler MJ, Mui C *et al*. Photoreceptor differentiation and integration of retinal progenitor cells transplanted into transgenic rats. *Exp Eye Res* 2005;80(4):515-25.
70. Tomita M, Mori T, Maruyama K *et al*. A comparison of neural differentiation and retinal transplantation with bone marrow-derived cells and retinal progenitor cells. *Stem Cells* 2006;24(10):2270-78.
71. Lamba DA, Karl MO, Ware CB *et al*. Efficient generation of retinal progenitor cells from human embryonic stem cells. *Proc Natl Acad Sci USA* 2006;103(34):12769-74.
72. Takahashi M, Palmer TD, Takahashi J *et al*. Widespread integration and survival of adult-derived neural progenitor cells in the developing optic retina. *Mol Cell Neurosci* 1998;12(6):340-48.
73. Young MJ, Ray J, Whiteley SJ *et al*. Neuronal differentiation and morphological integration of hippocampal progenitor cells transplanted to the retina of immature and mature dystrophic rats. *Mol Cell Neurosci* 2000;16(3):197-205.
74. Warfvinge K, Kamme C, Englund U *et al*. Retinal integration of grafts of brain-derived precursor cell lines implanted subretinally into adult, normal rats. *Exp Neurol* 2001;169(1):1-12.
75. Tomita M, Adachi Y, Yamada H *et al*. Bone marrow-derived stem cells can differentiate into retinal cells in injured rat retina. *Stem Cells* 2002;20(4):279-83.
76. Arnhold S, Klein H, Semkova I *et al*. Neurally selected embryonic stem cells induce tumor formation after long-term survival following engraftment into the subretinal space. *Invest Ophthalmol Vis Sci* 2004;45(12):4251-55.
77. Schraermeyer U, Thumann G, Luther T *et al*. Subretinally transplanted embryonic stem cells rescue photoreceptor cells from degeneration in the RCS rats. *Cell Transplant* 2001;10(8):673-80.
78. Otani A, Dorrell MI, Kinder K *et al*. Rescue of retinal degeneration by intravitreally injected adult bone marrow-derived lineage-negative hematopoietic stem cells. *J Clin Invest* 2004;114(6):765-74.
79. Arnhold S, Heiduschka P, Klein H *et al*. Adenovirally transduced bone marrow stromal cells differentiate into pigment epithelial cells and induce rescue effects in RCS rats. *Invest Ophthalmol Vis Sci* 2006;47(9):4121-29.
80. Arnhold S, Absenger Y, Klein H *et al*. Transplantation of bone marrow-derived mesenchymal stem cells rescue photoreceptor cells in the dystrophic retina of the rhodopsin knockout mouse. *Graefes Arch Clin Exp Ophthalmol* 2007;245(3):414-22.
81. Canola K, Angenieux B, Tekaya M *et al*. Retinal stem cells transplanted into models of late stages of retinitis pigmentosa preferentially adopt a glial or a retinal ganglion cell fate. *Invest Ophthalmol Vis Sci* 2007;48(1):446-54.
82. Lund RD, Wang S, Lu B *et al*. Cells isolated from umbilical cord tissue rescue photoreceptors and visual functions in a rodent model of retinal disease. *Stem Cells* 2007;25(3):602-11.
83. MacLaren RE, Pearson RA, MacNeil A *et al*. Retinal repair by transplantation of photoreceptor precursors. *Nature* 2006;444(7116):203-7.

Células-Tronco e Pele

Hamilton da Silva Junior ❖ Rosana Bizon Vieira Carias ❖ Radovan Borojevic

INTRODUÇÃO

A pele é o maior órgão do corpo humano. Ela possui quatro compartimentos básicos: 1. epiderme; 2. lâmina basal; 3. derme; e 4. hipoderme (representados na Figura 6-21). Embriologicamente, a pele é formada pela especialização da camada celular, derivada do ectoderma, que recobre o embrião a partir da gastrulação. Também é nessa fase que o mesoderma inicia a formação da derme e da hipoderme. Além disso, da pele derivam apêndices especiais, como glândulas (sudoríparas, sebáceas e mamárias) e folículos (pilosos e ungueais). Portanto, a pele é um órgão complexo de estruturas diversas na origem embriológica.

Sendo um tecido que recobre toda a superfície do corpo e, portanto, controla as interações com o ambiente externo, a pele exerce diversas funções para a homeostasia da saúde humana, como: barreira física (impermeável e semisseletiva), sensorial e cinestésica, isolante térmica, controle de temperatura, proteção imunológica, retentora dos fluidos corporais, camuflagem, decoração (para comportamento social e reprodução), dentre outras.

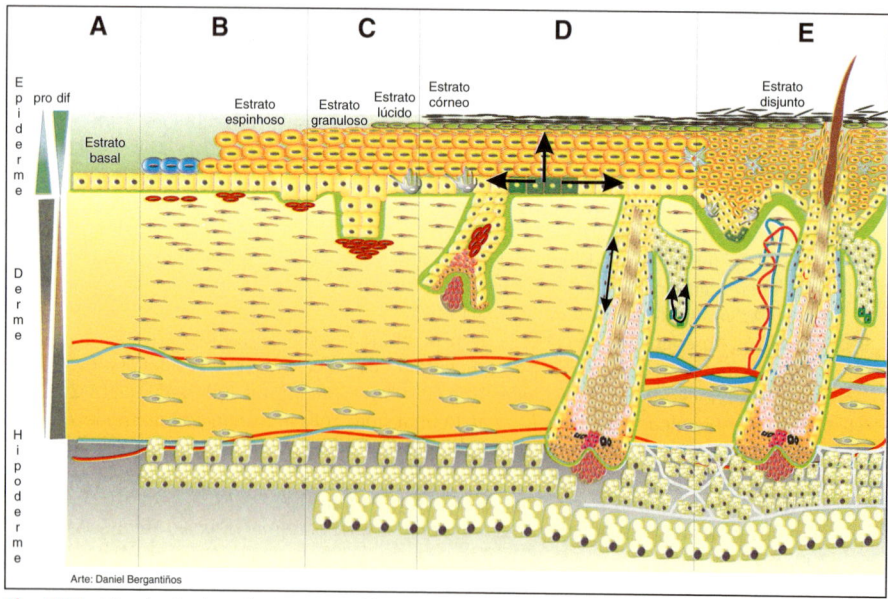

Fig. 6-21. Histologia da pele. Pro = proliferação; dif = diferenciação.

As características da pele são resultados de influências fenotípicas e genotípicas, ou seja, sua organização, forma e funcionamento são respostas dos fatores genéticos aos fatores ambientais. Incluem-se nessas influências as distinções fisiológicas de gênero, raça, comportamento social, localização anatômica associada à função no corpo, e estágio etário.

Todo tecido do corpo possui um ciclo de reposição que atende à necessidade de compensar o desgaste natural, ou senescência, e de regeneração que responde às necessidades no reparo de traumas, degeneração e patogênese. Praticamente todos os tecidos do corpo humano possuem uma reserva local de células-tronco que garantem sua regeneração. Este estoque de células primitivas multipotentes estão sempre associadas a um nicho específico que as mantém em estágios iniciais de diferenciação. Na pele não é diferente.

Revestir o corpo significa ficar exposto a fatores nocivos, como infecções, perfurações ou dilacerações, queimaduras, radiação ou outro dolo ambiental. Eventuais iniciativas que visam a intervir nesse órgão com objetivos de reparo ou terapia exigem uma profunda compreensão de seus componentes e de sua fisiologia.

ORGANIZAÇÃO HISTOLÓGICA DA PELE

Como mencionado anteriormente, a estrutura geral da pele pode ser dividida em quatro compartimentos, denominados: epiderme, lâmina basal, derme e hipoderme. A composição celular residente da pele engloba queratinócitos, melanócitos, células de Merkel, fibras nervosas (todos derivados da ectoderme). Também habitam na pele: os fibroblastos e os miofibroblastos, as células de músculo esquelético nos músculos eretores de pelos, os elementos dos vasos sanguíneos e linfáticos e as células circulantes derivadas do sistema linfo-hematopoiético, como: macrófagos, mastócitos, células de Langerhans e, eventualmente, infiltrados de células inflamatórias do sistema imune (todas derivadas da mesoderme).

Epiderme

A epiderme é a camada mais externa da pele. É uma camada fina, com cerca de 0,1 mm de espessura na maior parte da superfície do corpo, podendo ser mais grossa em regiões como a planta dos pés e as palmas das mãos, ou mais fina em regiões como as pálpebras. A epiderme possui conteúdo lipídico responsável pela impermeabilidade da pele e é dotada de grande atividade metabólica por causa do processo natural, contínuo, de descamação e renovação da pele. A epiderme também dá origem a anexos como glândulas e folículos, contendo elementos celulares específicos.

As unidades morfofuncionais da epiderme são células denominadas queratinócitos. Essas células constituem cerca de 90% dos componentes da epiderme. São células resultantes da especialização da camada celular que recobre o embrião a partir da gastrulação, e possuem um processo de diferenciação terminal conhecido por queratinização ou cornificação. Os queratinócitos estão organizados a partir da lâmina basal, na direção da superfície externa da epiderme. Essa organização caracteriza seis estratos, cada um representando um estágio distinto do processo de diferenciação dos queratinócitos. São eles:

- *Estrato basal:* é constituído por uma camada única de células poliédricas baixas, responsáveis pela ancoragem da epiderme e pela formação da lâmina basal. São células que expressam queratina 5 e 14 (K5 e K14), com grande capacidade proliferativa. São menos diferenciadas e mantêm a homeostasia da reposição das camadas superiores, compensando a descamação da epiderme. Essa camada de células contém estoques de células-tronco interfoliculares (CTIs), melanócitos, células de Merkel e terminações nervosas, todas intercaladas entre os queratinócitos (como discutido adiante).

- *Estrato espinhoso:* é constituído por múltiplas camadas de células poliédricas, mais volumosas que as células da camada basal. Possui muitas tonofibrilas citoplasmáticas e desmossomos intercelulares, o que gera uma imagem de aspecto espinhoso em análises microscópicas. Expressam, principalmente, as queratinas 1 e 10 (K1 e K10) e têm capacidade proliferativa limitada. Neste estrato também se encontram as células de Langerhans no interstício.

- *Estrato granuloso:* é constituído por 3-5 camadas de células achatadas dispostas paralelamente à superfície externa, não são proliferativas e contêm grânulos com proteínas hialinas, como filagrina, queratina e melanina (transferida para o citoplasma dos queratinócitos através de citofagocitose dos prolongamentos celulares dos melanócitos, que residem na camada basal). Esse conteúdo citoplasmático é característico do início da fase final de diferenciação dos queratinócitos epidérmicos.

- *Estrato lúcido:* é uma camada delgada de poucas células, compactadas e pavimentadas, já em fase final de diferenciação com perda do núcleo e extrusão das organelas citoplasmáticas. Podem formar corpos lamelares durante o processo de cornificação da epiderme.

- *Estrato córneo:* é uma camada totalmente acelular, composta por lâminas proteicas pavimentosas. Como esse estrato é composto por restos celulares do processo de cornificação, essas lamelas são ricas em queratinas, proteínas hialinas (filagrinas, involucrinas e loricrinas, dentre outras), lipídios e seus derivados (principalmente ceramidas e esfingolipídios diversos).

- *Estrato disjunto:* é caracterizado pela região de descamação da camada córnea causada pela desidratação e pelo espessamento das camadas inferiores.

Anexos ou apêndices epidérmicos

A epiderme também possui estruturas especializadas a partir de invaginações que podem alcançar a hipoderme, dependendo do estágio de maturidade. Esses anexos são denominados: glândulas sudoríparas écrinas e apócrinas, glândulas sebáceas, glândulas mamárias, folículos pilosos e ungueais. Todos são envoltos pela lâmina basal mesmo quando atravessam as camadas da derme e hipoderme, ou seja, apesar de profundamente distribuídos, ainda pertencem histológica e funcionalmente à epiderme. Suas principais características são:

- *Glândulas sudoríparas écrinas*: são glândulas exócrinas, divididas em: a) porção secretora; b) túbulo; e c) poro. Em humanos estão presentes em quase toda a superfície do corpo (exceto glande, prepúcio, clitóris e lábios vaginais), principalmente nas regiões palmoplantares (cerca de 300/cm^2). Sua principal função é a termorregulação do corpo através da sudorese. Possui inervação pós-ganglionar simpática (colinérgica), na região basal, e nas células mioepiteliais intercaladas com as células secretoras, próximas à lâmina basal, o que explica a influência nervosa reflexa. Além disso, pode fazer reabsorção retrógrada de íons de sódio (retrodifusão).

- *Glândulas sudoríparas apócrinas:* são glândulas exócrinas, derivadas, embriologicamente, dos folículos pilossebáceos, ou seja, estão sempre relacionadas com os pelos. Em humanos são pouco numerosas, mas têm maior importância em animais de maior pelagem. Estão mais presentes na região anogenital e nas axilas. Também podem invadir as camadas da derme e da hipoderme, mas se abrem no ducto piloso próximo à abertura das glândulas sebáceas. Possuem a mesma estrutura mioepitelial das écrinas, mas a inervação é adrenérgica, respondendo a concentrações sistêmicas de adrenalina ou noradrenalina.

- *Glândulas sebáceas:* também são glândulas do complexo piloso (pilossebáceo ou triquiossebáceo), pois derivam, embriologicamente, do folículo piloso, assim como as glândulas apócrinas, mas estão ausentes nas regiões palmoplantares e dorso dos pés. Existem formas independentes de pelo na região labial e na parte interna das bochechas (zonas mucocutâneas). Na maior parte do corpo são pequenas e escassas, mas ficam numerosas e volumosas nas regiões seborreicas (face, couro cabeludo, zonas mediais do tórax e costas). São muito influenciadas por hormônios masculinos e a sua secreção é holócrina, ou seja, seu conteúdo é secretado por eliminação citoplasmática total.

- *Glândulas mamárias:* são especializações cutâneas complexas dependentes de gênero. Resumidamente, as invaginações cutâneas que se formam durante a vida fetal geram: papilas mamárias, aréolas e lóbulos mamários. A aréola é a região pigmentada que circunda a papila. Essa pigmentação é acentuada a partir da puberdade em resposta aos hormônios sexuais. As papilas concentram as aberturas dos condutos galactóforos que liberam as secreções lácteas. As papilas e as aréolas possuem epitélio estratificado com papilas dérmicas profundas. Elas também possuem um revestimento de musculatura lisa organizada de forma circuncêntrica e longitudinal. Possuem inervação simpática e parassimpática. Ao nascimento, ambos os sexos podem apresentar secreção mamária em resposta aos hormônios placentares e maternos, mas com o desenvolvimento há uma involução masculina e uma maturação feminina. Os lóbulos mamários são a porção secretora apócrina das glândulas que se abrem nas papilas mamárias. Todas essas estruturas são responsivas aos hormônios sexuais e, portanto, sofrem modificações significativas em todas as fases da vida.

- *Folículos ungueais:* em humanos estão presentes somente nas extremidades dorsais dos dedos dos pés e das mãos. Esses folículos elaboram a unha, que é dividida em parte externa, placa ungueal, e parte interna, chamada de raiz ungueal. A formação da unha corresponde ao processo de cornificação da epiderme, exceto pela ausência do estrato granuloso a partir da raiz ungueal. O crescimento distal da camada queratinizada é contínuo e acompanha o leito ungueal, mesmo ultrapassando os limites do leito. Observa-se que este crescimento é assimétrico entre os pés e as mãos em humanos, uma vez que as unhas das mãos crescem, em média, 4 vezes mais rápido do que as unhas dos pés.

- *Folículos pilosos:* são especializações epidérmicas complexas que se somam às glândulas sebáceas e sudoríparas apócrinas, formando os folículos pilossebáceos. Trata-se de uma estrutura invaginada da epiderme, a partir do poro, que pode atravessar a derme e alcançar a hipoderme, acabando no bulbo piloso (Fig. 6-21). Os folículos pilosos são formados durante o desenvolvimento embrionário por um sistema complexo de diferenciação ainda pouco compreendido em seus detalhes moleculares. Esse apêndice epidérmico compreende uma interação importante entre células dérmicas e epidérmicas (interações mesoectodérmicas ou dermoepidérmicas). Essa estrutura aumenta de tamanho ao longo de seu trajeto até tornar-se uma bolsa, o bulbo capilar, em que se diferenciam as células que formam o pelo. O folículo também possui as células de Merkel, que compõem mecanoceptores que se comunicam com feixes nervosos ao longo da lâmina basal. No lado externo desse envelope epidérmico existe um feixe de músculo que está ancorado à lâmina basal, próximo ao broto, e na lâmina basal da epiderme. Esse feixe é denominado músculo eretor do pelo e responde a estímulos nervosos. O folículo piloso é recoberto por diferentes estratos celulares concêntricos a partir da lâmina basal. São eles: bainha radicular externa (BRE – em contato com a lâmina basal), camada de acompanhamento (CA, um estrato unicelular) e bainha radicular interna (BRI). A BRI dá origem às células da matriz (CM), que se diferenciam nas células do talo piloso em camadas circuncêntricas, subdivididas na direção do pelo em: camada de Henle, camada de Huxley, cutícula radicular e o talo piloso (TP), subdividido em: cutícula pilosa, córtex e medula. Ambas as camadas, BRI e TP, têm alta taxa proliferativa e são elas que elaboram o pelo. O ciclo de crescimento do pelo é dividido em três fases principais: 1. anagênese (proliferação); 2. catagênese (regressão); e 3. telogênese (repouso). Esse ciclo é influenciado por diversas vias, como fase do desenvolvimento, comportamento social, hormônios sexuais, predeterminação genética (posição anatômica) e outros. Existe, também, uma invaginação da derme na direção do bulbo piloso (Fig. 6-21), formando a papila pilosa ou a papila dérmica (PD). A PD é formada por células que influenciam diretamente o ciclo piloso desde a fase embrionária. A formação do pelo é um processo semelhante à cornificação da epiderme, incluindo a presença de melanócitos no processo de queratinização, o que dá cor ao pelo.

Lâmina basal

A lâmina basal também é conhecida como membrana basal ou junção dermoepidérmica. Ela mede, em média, menos de 0,5 μm de espessura e é constituída por um complexo proteico depositado pelos queratinócitos basais da epiderme e pelos fibroblastos da derme papilar. Defeitos ou patologias nessa região resultam em manifestações bolhosas, como epidermólise e penfigoide. A lâmina basal exerce funções fundamentais para a estrutura da pele, como ancoragem da epiderme na derme, guia para a migração de queratinócitos em processos de cicatrização, travessia para células acessórias da pele (células imunes etc.) e fronteira fisiológica para os componentes da epiderme e da derme. Histologicamente, a lâmina basal pode ser subdividida em:

- *Membrana basal:* é constituída pela membrana basal dos queratinócitos adjacentes. É rica em hemidesmossomos, colágeno 17, integrinas α6β4 e plectina.
- *Lâmina lúcida:* é menos densa, com filamentos de ancoragem intercruzados, rica em lamininas 1, 5 (também conhecidas como calinina e epiligrina, respectivamente), 6 e 10, colágeno 7, nidogênio (ou entactina) e unceína.
- *Lâmina densa:* é considerada o esqueleto básico de todas as lâminas basais de todos os tecidos. É, essencialmente, constituída por colágeno 4.
- *Zona fibrilar:* é a região de adesão da derme, rica em fibras de ancoragem como: colágenos 1 e 3, fibronectina e fibulina. É nessa região, também, que se encontram as terminações nervosas.

Derme

A derme possui uma função importante no suporte físico (força mecânica e elasticidade) e nutricional da epiderme, pois aloja vasos sanguíneos e linfáticos que difundem nutrientes e troca gasosa. Ela constitui uma camada mais espessa que a epiderme. A população celular predominante é composta por fibroblastos, que podem ser subdivididos em: fibroblastos papilares, reticulares e pilosos (ou associados a folículos pilosos). Histologicamente, a derme pode ser dividida em quatro domínios funcionais. São eles:

- *Derme papilar:* camada mais celular e próxima da lâmina basal e da epiderme. Possui média de 400 μm de espessura e é composta, essencialmente, por fibroblastos. Sua estrutura de matriz extracelular é frouxa e predominantemente composta por colágenos 1 e 3, mas também contém colágenos 12 e 17, fibras elásticas (elastina, fibrilina etc.) proteoglicanos e glicoproteínas (decorina, tenascina-C, sulfato de condroitina, heparana, sulfato, ácido hialurônico etc.). É uma região de grande concentração de microcirculação originada a partir das redes papilar e cutânea. Além dos fibroblastos papilares, que são mais proliferativos do que os reticulares, existem também outros componentes celulares, como mastócitos, granulócitos, eosinófilos, macrófagos, células de Langerhans, dentre outras. É uma região rica em inervações tácteis, contendo corpúsculos de Wagner-Messner, Vater-Pacini e Krause, que diferem em suas organizações celulares e posições espaciais dentro da derme.
- *Rede subpapilar:* camada descontínua que possui organização ainda mais frouxa de matriz extracelular e abriga maior concentração de capilares sanguíneos e linfáticos que servem de tronco para microcirculação e inervação da pele.
- *Derme reticular:* camada menos celularizada, com fibroblastos menos proliferativos e mais volumosos. A matriz extracelular da derme reticular é densa, predominantemente composta por colágeno 1, mas também possui colágeno 14, tenascina-X, fibras elásticas, proteoglicanos e glicoproteínas.
- *Rede cutânea:* camada descontínua na interface da derme reticular com a hipoderme, abrigando maior concentração de capilares sanguíneos e linfáticos que também servem de tronco para a microcirculação da pele.

Hipoderme

O tecido hipodérmico é rico em adipócitos, que contribuem, significativamente, para as funções de reserva energética, proteção mecânica e isolamento térmico da pele. Estudos fisiológicos recomendam que o tecido gorduroso não ultrapasse 20% do peso total do indivíduo. Sua presença e espessura variam de acordo com a faixa etária, gênero, posição anatômica, dieta e comportamento social. Histologicamente, a hipoderme é uma camada de células adiposas (uni e multiloculares), podendo formar tecido adiposo de gordura branca (adipócitos uniloculares), parda (adipócitos multiloculares) ou marrom (adipócitos multiloculares ricos em mitocôndrias). O tecido adiposo é extremamente rico em vasos sanguíneos e linfáticos.

A hipoderme ainda pode ser subdividida em:

- *Camada subcutânea:* esta camada gordurosa está organizada em septos fibrosos paralelos, dispostos como uma colmeia perpendicular à superfície nas

mulheres, mas entrecruzados nos homens. Por esse motivo, o espessamento do tecido adiposo subcutâneo nas mulheres gera um desenho com relevo celular denominado celulite.
- *Camada profunda:* essa camada não possui organização definida e está relacionada com o acúmulo da reserva de energia.

CÉLULAS-TRONCO DA PELE

Os tecidos epiteliais possuem uma taxa de renovação muito elevada. Essa atividade de manutenção da estrutura do tecido exige controle rigoroso de proliferação das células. Na pele já foram descritos múltiplos sistemas de células-tronco. Assim como em qualquer outro sistema já estudado, as células-tronco da pele também se encontram e dependem de estruturas microambientais características, compostas por células e matriz extracelular distintas, chamadas de nichos.

As principais características das células-tronco são: capacidade de autorrenovação, diferenciação em mais de um tipo celular e capacidade de regeneração dos componentes teciduais em que estão alojadas. A plasticidade das células-tronco da pele já foi demonstrada por sua capacidade de recuperar o sistema hematopoiético da medula óssea após transplante em modelos animais, pelo potencial de gerar camundongos clonados, e pelo potencial de gerar tipos celulares distintos, como células de Schwann, osteoblastos e adipócitos.

Na epiderme

A epiderme possui pelo menos três sistemas de células-tronco, definidos como células-tronco interfoliculares (CTIs), células-tronco foliculares (CTFs), células-tronco sebáceas (CTSs) e células-tronco da crista neural (CTCs). Apesar de ser consensual a existência de um estoque de células-tronco da pele, a relação de independência ou interdependência entre elas ainda é discutida na literatura científica, com dados experimentais de todas as propostas.

■ Células-tronco interfoliculares – CTIs

Como já mencionado anteriormente, a camada basal de queratinócitos é mais primitiva e altamente proliferativa. Nesse estrato basal podem-se encontrar unidades celulares organizadas em grupos, ou ninhos, que podem ser identificados pela expressão da integrina β_1, MCSP (*melanoma condroitin sulphate proteoglycan* – proteoglicano com sulfato de condroitina de melanoma). Em sistemas *in vitro* de cultivo da epiderme, essas células primitivas do estrato basal são mais eficientes em formar colônias e, por isso, são chamadas holoclones. As subpopulações relacionadas com menores níveis de expressão de β_1, são menos proliferativas, denominadas de meroclones e paraclones. Essas células estão intercaladas no estrato basal, entre os queratinócitos e, por isso são conhecidas como células-tronco interfoliculares, ou CTIs. Geralmente esses grupos de células estão concentrados no ápice ou no fundo das vilosidades ou papilas epidérmicas (Fig. 6-22).

As CTIs também expressam as combinações de receptores $\alpha_3\beta_1$, característicos de estruturas de adesão focal, e $\alpha_6\beta_4$, característicos de hemidesmossomos, que ancoram os queratinócitos na lâmina basal. As interações de adesão focal estão relacionadas com a via de sinalização intracelular de FAK (*focal adhesion kinase* – quinase de adesão focal), que ativa RAS-MAPK. Modelos de deficiência de FAK demonstram que há maior resistência da epiderme a cânceres quimicamente induzidos. Uma das características de manifestações cancerosas é a proliferação exagerada.

Em condições fisiológicas, o estado natural das células-tronco é de quiescência. Nesse caso, as CTIs têm influência do balanço da presença de fatores adsorvidos nos proteoglicanos da matriz extracelular, como TGF-β, que inibe a proliferação; EGFs (*epidermal growth factors* – fatores de crescimento epitelial); e IGFs (*insulin-like growth factors* – fatores de crescimento tipo insulina), que estimulam a proliferação com a diminuição da expressão de β_4 como um dos mecanismos propostos. Outra via de sinalização já identificada é o sistema *Notch* expresso pelos fibroblastos dérmicos. *Notch* ativa Delta-1, expresso nas CTIs, e esse inibe a expressão de p63. O gene p63 está relacionado com a capacidade proliferativa da camada basal de células da epiderme. A isoforma ΔN do oncogene p63 parece ser o gene *master* da epiderme, uma vez que o modelo animal deficiente para esta isoforma não resiste à vida pós-parto por causa da pele imatura, morrendo por desidratação *(apud.)*

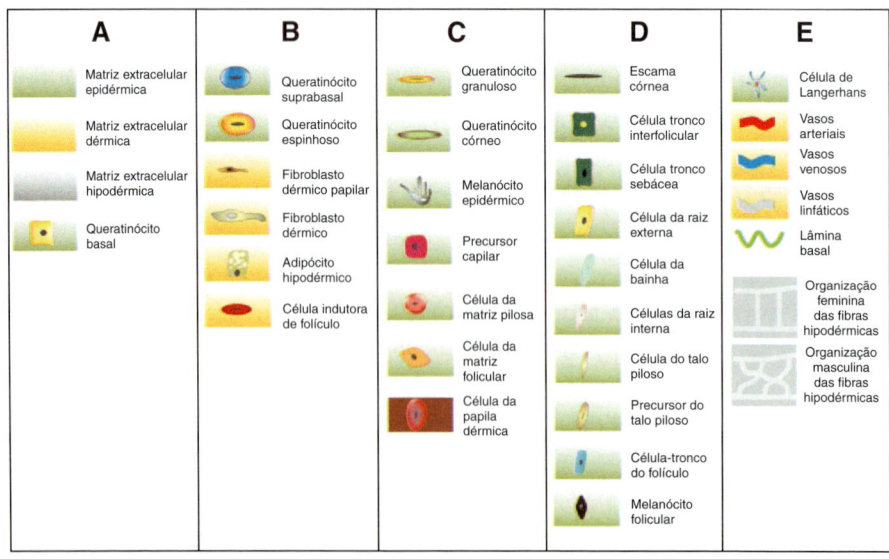

Fig. 6-22. Grupos celulares concentrados na pele.

O modelo teórico postula que, provavelmente, a divisão assimétrica dessas células gera duas células-filhas. A divisão perpendicular, ou diagonal, origina um clone que permanece em contato com a lâmina basal mantendo a autorrenovação e; outro clone que sai afastado da lâmina basal, entrando no processo da diferenciação terminal ou queratinização. Essa última possui um desbalanço no conteúdo intracelular de componentes, como a alta concentração de Numb, inibidor de *Notch* que é um elemento importante para a manutenção das células-tronco. Numb também inibe o sistema PKC, que diminui p63, causando aumento em IκBKα, que é um dos indutores conhecidos de diferenciação para o estrato espinhoso.

Quando isoladas, as CTIs são capazes de reestruturar a epiderme *in vitro*, incluindo os anexos epidérmicos. Às CTIs é atribuída a atividade de homeostasia ou reposição da epiderme *in vivo*. Entretanto, em situações de trauma essa atividade das CTIs depende do reforço a partir do segundo sistema de células-tronco da pele, as CTFs.

■ Células-tronco foliculares – CTFs

É no complexo histológico do folículo piloso que se encontram as células-tronco foliculares (CTFs), sebáceas (CTSs) e da crista neural (CTCs). Logo abaixo do poro da glândula sebácea encontra-se uma pequena região chamada de broto *(bulge)*, onde há uma concentração de CTFs e CTCs, em um nicho específico, na mesma região de ancoragem do músculo eretor do pelo, o broto.

A região do bulbo capilar com a papila dérmica (PD) é formada, hierarquicamente, durante o desenvolvimento dos folículos pilosos na fase embrionária, através de um balanço refinado de morfógenos, como Noggin, que é um inibidor da via de BMPs, favorecendo LEF-1 e estimulando a foliculogênese; Wnt10b, que estimula a estabilização de β-catenina, promovendo a proliferação das células epidérmicas, dentre outros já conhecidos. Esses eventos culminam na delimitação das regiões ou nichos específicos do folículo piloso, como no caso do broto.

Na região do broto as células equivalentes da BRE possuem características semelhantes aos holoclones epidérmicos, ou seja, formam colônias maiores e mais numerosas *in vitro*, as CTFs. Essas células em humanos podem ser identificadas fenotipicamente pela expressão de CD200, PHLDA-1, folistatina e *frizzle-1*, mas são negativas para CD24, CD34, CD71 e CD146. Modelos animais de trauma demonstram que as CTFs são fenotipadas como CD71, CD34, α6, S100A4 e K15.

■ Células-tronco sebáceas – CTSs

Alguns estudos demonstram que as glândulas sebáceas dos folículos pilosos possuem uma população de células primitivas, fenotipicamente distintas das populações até então descritas. Em modelos animais essas células são identificadas pela expressão de Blimp1 (fator de transcrição repressor de c-myc) e MTS24/Plet-1 (proteína ainda órfã). Análises moleculares demonstram um padrão semelhante às CTFs, mas ainda não há dados que comprovem uma origem comum ou interdependente. Sendo assim, essa população é denominada, aqui, de CTS.

■ Células-tronco da crista neural – CTCs

Recentemente, foi descrita uma população de células que coabitam o nicho do broto com as CTFs. Essas células seriam derivadas da crista neural e podem ser identificadas pela expressão de nestina, K15 e CD34. A estas células é atribuída a capacidade de regeneração das células neuroectodérmicas (neurônios, melanócitos etc.) da pele, derivadas da crista neural, chamadas aqui de CTCs.

Apesar de tudo, ainda não está definida a relação entre CTIs, CTFs, CTSs e CTCs. Ou seja, ainda não é consenso se uma população é capaz de repor ou originar a outra.

Na derme

■ Células-tronco da derme e hipoderme

Os tecidos cutâneos de origem mesodermal, a derme e a hipoderme, possuem seus próprios sistemas de células-tronco, enquadrando-se, globalmente, no conceito de células-tronco mesenquimais. Um deles está claramente associado a vasos sanguíneos. As células pericapilares, os pericitos, e as células abluminais dos pequenos vasos, que correspondem às células adventiciais, foram caracterizadas como células-tronco mesenquimais. Sendo que o lado abluminal dos vasos pode ser aparentemente considerado com o nicho dessas células.

O tecido adiposo hipodérmico possui, também, células-tronco residentes, cujas propriedades são essencialmente mesenquimais. Suas relações com as células-tronco mesenquimais de outras fontes e, notadamente, com as células mesenquimais da medula óssea, estão ainda sendo discutidas. O tecido adiposo é ricamente vascularizado e pelo menos uma parte das células-tronco residentes pode derivar das células perivasculares. Em todos os casos, as células-tronco mesenquimais dérmicas e hipodérmicas participam, ativamente, nos processos de reparo e regeneração. Elas geram os miofibroblastos, células fundamentais na cicatrização e no reparo da derme e tecidos moles em geral, dando origem aos fibroblastos. Elas podem gerar, também, os tecidos dos sistemas musculoesquelético e vascular, participando ativamente nos processos de reparo e regeneração.

Reparo/Regeneração

A compartimentalização dos processos reparadores ou regenerativos da derme e da hipoderme é de difícil tarefa. Essas camadas, essencialmente de origem mesodérmica, possuem interações moleculares e de organização com os componentes epidérmicos, que trazem complexidade ao entendimento de todos os elementos envolvidos na regulação da homeostasia e na regeneração da pele.

As células predominantes da derme são os fibroblastos, mas também há uma vascularização que gera massa crítica significativa. Todos os componentes mesodérmicos possuem uma renovação basal a partir de fontes locais, ou seja, a proliferação de células residentes. Mas há uma grande contribuição de sistemas de células primitivas derivadas da medula óssea, da própria hipoderme (células-tronco mesenquimais do tecido adiposo) e das células perivasculares, os chamados pericitos. Entretanto, ainda não há um modelo definido que consiga hierarquizar ou elencar por grau de importância ou cronologia desses componentes primitivos e suas atividades.

Cicatrização

A pele é um tecido extremamente vascularizado e inervado, como discutido anteriormente. Como consequência de uma situação de trauma, seja por queimadura, perfuração ou qualquer outra interrupção do tecido estabelecido, ocorrerá uma hemorragia local e esta irá engatilhar uma cascata de eventos fisiológicos, objetivando a restauração da lesão. Didaticamente, o processo de cicatrização ou regeneração da pele pode ser dividido em três etapas principais: (I) fase inflamatória, (II) fase proliferativa e (III) fase de remodelamento tecidual.

A fase inflamatória é mais aguda, em que a hemorragia dispara a cascata de coagulação e as plaquetas liberam seu conteúdo. É uma reação extremamente rica em fatores que recrutam e ativam células, desde células do sistema imune até células do próprio tecido, passando pelas células vasculares. O coágulo formado na lesão é rico em matriz e a região da lesão torna-se povoada por diversas células que participarão da regeneração do tecido, tudo em um ambiente rico em fatores que promovem a proliferação de todas elas. Nesse momento começa a se estabelecer o chamado tecido de granulação, rico em vascularização, que é essencial para o sucesso da recuperação ou fechamento da lesão. Nessa fase participam ativamente os estoques de células-tronco da pele.

Na fase proliferativa do tecido de granulação, rico em células de diversos tipos, haverá um depósito de matriz extracelular carregada de fatores inflamatórios. Essa matriz fibrosa começa a ser reorganizada pela dinâmica das células ativadas que participam dessa fase de remodelamento do tecido. É nessa fase de restauração que pode haver um desvio para uma atividade hipertrófica de fibrose, que leva à cicatriz queloide, ou à regeneração sem cicatriz, como ocorre no feto. Este viés ocorre, principalmente, pela qualidade dos componentes que o tecido de granulação deixa, combinado com a extensão da lesão. A regeneração sem cicatriz no feto está relacionada com a baixa expressão de TGF-β_1 e β_2, alta concentração de colágeno 3, TGF-β_3 e ácido hialurônico. Quadro este que é o oposto nas lesões pós-parto. Portanto, todo o processo de regeneração necessita de uma irrigação sanguínea bastante pronunciada e qualquer deficiência neste quesito básico prejudicará o metabolismo da cicatrização, como ocorre no envelhecimento e em patologias como o diabetes.

Senescência

O envelhecimento gera uma série de modificações fisiológicas que incluem a diminuição da densidade de microcirculação da pele e depósito desproporcional de gordura em tecidos mesenquimais. A diminuição da vascularização causa a diminuição das camadas celulares da pele, ficando mais fina. Isso diminui o metabolismo do tecido que deixa de secretar a substância amorfa da derme. Portanto, a pele começa a ficar descolorida, fina e perdendo elasticidade.

Muitas iniciativas terapêuticas são necessárias para tentar restabelecer a estrutura da pele, seja para um resultado estético, uma reconstrução de perda de substância ou degeneração patogênica. As melhores alternativas envolvem técnicas de biotecnologia e bioengenharia e essas ainda necessitam, na maioria dos casos, de produtos e serviços de bancos de pele.

■ Banco de pele

"Entende-se por Banco de Pele o serviço que, com instalações físicas, equipamentos, recursos humanos e técnicas adequadas, tenha como atribuições a realização da triagem clínica, laboratorial e sorológica dos doadores de tecidos, retirada, identificação, transporte para o banco, processamento, armazenamento e disponibilização de tecido cutâneo e seus derivados, de procedência humana, para fins terapêuticos, pesquisa e ensino". Essa é a definição para bancos de pele, que consta na norma RDC nº 220, de 27 de dezembro de 2006, aprovada pela Agência Nacional de Vigilância Sanitária, que dispõe sobre o regulamento técnico para o funcionamento de bancos de tecidos musculoesqueléticos e de bancos de pele de origem humana.

Legislação

A eficácia e a segurança dos procedimentos realizados por bancos de pele devem ser garantidas por rigorosos testes de controles de qualidade, validação dos processos e estabelecimento de procedimentos operacionais padrões (POP). No Brasil, a Agência Nacional de Vigilância Sanitária (ANVISA) é o órgão competente que estabeleceu as normas para o funcionamento dos bancos de pele e os fiscaliza, a fim de garantir seu cumprimento.

Os padrões de qualidade recomendados e a exigência de manipulação, segundo as normas gerais de boas práticas de manipulação (BPM), visam à garantia de que todo o processo seja controlado e constantemente monitorizado. O controle do processo abrange estrutura, equipamentos, material e pessoal técnico. Todos esses pontos de controle devem ser desenvolvidos e implementados pelo programa da qualidade do banco de pele, que deve incluir um manual de qualidade.

Os controles para pele doada seguem os procedimentos já previstos para a legislação de doação de órgãos, que inclui a triagem sorológica do doador. Há obrigatoriedade de realização de exames laboratoriais em todas as doações para identificação das seguintes doenças transmissíveis pelo sangue, seguindo os algoritmos para triagem de doadores de sangue: hepatite B (HBsAg e anti-hBc total), hepatite C (anti-hCV), HIV-1 e HIV-2 (anti--HIV-1 e 2), doença de Chagas (anti-*T. cruzi*), sífilis (um teste treponêmico ou não treponêmico), HTLV-I e HTLV-II (anti-HTLV I e II), toxoplasmose (antitoxoplasma IgG e IgM) e citomegalovírus (anti-CMV IgG e IgM), pois o objetivo dos produtos e serviços de um banco de pele é atender pacientes muito debilitados e geralmente de alto risco.

Aplicações

A importância e o uso clínico de pele humana enxertada são conhecidos, mas a oferta ainda é bastante. O primeiro registro de uso de pele cadavérica para o transplante de pele data de 1881, por Girdner (*apud*). Entretanto, somente em meados do século XX foram montados os primeiros bancos de pele. A partir de então, vários bancos de pele foram montados nos EUA e na Europa.

As vantagens de enxertos de pele para a cobertura de feridas vão desde a restauração das funções fisiológicas da pele, como regulação térmica, prevenção da desidratação por meio da evaporação de água, até a geração de barreira mecânica para proteção das lesões contra agentes químicos e contaminantes microbiológicos.

Patologias que impossibilitam o uso de pele autóloga são beneficiadas pelo uso de pele enxertada alogênica de forma evidente e indiscutível. Os bancos de pele são capacitados para o desenvolvimento de bioprodutos a partir de pele cadavérica doada, possibilitando o tratamento de tais enfermidades. Os produtos de banco de pele mais utilizados são a pele criopreservada e a derme acelularizada e livre da camada de epiderme. A pele preservada em glicerol é um bom curativo temporário e também útil para transplante após a desbridação cirúrgica de feridas. O Quadro 6-10 cita as diferentes formas de uso clínico de produtos de bancos de pele.

Quadro 6-10. Uso clínico dos produtos de bancos de pele

Produto do banco de pele, preparado a partir de peles cadavéricas doadas	Uso clínico
Pele preservada em glicerol	Curativo temporário
Pele criopreservada	Curativo temporário Enxerto
Derme acelularizada	Enxerto Substituto dérmico
Queratinócitos homólogos cultivados *in vitro*	Curativo temporário Estimulante de cicatrização da ferida
Queratinócitos e fibroblastos autólogos cultivados *in vitro*	Composto dermoepidérmico reconstruído como modelo de pele humana

Uma alternativa para o uso dos grandes sítios de doação autóloga, para a cobertura de feridas é o uso de células obtidas a partir de pequenas biópsias autólogas de pele. Fibroblastos e queratinócitos podem ser obtidos e expandidos em condições controladas de cultivo celular entre 4 a 6 semanas, podem ser obtidos números satisfatórios de células para a terapia autóloga. Para utilização como enxerto, podem ser produzidas monocamadas de epiderme ou derme ou compostos dermoepidérmicos, esses últimos com a utilização de derme acelular alogênica ou de substitutos dérmicos sintéticos. Os compostos dermoepidérmicos possuem os mesmos benefícios dos substitutos autólogos, com a grande vantagem de serem obtidos a partir de poucos centímetros quadrados de pele. Uma vez enxertados, restauram imediatamente a estabilidade fisiológica da pele, porém, o uso de células autólogas pode retardar o tratamento em razão do tempo necessário para a expansão *in vitro* das células obtidas de biópsias de pele. No entanto, para compensar o tempo prolongado e necessário para o crescimento de células e produção do substituto, existem as vantagens da diminuição da área de doação e da redução do número de procedimentos para a realização de cobertura das feridas, resultando em diminuição no tempo de internação. Durante o preparo das células autólogas, outros substitutos podem ser utilizados na cobertura temporária das feridas.

O sucesso do transplante está associado à condição física do leito da ferida. A derme é responsável pela integridade estrutural da pele, elasticidade e plexo vascular. Enxertos de epiderme cultivada sem derme não produzem resultados satisfatórios, em decorrência da baixa estabilidade mecânica atingida, causando descolamento da epiderme, deformação e contratura da cicatriz. Para um resultado ideal de pega do enxerto, os queratinócitos autólogos devem aderir completamente ao leito, proliferar e diferenciar. A adesão é dependente da formação da membrana basal e da maturação. Quando a ferida conserva a membrana basal, a reepitelização acontece rapidamente. Quando a membrana basal é danificada, a interação epiderme–derme fica dependente da reorganização e reestruturação da conformação de seus componentes. Quando derme e epiderme são perdidas na lesão, a substituição de ambas as camadas torna-se necessária.

Por essa razão, o transplante de células epidérmicas deve-se utilizar de estruturas que funcionem como substrato para o crescimento celular, e como alternativa utiliza-se pele alogênica de banco de pele ou substitutos dérmicos comerciais, todos associados à bioengenharia (discutido posteriormente).

Indicações clínicas*

- *Grandes queimados:* o principal uso de enxerto de pele autóloga ou alogênica é no tratamento de grandes queimados. Estes pacientes sofrem pela perda das funções da pele em extensão e profundidade, e a cobertura das feridas em curto período de tempo é uma das condições determinantes para o bom resultado do tratamento, estando associado ao declínio da mortalidade. O tratamento de queimados compreende a excisão da pele queimada por desbridamento, hidratação do paciente, controle de infecções e suporte nutricional, que compreende a aplicação de enxerto e substituição da pele. O autoenxerto com camadas de pele é considerado o tratamento preferencial para cobertura de áreas queimadas, mas sítios de doação para autoenxerto são limitados em pacientes com áreas extensas de queimaduras. Nesses, a cobertura das feridas requer repetidas retiradas de pele para doação, o que está associado ao aumento da dor, à cicatrização dos sítios de doação e consequente ao aumento do tempo de hospitalização. Os substitutos de pele podem ser de doação alogênica total ou parcial, com uso em composto dermoepidérmico (alógeno-autólogo).
- *Tratamento de nevos congênitos gigantes:* na retirada de nevos gigantes, a reconstrução cirúrgica é sempre considerada. As técnicas disponíveis para a reconstrução compreendem a reconstrução completa do tecido da pele, incluindo derme e epiderme, ou parte dele. Nevos congênitos podem atingir áreas extensas de superfície corporal e estar associados à incidência de pontos de lesões tumorais. Nos casos em que a transformação maligna é observada e a intervenção cirúrgica indicada com urgência, não é possível a expansão de células autólogas para o preparo do substituto dérmico autólogo, pois é necessário um tempo de crescimento das células e formação do composto dermoepidérmico. Esses podem ser beneficiados com o uso de enxerto autólogo. O tamanho da área necessária para doação é limitante e está associada à morbidade do paciente, além de possibilitar a formação de cicatrizes hipertrófi-

---

*A baixa disponibilidade de doação de pele faz com que várias das terapias indicadas não tenham o benefício do transplante de pele. Dessa forma, o uso principal é o grande queimado.

cas. Portanto, a indicação deve ser muito cuidadosa com relação aos resultados estético e funcional.

- *Úlceras venosas e arteriais de pernas:* peles doadas preservadas em glicerol ou criopreservadas correspondem aos melhores materiais para cobertura temporária de úlceras de perna, venosas ou arteriais, profundas e com perda do tecido da pele. A vantagem é a prevenção da dissecação do leito da ferida, criando um ambiente mais favorável para que a regeneração do tecido aconteça, além da diminuição da dor, rápida e radicalmente em grande parte dos casos, com diminuição do risco de infecção, estímulo da neovascularização, redução do tempo de cicatrização, cobertura de tendões expostos e/ou ossos e promoção do leito ideal para o transplante de pele ou, simplesmente, atuando como curativo temporário.
- *Úlceras de pés diabéticos:* a úlcera de pé diabético é uma frequente complicação em pacientes diabéticos. O tratamento visa à restauração da perfusão da derme, tratamento de infecção, controle metabólico, tratamento da comorbidade e aceleração da cicatrização. Os tratamentos locais incluem uso tópico de fatores de crescimento, terapia com oxigênio hiperbárico, pele humana criada por meio de bioengenharia e produtos de matriz extracelular. Os resultados com o uso de produtos de banco de pele são poucos, mas demonstram a funcionalidade destes tecidos para este tratamento.
- *Lesões pós-trauma:* enxertos com pele homóloga ou de composto dermoepidérmico (homólogo-autólogo) são utilizados para a prevenção de necrose e perda de função osteoauricular, em casos de perda extensa de pele por trauma, com exposição de ossos e tendões.
- *Feridas cirúrgicas:* o uso de pele alogênica como curativo biológico ou como parte de enxerto é realizado após cirurgias que envolvem grande perda de pele, como acontece em cirurgias de Moh, quando é realizada a excisão de tumores extensos de pele. O tratamento tradicional das feridas crônicas inclui o uso de agentes tópicos e oclusão das feridas ou, ainda, enxerto de camadas de pele ou de pele total, derme mais epiderme. Da mesma forma como ocorre com o paciente queimado, o enxerto autólogo é árduo, pois requer a retirada de pele de áreas saudáveis, o que pode ser impossibilitado de acordo com a condição clínica do paciente. Quando grandes procedimentos de reconstrução são contraindicados, o curativo biológico, como enxerto de pele alogênica criopreservada, promove cobertura ideal durante o período de cicatrização. O uso de pele enxertada proporciona melhor efeito anestésico no reparo de perdas graves de pele associado à eletrocussão, amputação, úlceras de radiação, quando comparado a outros tratamentos.
- *Epidermólise bolhosa:* a epidermólise bolhosa é caracterizada por erosão e formação de bolhas na epiderme, com diferentes graus de acometimento. É uma doença genética heterogênea, com comprometimento primário das proteí-

nas da membrana basal da pele, resultando em fragilidade mecânica. As feridas em pacientes portadores de epidermólise bolhosa dificilmente são evitadas e tendem a progredir para feridas crônicas. A terapia gênica ainda não está disponível e o autoenxerto não é viável. O manuseio clínico é limitado à proteção da pele contra lesões, incluindo uso de bandagens estéreis e uso tópico de antibióticos e analgésicos. Há relatos de uso de materiais de bancos de pele, variando dos compostos enxertados a simples culturas de queratinócitos homólogos cultivados, na terapia da epidermólise bolhosa congênita. Derme e/ou pele homóloga foram propostas, principalmente, nas formas distróficas da doença a fim de facilitar a cicatrização da ferida e a recuperação funcional do tecido e, por outro lado, corrigir deformidades após cirurgias plásticas ou, simplesmente, como cobertura temporária de áreas que perdem epitélio de forma crônica. Os métodos que envolvem enxerto de compostos dermoepidérmicos cultivados mostraram boa integração do enxerto e baixa incidência de novos pontos de erupção.

- *Cobertura de áreas críticas:* derme acelular homóloga com ou sem autoenxerto mostra bom resultado no tratamento de queimaduras de áreas pequenas, porém importantes, como no caso de queimaduras de palma, sola, pescoço e áreas periarticulares, quando as probabilidades de complicações como infecções, cicatrizes hipertróficas, formação de bolhas e hiper ou hipopigmentação são aumentadas. O uso de derme acelularizada de doadores de bancos de pele acrescida de queratinócitos autólogos cultivados *in vitro* é uma solução alternativa.
- *Preenchimentos cutâneos:* coleta autóloga de fragmento ou biópsia de pele rica em folículos pilosos (preferência na nuca), com objetivo de cultivo celular de fibroblastos dérmicos para geração, *in vitro*, de suspensão de células para serem reinjetadas em locais de depressões cutâneas, como: rugas, rítides, cicatrizes de acne, dentre outras aplicações.

Alguns autores sugerem que os componentes dérmicos acelularizados são de nenhuma ou de muito baixa imunogenicidade e, por essa razão, fazem uso desse material em cirurgias estéticas de pálpebras e face, considerando que esse é um produto biocompatível, atóxico, não alergênico, de boa manipulação e associado a um mínimo de inflamação.

Metodologia

A metodologia tradicional de preparo de peles, por bancos de pele, é fundamentada em dois princípios básicos de viabilização do tecido para uso clínico: descontaminação e preservação.

A pele possui uma população comensal mista de bactérias e fungos, que pode ser prejudicial ao tecido retirado para transplante e, por essa razão, é importante eliminar ou minimizar todos os microrganismos antes do momento de coleta da pele. O armazenamento sob refrigeração até o momento do processamento, além de servir para o controle de contaminação, tem ação na preservação da viabilidade da pele. A redução da temperatura reduz a taxa metabólica das células e, por consequência, a necessidade de nutrientes e a produção de metabólitos tóxicos. O processamento deve ser iniciado até 24 horas após a coleta.

PRESERVAÇÃO DA PELE

Para promover os melhores resultados clínicos, as peles devem ser processadas e armazenadas de modo que preservem sua integridade estrutural por longos períodos de tempo. O processo de preservação acontece por congelamento (criopreservação) ou por uso de agentes químicos. As bases da preservação dos tecidos por longos períodos de tempo são: ausência de microrganismos e imobilização ou sequestro das moléculas de água, que é responsável, entre outras coisas, por possibilitar a atividade enzimática e a consequente degradação da matriz.

A remoção da água dos tecidos pode ser feita de três formas: congelamento, em que há formação de gelo em temperaturas muito baixas; uso de altas concentrações de soluto, quando as moléculas de água são sequestradas por moléculas de soluto; e secagem a frio, quando há remoção das moléculas de água a vácuo em baixas temperaturas. Nesse último método, a água residual fica em torno de 5% e, por essa razão, não é aceito por todos os serviços de banco de pele.

As estratégias de preservação mais utilizadas hoje em dia nas rotinas de bancos de pele compreendem:

- A criopreservação com agentes crioprotetores [glicerol ou dimetil sulfóxido (DMSO)], garantindo bons resultados para o uso clínico em até 5 anos.
- A preservação em glicerol desenvolvida pelo Euroskin Bank.
- A preservação em propilenoglicol.

ESTERILIZAÇÃO DA PELE

Os tipos possíveis de esterilização da pele para uso clínico são irradiação γ, glicerol e óxido de etileno. O uso do óxido de etileno como única metodologia resulta em danos na estrutura dérmica e, por essa razão, a esterilização com óxido de etileno só acontece após o tratamento com glicerol, promovendo resultado mais satisfatório em termos de manutenção da estrutura da derme, como: morfologia, maleabilidade e tensão, apropriadas à reconstrução da pele.

Recentemente foi demonstrada a ação de ácido peracético como alternativa para o uso do óxido de etileno em decorrência da discussão sobre possíveis efeitos genotóxicos dos seus produtos de reação. O ácido peracético é um agente de esterilização eficaz contra bactérias, fungos, vírus e esporos e é utilizado no processamento de diferentes tecidos para uso clínico, como ossos, válvulas e intestino delgado.

O glicerol possui atividade antimicrobiana e inativação de partículas virais, porém, não resulta em níveis apropriados de esterilização do tecido para o uso clínico, pois não elimina esporos.

■ O estado da arte

Curiosamente, o desenvolvimento do conhecimento científico na área da pele humana foi mais agudo no domínio da cirurgia plástica estética e reconstrutiva. Existe, hoje em dia, uma evolução significativa na pesquisa forense sobre a biologia das lesões cutâneas para indicações de natureza, causa e cronologia da lesão cadavérica. Mais recentemente, a bioengenharia da pele ressurgiu com os protocolos *in vitro* definidos no início dos anos 1980. Isso foi resultado do aumento dos movimentos contra o uso de animais em testes laboratoriais para avaliação de eficácia e segurança da indústria química, farmacêutica e cosmética.

As terapias gênicas, com modificação ou correção genética de células aplicáveis em procedimentos terapêuticos, também estão ganhando força no ambiente clínico, uma vez que os resultados são bastante favoráveis para situações abrangentes como a epidermólise bolhosa. Somando todos os avanços das tentativas de se criar uma estrutura de pele para restauração ou regeneração em situações humanas de trauma ou doença, pode-se notar um destaque para duas áreas predominantes: bioengenharia e biotecnologia.

Bioengenharia e uso experimental

■ Toxicologia *in vitro*

Um importante aspecto da dermatologia é o estudo dos efeitos sistêmicos de substâncias tóxicas que podem entrar em contato com a pele. O estudo dessas drogas não deve ser conduzido em humanos e o uso de animais experimentais é cada vez menos aceito eticamente, além de não ser apropriado para esse fim. Peles doadas frescas ou congeladas e compostos dermoepidérmicos podem ser utilizados como modelo experimental para o teste de drogas.

■ Substitutos de pele

Determinadas situações clínicas limitam o uso de células autólogas, citando como exemplo pacientes com epidermólise bolhosa, para os quais não é indicada a excisão de biópsias, pacientes portadores de nevos gigantes congênitos com sítios de lesões melanocíticas tumorais, necessitando de retirada imediata do nevo, e pacientes com queimaduras extensas, que devem ter suas condições fisiológicas restauradas em curto período de tempo. Para tais situações, tornou-se necessário o desenvolvimento de substitutos comerciais de pele, considerando-se que em muitos países não há oferta suficiente de bancos de pele por razões financeiras, tecnológicas, éticas ou culturais.

Os substitutos de pele foram desenvolvidos, idealmente, para prover toda a estrutura e função da pele nativa. Mas, infelizmente, até o momento, não há no mercado um produto que possa substituir, completamente, a pele humana em sua complexidade, incluindo todos os tipos celulares, como células endoteliais e melanócitos. Entretanto, vários substitutos de pele são utilizados para reconstrução de uma ou de ambas as camadas da pele, favorecendo a cicatrização de feridas em várias situações clínicas, como demonstrado no Quadro 6-11. Esses substitutos de pele podem atuar de forma temporária ou permanente na cobertura de feridas, dependendo de seu *design* e de sua composição.

A condição principal é de que os equivalentes dérmicos devem ser, fisicamente, fortes e facilmente manuseáveis. Os fibroblastos dentro da matriz de colágeno devem permanecer viáveis durante a remodelagem. O equivalente dérmico deve ser estável, isto é, os fibroblastos contraem-se e reorganizam a matriz, que deve ser resistente à hidrólise da colagenase presente no sítio da ferida.

Questões éticas envolvendo a tecnologia de pele

Como descrito até aqui, a tecnologia científica na área de pele indica uma fase entrante do uso de biotecnologia em pele para o desenvolvimento de novas estratégias terapêuticas para regeneração e reconstrução da pele. Também se chama atenção para a importância do desenvolvimento e uso de sistemas *in vitro* que substituem o uso de animais nas linhas de produção de produtos químicos, farmacêuticos e cosméticos.

A evolução dessas tecnologias em pele necessita, pelo menos neste período de transição, de produtos e serviços de banco de pele. Recentemente, o Brasil regulamentou a implementação de um banco de pele, mas uma instituição como esta exige um movimento de doação do órgão, que depende da compreensão e da solidariedade do doador em vida e de sua família após a morte. Além disso, a captação da doação também depende do compromisso e da dedicação profissional do corpo médico nacional. Uma fonte alternativa importante é o expurgo, ou resto cirúrgico de cirurgias plásticas, como na abdominoplastia. Em alguns casos são descartados grandes fragmentos de pele que servem para o processamento de serviços de bancos de pele. Nesses casos, os(as) pacientes e médicos(as) devem ser informados sobre esta possibilidade. Apesar do "uso colateral" deste tipo de material biológico humano, deve-se atentar para a necessidade de um termo de compromisso livre e esclarecido, assinado pelo(a) doador(a).

Entretanto, no Brasil, assim como em grande parte do mundo, a doação de pele é vista com preconceito, principalmente em decorrência da falta de infor-

Quadro 6-11. Exemplos de substitutos comerciais de pele, sintéticos ou com uso de células autólogas ou alogênicas

Modelo	Fabricante	Composição	Uso clínico
Substitutos comerciais acelulares de pele			
Alloderm	LifeCell Corporation, Branchburg	Não sintético. Derme acelular de doador estruturalmente preservada; não contém os componentes epidérmicos e as células da derme	Favorece a remodelagem tecidual. Por não conter estruturas rejeitadas pelo sistema imune, pode ser utilizada de forma permanente. Utilizada como enxerto de queimaduras ou outras feridas; reparo de defeitos de tecidos moles
Biobrane	Bertek Pharmaceuticals, Morgantown	Malha de fibra sintética embebida em um filme de silicone. Peptídeos derivados de colágeno são quimicamente ligados à matriz sintética, promovendo uma superfície aderente e flexível	A superfície de silicone é semipermeável e controla a perda de água. É utilizada como cobertura aderente para uso temporário de feridas de profundidade parcial, como queimaduras e locais de doação. É retirada quando a ferida cicatriza ou no momento da realização do autoenxerto de pele
Integra	Johnson & Johnson Medical Integra Life Sciences Corp, Plainsboro	Estrutura com duas camadas; camada dérmica biodegradável feita por matriz porosa de colágeno bovino e glicosaminoglicano 6-sulfato de condroitina; camada epidérmica feita por polímero de silicone sintético	A camada dérmica funciona como uma matriz para a infiltração de fibroblastos e outras células presentes no leito da ferida (remodelagem tecidual). Enxerto permanente de feridas com perda parcial ou total das camadas da pele; remoção de camada da epiderme quando o paciente possui área disponível para autoenxertia
Com uso de células			
TransCyte	Advanced Tissue Sciences Inc. Smith and Nephew, Largo	Fibroblastos de prepúcios doados de neonatos sobre malha de fibra sintética; o tecido é seco e congelado para matar as células e preservar a matriz dérmica	Cobertura temporária de feridas com perda parcial ou total das camadas da pele, até o momento do autoenxerto

(Continua)

Quadro 6-11. Exemplos de substitutos comerciais de pele, sintéticos ou com uso de células autólogas ou alogênicas (Cont.)

Modelo	Fabricante	Composição	Uso clínico
		Substitutos comerciais acelulares de pele	
Dermagraft	Advanced Tissue Sciences Inc. Smith and Nephew, Largo	Fibroblastos de prepúcios doados de neonatos criopreservados e incluídos em matriz tridimensional de poliglactina bioabsorvível	Tratamento de perda total de pele em feridas causadas por úlceras crônicas de pés diabéticos e úlceras venosas
Apligraft (Graftskin)	Organogenesis Inc. Novartis, Canton	Estrutura com duas camadas; fibroblastos e queratinócitos de prepúcio doados de neonatos em gel de colágeno bovino	Tratamento de úlceras de pés diabéticos e de úlceras venosas de perna; queimadura e epidermólise bolhosa
OrCel	Ortec International, New York	Estrutura com duas camadas; fibroblastos e queratinócitos de prepúcio doados de neonatos cultivados em esponja de colágeno bovino	Cobertura de feridas de remoção de camada de epiderme quando o paciente possui área disponível para autodoação, no tratamento de queimaduras e feridas cirúrgicas de epidermólise bolhosa
Epicel	Tissue Repair Corp. Genzyme Biosurgery, Cambridge	Queratinócitos autólogos de biópsia de paciente cultivado e transplantado como camada ce epiderme, utilizando gaze petrolada como suporte	Cobertura permanente de feridas em pacientes com mais de 30% de área do corpo queimada e em pacientes com nevos congênitos gigantes
Epidex	Modex Therapeutiques, Lausanne, Switzerland	Queratinócitos autólogos isolados de folículos do couro cabeludo, cultivados como uma camada e tendo como suporte a membrana de silicone	Tratamento de úlcera crônica de perna
TransCell	CellTran Limited, Sheffield	Queratinócitos autólogos de biópsia de paciente crescidos em superfície coberta com polímero de ácido acrílico, transplantado como camadas de epiderme	Tratamento de úlceras crônicas de pés diabéticos

mação da população, representando um baixo percentual de doação com relação aos demais órgãos doados. Esse fato se deve à falta de informação da população, quando sua maioria acredita que a doação da pele gera deformidades no corpo do doador, o que não é verdade, pois as áreas de doação são dorso e pernas e, além disso, as camadas retiradas são extremamente finas, com controle do extravasamento de sangue, por bisturi elétrico, e as áreas de doação recebem curativo de forma ideal para que não causem nenhum tipo de deformidade no corpo do doador. O procedimento de retirada de pele do doador para transplante é equivalente ao de retirada de pele em vida, para autoenxertia. Em muitos países do mundo, não há investimento para o estabelecimento de bancos de pele em razão dos valores culturais e socioeconômicos.

CONCLUSÕES & PERSPECTIVAS

A pele é um tecido complexo desde os aspectos de formação embriológica até suas distinções ao longo da superfície do corpo. Essa complexidade exige uma compreensão profunda dos mecanismos que governam a fisiologia do tecido e as interações dos diversos componentes celulares e não celulares da pele. A literatura científica explorou, por muitos anos, as técnicas e os modelos para identificação das necessidades e do comportamento da maioria de seus componentes. A ciência, neste momento de sua história, está prestes a dar um salto de qualidade na área dos estudos básicos, pré-clínicos e clínicos da pele e seus derivados.

Além dos esforços científicos, é necessário, agora, que a sociedade se engaje em movimentos informativos de esclarecimento para doação *post mortem* e dos avanços biotecnológicos em benefício direto dos cidadãos, da indústria e da classe médica.

BIBLIOGRAFIA

Abenavoli FM, Giordano L. Other uses of alloderm: case reports. *Ann Plast Surg* 2001;46:354-55.

Alonso L, Fuchs E. The hair cycle. *J Cell Sci* 2006;119:391-93.

Amoh Y, Li L, Campillo R *et al*. Implanted hair follicle stem cells form Schwann cells that support repair of severed peripheral nerves. *Proc Natl Acad Sci USA* 2005b;102:17734-38.

Amoh Y, Li L, Katsuoka K *et al*. Multipotent nestin-positive, keratin-negative hair-follicle bulge stem cells can form neurons. *Proc Natl Acad Sci USA* 2005a;102:5530-34.

ANVISA, 2006. Acesso em: 09 abr 2008. http://www.anvisa.gov.br/legis/resol/2006/rdc/220_06rdc.htm

Baptista LS, Pedrosa CSG, Silva KR *et al*. Bone marrow and adipose tissue-derived mesenchymal stem cells: How close are they? *J Stem Cells* 2007;2:73-90.

Ben-Bassat H, Chaouat M, Zumai E *et al*. The Israel National Skin Bank: Quality Assurance and Graft Performance of Stored Tissues. *Cell Tissue Bank* 2000;1:303-12.

Bernard BA. The biology of hair follicle. *J Soc Biol* 2005;199:343-48.

Blanpain C, Fuchs E. Epidermal stem cells of the skin. *Annu Rev Cell Dev Biol* 2006;22:339-73.

Blanpain C, Horsley V, Fuchs E. Epithelial stem cells: turning over new leaves. *Cell* 2007;128:445-58.

Blozik E, Scherer M. Skin replacement therapies for diabetic foot ulcers: systematic review and meta-analysis. *Diabetes Care* 2008;31:693-94.

Boulais N, Misery L. Merkel cells. *J Am Acad Dermatol* 2007;57:147-65.

Brem H, Young J, Tomic-Canic M *et al*. Clinical efficacy and mechanism of bilayered living human skin equivalent (HSE) in treatment of diabetic foot ulcers. *Surg Technol Int* 2003;11:23-31.

Buduneli E, Ilgenli T, Buduneli N *et al*. Acellular dermal matrix allograft used to gain attached gingiva in a case of epidermolysis bullosa. *J Clin Periodontol* 2003;30:1011-15.

Carsin H, Ainaud P, Le Bever H *et al*. Cultured epithelial autografts in extensive burn coverage of severely traumatized patients: a five year single-center experience with 30 patients. *Burns* 2000;26:379-87.

Cartwright MJ, Tchkonia T, Kirkland JL. Aging in adipocytes: potential impact of inherent, depot-specific mechanisms. *Exp Gerontol* 2007;42:463-71.

Cevc G, Vierl U. Spatial distribution of cutaneous microvasculature and local drug clearance after drug application on the skin. *J Control Release* 2007;118:18-26.

Clark RAF, Singer AJ. Wound Repair: Basic Biology to Tissue Engineering. In: Lanza RP, Langer R, Vacanti J (Ed.). *Principles of tissue engineering*. San Diego, CA: Academic Press, 2000. p. 857-78.

Claudinot S, Nicolas M, Oshima H *et al*. Long-term renewal of hair follicles from clonogenic multipotent stem cells. *Proc Natl Acad Sci USA* 2005;102:14677-82.

Clayton E, Doupe DP, Klein AM *et al*. A single type of progenitor cell maintains normal epidermis. *Nature* 2007;446:185-89.

Cohen BK, Zabel DD, Newton ED *et al*. Soft-tissue reconstruction for recalcitrant diabetic foot wounds. *J Foot Ankle Surg* 1999;38:388-93.

Cotsarelis G. Epithelial stem cells: a folliculocentric view. *J Invest Dermatol* 2006;126:1459-68.

Ersch J, Stallmach T. Assessing gestational age from histology of fetal skin: an autopsy study of 379 fetuses. *Obstet Gynecol* 1999;94:753-57.

Ferrari S, Pellegrini G, Matsui T *et al*. Gene therapy in combination with tissue engineering to treat epidermolysis bullosa. *Expert Opin Biol Ther* 2006;6:367-78.

Ferrari S, Pellegrini G, Mavilio F *et al*. Gene therapy approaches for epidermolysis bullosa. *Clin Dermatol* 2005;23:430-36.

Fimiani M, Pianigiani E, Di Simplicio FC *et al*. Other uses of homologous skin grafts and skin bank bioproducts. *Clin Dermatol* 2005;23:396-402.

Fosko SW, Cuono CB, Leffell DJ. Allograft skin as an adjunct in the repair of radiation-compromised wound. *Arch Dermatol* 1993;129:293-95.

Fuchs E, Raghavan S. Getting under the skin of epidermal morphogenesis. *Nat Rev Genet* 2002;3:199-209.

Fuchs E, Tumbar T, Guasch G. Socializing with the neighbors: stem cells and their niche. *Cell* 2004;116:769-78.

Fuchs E. Beauty is skin deep: the fascinating biology of the epidermis and its appendages. *Harvey Lect* 1998;94:47-77.

Fuchs E. Scratching the surface of skin development. *Nature* 2007;445:834-42.

Fuchs E. Skin stem cells: rising to the surface. *J Cell Biol* 2008;180:273-84.

Gambardella L, Barrandon Y. The multifaceted adult epidermal stem cell. *Curr Opin Cell Biol* 2003 Dec.;15(6): p.771-77.

Geneser F. Pele. In: SACF Emp (Ed.). *Histologia: com bases biomoleculares*. Rio de Janeiro: Guanabara Koogan, 2003b. p. 351-67.

Geneser F. Tecido adiposo. In: Panamericana Em (Ed.). *Histologia: com bases biomoleculares*. Rio de Janeiro: Guanabara Koogan, 2003a. p. 180-85.

Groenevelt F, van Trier AJ, Khouw YL. The use of allografts in the management of exposed calvarial electrical burn wounds of the skull. *Ann N Y Acad Sci* 1999;888:109-12.

Hantash BM, Zhao L, Knowles JA *et al*. Adult and fetal wound healing. *Front Biosci* 2008;13:51-61.

Harding KG, Morris HL, Patel GK. Science, medicine and the future: healing chronic wounds. *Bmj* 2002;324:160-63.

Horsley V, O'Carroll D, Tooze R et al. Blimp1 defines a progenitor population that governs cellular input to the sebaceous gland. *Cell* 2006;126:597-609.

Huang Q, Dawson RA, Pegg DE et al. Use of peracetic acid to sterilize human donor skin for production of acellular dermal matrices for clinical use. *Wound Repair Regen* 2004;12:276-87.

Ito M, Liu Y, Yang Z et al. Stem cells in the hair follicle bulge contribute to wound repair but not to homeostasis of the epidermis. *Nat Med* 2005;11:1351-54.

Jahoda CA, Whitehouse J, Reynolds AJ et al. Hair follicle dermal cells differentiate into adipogenic and osteogenic lineages. *Exp Dermatol* 2003;12:849-59.

Jones P, Simons BD. Epidermal homeostasis: do committed progenitors work while stem cells sleep? *Nat Rev Mol Cell Biol* 2008;9:82-88.

Kanitakis J. Structure histologique de la peau humaine. In: Schmitt D (Ed.). *Biologie de la Peau Humaine.* Paris: Les Edition INSERM, 1997. p. 1-22.

Kearney JN, Franklin UC, Aguirregoicoa V et al. Evaluation of ethylene oxide sterilization of tissue implants. *J Hosp Infect* 1989;13:71-80.

Kearney JN. Guidelines on processing and clinical use of skin allografts. *Clin Dermatol* 2005;23:357-64.

Khrupkin VI, Ivashkin AN, Pisarenko LV et al. Application of viable cryopreserved alloderm transplants in the treatment of wound defects of soft tissues. *Vestn Khir Im I I Grek* 2002;161:55-59.

Kim WS, Park BS, Sung JH et al. Wound healing effect of adipose-derived stem cells: a critical role of secretory factors on human dermal fibroblasts. *J Dermatol Sci* 2007;48:15-24.

Koch S, Kohl K, Klein E et al. Skin homing of Langerhans cell precursors: adhesion, chemotaxis, and migration. *J Allergy Clin Immunol* 2006;117:163-68.

Kolenik SA, 3rd, Leffell DJ. The use of cryopreserved human skin allografts in wound healing following Mohs surgery. *Dermatol Surg* 1995;21:615-20.

Kondo T. Timing of skin wounds. *Leg Med (Tokyo)* 2007;9:109-14.

Kopp J, Magnus Noah E, Rubben A et al. Radical resection of giant congenital melanocytic nevus and reconstruction with meek-graft covered integra dermal template. *Dermatol Surg* 2003;29:653-57.

Koster MI, Roop DR. Mechanisms regulating epithelial stratification. *Annu Rev Cell Dev Biol* 2007;23:93-113.

Kreis RW, Vloemans AF, Hoekstra MJ et al. The use of non-viable glycerol-preserved cadaver skin combined with widely expanded autografts in the treatment of extensive third-degree burns. *J Trauma* 1989;29:51-54.

Laimer M, Bauer JW, Klausegger A et al. Skin grafting as a therapeutic approach in pretibially restricted junctional epidermolysis bullosa. *Br J Dermatol* 2006;154:185-87.

Lako M, Armstrong L, Cairns PM et al. Hair follicle dermal cells repopulate the mouse haematopoietic system. *J Cell Sci* 2002;115:3967-74.

Lechler T, Fuchs E. Asymmetric cell divisions promote stratification and differentiation of mammalian skin. *Nature* 2005;437:275-80.

Li J, Greco V, Guasch G et al. Mice cloned from skin cells. *Proc Natl Acad Sci USA* 2007;104:2738-43.

Lorenz RR, Dean RL, Hurley DB et al. Endoscopic reconstruction of anterior and middle cranial fossa defects using acellular dermal allograft. *Laryngoscope* 2003;113:496-501.

Marshall L, Ghosh MM, Boyce SG et al. Effect of glycerol on intracellular virus survival: implications for the clinical use of glycerol-preserved cadaver skin. *Burns* 1995;21:356-61.

McMillan JR, Akiyama M, Shimizu H. Epidermal basement membrane zone components: ultrastructural distribution and molecular interactions. *J Dermatol Sci* 2003;31:169-77.

Meirelles LS, Chagastelles PC, Nardi NB. Mesenchymal stem cells reside in virtually all post-natal organs and tissues. *J Cell Sci* 2007;119:2204-13.

Metcalfe AD, Ferguson MW. Bioengineering skin using mechanisms of regeneration and repair. *Biomaterials* 2007b;28:5100-13.

Metcalfe AD, Ferguson MW. Tissue engineering of replacement skin: the crossroads of biomaterials, wound healing, embryonic development, stem cells and regeneration. *J R Soc Interface* 2007a;4:413-37.

Moore KA, Lemischka IR. Stem cells and their niches. *Science* 2006;311:1880-85.

Moreau MF, Gallois Y, Basle MF *et al*. Gamma irradiation of human bone allografts alters medullary lipids and releases toxic compounds for osteoblast-like cells. *Biomaterials* 2000;21:369-76.

Morris RJ, Liu Y, Marles L *et al*. Capturing and profiling adult hair follicle stem cells. *Nat Biotechnol* 2004;22:411-17.

Naughton GK. Dermal equivalents. In: Lanza RP, Langer R, Vacanti J (Eds.). *Principles of tissue engineering*. San Diego, CA: Academic Press, 2000. p. 891-902.

Nishikawa S, Osawa M. Generating quiescent stem cells. *Pigment Cell Res* 2007;20:263-70.

Nolte SV, Xu W, Rennekampff HO *et al*. Diversity of fibroblasts-a review on implications for skin tissue engineering. *Cells Tissues Organs* 2008;187:165-76.

Ohshima T. Forensic wound examination. *Forensic Sci Int* 2000;113:153-64.

Ohyama M, Terunuma A, Tock CL *et al*. Characterization and isolation of stem cell-enriched human hair follicle bulge cells. *J Clin Invest* 2006;116:249-60.

Ohyama M. Hair follicle bulge: a fascinating reservoir of epithelial stem cells. *J Dermatol Sci* 2007;46:81-89.

Ortiz-Urda S, Lin Q, Green CL *et al*. Injection of genetically engineered fibroblasts corrects regenerated human epidermolysis bullosa skin tissue. *J Clin Invest* 2003;111:251-55.

Papini S, Cecchetti D, Campani D *et al*. Isolation and clonal analysis of human epidermal keratinocyte stem cells in long-term culture. *Stem Cells* 2003;21:481-94.

Pellegrini G, Ranno R, Stracuzzi G *et al*. The control of epidermal stem cells (holoclones) in the treatment of massive full-thickness burns with autologous keratinocytes cultured on fibrin. *Transplantation* 1999;68:868-79.

Pianigiani E, Ierardi F, Cherubini Di Simplicio F *et al*. Skin bank organization. *Clin Dermatol* 2005;23:353-56.

Pianigiani E, Risulo M, Ierardi F *et al*. Prevalence of skin allograft discards as a result of serological and molecular microbiological screening in a regional skin bank in Italy. *Burns* 2006;32:348-51.

Purdue GF, Hunt JL, Gillespie RW *et al*. Biosynthetic skin substitute versus frozen human cadaver allograft for temporary coverage of excised burn wounds. *J Trauma* 1987;27:155-57.

Rendl M, Lewis L, Fuchs E. Molecular dissection of mesenchymal-epithelial interactions in the hair follicle. *PLoS Biol* 2005;3:e331.

Rice MA, Dodson BT, Arthur JA *et al*. Cell-based therapies and tissue engineering. *Otolaryngol Clin North Am* 2005;38:199-214.

Ryan T. The ageing of the blood supply and the lymphatic drainage of the skin. *Micron* 2004;35:161-71.

Shakespeare PG. The role of skin substitutes in the treatment of burn injuries. *Clin Dermatol* 2005;23:413-8.

Shores JT, Gabriel A, Gupta S. Skin substitutes and alternatives: a review. *Adv Skin Wound Care* 2007;20:493-508; quiz 509-10.

Shorr N, Perry JD, Goldberg RA *et al*. The safety and applications of acellular human dermal allograft in ophthalmic plastic and reconstructive surgery: a preliminary report. *Ophthal Plast Reconstr Surg* 2000;16:223-30.

Slominski A, Wortsman J, Plonka PM *et al*. Hair follicle pigmentation. *J Invest Dermatol* 2005;124:13-21.

Stenn KS, Paus R. Controls of hair follicle cycling. *Physiol Rev* 2001;81:449-94.

Strigini L, Ryan T. Wound healing in elderly human skin. *Clin Dermatol* 1996;14:197-206.

Supp DM, Boyce ST. Engineered skin substitutes: practices and potentials. *Clin Dermatol* 2005;23:403-12.

Tiede S, Kloepper JE, Bodo E *et al*. Hair follicle stem cells: walking the maze. *Eur J Cell Biol* 2007;86:355-76.

Traktuev DO, Merfeld-Clauss S, Li J *et al*. A population of multipotent CD34-positive adipose stromal cells share pericyte and mesenchymal surface markers, reside in a periendothelial location, and stabilize endothelial networks. *Circ Res* 2008;102:77-85.

Tumbar T, Guasch G, Greco V *et al*. Defining the epithelial stem cell niche in skin. *Science* 2004;303:359-63.

Tyndall A, Furst DE. Adult stem cell treatment of scleroderma. *Curr Opin Rheumatol* 2007;19:604-10.

Wainwright D, Madden M, Luterman A *et al*. Clinical evaluation of an acellular allograft dermal matrix in full-thickness burns. *J Burn Care Rehabil* 1996;17:124-36.

Watt FM. Stem cell fate and patterning in mammalian epidermis. *Curr Opin Genet Dev* 2001;11:410-17.

Woodley DT, Krueger GG, Jorgensen CM *et al*. Normal and gene-corrected dystrophic epidermolysis bullosa fibroblasts alone can produce type VII collagen at the basement membrane zone. *J Invest Dermatol* 2003;121:1021-28.

Zuk PA, Zhu M, Mizuno H *et al*. Multilineage cells from human adipose tissue: implications for cell-based therapies. *Tissue Eng* 2001;7:211-28.

Zurovsky Y. Models of glycerol-induced acute renal failure in rats. *J Basic Clin Physiol Pharmacol* 1993;4:213-28.

Terapia Celular nas Cardiopatias

I. Pesquisa Básica

Leonardo Pinto de Carvalho ❖ Suzana Alves da Silva ❖ Vitor Pordeus
Hans Fernando Dohmann ❖ Radovan Borojevic ❖ Sang Won Han

DEFINIÇÃO DE CÉLULAS-TRONCO

As células-tronco distinguem-se das demais células por causa da manutenção da capacidade de, após sofrerem mitose, gerarem células idênticas às de origem, com pouca ou nenhuma função especializada.

Elas receberam três denominações a partir das possíveis alterações em seu grau de diferenciação celular:

A) **Totipotentes:** são células capazes de gerarem, sozinhas, um organismo inteiro, ou seja, são células que podem dar origem a qualquer tipo celular e a qualquer tecido de um dos três folhetos embrionários.

B) **Pluripotentes:** são células originadas a partir das totipotentes, podendo ser obtidas a partir do 4º dia após a fecundação. São capazes de dar origem a um órgão completo, ou seja, são células que podem dar origem a qualquer tipo celular e tecido de um único folheto embrionário.

C) **Multipotentes:** são células provenientes das pluripotentes. Essas células podem dar origem a mais de um tipo celular de um determinado tecido, porém, sozinhas, são incapazes de gerar um órgão completo.

Todas as células acima citadas vêm sendo bastante estudadas. A escolha terapêutica depende, além do conhecimento do tipo celular, do conhecimento da biologia molecular dos tecidos normal e patológico.

COMO DIFERENCIAR AS CÉLULAS UMAS DAS OUTRAS?

Apesar de o cariótipo de todas as células de um organismo ser o mesmo, o padrão de expressão gênica de cada tipo celular é distinto. Essas alterações geram fenótipos celulares diversos e, consequentemente, as diferentes células que compõem os diversos tecidos do organismo. Para tanto, a regulação da expressão de genes durante o desenvolvimento é controlada por proteínas que influenciam a transcrição do DNA, chamadas de fatores de transcrição.

Os fatores de transcrição são proteínas predominantemente nucleares que se ligam em sequências próximas à região promotora dos genes, influenciando sua taxa de transcrição. O estudo das alterações na organização nuclear, que facilitam a ação desses fatores de transcrição, auxilia no entendimento de como se estabelecem os padrões específicos de expressão gênica e, consequentemente, de como as células podem adquirir diferentes fenótipos celulares.

ASPECTOS GERAIS DAS CÉLULAS-TRONCO

As células pluripotentes, ou embrionárias, são obtidas após a fase de blastocisto, em que já existem pelo menos 30 células envoltas pelo trofoblasto. Vários estudos para viabilizar a utilização dessas células pelo seu isolamento, sua purificação e sua expansão em meios de cultura adequados estão em andamento.

A manipulação genética das células-tronco embrionárias pode facilitar seu emprego terapêutico. O controle de algumas etapas da fase de diferenciação é muito importante para que elas possam ser utilizadas na terapia de regeneração tecidual, uma vez que pode garantir que sejam gerados tecidos diferenciados e com baixo risco teratogênico. A indução de alterações epigenéticas necessárias à obtenção de uma célula diferenciada a partir de uma célula-tronco embrionária é uma tarefa difícil. Durante essa manipulação, a maior parte das células não sobrevive ou torna-se defeituosa, impossibilitando sua utilização.

Outras barreiras a serem superadas são os aspectos religiosos e éticos contrários à sua utilização, restringindo o uso das células embrionárias para o tratamento de cardiopatias em pesquisa experimental.

Já as células multipotentes, ou células adultas, são células obtidas após a embriogênese e, portanto, já possuem graus variados de diferenciação. Essas células começaram a ser identificadas e descritas na década de 1960, na medula óssea, e foram denominadas células-tronco da medula. Desta população de células-tronco foram identificadas duas linhagens principais: 1. as células do estroma, ou células mesenquimais; e 2. as células da linhagem hematopoiética. Inicialmente achava-se que essas células eram, respectivamente, as precursoras do tecido de sustentação (conectivo e adiposo) e das células sanguíneas circulantes, provenientes da medula. Porém, nos últimos anos, células provenientes da medula óssea, que possuíam marcadores de membrana e fatores de transcrição específicos de outros tecidos, principalmente de tecidos que haviam sofrido algum processo de lesão celular, começaram a ser isoladas do sangue periférico.

Atualmente, células multipotentes têm sido isoladas em localizações bastante específicas na matriz extracelular de diferentes órgãos, com potencial de diferenciação em graus mais especializados dentre os tipos celulares característicos do tecido. Estão sendo estudadas novas técnicas de isolamento e cultura que propiciem sua utilização para a regeneração de tecidos.

Células-tronco embrionárias para o tratamento de patologias cardíacas

As células-tronco embrionárias têm como grupo protótipo as células do blastocisto. Esse grupo de células é capaz de dar origem a mais de 200 tipos celulares distintos. Como mencionado anteriormente, a obtenção das modificações epigenéticas necessárias para expressão de fatores de transcrição específicos do tecido cardíaco, capazes de induzir a diferenciação de uma célula pouco especializada em cardiomiócito, é difícil.

Estudos realizados, principalmente, por análise clonal têm esclarecido, com maior acurácia, a origem embrionária do coração e, também, auxiliado na definição e caracterização das células embrionárias. Além do mero conhecimento das células, os fatores de estímulo para a organogênese, como BMP e Wnts, têm sido amplamente estudados.

A formação do tecido cardíaco adulto necessita, basicamente, de três grupos de células adultas: células endoteliais, cardiomiócitos e células musculares lisas vasculares. Entre 2005 e 2006, três grupos de pesquisadores descreveram linhagens embrionárias de camundongos precursoras dos três tipos celulares básicos. A partir desses estudos foi sugerido que, durante a fase de gastrulação, dois grupos de células distintos dão origem ao coração. O primeiro grupo de células surge da mesoderme esplâncnica anterior e contribui, principalmente, para a formação do ventrículo esquerdo e átrios. Os principais fatores de transcrição envolvidos nessa fase são: Nkx-2-5, Tbx5 e Hand-1. Esses fatores organizam a morfogênese do coração pela indução da diferenciação celular das células progenitoras oriundas da mesoderme esplâncnica. O segundo grupo de células, que dá origem, principalmente, ao ventrículo direito, tem origem da mesoderme da faringe, localizada medialmente. Essas células têm fatores de transcrição distintos do grupo primário de células expressos para o desenvolvimento do coração: Nkx2-5, lsl1, Fgf 10 e Hand-2. Portanto, apesar de o coração ter sido, inicialmente, considerado como um conjunto de células idênticas entre si, elas diferem, fenotipicamente, desde a sua morfogênese embrionária.

Em 2003, Beltrami *et al.* isolaram, do tecido miocárdico adulto de camundongos, células multipotentes caracterizadas como lin-cKit+. Essas células têm tido especial interesse por parte da comunidade científica em razão de seu potencial para gerar todas as células especializadas do tecido miocárdico. Tais achados têm motivado, na última década, uma ampliação do potencial de cardiomioplastia celular por meio da utilização de células-tronco adultas.

Esses dados em conjunto comprovam que o melhor conhecimento dos fatores de transcrição específicos do miocárdio envolvidos em sua organogênese e a distinção dos diferentes tipos de células que constituem o miocárdio na fase adulta podem auxiliar na terapia de regeneração tecidual.

Células-tronco adultas para o tratamento de patologias cardíacas

O dogma de que cardiomiócitos não se regeneram surgiu na década de 1960. Em decorrência da limitada capacidade de recursos para a observação do fenômeno de reparo do tecido pós-lesão, achava-se que o cardiomiócito somente possuía a capacidade compensatória de hipertrofia. A partir da década de 1980, evidências de que o cardiomiócito pode sofrer mitose e, também, de que células hematopoiéticas poderiam estar envolvidas nesse processo de regeneração do tecido cardíaco começaram a se acumular. As evidências iniciais desse processo foram adquiridas a partir da marcação genética dessas células com uma proteína fluorescente verde (GFP), com sondas para os cromossomos X e Y e com bromodesoxiuridina (BrdU). Atualmente, já se pode comprovar a expressão de fatores de transcrição do tecido esquelético e cardíaco em células provenientes da medula óssea que foram isoladas do sangue periférico.

Depois da comprovação de que células do miocárdio podem regenerar-se na fase adulta e de que células provenientes da medula poderiam estar auxiliando nesse processo, começou-se a pensar em como esse fenômeno fisiológico poderia ser potencializado. E, com esta finalidade, sua mobilização da medula, técnicas de coleta, manipulação e injeção, bem como o número e subgrupo de células a serem utilizadas ainda são tópicos em discussão.

Uma proposta é a utilização de subgrupos de células pela seleção a partir de marcadores de superfície. Entretanto, essas proteínas sinalizadoras de superfície são proteínas funcionais, que têm para a célula uma função específica, como adesão e sinalização e, portanto, não são específicas. Dessa forma, a identificação de grupos celulares de forma simples e homogênea é difícil.

Atualmente, em protocolos clínicos, as células mais utilizadas são as CMMO. A opção pelo tratamento com essas células tem a vantagem de permitir o uso, concomitante, de células-tronco hematopoiéticas, endoteliais e mesenquimais. A diversidade celular pode ser um dos fatores mais relevantes para resultados clínicos favoráveis, já que o processo de neovascularização depende da ação conjunta de diversos tipos celulares e de fatores de crescimento vasculares. Além disso, outras vantagens favorecerem sua utilização, como sua fácil obtenção, seleção e, até o momento, poucos efeitos colaterais registrados em estudos clínicos.

Outro grupo de células bastante utilizadas clinicamente são os mioblastos. Esses são células de fácil obtenção e expansão em cultura. Depois da sua injeção eles formam miotubos com preservação de sua função contrátil. Em estudos clínicos tem sido evidente a melhora da função contrátil cardíaca e a redução do processo de remodelagem. Porém, a formação somente tardia e insuficiente de conectinas 41 e 43 deixa os mioblastos isolados do restante do tecido cardíaco, propiciando, assim, a ocorrência de arritmias cardíacas e morte súbita.

Uma característica geral que favorece a utilização das células-tronco adultas é sua baixa imunogenicidade. Porém, deve-se mencionar que qualquer manipulação de qualquer tipo celular, até mesmo uma punção medular, é capaz de alterar a expressão gênica e, portanto, seu fenótipo. As condições do meio em que as células se encontram, o grau de manipulação, o tempo e a forma de injeção podem influenciar não somente no resultado terapêutico, mas também em seu grau de imunogenicidade.

Com o intuito de se evitar tais problemas e facilitar a terapia celular, tem sido utilizada como alternativa a mobilização de células da medula óssea. Fatores de crescimento como o G-CSF *(Granulocyte Colony Stimulant Factor)* e GM-CSF *(Granulocyte Macrophage Colony Stimulant Factor)* são utilizados com essa finalidade. Esses fatores induzem a proliferação de células da medula, auxiliando, por conseguinte, em sua migração para o sangue periférico. A maior disponibilidade dessas células no sangue periférico potencializa o fenômeno de reparo celular a partir dos progenitores medulares, evitando o inconveniente da manipulação das células *ex vivo*.

Atualmente, diversos protocolos de pesquisa que estudam o emprego dessas células estão em andamento visando à sua utilização na prática médica rotineira, porém, nenhuma está liberada para uso clínico. No Quadro 6 12 estão sumarizadas as células mais utilizadas em protocolos clínicos experimentais e pré-clínicos, com suas respectivas vantagens e limitações ao uso.

Ainda sobre os tipos celulares e as características, deve-se atentar para o fato de que não existe um melhor grupo de células, mas um momento terapêutico ideal para a utilização de cada um dos subtipos.

Mecanismos de ação

Vários mecanismos para a ação das células-tronco têm sido propostos. Dentre eles, os de maior relevância são: o processo de fusão, o processo de transdiferenciação e sua ação parácrina. Estudos vêm demonstrando que células-tronco da medula, tanto *in vitro* quanto *in vivo,* têm capacidade auxiliar no reparo cardíaco a partir de todos esses mecanismos. Porém, a real taxa de ocorrência desses fenômenos *in vivo* e sua importância, individualmente, são distintos.

O mecanismo de fusão em estudos animais ocorre em uma taxa de 1/10.000 a 1/100.000 células. Seu estudo começou quando, *in vitro*, foi observada a fusão em cocultura de células embrionárias com células progenitoras hematopoiéticas e neurais adquirindo um fenótipo híbrido. Esse é um conhecido mecanismo de reparo nuclear, porém, com limitado papel na geração de novas células para o tecido. Depois da extensa discussão de resultados da análise do quimerismo cardíaco, utilizando-se de sondas dos cromossomos X e Y, parece que esse mecanismo tem pequena relevância fisiológica. Kajstura *et al.* iden-

Quadro 6-12. Vantagens e desvantagens dos tipos celulares mais utilizados em protocolos clínicos experimentais e pré-clínicos

Tipos celulares	Vantagens	Desvantagens
Células progenitoras endoteliais	Baixa imunogenicidade, capacidade angiogênica definida, possível capacidade cardiomiogênica	Necessidade de expansão em cultura
Células-tronco mesenquimais	Baixa imunogenicidade, diferenciação em cardiomiócitos	Necessidade de expansão em cultura, pequeno número de células obtidas
Células-tronco mononucleares da medula óssea	Baixa imunogenicidade, fácil obtenção, grande número de células progenitoras	Necessidade de punção e manipulação
Mioblastos	Baixa imunogenicidade, fácil obtenção, formação de miotubos, preservação da função contrátil	Potencial arritmogênico pela ausência de formação de *gap junction*

tificaram que os cardiomiócitos formados pelo processo de fusão têm o volume de pelo menos 20.000 μm^3, enquanto, em contraste, novos cardiomiócitos têm, habitualmente, de 100 a 2.000 μm^3 de volume. Essas células tetraploides com grande volume têm, com relação às demais células do tecido, uma taxa de divisão desprezível, além de possuírem alterações funcionais, o que demonstra não ser esse um processo viável de regeneração celular.

O conceito de transdiferenciação em biologia foi inicialmente cunhado a partir da observação da capacidade de uma célula em se diferenciar em um tipo celular distinto. David Tosh restringiu o processo de transdiferenciação definindo-o como a mudança irreversível de um tipo diferenciado de célula em outro. Porém, a partir do estudo das células-tronco, ele vem sendo ampliado, incluindo as modificações das células-tronco em tipos celulares mais diferenciados.

Esse fenômeno vem sendo estudado e demonstrado entre progenitores medulares em células vasculares lisas e células endoteliais. Porém, a real taxa da ocorrência desse fenômeno *in vivo* ainda está em debate.

Outras observações têm sugerido uma possível ação parácrina dessas células, portanto, mais ampla e irrestrita. Sendo assim, as células injetadas podem atuar nas células ao seu redor através, principalmente, da liberação de fatores de crescimento. Esses fatores podem ampliar seu espectro de ação, já que essas proteínas, uma vez secretadas para o espaço extracelular, podem atuar entrando em contato com seu respectivo receptor em outra célula. Suas ações podem, assim,

Quadro 6-13. Transplante de CMMO autóloga em pacientes portadores de cardiopatia isquêmica crônica

Autor	Nº de tratados			Nº controles	Doença-alvo	Desenho do estudo	Tipos de céls. e número	Volume de MO aspirado	Via de injeção	FU (M)	Testes	Resultados
	MOA	CPC	G-CSF									
Dedobbeleer, 2009	–	7	–	5	CIG, FE < 55%	EC não R	CPC CD34+ (18 ± 3,0 milhões)	?	IC	3	Eco 2D Angiografia (função endotelial)	+ =
Gowdak, 2008	8	–	–	–	Angina refratária	Série de casos	CMMO (160 milhões)	?	TEpi, CRM + Laser	6	Sintomas RM cardíaca	+ +
Gowdak, 2008	10	–	–	–	CIG	Série de casos	CMMO (130 milhões)	100 mL	TEpi, CRM	12	Sintomas RM cardíaca	+ +
Tayyareci, 2008	15	–	–	–	CIG	Série de casos	CMMO (?)	?	IC	18	SPECT Eco 2D TE	+ + +
Rouy, 2008	11	–	–	–	CIG, FE < 25%	Série de casos	CMMO (?)	?	IC	4	Eco 2D TE	+ +
Pompilio, 2008	5	–	–	–	Angina refratária	Série de casos	CMMO (40-120 milhões)	?	TEpi, Mini	12	TE Eco 2D SPECT Angiografia	+ + + +

Estudo	n				Condição	Desenho	Células	Volume	Via	Meses	Avaliação	Resultado
Stamm, 2007	20	-	-	-	CIG, área de fibrose	EC não R	CD133+ (5,8 milhões)	156 mL	TEpi, CRM	36	Holter 24 h SPECT Eco 2D MACE	= + + =
Tse, 2007 (PROTECT-CAD)	9 × 10	-	-	-	CIG, FE < 30%	ECR – DC	CMMO (12 × 24 milhões)	40 mL	TEndo	6	TE Sintomas SPECT RM cardíaca	+ + = +
Manginas, 2007	12	-	-	-	IAM antigo	EC não R	CD34+, CD133+ e CD133+	?	IC	28	SPECT Eco 2D	+ +
Yelda, 2007	10	-	-	-	CIG, em lista de transplante	Série de casos	CMMO (36 ± 2 milhões)	40 mL	IC	6	SPECT Eco 2D TE	+ + +
Fuchs, 2006	27	-	-	-	CIG	Série de casos	CMMO (30 milhões)	50 mL	TEndo	12	Sintomas SPECT TE	+ + +
Tse, 2006	12	-	-	-	CIG	Série de casos	CMMO (20 milhões)	40 mL	TEndo	6	Sintomas RM cardíaca	+ -
Goussetis, 2006	8	-	-	-	IAM antigo	Série de casos	CD34+, CD133+ e CD133 (0,8 x 10⁷)	310 ± 40 mL	IC	12	SPECT Angiografia	+ +
Gao, 2006	14	-	-	4	IAM antigo	EC não R	CMMO após ~24 horas de cultura (28 a 32 milhões)	40 mL	IC	3	Eco 2D FDG-PET	+ +

(Continua)

Aplicação de Células-Tronco e suas Perspectivas

Quadro 6-13. Transplante de CMMO autóloga em pacientes portadores de cardiopatia isquêmica crônica *(Cont.)*

Autor	Nº de tratados MOA	Nº de tratados CPC	Nº de tratados G-CSF	Nº controles	Doença-alvo	Desenho do estudo	Tipos de céls. e número	Volume de MO aspirado	Via de injeção	FU (M)	Testes	Resultados
Assmuss, 2006 (TOPCARE-CHD)	28 32 (24)	24 34 (21)	–	3	IAM antigo (> 90 dias)	ECR – Aberto/Crossover[1]	CMMO (205 milhões) × CPC (22 milhões)	50 mL MOA 270 mL SV	IC	3	Eco estresse Angiografia RM cardíaca FDG-PET SPECT	+ + + + +
Boyle, 2006	–	–	5	–	Angina refratária	Série de casos	CD34+		IC	12	QQL SPECT Angiografia	+ + +
Hendrix, 2006	10	–	–	10	RVM pós-IAM	ECR – Aberto	CD34+ (1 × 10^6)	40 mL	TEpi, CRM	4	RM cardíaca SPECT	+ +
Briguuri, 2006	10	–	–	–	Angina refratária	Série de casos	CD34+ e CD45+ (4,6 ± 1,5 × 10^6)	36 ± 16 mL	TEndo	12	Sintomas Eco 2D SPECT FDG-PET	+ + + +
Beeres, 2006	25	–	–	–	Angina refratária	Série de casos	CMMO (100 milhões)	?	TEndo	6	Sintomas SPECT FDG-PET	+ + +

				Angina refratária	Série de casos	CPC – Sangue/ MOA (25 milhões)	?	IC	6	Sintomas SPECT TE Teste de 6 min	+ + + +
Tresukosol, 2005	17	–	–								
Archundia, 2005[4]	–	5	10	IAM antigo (> 12 meses) + FE baixa	Série de casos	CPC CD34+ (2 × 10⁷)	500 mL CPC	TEpi, CRM	7	Eco 2D SPECT	+ +
Blatt, 2005	6	–	–	CIG, com FE < 35% (Eco 2D com estresse)	Série de casos	CMMO[2] (3,11 bilhões)	200-300 mL MOA	IC	4	Sintomas Holter 24 h Eco estresse	+ + +
Köstering, 2005 (IACT-Study)	30	–	20	IAM antigo (5 meses a 8,5 anos)	ECR – Aberto	CMMO após ~24 horas de cultura (102 milhões)	80 mL MOA	IC	3	Eco 2D FDG-PET SPECT TE	+ + + +
Strauer, 2005 (IACT-Study)	18	–	18	IAM antigo (5 meses a 8,5 anos)	ECR – Aberto	CMMO após ~24 horas de cultura (102 milhões)	80 mL MOA	IC	3	Eco 2D FDG-PET SPECT TE	+ + + +
Erbs, 2005	–	13	13	IAM antigo (> 30 dias)	ECR – DC	G-CSF + CPC (69 ± 14 milhões)	400 mL SV	IC	3	FDG-PET SPECT RM cardíaca Angiografia	+ + + +

(Continua)

Quadro 6-13. Transplante de CMMO autóloga em pacientes portadores de cardiopatia isquêmica crônica (Cont.)

Autor	Nº de tratados MOA	Nº de tratados CPC	Nº de tratados G-CSF	Nº controles	Doença-alvo	Desenho do estudo	Tipos de céls. e número	Volume de MO aspirado	Via de injeção	FU (M)	Testes	Resultados
Kuethe, 2005	5	–	–	–	IAM anterior antigo (1,3 ± 0,5 anos)	Série de casos	CMMO (30 ± 9 milhões)	?	IC	12	Angiografia / Eco estresse / TE	– / – / –
Tresukosol, 2005	17	–	–	–	Angina refratária	Série de casos	CPC (25 milhões)	?	IC	3	Sintomas / SPECT / TE / Teste de 6 min	+ / + / + / +
Patel, 2005	10	–	–	10	CIG FE < 35%, áreas não revascularizáveis	ECR	CD34+ (?)	?	TEpi, CRM	6	Eco 2D / SPECT / Reestenose	+ / + / +
Vicario, 2005	15	–	–	–	Angina refratária	Série de casos	CMVIO (11,48 ± 2,56 × 10⁹)	60 mL (10/15 pac) 120 mL (5/15 pac)	TVenosa	12	Sintomas / SPECT / Angiografia	+ / + / +
Vicario, 2004	14	–	–	–	Angina refratária	Série de casos	CMMO (11,48 ± 2,56 × 10⁹)	60 mL (10/14 pac) 120 mL (4/14 pac)	TVenosa	3	Sintomas / SPECT	+ / +
Stamm, 2004	12	–	–	–	IAM antigo (> 10 dias)	Série de casos	CD133+ (1,5 milhão)	?	TEpi, CRM	?	Sintomas / SPECT	+ / +

Estudo					Células				
Stamm, 2003	6	–	–	IAM antigo (10-90 dias)	Série de casos	CD133+ (1,5 milhão)	?	TEpi, CRM	9	Sintomas Angiografia Eco 2D SPECT Holter 24 h	+ + + + =
Perin, 2003	14	–	7	CIG, área de isquemia	EC não R	CMMO (30 milhões)	50 mL	TEndo	12	Sintomas SPECT Eco 2D TE Holter 24 h	+ + + + +
Fuchs, 2003	10	–	–	CIG	Série de casos	CMMO (30 milhões)	50 mL	TEndo	3	Sintomas SPECT TE	+ + =
Tse, 2003	8	–	–	CIG	Série de casos	CMMO (20 milhões)	40 mL	TEndo	3	Sintomas RM cardíaca	+ +
Hamano, 2001	5	–	–	CIG	Série de casos	CMMO (30 milhões)	?	TEpi, CRM	12	Sintomas SPECT	+ +

[1]Todos os pacientes foram submetidos ao cross-over. Dez (10) pacientes do grupo-controle crossed para o grupo de CPC e 11 para o grupo de CMMO. Vinte e quatro (24) pacientes do grupo de CMMO crossed para o grupo de CPC e 21 pacientes do grupo de CPC crossed para o grupo de CMMO.
[2]O intervalo de tempo entre o aspirado de medula óssea e a infusão de células-tronco foi de cerca de 20 horas. Depleção das células vermelhas da suspensão de células.

CIG = cardiopatia isquêmica grave; CMMO = células mononucleares da medula óssea; CRM = cirurgia de revascularização miocárdica; DC = duplo-cego; EC não R = ensaio clínico não randomizado; ECR = ensaio clínico randomizado; RM = ressonância magnética; SPECT = *single photon emission computed tomography*; TE = teste ergométrico; TEndo = transendocárdico; TEpi = transepicárdico; TVenoso = transvenoso. CPC = células projenitoras circulantes; FE = fração de ejeção; MOA = medula óssea aspirada; G-CSF = *Granulocyte Colony Stimulant Factor*; IAM = infarto agudo do miocárdio; MO = medula óssea; FDG-PET = fluorodesoxiglicose – tomografia com emissão de pósitrons; IC = insuficiência cardíaca.

Aplicação de Células-Tronco e suas Perspectivas

ser bastante amplas, desde a quimiotaxia de diversos tipos celulares envolvidos nos mecanismos de neovascularização, até a sinalização antiapoptótica pela via AKT nas células isquêmicas.

Mais recentemente, estão sendo também caracterizadas e isoladas, na região próxima ao átrio esquerdo, células progenitoras residentes que poderiam ter ação reparadora tecidual. No caso do reparo tecidual nas isquemias crônicas, em que esse processo natural pode estar esgotado, a ação parácrina das células também tem sido proposta como possível potencializadora da ação dessas células-tronco residentes. Tais suposições ainda se encontram sob investigação.

Mecanismos de formação de vasos

O surgimento de vasos colaterais é um evento fisiológico compensatório bastante conhecido dos clínicos. Esse mecanismo pode manter o fluxo sanguíneo para extensas áreas do miocárdio, mantendo-as vivas e funcionantes mesmo após a oclusão de uma coronária. Porém, o conhecimento desse processo a nível molecular, e como ele pode ser utilizado com intuito terapêutico, ainda não estão completamente elucidados.

A angiogênese e a vasculogênese são responsáveis pelo desenvolvimento do sistema vascular no período embrionário. A vasculogênese é um processo de formação *in situ* de vasos sanguíneos a partir de progenitores endoteliais ou angioblastos que migram e diferenciam-se em neovasos. Diferentemente, a angiogênese envolve a extensão de vasos previamente formados, pela ramificação de novos vasos através da migração e proliferação de células endoteliais já diferenciadas.

Até recentemente achava-se que a vasculogênese era um evento restrito ao período embrionário, enquanto a angiogênese era considerada a única a persistir na fase adulta e ser responsável pelo processo de neovascularização. Esse paradigma foi reavaliado com a descoberta de que células progenitoras da medula óssea circulam no sangue periférico proporcionalmente ao grau de lesão miocárdica. Além disso, estudos subsequentes *in vitro* e *in vivo* comprovaram que existe quimiotaxia dessas células pela região de lesão. Tais achados comprovaram que o processo de neovascularização na fase adulta não se restringe à angiogênese, envolvendo, portanto, os mecanismos descritos na fase embrionária.

Um terceiro mecanismo que contribui para o desenvolvimento de vasos colaterais é seu aumento em calibre e tamanho, que foi denominado de arteriogênese. A presença numérica de vasos colaterais nativos varia amplamente entre as espécies. Quando uma oclusão ocorre, os vasos colaterais preexistentes do vaso ocluído sofrem um aumento de fluxo e, consequentemente, da força de cisalhamento em suas paredes. Esses fatores físicos irão induzir as células endoteliais, através de alterações no citoesqueleto e nas junções celulares, a iniciarem o processo de remodelagem vascular. Depois do início desse processo, fatores de crescimento vasculares e metaloproteinases são liberados, principalmente por macrófagos, auxiliando na quimiotaxia de células progenitoras e nas modificações na matriz extracelular. Esse processo de remodelagem dará origem a vasos de maior calibre através de alterações nas células que compõem a parede vascular.

Formação de neovasos e colaterais – relevância para o coração

O tempo necessário para o início da formação de neovasos e colaterais é extremamente relevante, tendo em vista que o coração, tal como o cérebro, são órgãos estritamente aeróbios. O coração utiliza como principal fonte de energia (90%) ácidos graxos de, aproximadamente, 18 carbonos. A metabolização desses ácidos graxos gera 146 ATPs por mol, ou seja, 3 vezes mais que a metabolização por aerobiose de 1 mol de glicose. Sua taxa de extração de oxigênio é de 75% do que lhe é ofertado, e seu fluxo basal de sangue é de 70-80 mL/min/100 g de tecido. Portanto, o cardiomiócito é uma célula que funciona com um alto consumo de oxigênio para manter sua necessidade metabólica. O baixo limiar do tecido para anaerobiose deixa evidente a importância da rede de colaterais na presença de eventos isquêmicos agudos.

Entretanto, o número de vasos colaterais naturais no coração é pequeno e parece funcionar, na verdade, com uma enorme rede de capilares de aproximadamente 1.000 por μm^2. Portanto, o calibre dos vasos neoformados é outro fator a ser considerado quando se objetiva a revascularização da área isquêmica. O fluxo distal gerado por um único vaso de 100 µm equivale ao fluxo gerado por 10.000 vasos de 7 µm. Uma estratégia terapêutica sólida que una dados da fisiologia microcirculatória com o conhecimento dos mecanismos de formação de neovasos pode ter alto impacto na melhora da isquemia miocárdica.

ENGENHARIA GENÉTICA DAS CÉLULAS-TRONCO

Aspectos gerais

A combinação entre a terapia gênica e a terapia celular tem sido estudada como forma de potencialização das duas estratégias. Modificações genéticas nas células-tronco têm sido propostas para induzir a tradução de uma determinada proteína transgênica no local onde estas células forem injetadas. Para tanto, o processo de purificação das células-tronco, seleção de subtipos com maior taxa de transdução e com maior estabilidade na expressão gênica está em estudo.

Um dos principais problemas a serem superados é o da genotoxicidade, ou seja, possíveis alterações deletérias da integração no genoma da célula-tronco de sequências exógenas. Um exemplo da possível ação deletéria dessa integração seria a expressão de sequências de proto-oncogenes, antes não expressas, que poderiam favorecer o desenvolvimento de neoplasias.

Com o objetivo de se reduzir esse risco e aumentar sua eficiência, a expressão sustentada, estável, e com baixa toxicicidade da proteína transgênica tem sido testada através da transdução de alta eficiência. Essa técnica baseia-se na transdução de vetores retrovirais para integração a regiões específicas do DNA genômico de células específicas, em locais-alvo, reduzindo, assim, o risco de genotoxicidade.

Células e vetores

Apesar de qualquer célula ser um alvo em potencial para a terapia gênica das células-tronco adultas, as progenitoras hematopoiéticas CD34+ têm sido objeto de maior número de estudos. Algumas barreiras a serem superadas para sua utilização são o fato de essas células serem de difícil obtenção (1 para cada 2.500-10.000 células obtidas da medula), e de terem uma baixa taxa de divisão celular. A taxa de divisão celular correlaciona-se diretamente com a taxa de transdução do vetor, principalmente os retrovirais, pois a transdução ocorre durante a fase de divisão celular.

Dentre os principais vetores utilizados estão: γ-retrovírus, lentivirus derivados do HIV-1 e os spumavírus. Os γ-retrovírus são os mais estudados, com cerca de 40 estudos clínicos avaliando a manipulação *ex vivo* de células-tronco. Entretanto, outros estudos têm demonstrado que os vetores lentivirais apresentam algumas vantagens com relação aos vetores retrovirais: maior afinidade por regiões próximas a genes expressos, maior taxa de transfecção em células na fase replicativa, indução de transdução mesmo em fase não replicativa, e capacidade de carrear genes maiores.

A utilização de RNA de interferência também tem sido feita com o objetivo de melhorar a taxa de transdução dessas células *ex vivo*. A taxa de mitose celular, como já citado, apresenta relação com a maior proporção de células transduzidas pelos vetores retrovirais. Para tanto, com a técnica do RNA de interferência, tem-se realizado o *knock-down* do p21, um dos inibidores da ciclina 2, que é uma das enzimas responsáveis pelo ciclo celular. A redução do p21 aumenta o número de mitoses da célula-alvo da terapia gênica e, consequentemente, a eficiência de transdução do vetor retroviral sobre ela.

Genes em uso para terapia celular e terapia gênica

- **Gene HIF-1**

O fator HIF-1 *(Hypoxia Growth Factor-1)* é uma proteína heterodimérica responsável pela várias proteínas envolvidas no metabolismo glicolítico e na produção de fatores de crescimento vascular.

O HIF-1α é a fração proteica presente no citoplasma. Em condições em que a concentração de O_2 seja superior a 25% (normoxia), este se complexa à proteína de Von Hippel Lindau, sendo ubiquitinado e degradado em menos de 5 minutos pelo proteossomo. Nos casos de hipóxia, O_2 inferior a 5%, a proteína HIF-1α não é mais degradada, ligando-se à proteína translocadora do receptor de aril hidrocarbono (ARNT). Esse complexo migra até o núcleo, formando um heterodímero com a subunidade β do HIF, e depois liga-se à sequência-alvo HRE *(hypoxia response element)*, induzindo a expressão de mais de 60 genes. O fator de crescimento vascular endotelial (VEGF), por exemplo, após indução via HIF, tem sua síntese aumentada 30 vezes em minutos.

Sua ação pleiotrópica é extremamente importante, uma vez que o processo de vascularização é estimulado em diversas etapas. Consequentemente, há melhor coordenação no recrutamento e manutenção das células endoteliais e murais, propiciando maior durabilidade após a formação da rede vascular. E por ser este um fator central no metabolismo hipóxico, tem sido utilizado em protocolos clínicos de terapia gênica e celular.

■ Gene VEGF

O VEGF faz parte de um grande conjunto de fatores de crescimento vasculares compostos pelo VEGF-A, VEGF-B, VEGF-C, VEGF-D, VEGF-E, PLGF-1 e PLGF-2. Na estrutura primária do VEGF existe um domínio de afinidade pela heparina e, dependendo da estrutura tridimensional do VEGF, o grau de exposição deste domínio poderá variar. Os VEGFs 165, 189 e 206 possuem esse domínio e ligam-se à matriz extracelular, onde ficam armazenados após serem secretados pelas células.

Depois da lesão tecidual, esses fatores são habitualmente liberados pela ação de metaloproteinases que degradam o colágeno da matriz extracelular, liberando moléculas de VEGF. A isoforma 121 é um polipeptídeo ácido, básico como os outros, por não possuir tal região de afinidade à heparina. Essa característica dá a essa isoforma proteica menor grau de ligação à matriz extracelular.

O VEGF possui quatro receptores: VEGFR-1, VEGFR-2, VEGFR-3 e VEGFR solúvel. Esses receptores estão presentes, basicamente, nas células endoteliais, nas células mononucleares e em outras células da linhagem hematopoiética. O receptor do tipo 2 é, predominantemente, encontrado nas células endoteliais. Ele possui grande importância no processo de angiogênese, por ser uma importante via de estímulo endotelial à sobrevivência e à proliferação. O VEGFR-1 ainda não tem sua função totalmente conhecida, mas parece atuar regulando a atividade do receptor 2, ativando a metaloproteinase (MMP-9) e a tromboplastina tecidual ativada (tPA) nos processos de lesão tecidual. Esse receptor está presente em células endoteliais e em células mononucleares. O VEGFR-3 é um receptor relacionado com a linfagiogênese, e o VEGF solúvel parece agir promovendo uma regulação negativa, reduzindo a disponibilidade do VEGF à área isquêmica.

A ação do VEGF sobre o VEGFR-2 vai depender do estado de interação intercelular em que a célula se encontra. Quando quiescentes, a ação do VEGF sobre esse receptor estimula a β-catenina, que é um prolongamento citoplasmático da VE caderina, promovendo estímulo à sobrevivência celular via AKT. Porém, a partir do momento em que ocorre um grau de lesão, capaz de fazer com que as células percam sua junção de aderência, o mesmo VEGF, ao se ligar ao receptor VEGFR-2, estimula a via sinalizadora MAPK. Essa, por sua vez, irá estimular a migração dessa célula com o intuito de encontrar uma nova área de viabilidade onde possa dar origem a um novo vaso. Portanto, a escolha adequada de uma isoforma de VEGF irá depender das células-alvo e, para definição, é fundamental combinar o conhecimento molecular do fator de crescimento vascular à fisiopatologia do processo isquêmico.

■ Gene HGF

O fator de crescimento derivado do hepatócito (HGF) tem sido utilizado em estudos visando à angiogênese em razão de sua conhecida ação estimulatória na expressão do fator de transcrição ets-1.

Ele possui, também, ação antifibrótica, por degradar o colágeno da matriz extracelular. Essa ação ocorre pelo estímulo à metaloproteinase-1 (colagenase), que degrada os colágenos I, II e III, além de inibir a síntese do fator de crescimento transformante β (TGF-β) através da uroquinase ativadora do plasminogênio (uPA).

■ Gene FGF

O fator de crescimento derivado de fibroblastos (FGF) é uma grande família composta por 22 isotipos. Até o momento foram descritos 5 receptores tirosinoquinase, porém, o tipo mais expresso durante a isquemia cardíaca é o tipo 1. Algumas características da cinética molecular são relevantes para a escolha da melhor isoforma. O FGF sintetizado fica depositado em vesículas, necessitando ser secretado para atuar sobre seu receptor localizado na fase externa da membrana celular. Esse fator é produzido, principalmente, em células de origem neuroectodérmica, dentre elas células endoteliais musculares lisas e mesenquimais, ou seja, células sabidamente envolvidas no processo de angiogênese e de arteriogênese.

Ele possui ação principalmente autóloga e todas possuem uma região de afinidade pela heparina. Depois da secreção ficam habitualmente retidas na matriz extracelular. Os FGF-1 e 2 não possuem a sequência de secreção, necessitando, a transativação de outros receptores, como o de PDGF-BB e PAR, para que sejam secretados. Uma vez ativado, o receptor do FGF-1 atua, basicamente, via PKC e

ERK/MAPK em vários tipos celulares. Sua importância deve-se ao fato de essas vias acima citadas estarem envolvidas no ciclo celular promovendo o processo de migração e proliferação dessas células para formação de novos vasos. Alguns estudos experimentais demonstraram redução significativa da isquemia após a injeção de FGF-2 em modelos de infarto agudo do miocárdio (IAM). Parece ocorrer ativação da via PKC que promove melhor pré-condicionamento isquêmico por motivos ainda não muito bem esclarecidos. Apesar de vários estudos terem utilizado o fator básico (FGF-2), novos estudos, como o AGENT, vêm demonstrando melhora significativa da isquemia com o uso do FGF-4. Isso se deve ao fato de o FGF-4 não necessitar da ativação de outros receptores para ser secretado.

Fatores de crescimento e angiogênese

As implicações terapêuticas dos fatores de crescimento angiogênicos foram identificadas pelos estudos pioneiros de Folkman *et al.* Investigações posteriores estabeleceram a possibilidade da utilização de formulações de fatores de crescimento angiogênico recombinantes com o objetivo de desenvolver ou aumentar a rede de colaterais em modelos animais de isquemia crônica miocárdica ou de membro. Diversos estudos experimentais utilizando proteína recombinante ou transferência gênica de VEGF, FGF-2 (FGF, *Fibroblast Growth Factor*) e HGF *(Hepatocyte Growth Factor)* foram realizados.

Transfecção gênica em seres humanos utilizando DNA carreando VEGF (phVEGF) foi inicialmente realizada para o tratamento de pacientes com isquemia grave de membros, com sucesso. Três pacientes com dor em repouso e tratados com 1.000 µg de phVEGF evoluíram com melhora sintomática e do fluxo arterial para o membro tratado após 1 ano de acompanhamento. Com o aumento da dose para 2.000 µg, houve evidência angiográfica e histológica de neoformação vascular. Posteriormente, injeção direta intramiocárdica de phVEGF-A$_{165}$ foi realizada com sucesso em 5 pacientes portadores de doença coronariana sem possibilidade de revascularização. N. Sarkar *et al.* encontraram resultados semelhantes em 7 pacientes portadores de angina refratária crônica e submetidos a injeções transepicárdicas de células mononucleares da medula óssea (CMMO), através de minitoracotomia, indicada, exclusivamente, para este objetivo em um estudo de fase 1 publicado em 2001.

Com base nos resultados do estudo de N. Sarkar *et al.*, foi iniciado o estudo multicêntrico EUROINJECT ONE com desenho duplo-cego, randomizado e controlado por placebo. Outros 3 estudos controlados por placebo foram publicados nos Estados Unidos. O primeiro em 2001, realizado por Peter Vale *et al.*, em pacientes com angina refratária, submetidos à injeção transendocárdica por cateter, guiada por NOGA, de phVEGF-2 em 3 pacientes do grupo tratado, e de placebo em 3 pacientes do grupo-controle, com *cross–over* do grupo-controle para o grupo tratado 3 meses após a randomização inicial.

Em 2002 foi publicado o segundo estudo de terapia gênica em humanos (AGENT), randomizado, duplo-cego e controlado por placebo, em pacientes com angina estável classes canadenses II e III. A infusão do gene do fator de crescimento de fibroblasto (FGF, *Fibroblast Growth Factor*) foi feita por via intracoronariana, utilizando adenovírus como vetor (Ad5-FGF5) em 79 pacientes (19 receberam placebo), com melhora dos sintomas e da contratilidade do ventrículo esquerdo no grupo tratado. Posteriormente, no mesmo ano, foi publicado o terceiro estudo randomizado, duplo-cego, controlado por placebo, com dose escalonada de phVEGF em 18 pacientes, e de placebo em 9 pacientes, que foram submetidos a injeções transendocárdicas, também por meio de cateter NOGA de injeção.

Esses estudos experimentais em animais e esses ensaios clínicos têm duas implicações: primeiro, sugerem que o mecanismo fundamental pelo qual a neovascularização aumenta o desenvolvimento da rede de colaterais é pelo fornecimento de citocina suplementar a indivíduos que, em razão da idade avançada, diabetes, hipercolesterolemia e outras circunstâncias ainda não definidas, são incapazes de aumentar a expressão de citocinas em resposta à isquemia tecidual; segundo, a administração de citocina representa claramente apenas um aspecto da intervenção terapêutica.

Independentemente de quanto de citocina é administrado, a população de células endoteliais residentes têm uma capacidade máxima de resposta a um determinado nível de fator de crescimento vascular, que pode constituir um fator limitante potencial para estratégias de neovascularização de tecidos isquêmicos.

TRANSDIFERENCIAÇÃO DE CÉLULAS-TRONCO ADULTAS EM CÉLULAS ENDOTELIAIS

Alternativas têm sido desenvolvidas com base na noção conceitual de que as células endoteliais e as células-tronco hematopoiéticas derivam de um precursor comum: o hemangioblasto. Portanto, o paradigma de que as células endoteliais eram geradas por replicação de células endoteliais maduras foi revolucionado. Asahara *et al.* observaram que grande parte das células envolvidas no processo de angiogênese tinha origem na medula óssea. Mais ainda, possibilitaram a descoberta de que há vasculogênese na vida adulta, ou seja, que ocorre surgimento de novos vasos na vida adulta, e não somente a replicação de capilares a partir de vasos já existentes, conceito que responde por angiogênese. Depois dessa publicação, muitas outras se seguiram confirmando estes resultados.

As células progenitoras endoteliais (CPE), originadas na medula óssea, poderiam ser identificadas como CD34+ (CD, *cluster of differentiation*) e VEGFR2+ (VEGFR, *Vascular Endothelial Growth Factor Receptor*), embora outros marcadores, como o CD133+ e CD31+, tenham sido descritos. Durante a isquemia tecidual, com a queda dos níveis de oxigênio, ocorre aumento da produção de HIF-1 que, por sua vez, desencadeia o aumento de vários fatores de crescimento, mais notadamente o VEGF *(Vascular Endothelial Growth Factor)*. O aumento de VEGF é o principal estímulo para a mobilização das células da medula óssea, assim como o principal sinal para o *homing* dessas células nos tecidos isquêmicos e sua posterior diferenciação em células endoteliais e em estruturas tubulares.

Shintani *et al.* estudaram pacientes com IAM submetidos à angioplastia primária com sucesso e observaram significativa elevação das CPEs originadas da medula óssea, que apresentaram pico sérico no 7º dia pós-IAM. Os níveis de CPE tiveram relação com os níveis séricos de VEGF ($r = 0,35$; $p = 0,01$). Kocher *et al.* sugeriram que a neovascularização que ocorre naturalmente após o IAM seria insuficiente para suprir os miócitos ainda vivos, mas em risco, resultando em perda progressiva de tecido viável, extensão do infarto e substituição da musculatura por fibrose. Maior oferta de CPE poderia potencializar a formação de novos vasos na área infartada (vasculogênese) ou a proliferação de vasos a partir da vasculatura preexistente (angiogênese). A neoangiogênese resultaria em diminuição da apoptose dos miócitos hipertrofiados na região perinfarto e, consequentemente, diminuição da deposição de colágeno e remodelamento cardíaco, o que resultaria em melhora sustentada da função cardíaca.

A utilização de células originadas da medula óssea em experimentos de neovascularização já conta com literatura consistente. Já foram utilizados modelos de isquemia miocárdica aguda e crônica em diferentes animais, utilizando as vias intracoronariana, transendocárdica e transepicárdica.

Em todos esses estudos, o implante de CMMO foi capaz de melhorar a contração e a perfusão miocárdica. Modelos de membro isquêmico em animais também foram bem-sucedidos na neovascularização utilizando células da medula óssea.

TRANSDIFERENCIAÇÃO DE CÉLULAS-TRONCO ADULTAS EM CARDIOMIÓCITOS

Estudos *in vitro* demonstraram que as células mononucleares da medula óssea podem-se diferenciar em cardiomiócitos através da detecção de atividade elétrica espontânea e de receptores funcionais adrenérgicos e muscarínicos. Embora os trabalhos de Makino *et al.* e Tomita *et al.* tenham utilizado condições de cultivo dos aspirados de medula óssea que favorecem a seleção de células do estroma, em nenhum dos dois trabalhos os autores se preocuparam com uma caracterização fenotípica mais exata do(s) tipo(s) celular(es) que era(m) capaz(es) de se diferenciar em cardiomiócitos em cultura.

Estudos *in vivo* foram conduzidos em modelos experimentais com ratos, cães e porcos, e em modelos de corações normais, pós-IAM e criolesão. Orlic *et al.* demonstraram, por meio de estudos em camundongos, que células da medula óssea injetadas na margem de áreas infartadas do miocárdio se transformavam em cardiomiócitos. Jackson *et al.* demonstraram que, após o IAM, células marcadas da medula óssea em ratos povoavam a área das margens do infarto. Toma *et al.* demonstraram que células mesenquimais da medula óssea de humanos, transplantadas em corações normais de ratos, transformavam-se em cardiomiócitos. Esses resultados foram reproduzidos em modelos suínos de IAM onde cardiomiócitos, juntamente com novos vasos, originados de células da medula óssea, foram identificados. Em uma série de casos de análise histopatológica de autópsias de coração de mulheres submetidas a transplante de medula óssea de doadores homens, Deb *et al.* observaram a presença de cardiomiócitos com cromossomos XY, ou seja, cardiomiócitos com origem na medula óssea. Outros estudos já haviam descrito a origem extracardíaca de novos cardiomiócitos, mas esse foi o primeiro a identificar a medula óssea como fonte de novos cardiomiócitos, revolucionando, assim, o conceito até então vigente de que não há regeneração da musculatura cardíaca.

Células embrionárias também têm um vasto potencial de desenvolvimento. Quando isoladas e submetidas a meio de cultura adequado, podem-se diferenciar em tipos específicos de células, incluindo cardiomiócitos. Porém, essas pesquisas são limitadas, em decorrência de discussões éticas e religiosas.

II. Pesquisa Translacional

Suzana Alves da Silva ❖ Fabio Antonio Abrantes Tuche
Rodrigo de Carvalho Moreira ❖ Leonardo Pinto de Carvalho
Hamilton da Silva Junior ❖ Hans Fernando Dohmann
Radovan Borojevic

A pesquisa translacional traduz o conhecimento desenvolvido na área da pesquisa básica, por meio de modelos experimentais em animais e de bancada, para aplicação clínica em seres humanos, e é foco prioritário de fomento na área de terapia celular em diversos países. A pesquisa translacional permite avaliar várias questões de biossegurança antes da aplicação em seres humanos, e permite elucidar mecanismos fisiopatológicos envolvidos no fenômeno biológico. Os objetos de estudo da pesquisa translacional em terapia celular para cardiopatias são diversos e incluem a avaliação da melhor via de administração, dependendo do tipo de doença, do tipo de célula a ser injetado e do momento ideal para administração dessas células.

VIAS DE ADMINISTRAÇÃO

As opções de vias de administração e de diferentes tipos celulares para o tratamento das cardiopatias são variadas. Cada via parece apresentar vantagens e desvantagens peculiares a cada tipo e estágio de cardiopatia e a cada tipo de célula.

Estimulação da liberação de células-tronco pela medula óssea

A mobilização de células-tronco a partir do tratamento com SCF *(Stem Cell Factor)* e/ou G-CSF foi testada em estudos experimentais por *Orlic et al.*, com o propósito de estimular a miogênese e a angiogênese na área de miocárdio infartado e, por conseguinte, melhorar a função cardíaca pós-IAM.

Estas citocinas estimulam a proliferação e a liberação de várias células provenientes da medula óssea, incluindo células progenitoras. O G-CSF mede a neovascularização dos cardiomiócitos isquêmicos e também promove redução da morte dos cardiomiócitos após o IAM, e substancial redução do tamanho do infarto. SCF também mobiliza células da medula óssea, porém, com atividade mais modesta. O sinergismo do G-CSF com SCF aumenta essa mobilização e pode ser indicado em pacientes com pobre resposta ao SCF isolado.

A mobilização requer apenas injeção subcutânea e, portanto, não há necessidade de aspiração da medula óssea e nem de novo procedimento de cineangiocoronariografia, além de induzir a liberação de CMMO em menos de 1 hora após a angioplastia. Os efeitos favoráveis são documentados cerca de 7 dias após o tratamento.

Via intracoronariana

A maioria dos estudos clínicos sobre terapia celular em seres humanos utilizou a via intracoronariana para injeção de células após infarto agudo do miocárdio. Strauer *et al.*, em 2002, demonstraram, pela primeira vez, a segurança e a exequibilidade do transplante de CMMO por essa via em 10 pacientes. Utilizou-se um cateter-balão insuflado durante a infusão de células dentro da artéria relacionada com o infarto, permitindo o direcionamento das células para a área acometida. Essa via parece permitir um grande acúmulo de células na área-alvo. Entretanto, Vulli *et al.* mostraram a ocorrência de microinfartos com a infusão de células mesenquimais derivadas de medula óssea em cães saudáveis. Moelker *et al.* também observaram esse evento em um modelo de injeção de células-tronco humanas derivadas de cordão umbilical em porcos, enquanto em outro estudo com células mesenquimais houve diminuição do fluxo coronariano distal. Bhakta *et al.* demonstraram a segurança da infusão intracoronariana de CMMO em porcos com cardiopatia isquêmica crônica.

A infusão intracoronária seletiva, na artéria coronária relacionada com o IAM, libera, de forma homogênea, uma concentração máxima de células no local da lesão miocárdica durante a primeira passagem. A maioria dos estudos clínicos realizados até o momento para o tratamento do IAM utilizou células da medula óssea, células progenitoras endoteliais e células mesenquimais, injetadas cerca de 5 a 7 dias após o IAM. Em tais estudos, as células foram liberadas no lúmen central de um balão *over-the-wire* durante insuflações transitórias do balão (técnica *stop-flow*) com o objetivo de maximizar o tempo de contato das células com a microcirculação da artéria relacionada com o infarto e, dessa forma, aumentar a retenção celular na área infartada. Outros modelos de cateteres, com múltiplas perfurações laterais, têm sido avaliados, entretanto, até o momento não há evidências que comprovem a superioridade de um com relação ao outro.

Via intravenosa

A injeção intramiocárdica transcoronariana mediante cateterismo venoso também já foi avaliada. Thompson *et al.* utilizaram, em 2003, o seio venoso coronariano para acesso direto ao miocárdio de porcos. Não houve relatos de morte, tamponamento cardíaco, arritmias ou complicações relacionadas com o procedimento.

Outros estudos utilizaram a via intravenosa central para liberação de células, por via retrógrada, dentro do lúmen da veia coronariana relacionada com a área isquêmica. A via intravenosa periférica é a de mais fácil administração. Em modelos experimentais houve melhora da função cardíaca pós-IAM, porém, a migração de células para órgãos não cardíacos parece limitar esta abordagem.

Via intramiocárdica

A injeção intramiocárdica é a maneira mais direta de se liberar células-tronco. A injeção é feita diretamente no miocárdio lesionado, sem passar, portanto, pelas fases de mobilização e *homing*. Nos pacientes com fibrose miocárdica, a técnica de liberação de células por essa via tem sido modificada para injeção das células ao redor da zona do infarto. As limitações a essa abordagem incluem a possibilidade de perfuração do ventrículo esquerdo em função da parede adelgaçada e a criação de "ilhas" de células com suprimento sanguíneo limitado, podendo resultar em pobre sobrevida celular e microembolização, especialmente em se tratando de células grandes, como células mesenquimais ou mioblastos.

A administração intramiocárdica de substâncias terapêuticas pode ser realizada mediante várias técnicas: injeção direta após toracotomia cirúrgica (via transepicárdica); por cateterismo cardíaco com injeção transendocárdica guiada por mapeamento eletromecânico ou por fluoroscopia (via transendocárdica) e por cateterismo venoso guiado por fluoroscopia (via transcoronariana).

Com base em estudos de mapeamento eletromecânico prévios, Fuchs *et al.* testaram e demonstraram a segurança da injeção transendocárdica de CMMO com o sistema NOGA de injeção, em porcos com isquemia miocárdica crônica. Yoon *et al.* demonstraram que o transplante direto de CMMO, não selecionadas no miocárdio de camundongos com infarto recente, poderia induzir calcificação significativa, tanto na área infartada quanto na área de músculo normal.

Similarmente, o transplante de células mesenquimais não selecionadas provocou cicatriz tecidual fibroblástica. Li *et al.* não acharam calcificações após a injeção de CMMO em cães, embora alterações fibróticas no miocárdio pudessem ser atribuídas às células ou às injeções. Em 2003, Dick *et al.* demonstraram que a injeção transendocárdica de células mesenquimais nas margens de um IAM recente, utilizando um sistema de cateterismo guiado por ressonância magnética, era preciso. Kraitchman *et al.* demonstraram que a avaliação de células-tronco mesenquimais, marcadas com nanopartículas de ferro, é exequível. Entretanto, segurança do uso de tais partículas quanto às propriedades biológicas das células ainda encontra-se em investigação.

Outros estudos avaliando o transplante de células-tronco durante cirurgias de revascularização miocárdica não observaram resposta inflamatória relevante, lesão miocárdica ou formação tecidual aberrante.

Comparação de vias

Freyman *et al.* avaliaram o transplante de células-tronco mesenquimais em modelo de IAM, por 3 vias diferentes: via intravenosa, intracoronariana e transendocárdica. A via intracoronariana pareceu ser a mais eficaz, enquanto a via intravenosa demonstrou os piores resultados. Todas pareceram seguras. Em modelos experimentais de IAM em cães, a via intracoronariana pareceu ser mais eficaz quanto ao total de células inicialmente retidas no miocárdio quando comparada à via retrógrada intravenosa. A eficácia da via intracoronariana para retenção de células no miocárdio foi semelhante à da via transendocárdica.

Silva *et al.* realizaram uma pesquisa de transplante celular em pacientes com IAM com o objetivo de comparar duas técnicas de liberação das células. Demonstrou-se que a abordagem intra-arterial apresentou-se mais eficiente que a intravenosa em termos de números de células retidas na área infartada. A presença de obstrução em microcirculação não interferiu com o percentual de retenção celular nos pacientes tratados.

Outro estudo realizado em humanos comparou a via intracoronariana com a via transepicárdica em pacientes submetidos à cirurgia de revascularização miocárdica em 63 pacientes. Não houve diferença entre os grupos com relação à função ventricular ou com relação à área de fibrose. A retenção de células no miocárdio não foi avaliada nesse estudo.

Embora as vias de injeção intracoronária e intramiocárdica pareçam ser o método de escolha, uma vez que resultaram em maior concentração de células na área infartada do que a via retrógrada, intravenosa, ainda não há um consenso referente à via ideal. Possivelmente, no futuro, a escolha da via será individualizada: com base em múltiplos critérios, como tipo celular, tipo de cardiopatia, gravidade da doença, comorbidades, contraindicações inerentes ao tipo de via e, até mesmo, escolha fundamentada na preferência do paciente.

QUE CÉLULAS INJETAR?

Vários tipos de células têm sido usados para o transplante autólogo objetivando regeneração dos tecidos cardíacos, incluindo células da medula óssea, células progenitoras endoteliais, mioblastos de musculatura esquelética, células do tecido adiposo e células mesenquimais. Células cardíacas residentes e células embrionárias têm sido utilizadas em modelos pré-clínicos. Ainda não existem dados, na literatura, que comprovem a superioridade de um tipo de célula com relação a outro, ou se existem indicações específicas para o uso de cada tipo individual. Além do tipo de células, diversas questões sobre os subtipos de células também têm sido levantadas. Recentemente, Dohmann *et al.* demonstraram que, nos pacientes com cardiopatia isquêmica terminal submetidos à injeção da fração de células mononucleares da medula óssea, quanto maior a quantidade de células com fenótipos $CD3^+$ e $CD56^+$ e, talvez $CD19^+$ injetados, pior a evolução dos parâmetros funcionais de melhora.

QUAL É O MOMENTO IDEAL PARA INJEÇÃO DE CÉLULAS?

A questão do momento ideal para injeção das células-tronco, principalmente em pacientes pós-infarto agudo do miocárdio, também permanece sem resposta. Os ensaios clínicos realizados até o momento têm selecionado a janela entre o 4º e o 9º dia após o evento. Essa janela relaciona-se com a avaliação da curva de liberação de citocinas pós-lesão miocárdica em modelos experimentais, que demonstraram que o pico de citocinas ocorre entre o 5º e o 7º dia após oclusão da artéria coronária.

Outra questão importante, principalmente nos pacientes portadores de disfunção grave do VE, refere-se à injeção repetida de células-tronco, após o primeiro procedimento. O estudo DANISH avaliou em uma série de 32 pacientes com cardiopatia isquêmica grave, o tratamento foi repetido com células-tronco 4 meses após o primeiro procedimento de injeção intracoronariana. Essa série de pacientes foi acompanhada por 12 meses com resultados demonstrando melhora clínica e funcional. Não houve melhora da fração de ejeção (FE).

III. Pesquisa Clínica

Suzana Alves da Silva ❖ Rodrigo de Carvalho Moreira
Fabio Antonio Abrantes Tuche ❖ Monica Amorim de Oliveira
Andrea Ferreira Haddad ❖ Cintia Miguel Peixoto
Vitor Pordeus ❖ Hamilton da Silva Junior
Radovan Borojevic ❖ Hans Fernando Dohmann

TERAPIA CELULAR NA MIOCARDIOPATIA ISQUÊMICA GRAVE

A doença arterial coronária relaciona-se com a presença de uma obstrução fixa no sistema coronariano (lesão aterosclerótica) e causa déficit de suprimento sanguíneo e, portanto, de oxigênio ao miocárdio. As lesões ateroscleróticas somente são evidentes clinicamente quando a alteração do fluxo sanguíneo coronariano é superior aos mecanismos de reserva miocárdica, fato que só ocorre a partir de 75% de obstrução do vaso coronariano. A *angina pectoris* é um sintoma comum em pacientes com esse tipo de doença, que, por vezes, afeta múltiplos vasos coronarianos e se manifesta na forma de angina incapacitante e refratária ao tratamento clínico convencional.

A abordagem tradicional de pacientes com doença arterial coronária tem por objetivo o alívio dos sintomas e a redução do risco de eventos graves como infarto agudo do miocárdio e morte súbita. Embora os procedimentos de revascularização miocárdica, percutânea ou cirúrgica sejam indicados ao tratamento desses pacientes, a aplicação dos mesmos é inexequível em uma parcela significativa, incluindo aqueles com múltiplos procedimentos prévios, estenoses distais, doença arterial coronariana difusa ou vasos de pequeno calibre. Os sintomas anginosos persistem naqueles pacientes que não alcançam revascularização completa e, além disso, alguns desenvolvem disfunção miocárdica e apresentam, portanto, sintomas associados de insuficiência cardíaca.

Esses pacientes são, na maior parte dos casos, do sexo masculino e encontram-se entre a 6ª e a 7ª décadas da vida. Uma grande parte deles já sofreu IAM e apresenta angina classe III ou IV da classificação da Sociedade Canadense de Cardiologia (CCSC, *Canadian Cardiology Society Anginal Severity Classification*) e, da mesma forma, encontra-se em classe funcional III ou IV da classificação da Associação do Coração de Nova Iorque (NYHA, *New York Heart Association*). A doença coronariana avançada, além de incapacitante, resulta em múltiplas internações hospitalares e elevado consumo dos recursos do sistema de saúde. Além disso, nos pacientes com estágio avançado de doença, os custos chegam a ser 8 a 30 vezes maiores.

Várias estratégias terapêuticas vêm sendo testadas para o tratamento da angina refratária crônica, como o uso intermitente ou a longo prazo de uroquinase; neuroestimulação; revascularização transmiocárdica a *laser*, radiofrequência ou mecânica; e neoangiogênese por meio do implante de fatores de crescimento endoteliais. Nenhuma dessas técnicas, no entanto, a despeito de alguns anos de desenvolvimento, demonstrou-se eficaz no sentido de alterar o prognóstico ruim desses pacientes, de forma a justificar seu emprego clínico.

Na última década, avanços na área de angiogênese e cardiomiogênese, por meio da terapia gênica e da terapia celular, têm sido desenvolvidos e surgido como uma nova opção de tratamento para estes pacientes, até então considerados fora de possibilidade terapêutica.

Injeção por via transepicárdica

■ Durante cirurgia de revascularização miocárdica incompleta

Pool total de células derivadas da medula óssea

> Alguns estudos com terapia celular utilizaram o *pool* total de células derivadas da medula óssea. O *pool* total compreende a fração de células mononucleares e polimorfonucleares. A maioria dos estudos, entretanto, tem utilizado apenas a fração de CMMO, que contém várias subfrações de células, entre elas as células-tronco.

Hamano *et al.* foram o primeiro grupo de pesquisadores a relatar os resultados do transplante intramiocárdico de CMMO durante a cirurgia de revascularização miocárdica em uma série de 5 pacientes portadores de cardiopatia isquêmica grave com indicação de cirurgia de revascularização, mas sem possibilidade de revascularização completa. Três dos cinco pacientes tratados obtiveram melhora da perfusão miocárdica nos territórios injetados, confirmando os resultados de estudos experimentais prévios, em modelos caninos, de que não houve nenhuma alteração prejudicial nos corações submetidos à injeção de células-tronco.

Gowdak *et al.* realizaram procedimento semelhante em 10 pacientes portadores de cardiopatia isquêmica grave submetidos à revascularização incompleta do miocárdio. Cerca de 130 milhões de CMMO foram injetadas nas áreas isquêmicas do miocárdio não passíveis de revascularização. Esse procedimento mostrou-se seguro no acompanhamento por 1 mês. Outros estudos têm demonstrado melhora da função contrátil segmentar do VE, mas não da função global após esse procedimento.

Gowdak *et al.* também avaliaram o procedimento de injeção transepicárdica de células da medula óssea associada à terapia com *laser* em 8 pacientes portadores de angina refratária, demonstrando redução do número de segmentos do miocárdio isquêmicos na ressonância cardíaca, e melhora dos sintomas de angina.

- **Subfração de células mononucleares derivadas da medula óssea**

> Algumas subfrações das CMMO têm sido estudadas em razão de sua capacidade proliferativa e de regeneração do tecido hospedeiro como:
> **Células CD133+:** são conhecidas como células progenitoras precoces, uma vez que esse marcador de superfície está presente em células que estão na fase inicial do processo de diferenciação celular.
> **Células CD34+:** são conhecidas como células progenitoras. Esse marcador está presente em células que estão em uma fase posterior do ciclo de diferenciação celular, mas que ainda mantêm características de células progenitoras.
> **Células mesenquimais:** são células do estroma da medula óssea selecionadas em meio de cultura.

A injeção da fração de células da medula óssea com marcador de superfície CD133+ foi feita em humanos no estudo conduzido por Stamm *et al.*, na Universidade de Rostock, Alemanha. Nesse estudo, 6 pacientes foram submetidos ao tratamento peroperatório com injeções transepicárdicas de células-tronco da medula óssea CD133+, em áreas de fibrose miocárdica, demonstrando melhora da perfusão miocárdica em 5 dos 6 pacientes, no acompanhamento de 3-9 meses. Houve arritmias supraventriculares em dois pacientes e derrame pericárdico também em outros dois. Entretanto, a ausência de um grupo-controle impossibilita uma conclusão definitiva acerca de relação causa/efeito.

Em 2004, esse mesmo grupo da Universidade de Rostock publicou os resultados desse mesmo tipo de procedimento em 12 pacientes com diagnóstico de IAM há mais de 10 dias. As injeções de células CD133+ foram novamente realizadas nas margens da área de miocárdio acinético, durante o procedimento de revascularização miocárdica. Houve melhora dos volumes cavitários e da FE do ventrículo esquerdo.

Patel *et al.* demonstraram a segurança dessa técnica em 20 pacientes, com grave disfunção ventricular, que foram submetidos à cirurgia de revascularização miocárdica incompleta, sem circulação extracorpórea. Dez pacientes foram submetidos à injeção transepicárdica de células CD34+ nas áreas não revascularizáveis do miocárdio e 10 pacientes foram seguidos como controle. Houve melhora da função sistólica do ventrículo esquerdo no acompanhamento de 6 meses.

- **Células derivadas do músculo esquelético**

Menasche *et al.* relataram a necessidade de colocação de CDI em 4 pacientes de 10 submetidos a transplante de mioblastos em áreas de fibrose miocárdica, durante CRM. Chachques *et al.* não relataram tal experiência quando a injeção de mioblastos foi administrada com meio de cultura utilizando soro autólogo em lugar de soro fetal bovino.

Injeção por minitoracotomia exclusivamente para o procedimento de injeção

Alguns estudos têm utilizado a via epicárdica para injeção de células por meio de minitoracotomia. Ainda não existem dados comprovando a superioridade dessa via com relação as outras, e vice-versa.

Injeção por via transendocárdica

- **Sistema NOGA de injeção**

Pool total de células derivadas da medula óssea

Poucos centros de pesquisa realizaram transplante autólogo de CMMO em pacientes portadores de cardiopatia isquêmica terminal, sem possibilidade de revascularização miocárdica percutânea ou cirúrgica. Tse *et al.* representam o primeiro grupo de pesquisadores a realizar esse procedimento por via percutânea, utilizando cateteres NOGA de injeção, em 8 pacientes portadores de cardiopatia isquêmica terminal. Esses autores observaram redução da área de isquemia à ressonância magnética de perfusão (de 8,8% para 5,0%; $p = 0,004$) após 3 meses, bem como melhora da contratilidade regional nas áreas de miocárdio submetidas às injeções de CMMO.

Fucks *et al.* representam o segundo grupo de pesquisadores que investigaram a segurança e a exequibilidade do transplante autólogo de CMMO por via transendocárdica em pacientes portadores de cardiopatia isquêmica grave, sem possibilidade de revascularização.

Outros estudos avaliaram a terapia com células-tronco para o tratamento de pacientes com angina refratária. No estudo de Beeres *et al.*, uma série de 22 pacientes com angina grave (CCSC III ou IV) foi submetida à injeção de cerca de 100 milhões de CMMO, distribuídas em 11 ± 2 injeções transendocárdicas na área de miocárdio hibernante. No acompanhamento de 3 meses houve redução da área de isquemia pela cintilografia miocárdica com estresse farmacológico com dipiridamol, assim como melhora dos sintomas de angina.

Em 2003, Perin *et al.* relataram a segurança e a exequibilidade do transplante transendocárdico de CMMO em pacientes com cardiomiopatia isquêmica grave, também utilizando o mapeamento eletromecânico com o sistema NOGA. Em uma avaliação *post mortem* de um paciente, Dohmann *et al.* não observaram crescimento tecidual desorganizado ou anormal, nem crescimento vascular anormal ou, ainda, aumento de reação inflamatória no local da injeção, mesmo 11 meses após o transplante das CMMOs.

Mesmo no acompanhamento de 5 anos não se identificaram eventos adversos prováveis ou definitivamente relacionados com o Transplante Autólogo de Células Mononucleares da Medula Óssea (TACMMO). Com relação à qualidade de vida, observou-se manutenção dos resultados apresentados nos acompanhamentos mais curtos, com índices do Questionário de Minnesota significativamente melhores que antes do procedimento (Fig. 6-23).

De forma semelhante, observamos, ao final de 5 anos, uma manutenção da capacidade de exercício desses pacientes ao serem submetidos ao Teste Ergométrico pelo Protocolo de Rampa, conforme descrito na metodologia. Na Figura 6-39 podemos ver estes resultados comparados aos acompanhamentos de mais curto prazo. Nas Figuras 6-23 e 6-24 também podemos observar os resultados de qualidade de vida e a capacidade funcional avaliada pelo teste ergométrico específica para o subgrupo de pacientes que se encontrava em lista de transplante cardíaco. Também para esse subgrupo observamos melhores desempenhos ao final de 5 anos do que antes do procedimento. É interessante observar que 100% desses pacientes mais graves estão vivos ao final de 5 anos.

Ainda com relação à mortalidade, vemos, na Figura 6-25, a curva de sobrevida para todos os 19 pacientes incluídos no estudo, mostrando que 52,63% (IC 95% 28,72-71,88%) desses estão vivos neste acompanhamento a longo prazo. A sobrevida esperada para esse grupo ao final de 5 anos, conforme demonstrado na Figura 6-40, seria de 21,05% (IC 95% 6,56- -41,02%) se utilizarmos a taxa de mortalidade anual de 33% observada nos dados epidemiológicos nacionais para pacientes portadores de insuficiência cardíaca de etiologia isquêmica. Se utilizarmos a taxa de mortalidade anual de 39,2%, observada na coorte de pacientes com características semelhantes às dos pacientes incluídos neste estudo, do Instituto Nacional de Cardiologia, a sobrevida esperada para essa população, ao final de 5 anos, seria de 5,26% (IC 95% 0,36-21,43%).

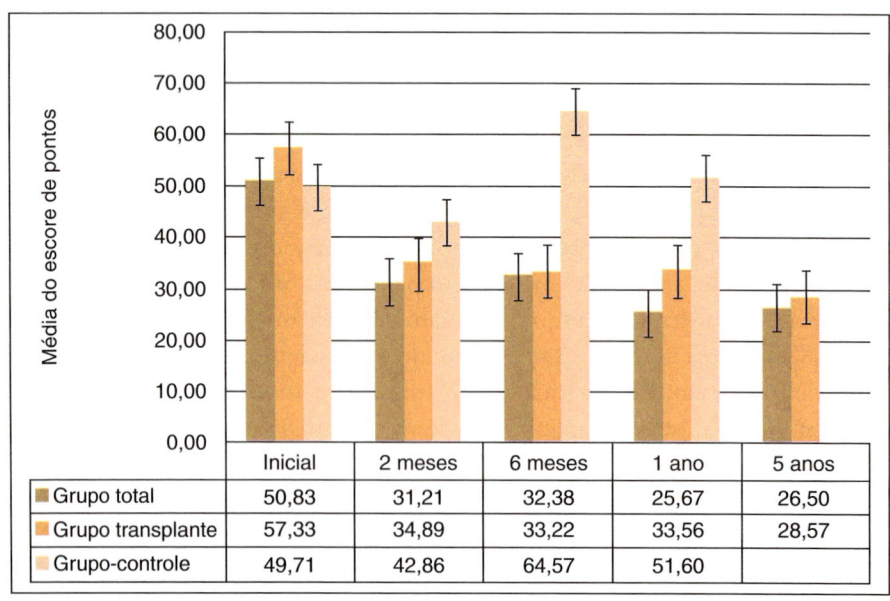

	Inicial	2 meses	6 meses	1 ano	5 anos
Grupo total	50,83	31,21	32,38	25,67	26,50
Grupo transplante	57,33	34,89	33,22	33,56	28,57
Grupo-controle	49,71	42,86	64,57	51,60	

Fig. 6-23. Questionário de qualidade de vida de Minnesota.

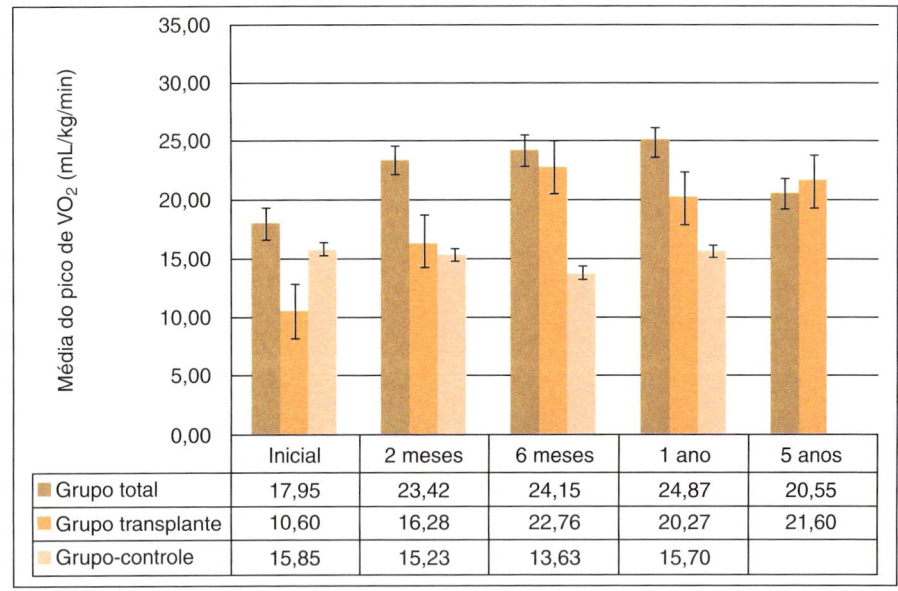

	Inicial	2 meses	6 meses	1 ano	5 anos
Grupo total	17,95	23,42	24,15	24,87	20,55
Grupo transplante	10,60	16,28	22,76	20,27	21,60
Grupo-controle	15,85	15,23	13,63	15,70	

Fig. 6-24. Pico de VO_2 no teste ergométrico, protocolo de rampa.

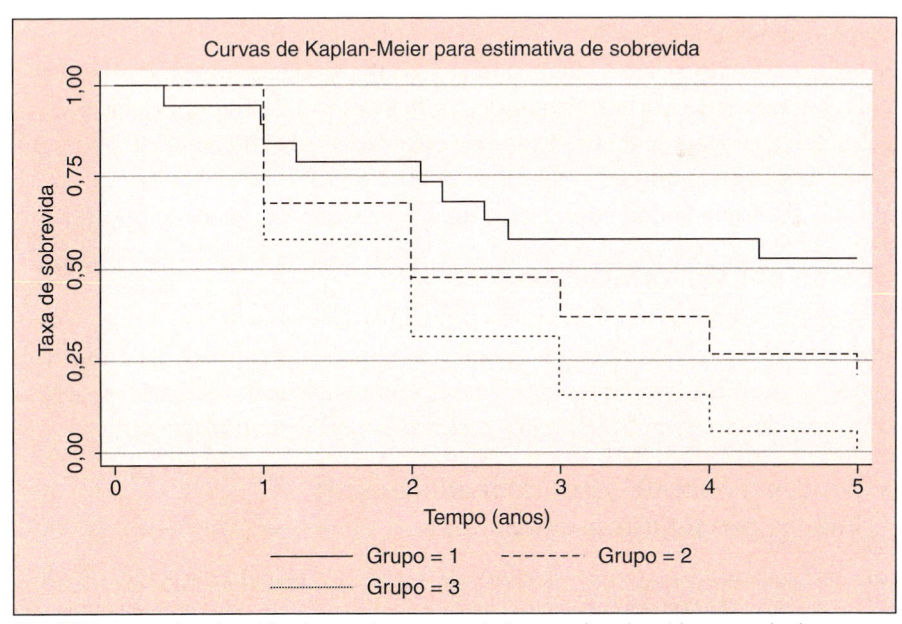

Fig. 6-25. Curva de sobrevida observada comparada à curva de sobrevida esperada dos pacientes submetidos a transplante autólogo de células mononucleares da medula óssea (TACMMO). Grupo 1: grupo de pacientes (n = 19) submetidos a TACMMO. Grupo 2: curva de sobrevida esperada para pacientes com características semelhantes, cuja mortalidade anual, com base nos dados epidemiológicos nacionais, é de 33%. Grupo 3: curva de sobrevida esperada para pacientes com características semelhantes, cuja taxa de mortalidade anual, com base nos dados do Instituto Nacional de Cardiologia, é de 39,2%.

- **Subfração de células derivadas da medula óssea**

Até o momento, a via transendocárdica não foi utilizada para testar o transplante de subfrações de células derivadas da medula óssea.

- **Células derivadas do músculo esquelético**

Smits *et al.* reportaram a injeção de mioblastos esqueléticos autólogos por via transendocárdica em pacientes com cardiopatia isquêmica devido a infarto anterior. Um paciente recebeu o implante de um desfibrilador cardíaco em razão de taquicardia ventricular não sustentada assintomática.

Injeção por via transvenosa

- **Células mononucleares derivadas da medula óssea**

Um estudo avaliou a injeção de CMMO por via transvenosa em pacientes com angina refratária, demonstrando segurança do procedimento e sugerindo melhora nos parâmetros de qualidade de vida.

Mioblastos

Siminiak *et al.* relataram a segurança nos primeiros dois casos de transplante de mioblastos em humanos por essa via, em pacientes com insuficiência cardíaca pós-infarto agudo do miocárdio. Em 2005, no estudo de fase I, POZNAN, 9 pacientes com semelhante contexto clínico foram submetidos a transplante de mioblasto esquelético utilizando um cateter de injeção guiado por fluoroscopia e ultrassonografia intravascular. Tal tratamento se mostrou seguro e exequível. Entretanto, episódios de taquicardia ventricular foram observados em 1 desses 9 pacientes com insuficiência cardíaca isquêmica submetidos a transplante transcoronariano venoso de mioblastos.

Injeção por via intracoronariana

A via intracoronariana tem sido testada como uma alternativa às vias de injeção transepicárdica e transendocárdica nessa população de pacientes com doença coronariana grave, em sua maioria multivascular. O transplante autólogo de células da medula óssea parece ter um efeito benéfico nos pacientes em fila de transplante cardíaco.

- **Células mononucleares da medula óssea**
  Células progenitoras circulantes

> As células progenitoras circulantes são células derivadas da medula óssea e que são extraídas do sangue periférico através de aférese. Tais células também contêm marcadores de superfície como $CD34^+$ e $CD133^+$. Em alguns estudos essas células foram coletadas do sangue periférico e injetadas diretamente. Em outros, tais células passaram por processo de cultivo em meio de cultura antes do procedimento de injeção. Vários estudos utilizaram citocinas como GCSF, para aumentar a mobilização dessas células da medula óssea para o sangue periférico.

Strauer *et al.* submeteram 18 pacientes portadores de cardiopatia isquêmica secundária a infarto do miocárdio antigo, variando de 5 meses a 8 anos, ao transplante intracoronariano de CMMO (Estudo IACT). Esse estudo demonstrou, além da segurança do procedimento, regeneração do metabolismo celular na área infartada. Esse achado foi corroborado pela melhora da contratilidade global e seguimentar do ventrículo esquerdo nos pacientes tratados com relação ao grupo-controle.

Outro estudo mais recente, realizado por Blatt *et al.*, utilizou a injeção intracoronariana de CMMO em pacientes portadores de cardiopatia isquêmica grave sem opção de terapia de revascularização miocárdica. Foram estudados 6 pacientes com classe funcional da *New York Heart Association* III ou IV, apesar do tratamento clínico pleno, e que apresentavam FE < 35% pelo ecocardiograma de estresse com dobutamina. No acompanhamento por 4 meses houve melhoras clínica e funcional. A FE aumentou significativamente de 25% ± 7% para 28% ± 8% (p = 0,055). Roye *et al.* estudaram pacientes com FE < 25% e presença de músculo viável em testes de estratificação não invasivos. Não houve melhora significativa da FE, mas houve melhora da deformação cardíaca e da regurgitação mitral durante o esforço. Outros estudos ainda demonstram aumento da rede de colaterais. Outro fator importante nesses pacientes é a disfunção diastólica que parece melhorar após o transplante celular.

■ Subfração de células derivadas da medula óssea

Goussetis *et al.*, utilizando um sistema de marcação celular semelhante para células $CD133^+$ e $CD133\text{-}CD34^+$, em pacientes com infarto antigo, demonstraram que cerca de 7% dessas células permanecem na área de miocárdio isquêmico 24 horas após o procedimento de injeção.

■ Células progenitoras circulantes

Além dos estudos acima citados, um grupo da Universidade de Tel Aviv, em parceria com pesquisadores do Hospital Chao Phya, Bangkok, Tailândia, realizaram o implante intracoronariano de 25 milhões de CPC cultivadas por 24 horas a partir de uma amostra de sangue periférico, em uma série de 17 pacientes portadores de angina crônica refratária ao tratamento clínico na dose máxima tolerada. No acompanhamento por 3 meses houve melhora dos sintomas e da capacidade de exercício.

Depois de um estudo piloto com 17 pacientes, Assmus *et al.* randomizaram 75 pacientes com cardiopatia isquêmica estável, pelo menos 3 meses decorridos do IAM, para infusão intracoronariana de células progenitoras circulantes (24 pts), CMMO (28 pts) ou placebo (23 pts), na artéria coronariana patente que irrigava a área ventricular esquerda mais discinética. Houve melhora significativa da função global e segmentar do ventrículo esquerdo no grupo que recebeu o *pool* total de CMMO comparado ao grupo que recebeu CPC ou placebo.

Dedobbeleer *et al.* demonstraram que altas concentrações de células $CD34^+$ podem ser obtidas do sangue periférico, independentemente do uso de citocinas para mobilização dessas células da medula óssea, mesmo na fase crônica do infarto do miocárdio. Entretanto, apenas um pequeno percentual dessas células (3,2 ± 0,6%) fica retido na área de fibrose miocárdica após a injeção.

Archundia *et al.* injetaram CPC (células progenitoras circulantes) não mobilizadas, com alta concentração de $CD34^+$, selecionadas por aférese do sangue periférico, em pacientes portadores de disfunção miocárdica decorrente de infarto antigo (mais de 1 ano), demonstrando melhora da função ventricular sem nenhum efeito sobre reestenose do vaso tratado, no acompanhamento de 28 semanas. Outro estudo semelhante demonstrou aumento da circulação colateral pela angiografia, no acompanhamento por 1 ano. Um paciente apresentou infarto agudo do miocárdio.

TERAPIA CELULAR PARA O TRATAMENTO DO INFARTO AGUDO DO MIOCÁRDIO

Apesar dos avanços terapêuticos e das terapias de reperfusão precoce disponíveis, o infarto agudo do miocárdio permanece como uma das principais causas de mortalidade e morbidade em todo o mundo, sendo, ainda, uma importante causa de remodelamento ventricular e insuficiência cardíaca. O IAM leva à perda de massa muscular e à alteração da *performance* cardíaca. Os miócitos remanescentes são incapazes de reconstruir o tecido necrótico, ocorrendo substituição da musculatura por fibrose, sucedendo assim deterioração progressiva do coração após o IAM.

Segundo dados do DATASUS, no Brasil as doenças do aparelho circulatório correspondem a cerca de 30% da mortalidade geral, sendo que, nesse grupo, as doenças isquêmicas ocasionam aproximadamente 40% deste índice.

Nos últimos anos, o conhecimento do processo regenerativo do miocárdio estimulou o desenvolvimento das pesquisas com terapia celular, objetivando regenerar o miocárdio por indução de miogênese, vasculogênese e angiogênese e, desse modo, impedir o processo de remodelamento ventricular. A terapia celular, portanto, traz uma nova perspectiva na abordagem da cardiopatia isquêmica aguda, associando intervenções biológicas e mecânicas com objetivo de regenerar órgãos e tecidos.

O processo de reparo dos tecidos cardíaco e vascular, por células derivadas da medula óssea, é natural após uma lesão. Há aumento das células mononucleares $CD34^+$ circulantes e dos níveis de fatores de crescimento endotelial em pacientes com IAM, com pico no 7º dia após sua ocorrência. Esse processo natural consiste em mobilização das células da medula óssea, direcionamento delas para o local lesionado e sua diferenciação em células funcionais correspondentes ao tecido em questão. Isquemia ou hipóxia podem aumentar a permeabilidade vascular, aumentando a liberação de fatores quimiotáticos e promovendo a expressão de proteínas de adesão, facilitando, assim, o processo de direcionamento das células *(homing)* para o miocárdio lesionado.

Angiogênese, redução da apoptose dos cardiomiócitos nativos e aumento da formação de colágeno podem limitar a expansão e preservar o miocárdio. Proliferação de novos cardiomiócitos pode levar à regeneração miocárdica. Juntos, esses elementos podem diminuir ou reverter o remodelamento negativo ventricular após o infarto, levando à estabilização da função sistólica e das dimensões cavitárias, propiciando, assim, melhora dos sintomas e do prognóstico.

Estudos pré-clínicos mostraram resultados animadores com a terapia celular pós-IAM, como a capacidade das células derivadas da medula óssea em regenerar o miocárdio infartado e induzir miogênese e angiogênese, com melhora da função ventricular. Houve, na comunidade científica, um estímulo a uma ampla linha de pesquisas em humanos, com o objetivo de sanar a lacuna terapêutica ainda existente em alguns sobreviventes de IAM.

Injeção por via intracoronariana

■ Pool total de células mononucleares da medula óssea

Strauer *et al.* realizaram a primeira série de casos com transplante de CMMO autóloga por injeção seletiva intracoronariana em 10 pacientes com IAM tratados por angioplastia primária tardia (12 horas). Os pacientes foram submetidos ao transplante de células entre o 5º e 9º dia após o IAM. As células foram injetadas pelo lúmen de um balão de angioplastia, que foi insuflado no local da lesão responsável pelo IAM, e o número médio de células foi de $28 \pm 22 \times 10^6$, fracionadas em 6 a 7 injeções. Esse estudo pioneiro demonstrou, além da segurança do procedimento, alguns dados de eficácia desse tipo de tratamento, uma vez que houve melhora da reperfusão na área infartada (melhora de 26% do defeito de perfusão miocárdica), além de melhora da função ventricular (redução de 18% do VSF do VE). Tal efeito terapêutico pode ser atribuído à regeneração miocárdica e à neovascularização associadas às CMMO.

O estudo BOOST foi um estudo randomizado, simples-cego, em que os pacientes com IAM, submetidos à angioplastia primária, foram randomizados para receber apenas o tratamento padronizado para o IAM ou, além desse, o transplante de CMMO autólogo 5 dias após a terapia de reperfusão. O transplante de CMMO promoveu, após 6 meses, um aumento de 6 pontos percentuais na média da fração de ejeção do ventrículo esquerdo (VE), avaliado pela ressonância magnética (RM) cardíaca, quando comparado ao grupo-controle. Essa diferença entre os grupos não foi mais significativa ao final de 18 meses de acompanhamento, demonstrando que os pacientes submetidos à terapia celular tiveram uma recuperação mais rápida da função ventricular com relação ao grupo-controle.

Ruan *et al.* repetiram o mesmo tipo de procedimento em 20 pacientes com IAM anterior submetidos à angioplastia primária com sucesso, em um estudo duplo-cego. Nesse caso foi injetado o *pool* total de células mononucleares da medula óssea autóloga, por via intracoronariana, em 9 pacientes randomizados para o grupo tratado. Houve melhora da contratilidade global, segmentar e dos volumes cavitários ao final de 6 meses de acompanhamento.

Em 2006, foi publicado outro estudo duplo-cego randomizado do implante de células não selecionadas da medula óssea em pacientes com infarto agudo do miocárdio. Nesse estudo, 67 pacientes com IAM com supra de ST, que foram submetidos à terapia de reperfusão mecânica com sucesso, foram randomizados para injeção de salina ou do *pool* total de células da medula óssea (304 ± 128 milhões de células nucleadas das quais 172 ± 72 milhões eram de células mononucleares) cerca de 24 horas após a terapia de reperfusão. O objetivo primário desse estudo foi a melhora da FE do VE 4 meses após o procedimento. Embora tenha sido observada melhora significativa da contratilidade global do VE, houve melhora da contratilidade segmentar, aumento do metabolismo celular na área do miocárdio lesionado e redução do volume do infarto pela RM cardíaca, especialmente em pacientes com infartos mais extensos, disfunção ventricular, naqueles com reperfusão mais tardia e também naqueles sem obstrução microvascular. Um estudo avaliou a terapia com células em pacientes com IAM submetidos à terapia com trombolíticos, com resultados semelhantes. Lipiec *et al.* novamente demonstraram efeito significativo sobre a contratilidade segmentar avaliada por cintilografia miocárdica, mas sem efeito na contratilidade global do VE.

Em um estudo piloto de 6 pacientes com cardiopatia isquêmica que receberam CMMO por via intracoronariana, 1 apresentou hipotensão e elevação enzimática, provavelmente em decorrência da microembolização distal. Tais efeitos não foram observados nos mais de 100 pacientes com infarto recente que receberam células progenitoras derivadas de medula óssea por via intracoronária.

Esses achados, embora desapontadores, sugerem potencial efeito biológico das CMMO no remodelamento do infarto. Além disso, algumas considerações devem ser feitas: primeiro, a população de pacientes incluídas foi uma população de baixo risco para desenvolvimento de insuficiência cardíaca pós-infarto. A média de FE foi de 55% pela ventriculografia com contraste, portanto, com uma janela estreita para se observar qualquer melhora. Segundo, os pacientes foram tratados com terapia celular muito precocemente (24 horas após a terapia de reperfusão), quando os estudos experimentais demonstram que o pico de citocinas ocorre por volta do 7º dia após o infarto. Terceiro, mais uma vez foi verificado que o procedimento é seguro e não aumenta o risco de eventos adversos clínicos, incluindo reestenose intra-*stent* ou eventos pró-arrítmicos.

No estudo ASTAMI, 47 pacientes admitidos com IAM de parede anterior e submetidos à angioplastia primária receberam transplante intracoronariano de CMMO em uma média de 6 dias após a terapia de reperfusão. Não foi evidenciada melhora da FE do VE, nem redução do volume diastólico final do VE ou tamanho do infarto em 6 ou 12 meses. O resultado negativo desse estudo pode estar relacionado com a qualidade do material injetado. Análises *pos hoc* demonstraram que as células injetadas apresentavam baixa capacidade migratória. Resultados positivos quanto à capacidade de exercício dos pacientes incluídos no ASTAMI foram publicados posteriormente.

No estudo de Nie *et al.*, o transplante de CMMO resultou em queda dos níveis de pró-BNP, melhora da capacidade funcional e melhora da função do VE em pacientes que evoluíram com disfunção sistólica do VE pós--infarto. Estudo recente demonstrou melhora sustentada da FE no acompanhamento de 4 anos.

A injeção intracoronária de células não seletivas da medula óssea é segura. Não houve relato de complicações hemorrágicas após punção da medula óssea. A infusão de células por via intracoronária não promoveu dano miocárdico adicional nem reação inflamatória sistêmica. Também não houve aumento significativo das taxas de reestenose intra-*stent* e arritmias ventriculares, embora ainda haja controvérsias nesse sentido. Na maioria dos estudos houve melhora da função ventricular segmentar (na área infartada) e global do VE. Nenhum estudo demonstrou efeito significante do transplante de células não seletivas da medula óssea no volume diastólico final, sugerindo que tais células têm um impacto limitado no remodelamento ventricular pós-IAM. Alguns estudos, como o BALANCE, tem avaliado o impacto postivo dessa terapia em desfechos clínicos como mortalidade e qualidade de vida.

O uso de células marcadas com ^{18}FDG (^{18}F-fluorodesoxiglicose, um marcador radioativo) em alguns pacientes foi útil para demonstrar o padrão de migração *(homing)* dessas células após a injeção, pela avaliação por tomografia com emissão de pósitrons (PET-*scan*). A eficiência da migração celular foi substancialmente aumentada (cerca de 10 vezes) pela seleção de células CD34$^+$, associada à migração preferencial para áreas adjacentes à área infartada. Esse estudo também demonstrou que apenas 1,3-2,6% das células marcadas (*pool* total) com FDG são detectadas no miocárdio infartado. Nosso grupo demonstrou, por meio da cintilografia de perfusão miocárdica, realizada 24 horas após o procedimento de injeção de células mononucleares da medula óssea (células selecionadas), 7 dias após o infarto agudo do miocárdio, que cerca de 10% dessas células, marcadas com um outro marcador radioativo, Tc-99m HMPAO (hexametilpropileno amina oxima), permanecem no miocárdio. Esse estudo também demonstrou correlação significativa entre o percentual de células retidas no miocárdio e a melhora da FE no acompanhamento por 6 meses. Tais achados foram corroborados pelo estudo de Kaminek *et al.*

O tempo decorrente entre o IAM e o transplante das células pode ser um fator importante. A maior parte dos pacientes recebeu as células em torno do 5º dia pós-IAM. Outros estudos avaliaram a infusão precoce de CMMO 1 dia após a angioplastia primária em pacientes com IAM. Não houve melhora da função global do ventrículo esquerdo, mas houve melhora significativa da contratilidade regional no acompanhamento por 4 meses. Uma revisão sistemática, publicada recentemente por Zhang *et al.*, demonstra que o transplante de células realizado entre 4-7 dias após o infarto resultou em melhora clínica significativa quando comparado ao transplante realizado dentro de 24 horas após o infarto, inclusive com reduzida incidência de eventos adversos relacionados com o procedimento de injeção.

Vários são os fatores que podem influenciar nos resultados da utilização da via intracoronariana, como: tipo celular, concentração e número das células, viscosidade do meio infundido, velocidade de infusão, características individuais dos pacientes e presença ou ausência de isquemia e/ou necrose na área-alvo.

O estudo multicêntrico de terapia celular em cardiopatias, realizado em diversos centros no Brasil, permitirá avaliar o impacto dessa terapia em pacientes que desenvolvem disfunção do VE pós-infarto agudo do miocárdio.

■ Células derivadas selecionadas da medula óssea

Células CD34$^+$ e CD133$^+$

A injeção de células CD34$^+$, no estudo REGENT, não resultou em melhora significativa da FE em pacientes com disfunção ventricular pós-infarto. Bartunek *et al.* relataram a segurança do transplante da subpopulação de células progenitoras de medula óssea CD133$^+$.

Células mesenquimais

Em julho de 2004, Chenn *et al.* publicaram os resultados do primeiro estudo controlado, randomizado, com desenho duplo-cego, do implante intracoronariano de células mesenquimais derivadas da medula óssea autóloga, em 69 pacientes pós-IAM tratados por angioplastia primária. Os pacientes foram randomizados para o grupo tratado por injeção intracoronariana de células mesenquimais (n = 34) e para o grupo-controle submetido à injeção intracoronariana de solução salina (n = 35). No acompanhamento por 3 meses houve diminuição significativa do defeito de perfusão miocárdica, medida pela cintilografia (SPECT, *Single Photon Emission Computed Tomography*), de 32 ± 11% para 13 ± 5% no grupo tratado comparado ao grupo-controle (P < 0,05), e melhora da contratilidade global e segmentar pelo ecocardiograma com doppler tecidual no grupo tratado com relação ao grupo-controle (P < 0,05). Chenn *et al.* também utilizaram mapeamento eletromecânico nos pacientes do grupo tratado. Houve melhora do encurtamento linear local e da voltagem unipolar, sugerindo melhora da contratilidade miocárdica.

■ Células progenitoras circulantes

Logo em seguida ao estudo de Strauer *et al.*, o estudo TOPCARE, que utilizou CMMO (n = 9) e células progenitoras circulantes, selecionadas do sangue periférico (n = 11), transplantadas por infusão intracoronariana 4 dias após IAM, sugeriu redução da área de necrose miocárdica ao final de 4 meses. Nesse estudo aberto, não randomizado, houve aumento de 15% de captação com Flúor-18 (fluorodesoxiglicose) na área de miocárdio infartado, pela tomografia com emissão de pósitrons (FDG-PET). Paralelamente, houve significativa redução de 25% no VSF (volume sistólico final) do VE, associada à melhora da FE, sugerindo um processo favorável ao remodelamento ventricular, no acompanhamento por 1 ano. Houve melhora da contratilidade regional, mesmo em pacientes que não tiveram critérios de viabilidade miocárdica ao ecocardiograma com dobutamina.

As células progenitoras podem aumentar a neovascularização, levando à redução na dilatação do VE e preservação da *performance* contrátil pelo resgate do miocárdio atordoado, redução da fibrose miocárdica e queda da apoptose dos miócitos hipertrofiados na região peri-infarto.

Na avaliação por PET-*scan* o grupo tratado apresentou aumento de 15% na captação de ^{18}FDG na área infartada e redução de 25% no volume sistólico final, associado à melhora da FE. Isso não ocorreu no grupo-controle.

Em outubro de 2004, Schachinger *et al.* publicaram os resultados finais de 59 pacientes (30 submetidos à injeção de células progenitoras circulantes selecionadas do sangue periférico e 29 submetidos à injeção de CMMO) acompanhados durante o período de 1 ano nesse estudo. Houve aumento significativo da FE e diminuição do volume sistólico final do ventrículo esquerdo em ambos os grupos tratados, além de redução da área de infarto e ausência de hipertrofia reativa nas imagens de ressonância magnética cardíaca ao final de 1 ano. Esse estudo demonstrou a segurança do tratamento intracoronariano com ambos os tipos celulares.

Os estudos REPAIR-AMI e TCT-STAMI também demonstraram segurança do procedimento de injeção intracoronariana de células derivadas da medula óssea após IAM tratado por angioplastia primária, além de melhora na função sistólica global do VE. No TCT-STAMI, o transplante ocorreu logo após a intervenção coronariana, e no REPAIR-AMI 3 a 6 dias após a terapia de reperfusão. O TCT-STAMI mostrou, ainda, redução no defeito de perfusão miocárdica (avaliada com cintilografia de perfusão miocárdica com SPECT) e atenuação no aumento do diâmetro diastólico do VE. No estudo REPAIR-AMI o acompanhamento de 4 meses evidenciou, ainda, redução da extensão e magnitude da disfunção segmentar do VE no território acometido pelo IAM. Também foi visto maior benefício da terapia celular em pacientes com disfunção ventricular no acompanhamento de 1 ano.

Li *et al.* estudaram o transplante de células-tronco de sangue periférico, mobilizadas da medula óssea por GCSF, no 6º dia após o IAM. Kang *et al.* compararam tal estratégia em dois diferentes grupos: pacientes com IAM e outros com infartos antigos. Em ambos os cenários o procedimento demonstrou-se seguro, havendo aumento das taxas de reestenose das endopróteses coronarianas implantadas nas lesões culpadas, no grupo que recebeu G-CSF. Tais achados também foram observados por Jorgensen *et al.*, porém, outros estudos não relatam tal experiência, sendo a questão ainda motivo de debates. Ainda há relatos sugerindo aumento da progressão da aterosclerose no leito coronariano distal em alguns estudos, mas em outros não. Schachinger *et al.* relataram a possibilidade de relação entre a infusão intracoronariana de células e trombose sustentada da endoprótese em até 1 ano de acompanhamento. Tais achados não têm sido observados em estudos que injetaram células circulantes não mobilizadas, ou seja, sem uso de G-CSF.

■ Mobilização de células progenitoras

A primeira investigação clínica explorando a mobilização da medula óssea com G-CSF foi o estudo MAGIC-cell, em que 10 pacientes foram tratados com G-CSF e células periféricas derivadas da medula óssea por 4 dias após IAM e angioplastia primária. Embora tenha sido observada melhora na FEVE (fração de ejeção do ventrículo esquerdo), houve lesão miocárdica, com aumento de 65% de creatinoquinase fração MB e alto índice de reestenose intra-*stent*. Entretanto, no acompanhamento de 2 anos, o tratamento com G-CSF e células periféricas derivadas da medula óssea resultou em melhora da função sistólica ventricular e remodelamento ventricular quando comparado ao G-CSF isolado.

No estudo FIRSTLINE-AMI, G-CSF pós-terapia de reperfusão pareceu ser seguro e efetivo. O grupo tratado com G-CSF evoluiu com preservação da função ventricular. Não houve aumento da incidência de reestenose intra-*stent*. Por outro lado, no estudo STEMMI, a mobilização de células da medula óssea, por meio da injeção subcutânea de G-CSF não resultou em efeito adicional sobre a função do VE ou sobre a área de miocárdio infartado. O estudo G-CSF-STEMI foi desenhado para avaliar os efeitos do G-CSF subcutâneo na melhora da função miocárdica em pacientes submetidos à angioplastia tardia pós-IAM (> 6 horas). Novamente foi demonstrado que o tratamento com G-CSF não foi superior ao placebo com relação à melhora da função ventricular

Quadro 6-14. Transplante de CMMO autóloga por via intracoronariana, para pacientes portadores de IAM

Autor	Nº de tratados MOA	Nº de tratados CPC	Nº de tratados G-CSF	Nº controle	Doença-alvo	Desenho do estudo	Tipos de células e número	Volume aspirado	Dias pós-IAM	FU (M)	Resultados
Yao, 2009	12 × 15[1]	–	–	12	IAM anterior submetido à ATC	ECR – Aberto	CMMO (190 ± 120 milhões)	?	3-7 dias	6	RM cardíaca +
Silva, 2009	14 × 10[2]	–	–	6	IAM submetido à ATC	ECR – Aberto	CMMO (100 milhões)	80 mL	3-6 dias	6	SPECT + Ventriculografia + Eco 2D =
Engelman, 2009 (G-CSF-STEMI)	–	–	23	21	IAM subagudo submetido à ATC tardia	ECR	G-CSF 10 ug/kg/d	–	0-5 dias	12	RM cardíaca = Angiografia = MACE =
Dill, 2009 (REPAIR-AMI)	–	27	–	27	IAM submetido à ATC	ECMR – DC	CMMO (236 milhões)	50 mL	5 dias	12	RM cardíaca +
Yousef, 2009 (BALANCE)	62	–	–	62	IAM submetido à ATC	ECC não R	CMMO	80-120 mL	5-9 dias	60	Eco 2D + TE +
Tendera, 2009[1] (REGENT)	80 × 80[3]	–	–	40	IAM anterior FE < 40% submetido à ATC	ECMR – Aberto	CMMO (178 milhões) × CD34[+] CXCR4[+] (1,9 milhões)	50-70 mL × 100-120 mL	3-12 dias	6	RM cardíaca + Angiografia + MACE =

(Continua)

Aplicação de Células-Tronco e suas Perspectivas

Células-Tronco – Ciência, Tecnologia e Ética

Quadro 6-14. Transplante de CMMO autóloga por via intracoronariana, para pacientes portadores de IAM (*Cont.*)

Autor	Nº de tratados			Nº controle	Doença-alvo	Desenho do estudo	Tipos de células e número	Volume aspirado	Dias pós-IAM	FU (M)	Resultados
	MOA	CPC	G-CSF								
Peruga, 2009	40	–	–	25	IAM anterior FE < 40% submetido à ATC	ECC não R	CMMO (?)	50 mL	5-11 dias	6	Angiografia + Reestenose = Holter 24 h = Eco 2D +
Cao, 2009	41	–	–	45	IAM submetido à ATC	ECR – DC	CMMO (500 ± 120 milhões)	40 mL	7 dias	48	Angiografia = Eco 2D + SPECT + MACE =
Lipiec, 2009	20	–	–	9	IAM anterior submetido à ATC	ECC não R	CMMO (?)	?	4-11 dias	6	SPECT +
Herbots, 2009	33	–	–	34	IAM submetido à ATC	ECR – DC	CMMO	?	?	4	RM cardíaca +
Jorgensen, 2008 (STEMMI)	–	–	31	28	IAM submetido à ATC	ECR – DC	G-CSF 10 ug/kg por 6 dias	–	10-65 horas	6	Reestenose =
Huikuri, 2008	40	–	–	40	IAM submetido à trombólise e à ATC	ECR – Aberto	CMMO (360 milhões)	80 mL	2 dias	6	Eco 2D + Angiografia + ECG-AR = Holter 24 h = Reestenose – TE = MACE =

Estudo				Condição	Desenho	Células (dose)	Volume	Tempo	Meses	Desfechos	Resultado
Hirsch, 2008 (HEBE)	26	-	-	-	IAM submetido à ATC	Série de casos	CMMO (246 ± 133 milhões)	60 mL MOA	7 dias	12	RM cardíaca Eco 2D Angiografia	+ + +
li, 2007	-	35	-	35	IAM	ECR aberto	PBSC com G-CSF 300-600	-	5 dias	6	Eco 2D WMIS	+ +
Lunde, 2007 (ASTAMI)	50	-	-	50	IAM anterior submetido à ATC	ECR – Aberto	CMMO (68 milhões)	50 mL	4-8 dias	6	SF 36 TE	+ + +
Nie, 2007	13	-	-	29	IAM agudo anterior submetido à ATC	ECC não R	CMMO (?)	?	?	12	SPECT Teste 6 min Pro-BNP Sintomas	+ = + +
Erbs, 2007 (REPAIR-AMI)	30	-	-	28	IAM agudo submetido à ATC	ECC não R – DC	CMMO (236 milhões)	50 mL	5 dias	4	FFR	+
Tatsumi, 2007	-	18	-	36	IAM agudo anterior submetido à ATC	ECC não R	CPC-CMN (5 bilhões)	55 mL/min poraferese	5 dias	6	SPECT Eco 2D WMIS Angiografia	+ + + +
Kang, 2007 (MAGIC Cell)	-	10[4]	10	10	IAM agudo (< 14 dias) e crônico	ECR – Aberto	CPC-CMN (1 bilhão)	53 mL?	2 dias	24	SPECT (24 m) Eco 2D (6 m) Eco estresse (6 m) TE (1 ano) Reestenose	+ + + + +

(Continua)

Quadro 6-14. Transplante de CMMO autóloga por via intracoronariana, para pacientes portadores de IAM (*Cont.*)

Autor	Nº de tratados MOA	Nº de tratados CPC	Nº de tratados G-CSF	Nº controle	Doença-alvo	Desenho do estudo	Tipos de células e número	Volume aspirado	Dias pós-IAM	FU (M)	Resultados	
Steinwender, 2006	–	20	–	–	IAM agudo anterior submetido à ATC	Série de casos	G-CSF 10 ug/kg/dia por 4 dias + Aférese de CPC-CMN	–	5 dias	6	SPECT Eco estresse Angiografia	+ + +
Kuethe, 2006	–	–	5	5	IAM agudo	ECR – Aberto	G-CSF 10 ug/kg/d por 6,6 ± 1,1 dias	–	< 1 dia	3	SPECT Ventric. rad.	+ +
Meluzin, 2006	22⁵ × 22	–	–	22	IAM submetido à ATC	ECR – Aberto	CMMO (10 × 100 milhões)	?	5-9 dias	3	Eco estresse SPECT	+ +
Lunde, 2006 (ASTAMI)	50	–	–	50	IAM anterior submetido à ATC	ECR – Aberto	CMMO (68 milhões)	50 mL	4-8 dias	6	SPECT Eco 2D RM cardíaca MACE	= = = =
Schachinger, 2006 (REPAIR-AMI)	101	–	–	103	IAM submetido à ATC	ECMR – DC	CMMO (236 milhões)	50 mL	5 dias	12	Angiografia MACE	+ +
Ge, 2006 (TCT-STAMI)	10	–	–	10	IAM submetido à ATC	ECR – DC	CMMO (40 milhões)	40 mL	12 horas	6	Holter 24 h SPECT Eco 2D	= + +
Meyer, 2006 (BOOST)	30	–	–	30	IAM submetido à ATC	ECR – Aberto	CMMO (2.460 milhões)	128 mL MOA	4,8 ± 1,3 dias	8	RM cardíaca	=

Estudo				N	Condição	Desenho	Células	Dose	Tempo		Avaliação	Resultado
Janssens, 2006	33	–	–	34	IAM submetido à ATC	ECR – DC	CMMO (304 milhões – 172 milhões de CMMO)	130 mL	1 dia	4	FDG-PET RM cardíaca[6] Eco estresse *Holter*	+ + = +
Ripa, 2006 (STEMMI)	–	–	39	39	IAM submetido à ATC	ECR – DC	G-CSF 10 ug/kg/d	–	6 dias	6	RM cardíaca Eco 2D	= +
Ince, 2005	–	–	25	25	IAM submetido à ATC	ECR – Aberto	G-CSF 10 ug/kg/d por 6 dias	–	89+/–35 minutos pós-ATC	6	Eco 2D WMIS	+ +
Katritsis, 2005	11	–	–	11	IAM anterior submetido à ATC[7]	ECC não R	Células mesenquimais (1-2 milhões)	15 mL MOA + cultura	8–1.560 dias	4	Eco 2D Eco estresse Ventricul. rad. SPECT Holter 24 h	= + = + =
Britten, 2005 (TOPCARE-AMI)	14	–	–	10	IAM submetido à ATC	ECR – Aberto	CMMO (238 milhões) x CPC (13 milhões)	50 mL MOA/250 mL SV	4 dias	4	FDG-PET	+
Blatt, 2005	6	–	–	–	CIT	ECC não R	CD34+	200-300	–	4	Eco 2D	+
Bartunek, 2005	19	–	–	16	IAM submetido à ATC	ECR – Aberto	CD133+ (12 milhões)	300 mL MOA	11 dias	4	Eco 2D SPECT Eletrofisiologia Angiografia	+ + + +
Ruan, 2005	9	–	–	11	IAM anterior submetido à ATC	ECR – DC	CMMO	?	?	6	Eco estresse	+
Hofmann, 2005												

(Continua)

Quadro 6-14. Transplante de CMMO autóloga por via intracoronariana, para pacientes portadores de IAM (Cont.)

Autor	Nº de tratados MOA	Nº de tratados CPC	Nº de tratados G-CSF	Nº controle	Doença-alvo	Desenho do estudo	Tipos de células e número	Volume aspirado	Dias pós-IAM	FU (M)	Resultados	
Wollert, 2004 (BOOST)	30	–	–	30	IAM submetido à ATC	ECR – Aberto	CMMO (2,460 milhões)	128 mL MOA	4,8 ± 1,3 dias	6	RM cardíaca	+
Dobert, 2004 (TOPCARE-AMI)	15	–	–	11	IAM submetido à ATC	ECR – Aberto	CMMO (238 milhões) × CPC (13 milhões)	50 mL MOA/250 mL SV	4 dias	4	FDG-PET SPECT	+ +
Schachinger, 2004 (TOPCARE-AMI)	29	30	–	–	IAM submetido à ATC	ECR – Aberto	CMMO (238 milhões) × CPC (13 milhões)	50 mL MOA/250 mL SV	4,9 ± 1,5 dias	12	Angiografia RM cardíaca	+ +
Kang, 2004 (MAGIC Cell)	–	10	10	7	IAM > 48 h submetido à ATC	ECR – Aberto	CPC-CMN (1 bilhão)	53 mL?	2 dias	6	Angiografia Eco estresse TE SPECT	= + + +
Avilés, 2004	20	–	–	13	IAM submetido à trombólise ou ATC primária	ECC não R	CMMO após ~24 h de cultura (78 milhões)	50 mL MOA	13,5 ± 5,5 dias	2	Eco estresse RM cardíaca Angiografia FFR MACE	+ + + + =

Chen, 2004	34	–	35	IAM submetido à ATC	ECR – DC	Células mesequimais após 10 dias de cultura (8-10 bilhões)	60 mL MOA	18 dias	3	Holter 24 h NOGA FDG-PET Angiografia	= + + +
Assmuss, 2002 (TOPCARE-AMI)	9	11	–	IAM submetido à ATC	ECR – Aberto	CMMO (238 milhões) × CPC (13 milhões)	50 mL MOA/250 mL SV	4 dias	4	FDG-PET Eco estresse Angiografia FFR	+ + + +
Strauer, 2002	10	–	10	IAM submetido à ATC	ECC não R	CMMO após ~24 horas de cultura (28 milhões)	40 mL MOA	5-9 dias	3	Ventric. rad. Eco Estresse	+ +

[1] Os pacientes no grupo CMMO foram randomizados para um único procedimento de injeção intracoronariana e intraveia cardíaca, respectivamente, com resultados favoráveis à primeira.
[2] Foram comparadas as vias de injeção intracoronariana e intraveia cardíaca, respectivamente, com resultados favoráveis à primeira.
[3] Foram randomizados 160 pacientes, sendo que 80 para CMMO e 80 para células CD34+CXCR4+.
[4] As células foram mobilizadas com injeção diária de G-CSF por 4 dias. As CPC foram selecionadas por aférese e injetadas por via intracoronariana na artéria relacionada com o infarto.
[5] Foram randomizados 66 pacientes, sendo que 44 para o grupo tratado: 22 alta dose de CMMO – 100 milhões – vs. 22 baixa dose de CMMO – 10 milhões.
[6] Não houve melhora significativa na função global do VE, mas apenas na função sistólica segmentar.
[7] Foram incluídos pacientes com infarto recente e com infarto antigo. Não houve melhora da contratilidade segmentar pelo ecocardiograma de estresse com dobutamina nos pacientes com infarto há mais de 1 mês.

ATC = angioplastia transluminal coronariana; CMN = células mononucleares; CPC = células progenitoras circulantes; MOA = medula óssea autóloga; ECR = ensaio clínico randomizado; DC = duplo-cego; ECC não R = ensaio clínico controlado não randomizado; ECMR = ensaio clínico multicêntrico randomizado; FDG-PET = 18-fluor-deoxy-glicose positron emission tomography; FFR = fractional flow reserve; IAM = infarto agudo do miocárdio; MACE = multiple adverse cardiac events; SPECT = single photon emission computed tomography; TE = teste ergométrico; Ventric. rad. = ventriculografia radioisotópica. G-CSF = granulocyte colony stimulant factor; CMMO = células mononucleares da medula óssea; CPC-CMN = células projenitoras circulantes; SF 36 = versão brasileira do questionário de qualidade de vida – SF-36; WMIS = wall motion index score; ECG-AR = eletrocardiograma de alta resolução; PBSC = peripheral blood stem cell; NOGA = cateter de injeção NOGA.

global e segmentar, porém, houve aumento significativo, a curto prazo, da perfusão miocárdica.

O estudo conduzido por Steinwender *et al.* demonstrou melhora da função global do ventrículo esquerdo, entretanto, 40% dos pacientes evoluíram com reestenose intra-*stent* no acompanhamento de 6 meses.

Portanto, a terapia celular permanece como uma modalidade promissora e ocupa uma lacuna ainda existente na abordagem convencional ao infarto agudo do miocárdio, principalmente no que diz respeito à evolução para insuficiência cardíaca e necessidade de transplante.

Entretanto, muitas questões ainda precisam ser resolvidas como qual é o melhor tipo de célula a ser utilizado, em que quantidade, qual a técnica de liberação mais eficaz, em que momento etc.

No Brasil, com apoio do Ministério da Saúde, o Hospital de Cardiologia de Laranjeiras e o Centro de Ensino e Pesquisa do Procardíaco, em colaboração com a Universidade Federal do Rio de Janeiro, contando com 27 centros colaboradores, estão conduzindo um estudo multicêntrico, randomizado, placebo-controlado, utilizando transplante de células mononucleares da medula óssea por via intracoronariana em pacientes pós-infarto agudo do miocárdio. O objetivo principal desse projeto é avaliar o efeito do implante autólogo de células-tronco da medula óssea sobre a função sistólica do ventrículo esquerdo, avaliada pela fração de ejeção aos 6 meses. Esse estudo também tem por objetivo avaliar o efeito do tratamento testado com relação ao desfecho composto de óbito, reintervenção coronariana e reinfarto agudo do miocárdio. A função diastólica do ventrículo esquerdo e a qualidade de vida da população estudada também estão sendo analisadas. Ainda não há resultados disponíveis.

Pesquisas adicionais serão necessárias, no futuro, para demonstrar efeitos benéficos não só na fração de ejeção, mas também em desfechos clínicos como sobrevida e qualidade de vida. Métodos de otimização do processo de regeneração do tecido cardíaco e do processo de liberação das células precisam ser desenvolvidos.

TERAPIA CELULAR PARA TRATAMENTO DA CARDIOMIOPATIA DILATADA

De acordo com a atual classificação de cardiomiopatias, em um subconjunto de pacientes, a miocardite e a cardiomiopatia dilatada (CMD) representam as fases aguda e crônica de uma doença inflamatória do miocárdio que pode ser viral, imune pós-infecciosa ou autoimune primária específica do órgão. Nos últimos anos ocorreram avanços no entendimento dos mecanismos moleculares e genéticos envolvidos neste grupo de condições, permitindo a melhora nas estratégias diagnósticas e a introdução de novas terapias. Recentes estudos experimentais e clínicos sugerem que o transplante de células--tronco possa ser de valor terapêutico para o tratamento da insuficiência cardíaca.

Injeção por via intracoronariana

A injeção intracoronária de células-tronco já foi investigada para a regeneração miocárdica em pacientes com doença isquêmica do coração. Depois dos estudos em pacientes com CMD isquêmica grave em que foram utilizadas células-tronco ou mioblasto esquelético, o uso de células-tronco na CMD idiopática iniciou-se com estudos de segurança.

■ Pool total de células derivadas da medula óssea

Widimsky foi um dos primeiros a relatar complicações inesperadas nos primeiros dois pacientes de seu estudo-piloto que visou a testar a injeção de células-tronco na CMD idiopática. Ambos possuíam insuficiência cardíaca (FEVE < 35% e NYHA III). As células foram injetadas pelo lúmen central do balão colocado na parte proximal da artéria descendente anterior. Os pacientes não toleraram insuflações do balão. O primeiro desenvolveu queda na pressão arterial e arritmias ventriculares, e o segundo apresentou espasmo intracoronariano com formação de trombo, tratado com a colocação de *stent*. Depois de estes dois eventos o autor decidiu interromper o estudo.

Esses achados não comprometeram estudos posteriores para avaliação da segurança da injeção de células-tronco por via intracoronária em pacientes com CMD, utilizando técnica de injeção aprimorada. Em dois estudos, como o de Huang *et al.*, dados iniciais de segurança e eficácia foram relatados. No estudo de Huang, 18 pacientes com CMD idiopática foram selecionados, 10 submetidos ao transplante autólogo de CMMO por via intracoronariana e, como resultado, houve melhora no teste de caminhada de 6 minutos, redução na taxa de re-hospitalização e elevação na capacidade de exercício. Além disso, foi demonstrado que o transplante de células-tronco nessa população de pacientes é seguro. No estudo de Chen *et al.*, 71 pacientes submetidos ao transplante autólogo de CMMO foram comparados a 187 pacientes com CMD, submetidos ao tratamento padrão para insuficiência cardíaca. Ao final de 2 anos de acompanhamento houve redução na taxa de hospitalização e melhora da FE ventricular.

No Brasil, Martino foi quem primeiro descreveu o caso de um paciente de 41 anos com CMD, CF III NYHA, estágio clínico C, submetido a transplante autólogo de células mononucleares da medula óssea por via intracoronariana.

Assim, pela necessidade da realização de estudos com maior número de pacientes e com metodologia adequada que venha a comprovar o efeito positivo das células-tronco em pacientes com CMD, o Ministério da Saúde no Brasil propôs um Estudo Multicêntrico Randomizado de Terapia Celular em Cardiopatias (EMRTCC), que tem como objetivo avaliar a eficácia do implante autólogo de células-tronco de medula óssea em 300 pacientes brasileiros com CMD grau III ou IV da NYHA com objetivo primário de avaliar o efeito do implante autólogo de CMMO sobre o aumento absoluto da FEVE com relação ao grupo-controle.

■ **Subfração de células derivadas da medula óssea**

Células mesenquimais

Wang coordenou um estudo prospectivo e randomizado em 24 pacientes com CMD que foram selecionados para injeção autóloga de células-tronco mesenquimais por via intracoronariana. Houve aumento na capacidade de exercício no teste de caminhada de 6 minutos, sem efeito na fração de ejeção ventricular, no acompanhamento por 6 meses.

Mioblastos

O implante de mioblastos por via intracoronariana em pacientes portadores de CMD idiopática tem sido investigado em poucos estudos, com relatos de segurança do procedimento.

TERAPIA CELULAR PARA O TRATAMENTO DA CARDIOMIOPATIA CHAGÁSICA

A Doença de Chagas é causada pelo *Trypanosoma cruzi*. A principal manifestação cardiovascular é uma extensa miocardite que surge anos após a infecção inicial. A doença é prevalente nas Américas Central e do Sul, particularmente no Brasil, Argentina e Chile.

Embora a transmissão possa ocorrer, artificialmente, por transfusão sanguínea e, naturalmente, por via transplacentária ou digestiva, a transmissão vetorial sempre foi considerada a mais importante no Brasil. A faixa territorial brasileira tradicionalmente considerada como de transmissão vetorial da doença inclui grandes áreas das regiões Centro-oeste, Sul, Sudeste e Nordeste, mas não a maior parte da Região Norte. No entanto, há mortalidade por doença de Chagas em residentes de praticamente todas as Unidades da Federação do país.

A história natural da doença de Chagas é caracterizada por três fases: aguda, indeterminada e crônica. A fase aguda é caracterizada por um parasitismo intenso, que ocorre cerca de 7 a 10 dias após período de incubação. A fase aguda geralmente é oligossintomática e é reconhecida em menos de 2% dos casos. A doença aguda é mais grave nas crianças menores de dois anos, nas quais, na ausência de tratamento, a letalidade pode chegar a 10%. Depois de 4 a 10 semanas, inicia-se a fase indeterminada, caracterizada pela ausência de manifestações clínicas, eletrocardiográficas ou radiológicas significativas. A maioria dos indivíduos permanecerá nessa fase da infecção indefinidamente, porém, 30% deles depois de períodos de tempo que variam de alguns meses a décadas, desenvolvem uma fase crônica, com aparecimento de evidências de comprometimento cardíaco, digestivo ou neurológico.

Na América Latina, região endêmica para doença de Chagas, cerca de 11 milhões de pessoas são portadoras da doença. No Brasil, a doença de Chagas é um dos principais contribuintes do quadro nosológico de insuficiência cardíaca. Estimativas sorológicas mostram que, no Brasil, 8 a 9 milhões de pessoas são infectadas pelo *Trypanosoma cruzi*, e que 30 a 40% delas podem ter algum grau de comprometimento cardíaco.

A miocardiopatia chagásica crônica é caracterizada por uma reação inflamatória difusa composta, principalmente, por células mononucleares, que leva à destruição de miócitos e consequente cardiomegalia e insuficiência cardíaca congestiva. Nos últimos anos, vários relatórios forneceram forte evidência para um componente autoimune direcionado ao antígeno cardíaco na patogênese da cardiomiopatia chagásica crônica.

A patologia da miocardiopatia chagásica difere, significativamente, da miocardiopatia pós-infarto. Essa última caracteriza-se por uma fibrose miocárdica difusa e infiltrados celulares crônicos, compostos por linfócitos, plasmócitos e macrófagos, indicando a presença de um processo ativo em andamento com perda contínua de miócitos, ativação de células do tecido conectivo e deposição de colágeno. Os mecanismos etiopatogênicos e fisiopatológicos que promovem a doença de Chagas tornam atraente a terapia com células-tronco. A presença de miocardite persistente e a demonstração da produção aumentada de citocinas pelo miocárdio de pacientes com IC de etiologia chagásica sugerem a existência de um ambiente atrativo para o local a ser reparado e para a fixação das células-tronco. Ao contrário do tratamento de outras cardiopatias onde pouca inflamação é encontrada, na cardiopatia chagásica supõe-se que células-tronco circulantes migrem para o miocárdio, recrutadas pelos sinais de inflamação difundidos por todo o coração.

A eficácia da terapia com células de medula óssea na cardiopatia chagásica foi testada utilizando-se modelo experimental de camundongos isogênicos infectados pela cepa Colombiana de *Trypanosoma cruzi*. Células de medula óssea foram obtidas de camundongos normais e injetadas por via endovenosa em camundongos com cardiopatia chagásica crônica. O grau de inflamação e de fibrose foi avaliado em vários períodos pós-transplante. Camundongos transplantados tiveram melhora significativa na miocardite 2 meses após o transplante. Observou-se que a fibrose existente no coração chagásico crônico diminuiu significativamente, indicando ser este um processo reversível. Os efeitos da terapia com células de medula óssea mostraram-se duradouros, já que o número de células inflamatórias e a área de fibrose permaneceram reduzidos até 6 meses após o tratamento.

Utilizando células de medula óssea obtidas de camundongos chagásicos crônicos, infectados juntamente com os camundongos receptores, verificou-se que essas células têm potencial semelhante de induzir a melhora da miocardite e a diminuição de fibrose, sugerindo que o transplante autólogo de células de medula óssea em pacientes chagásicos poderia trazer resultados benéficos. Na avaliação do coração de camundongos chagásicos crônicos, nos primeiros 15 dias após o transplante, pode-se verificar a presença de células transgênicas no miocárdio, indicando que parte dessas células migraram para o coração. Algumas dessas células apresentaram morfologia de cardiomiócito e expressão de miosina, indicando a diferenciação das células de medula óssea transplantadas neste tipo celular, mesmo assim, as causas da melhora da inflamação e da fibrose no modelo murino de cardiopatia chagásica após o transplante de células de medula óssea ainda não estão esclarecidas.

O tratamento não causou alteração na carga parasitária, indicando que não há um efeito direto no parasita. É possível, no entanto, que a resposta imune que promove a cardiopatia chagásica seja modulada pelo transplante de células de medula óssea.

A observação de apoptose nas células do exsudato inflamatório dos camundongos chagásicos transplantados, assim como a duração prolongada do efeito dos transplantes (até 6 meses após o transplante) são indicações de que as células transplantadas podem estar alterando a resposta agressora ao coração. De fato, um trabalho recente demonstrou a atividade supressora de células da medula óssea em respostas imunes.

Vilas-Boas *et al.* relataram o primeiro caso de transplante de células-tronco de medula óssea para o miocárdio de paciente com insuficiência cardíaca de etiologia chagásica, no Hospital Santa Izabel, em Salvador, Bahia.

O método de coleta e separação de células da medula óssea é semelhante ao publicado nos demais estudos sobre terapia celular em cardiopatia por injeção intracoronariana. Da mesma forma, a medula óssea é aspirada da crista ilíaca dos pacientes, purificada por centrifugação em gradiente de *ficoll* e injetada lentamente através de um cateter nas coronárias. Essa técnica demonstrou-se segura e exequível em pacientes com cardiopatia chagásica avançada, classe NYHA III, resultando em melhora dos diâmetros diastólicos, sintomatologia e distância caminhada no teste de 6 minutos, destacando-se o aumento significativo nos níveis de sódio sérico dos pacientes, um marcador prognóstico importante na insuficiência cardíaca congestiva.

Atualmente está sendo realizado, no Brasil, um Estudo Multicêntrico Randomizado de Terapia Celular em Cardiopatias – EMRTCC, que tem por objetivo estabelecer o papel da terapia celular em pacientes portadores de doença de Chagas com comprometimento cardíaco.

Essa pesquisa é de extrema relevância, haja visto que é uma doença de países em desenvolvimento, cuja única opção terapêutica disponível para pacientes com cardiopatia chagásica avançada é o transplante cardíaco. Entretanto, os custos financeiros elevados, a disponibilidade limitada de órgãos, a alta chance de fracasso e de recaída da infecção aguda pelo *T. cruzi* em razão de tratamento imunossupressivo, tornam essa opção terapêutica restrita a pacientes selecionados.[8,9]

TERAPIA CELULAR E ARRITMIAS

Na década de 1960, surgiram os primeiros estudos evidenciando a capacidade de proliferação e diferenciação celular, assim como seu potencial de regeneração tecidual. Desde então, vários estudos têm demonstrado que células originadas da medula óssea podem formar enxertos viáveis dentro do miocárdio hospedeiro podendo, desta forma, constituir-se em uma promissora forma terapêutica nas doenças cardiovasculares, mas ao mesmo tempo criar ilhas de músculo viável em meio à fibrose, propiciando arritmias.

Até o momento não há correlação entre o transplante de células da medula óssea para o coração e a gênese de arritmias. No estudo realizado pelo Hospital Pró-Cardíaco, em parceria com o Texas Heart Institute e a Universidade Federal do Rio de Janeiro, não houve aumento do índice de ectopias ventriculares registradas pelo *Holter* 24 horas, até o acompanhamento de 1 ano, pelo contrário, houve diminuição significativa do número de ectopias ventriculares durante o acompanhamento desses pacientes.

Entretanto, dúvidas neste sentido ainda persistem com relação ao transplante miocárdico de mioblastos autólogos. Muitos estudos experimentais, assim como estudos em humanos, têm demonstrado que a injeção de mioblastos melhora a função global e segmentar do VE após o infarto do miocárdio. Entretanto, alguns trabalhos têm relatado a ocorrência de arritmias ventriculares com inexplicável frequência, após o transplante celular, inclusive quando comparado à injeção de células mesenquimais ou à injeção do *pool* total de células da medula óssea. O estudo MAGIC, primeiro estudo randomizado em pacientes com cardiopatia isquêmica com indicação de cirurgia de revascularização miocárdica, demonstrou redução dos volumes cavitários apenas no grupo que recebeu alta dose de mioblastos (800 *vs.* 400 milhões de células), à custa de aumento significativo de arritmias ventriculares, no acompanhamento por 6 meses.

O primeiro transplante autólogo de mioblastos foi realizado em coelhos, por Taylor *et al.,* em 1997. Por sua vez, mioblasto esquelético foi o primeiro tipo celular transplantado em humanos, pelo grupo do Menasché.

No primeiro estudo clínico de fase 1, com transplante autólogo de mioblastos, 4 de 10 pacientes apresentaram episódios de taquicardia ventricular sustentada, necessitando de implante de cardiodesfibrilador. Em um outro estudo de fase 1, novamente, a alta incidência de taquicardia ventricular sustentada e não sustentada foi encontrada levando ao disparo do cardiodesfibrilador previamente implantado.

O exato mecanismo de indução da arritmia ainda não é conhecido, mas diversos estudos têm sido conduzidos para demonstrar as propriedades eletrofisiológicas e o real potencial arrítmico da terapia celular.

Uma das hipóteses sugeridas na gênese das arritmias é relacionada a carência de *gap junctions* nos miócitos derivados da musculatura esquelética, que são junções comunicantes entre as células. Tal carência impossibilitaria a adequada integração elétrica dos miócitos esqueléticos com os cardiomiócitos, criando então, um substrato de reentrada. Os cardiomiócitos normalmente expressam altos níveis de conectina-43, a proteína integrante dessas junções comunicantes, resultando em um acoplamento elétrico eficiente entre as células do coração. Em contraste, miotúbulos diferenciados possuem menor nível de conectina-43 e, portanto, *gap junctions,* promovendo menos conectividade com miócitos adjacentes. Além disso, mioblastos diferenciados têm duração no potencial de ação que são diferentes entre si quando comparados aos cardiomiócitos. Essa heterogenicidade também predispõe a reentrada, chave do mecanismo das arritmias.

Outros mecanismos arritmogênicos, porém, não podem ser excluídos. Os mioblastos apresentam automaticidade com a qual podem induzir arritmias ventriculares. Além do mais, a atividade elétrica espontânea das células transplantadas pode promover despolarização tardia e, com isso, induzir atividade trigada.

O meio de cultura utilizado para o cultivo de mioblastos é uma outra explicação possível. Estudo conduzido por Chaques *et al.* demonstrou que a mudança de soro bovino para soro autólogo humano no meio de cultura reduziu, significativamente, a incidência de arritmias. Tal achado foi corroborado pelos resultados do estudo conduzido por Herreros *et al.* em pacientes portadores de cardiopatia isquêmica submetidos ao transplante transepicárdico de mioblastos autólogos, durante cirurgia cardíaca, em que nenhum evento arrítmico grave foi observado no período de acompanhamento pós--transplante.

A ativação nervosa simpática exerce significativo efeito nas propriedades eletrofisiológicas como automaticidade, atividade trigada, refratariedade e velocidade de condução das células miocárdicas. Pak *et al.* demonstraram que a injeção de células mesenquimais em miocárdio suíno aumenta a atividade nervosa simpática através dos ventrículos.

Num estudo fase 1 conduzido por Tomasz *et al.* em 10 pacientes que receberam transplante autólogo de mioblastos, episódios de taquicardia ventricular sustentada foram observados nos 2 primeiros pacientes no período do pós-operatório imediato, e em outros 2 pacientes durante as 2 primeiras semanas de acompanhamento, registrado através da monitorização por *holter*. Todos os pacientes foram tratados, temporariamente, com amiodarona e somente 2 pacientes utilizaram essa droga de forma continuada por 2 meses. Um paciente evoluiu a óbito sendo observado reinfarto na autópsia.

No estudo do grupo do Menasché *et al.,* citado anteriormente, dos 4 pacientes que receberam o cardiodesfibrilador implantável, somente um experimentou taquicardia ventricular assintomática durante o acompanhamento.

Muitos casos de arritmia apresentados nos recentes ensaios clínicos têm sido associados à via intracoronária de forma mais aparente do que quando se utiliza a via intramiocárdica. Não se tem reportado aumento na incidência de arritmias com a injeção direta transmiocárdica, muito embora a injeção local induza a distribuição altamente irregular das células, aumentando a heterogenicidade eletrofisiológica. Teria, então, a via de administração, influência no potencial arritmogênico da terapia celular?

Alguns editoriais, contudo, têm questionado se esse aumento da incidência de arritmias ventriculares reportado em estudos clínicos representa, verdadeiramente, efeitos pró-arrítmicos do transplante de mioblastos, ou se essas arritmias não seriam consequência da história natural das cardiomiopatias isquêmicas. Células cardíacas normais exibem significante heterogeneicidade na duração do potencial de ação, e um delicado balanço é mantido na prevenção da arritmia. A lesão miocárdica consequente ao infarto do miocárdio, por si só, é substrato arritmogênico.

Outro questionamento existente seria se o tipo de célula transplantado influenciaria na gênese das arritmias, e qual seria o tipo celular ideal a ser adotado?

Muito embora a ocorrência de arritmias seja um problema a ser definido, muitos trabalhos afirmam a segurança do transplante celular e a possibilidade de uma terapia promissora no futuro.

Estudos *in vitro* têm demonstrado que cocultura de mioblatos esqueléticos e cardiomiócitos resultaram em arritmias reentrantes que puderam ser reduzidas com o aumento da expressão de conectina-43, sugerindo, com isso, o aumento da segurança e, talvez, eficácia, do transplante de mioblastos em humanos.

Futuramente, estudos pré-clínicos e clínicos determinarão o tipo celular mais eficaz e seguro no reparo miocárdico e o significado clínico da gênese das arritmias nos estudos envolvendo terapia celular.

CONCLUSÃO

As técnicas de mobilização e injeção de células testadas são diversas, bem como o arsenal dos diferentes tipos e subtipos celulares. Várias técnicas de transplante têm sido testadas e incluem diferentes procedimentos de intervenção percutânea e intervenção invasiva através de cirurgias de revascularização miocárdica ou minitoracotomia. Todos esses procedimentos têm um objetivo comum, que é a regeneração do músculo cardíaco destruído ou em risco em decorrência da doença coronária aguda ou crônica ou em razão de processos inflamatórios.

A maioria dos estudos tem demonstrado um aumento significativo da contratilidade segmentar do ventrículo esquerdo, nas áreas de miocárdio lesionado, e outros mostram aumento da contratilidade global do ventrículo esquerdo. Outros achados têm sido redução do tamanho do infarto em pacientes com doença coronariana aguda, aumento do metabolismo da glicose pelo miocárdio e aumento na capacidade funcional e nos escores de qualidade de vida. Em pacientes com miocardiopatia dilatada também foi observada redução significativa de arritmias ventriculares após terapia com células da medula óssea, o mesmo não ocorrendo para terapia com mioblastos, para a qual arritmias ventriculares ainda são uma preocupação.

O potencial regenerativo de células derivadas da medula óssea pode ser explicado por 4 mecanismos: 1. diferenciação celular direta em miócitos cardíacos, 2. liberação de citocinas induzidas por crescimento e aumento de miócitos residuais viáveis, especialmente na margem do infarto, 3. estimulação de células residentes cardíacas, e 4. indução de fusão entre as células transplantadas e os miócitos residentes. Para esse método de terapia não existem problemas éticos e não foram observados efeitos adversos graves.

Estudos clínicos de fase III ainda são necessários para comprovação dos benefícios clínicos propostos por essa nova abordagem terapêutica.

BIBLIOGRAFIA

Abraham MR, Hare JM. Is skeletal myoblast transplantation proarrhythmic? The jury is still out. *Heart Rhythm* 2006;3(4):462-63.

Abraham MR, Henrikson CA et al. Antiarrhythmic engineering of skeletal myoblasts for cardiac transplantation. *Circ Res* 2005;97(2):159-67.

Al Attar N, Carrion C et al. Long-term (1 year) functional and histological results of autologous skeletal muscle cells transplantation in rat. *Cardiovasc Res* 2003;58(1):142-48.

Ang KL, Chin D et al. Randomized, controlled trial of intramuscular or intracoronary injection of autologous bone marrow cells into scarred myocardium during CABG versus CABG alone. *Nat Clin Pract Cardiovasc Med* 2008;5(10):663-70.

Antzelevitch C, Sicouri S et al. Heterogeneity within the ventricular wall. Electrophysiology and pharmacology of epicardial, endocardial, and M cells. *Circ Res* 1991;69(6):1427-49.

Anversa P, Leri A et al. Stem cells, myocardial regeneration and methodological artifacts. *Stem Cells* 2007;25(3):589-601.

Archundia A, Aceves JL et al. Direct cardiac injection of G-CSF mobilized bone-marrow stem-cells improves ventricular function in old myocardial infarction. *Life Sci* 2005;78(3):279-83.

Arguero R, Careaga-Reyna G et al. Cellular autotransplantation for ischemic and idiopathic dilated cardiomyopathy. Preliminary report. *Arch Med Res* 2006;37(8):1010-14.

Asahara T, Masuda H et al. Bone marrow origin of endothelial progenitor cells responsible for postnatal vasculogenesis in physiological and pathological neovascularization. *Circ Res* 1999;85(3):221-28.

Asahara T, Murohara T et al. Isolation of putative progenitor endothelial cells for angiogenesis. *Science* 1997;275(5302):964-67.

Asahara T, Takahashi T et al. VEGF contributes to postnatal neovascularization by mobilizing bone marrow-derived endothelial progenitor cells. *Embo J* 1999;18(14):3964-72.

Assmus B, Schachinger V et al. Transplantation of progenitor cells and regeneration enhancement in acute myocardial infarction (TOPCARE-AMI). *Circulation* 2002;106(24):3009-17.

Assmus, B, Honold J et al. Transcoronary transplantation of progenitor cells after myocardial infarction. *N Engl J Med* 2006;355(12):1222-32.

Bartunek J, Vanderheyden M et al. Intracoronary injection of CD133-positive enriched bone marrow progenitor cells promotes cardiac recovery after recent myocardial infarction: feasibility and safety. *Circulation* 2005;112(9 Suppl):1178-83.

Beeres SL, Atsma DE et al. Intramyocardial injection of autologous bone marrow-derived mononuclear cells in no-option patients with chronic ischemia reduces anginal symptoms, improves left ventricular ejection fraction and increase myocardial perfusion. *The American Heart Association Scientific Sessions* 2005;13:407 Abstract.

Beltrami AP, Barlucchi L *et al*. Adult cardiac stem cells are multipotent and support myocardial regeneration. *Cell* 2003;114(6):763-76.

Ben-Dor I, Fuchs S *et al*. Potential hazards and technical considerations associated with myocardial cell transplantation protocols for ischemic myocardial syndrome. *J Am Coll Cardiol* 2006;48(8):1519-26.

Bhakta S, Greco NJ *et al*. The safety of autologous intracoronary stem cell injections in a porcine model of chronic myocardial ischemia. *J Invasive Cardiol* 2006;18(5):212-18.

Bick-Forrester J, Lee MS *et al*. Partial restoration of myocardial function and perfusion by cell therapy following myocardial infarction. *Curr Opin Cardiol* 2004;19(6):631-37.

Blatt A, Cotter G *et al*. Intracoronary administration of autologous bone marrow mononuclear cells after induction of short ischemia is safe and may improve hibernation and ischemia in patients with ischemic cardiomyopathy. *Am Heart J* 2005;150(5):986.

Boyle AJ, Whitbourn R *et al*. Intra-coronary high-dose CD34+ stem cells in patients with chronic ischemic heart disease: A 12-month follow-up. *Int J Cardiol* 2006;109(1):21-27.

Brasil. Ministério da Saúde. DATASUS. *Morbidade hospitalar do SUS por local de internação*. Disponível em: http://tabnet.datasus.gov.br/cgi/tabcgi.exe?sih/cnv/miuf.def. 2008. Acesso em: 2008 Fev. 26.

Briguori C, Reimers B *et al*. Direct intramyocardial percutaneous delivery of autologous bone marrow in patients with refractory myocardial angina. *Am Heart J* 2006;151(3):674-80.

Cao F, Sun D *et al*. Long-term myocardial functional improvement after autologous bone marrow mononuclear cells transplantation in patients with ST-segment elevation myocardial infarction: 4 years follow-up. *Eur Heart J* 2009;30(16):1986-1994.

Ceradini DJ, Gurtner GC. Homing to hypoxia: HIF-1 as a mediator of progenitor cell recruitment to injured tissue. *Trends Cardiovasc Med* 2005;15(2):57-63.

Chachques JC, Herreros J *et al*. Autologous human serum for cell culture avoids the implantation of cardioverter-defibrillators in cellular cardiomyoplasty. *Int J Cardiol* 2004;95(Suppl 1):S29-33.

Chen SL, Fang WW *et al*. Improvement of cardiac function after transplantation of autologous bone marrow mesenchymal stem cells in patients with acute myocardial infarction. *Chin Med J (Engl)* 2004;117(10):1443-48.

Chen Y, Gao EM *et al*. Effects of intracoronary autologous bone marrow mononuclear cells transplantation in patients with dilated cardiomyopathy]. *Zhonghua Xin Xue Guan Bing Za Zhi* 2008;36(12):1087-91.

Coppen SR, Fukushima S *et al*. A factor underlying late-phase arrhythmogenicity after cell therapy to the heart: global downregulation of connexin43 in the host myocardium after skeletal myoblast transplantation. *Circulation* 2008;118(14 Suppl):S138-44.

de Muinck ED, Thompson C *et al*. Progress and prospects: Cell based regenerative therapy for cardiovascular disease. *Gene Ther* 2006 Apr.;13(8):659-71.

Deb A, Wang S *et al*. Bone marrow-derived cardiomyocytes are present in adult human heart: A study of gender-mismatched bone marrow transplantation patients. *Circulation* 2003;107(9):1247-49.

Dedobbeleer C, Blocklet D *et al*. Myocardial homing and coronary endothelial function after autologous blood CD34+ progenitor cells intracoronary injection in the chronic phase of myocardial infarction. *J Cardiovasc Pharmacol* 2009;53(6):480-85.

Departamento de Informação e Informática do SUS. *Estatísticas de mortalidade*. Disponível em: http://tabnet.datasus.gov.br/cgi/sim. Acesso em: Abr. 2005.

Dick AJ, Guttman MA *et al*. Magnetic resonance fluoroscopy allows targeted delivery of mesenchymal stem cells to infarct borders in Swine. *Circulation* 2003;108(23):2899-904.

Diederichsen AC, Moller JE *et al*. Effect of repeated intracoronary injection of bone marrow cells in patients with ischaemic heart failure the Danish stem cell study–congestive heart failure trial (DanCell-CHF). *Eur J Heart Fail* 2008;10(7):661-67.

Dill T, Schachinger V *et al*. Intracoronary administration of bone marrow-derived progenitor cells improves left ventricular function in patients at risk for adverse remodeling after acute

ST-segment elevation myocardial infarction: results of the Reinfusion of Enriched Progenitor cells And Infarct Remodeling in Acute Myocardial Infarction study (REPAIR-AMI) cardiac magnetic resonance imaging substudy. *Am Heart J* 2009;157(3):541-47.

Dimmeler S, Burchfield J *et al.* Cell-based therapy of myocardial infarction. *Arterioscler Thromb Vasc Biol* 2008;28(2):208-16.

Dohmann HF, Perin E *et al.* Transendocardial autologous bone marrow mononuclear cell injection in ischemic heart failure. Post-mortem anaomopathological and immunohistochemical findings. *Circulation* 2005;112:521-26.

Dohmann HF, Silva SA *et al.* Bone-marrow mononuclear cell therapy of severe ischemic heart failure. *C R Biol* 2007;330(6-7):543-49.

Dohmann HF, Silva SA *et al.* Multicenter Double blind trial of autologous bone marrow mononuclear cell transplantation through intracoronary injection post acute myocardium infarction a MiHeart/AMI Study. *Trials* 2008;9(1):41.

dos Santos RR, Soares MB *et al.* Bone marrow cells transplant in the treatment of chronic chagasic cardiomyopathy. *Rev Soc Bras Med Trop* 2004;37(6):490-95.

Drexler H, Meyer GP *et al.* Bone-marrow-derived cell transfer after ST-elevation myocardial infarction: lessons from the BOOST trial. *Nat Clin Pract Cardiovasc Med* 2006;3(Suppl 1):S65-68.

Egeland T, Brinchmann JE. The REPAIR-AMI and ASTAMI trials: cell isolation procedures. *Eur Heart J* 2007;28(17):2174-75, author reply 2175.

Engelmann MG, Theiss HD *et al.* G-CSF in patients suffering from late revascularised ST elevation myocardial infarction: final 1-year-results of the G-CSF-STEMI Trial. *Int J Cardiol* 2009 May 27.

Fernandes S, Amirault JC *et al.* Autologous myoblast transplantation after myocardial infarction increases the inducibility of ventricular arrhythmias. *Cardiovasc Res* 2006;69(2):348-58.

Fernandes S, van Rijen HV *et al.* Cardiac cell therapy: overexpression of connexin43 in skeletal myoblasts and prevention of ventricular arrhythmias. *J Cell Mol Med* 2009 Mar. 6. [Epub ahead of print].

Ferrara N, Gerber HP *et al.* The biology of VEGF and its receptors. *Nat Med* 2003;9(6):669-76.

Folkman J. Angiogenic therapy of the human heart. *Circulation* 1998;97(7):628-29.

Frangogiannis NG, Smith CW *et al.* The inflammatory response in myocardial infarction. *Cardiovasc Res* 2002;53(1):31-47.

Freyman T, Polin G *et al.* A quantitative, randomized study evaluating three methods of mesenchymal stem cell delivery following myocardial infarction. *Eur Heart J* 2006;27(9):1114-22.

Fuchs S, Baffour R *et al.* Percutaneous approach to achieve therapeutic myocardial angiogenesis. *Curr Interv Cardiol Rep* 2001;3(3):192-97.

Fuchs S, Baffour R *et al.* Transendocardial delivery of autologous bone marrow enhances collateral perfusion and regional function in pigs with chronic experimental myocardial ischemia. *J Am Coll Cardiol* 2001;37(6):1726-32.

Fuchs S, Satler LF *et al.* Catheter-based autologous bone marrow myocardial injection in no-option patients with advanced coronary artery disease: a feasibility study. *J Am Coll Cardiol* 2003;41(10):1721-24.

Galinanes M, Loubani M *et al.* Autotransplantation of unmanipulated bone marrow into scarred myocardium is safe and enhances cardiac function in humans. *Cell Transplant* 2004;13(1):7-13.

Garry DJ, Olson EN. A common progenitor at the heart of development. *Cell* 2006;127(6):1101-4.

Ge J, Li Y *et al.* Efficacy of emergent transcatheter transplantation of stem cells for treatment of acute myocardial infarction (TCT-STAMI). *Heart* 2006;92(12):1764-67.

Goussetis E, Manginas A *et al.* Intracoronary infusion of CD133$^+$ and CD133-CD34$^+$ selected autologous bone marrow progenitor cells in patients with chronic ischemic cardiomyopathy: cell isolation, adherence to the infarcted area, and body distribution. *Stem Cells* 2006;24(10):2279-83.

Gowdak LH, Schettert I et al. Intramyocardial injection of autologous bone marrow cells improves myocardial perfusion in severe ischemic heart disease: a 30-day assessment. *J Am Coll Cardiol* 2004;(82):272A.

Gowdak LH, Schettert IT et al. Intramyocardial injection of autologous bone marrow cells as an adjunctive therapy to incomplete myocardial revascularization-safety issues. *Clinics (São Paulo)* 2008;63(2):207-14.

Gowdak LH, Schettert IT et al. Transmyocardial laser revascularization plus cell therapy for refractory angina. *Int J Cardiol* 2008;127(2):295-97.

Grines CL, Watkins MW et al. Angiogenic Gene Therapy (AGENT) trial in patients with stable angina pectoris. *Circulation* 2002;105(11):1291-97.

Gulbins H, Meiser BM et al. Cell transplantation-a potential therapy for cardiac repair in the future? *Heart Surg Forum* 2002;5(4):E28-34.

Hamano K, Nishida M et al. Local implantation of autologous bone marrow cells for therapeutic angiogenesis in patients with ischemic heart disease: clinical trial and preliminary results. *Jpn Circ J* 2001;65(9):845-47.

Hayashi M, Li TS et al. Comparison of intramyocardial and intravenous routes of delivering bone marrow cells for the treatment of ischemic heart disease: an experimental study. *Cell Transplant* 2004;13(6):639-47.

Hendrikx M, Hensen K et al. Recovery of regional but not global contractile function by the direct intramyocardial autologous bone marrow transplantation: results from a randomized controlled clinical trial. *Circulation* 2006;114(1 Suppl):I101-7.

Herbots L, D'Hooge J et al. Improved regional function after autologous bone marrow-derived stem cell transfer in patients with acute myocardial infarction: a randomized, double-blind strain rate imaging study. *Eur Heart J* 2009;30(6):662-70.

Herreros J, Prosper F et al. Autologous intramyocardial injection of cultured skeletal muscle-derived stem cells in patients with non-acute myocardial infarction. *Eur Heart J* 2003;24(22):2012-20.

Hirsch A, Nijveldt R et al. Intracoronary infusion of autologous mononuclear bone marrow cells or peripheral mononuclear blood cells after primary percutaneous coronary intervention: rationale and design of the HEBE trial-a prospective, multicenter, randomized trial. *Am Heart J* 2006;152(3):434-41.

Hirsch A, Nijveldt R et al. Intracoronary infusion of autologous mononuclear bone marrow cells in patients with acute myocardial infarction treated with primary PCI: Pilot study of the multicenter HEBE trial. *Catheter Cardiovasc Interv* 2008;71(3):273-81.

Hochedlinger K, Jaenisch R. Nuclear transplantation, embryonic stem cells, and the potential for cell therapy. *N Engl J Med* 2003;349(3):275-86.

Hofmann M, Wollert KC et al. Monitoring of bone marrow cell homing into the infarcted human myocardium. *Circulation* 2005;111(17):2198-202.

Hu X, Wang J et al. Optimal temporal delivery of bone marrow mesenchymal stem cells in rats with myocardial infarction. *Eur J Cardiothorac Surg* 2007;31(3):438-43.

Huang RC, Yao K et al. Transplantation of autologous bone marrow mononuclear cells on patients with idiopathic dilated cardiomyopathy: early results on effect and security. *Zhonghua Xin Xue Guan Bing Za Zhi* 2006;34(2):111-13.

Huikuri HV, Kervinen K et al. Effects of intracoronary injection of mononuclear bone marrow cells on left ventricular function, arrhythmia risk profile, and restenosis after thrombolytic therapy of acute myocardial infarction. *Eur Heart J* 2008;29(22):2723-32.

Ince H, Petzsch M et al. Prevention of left ventricular remodeling with granulocyte colony-stimulating factor after acute myocardial infarction: final 1-year results of the front-integrated revascularization and stem cell liberation in evolving acute myocardial infarction by granulocyte colony-stimulating factor (FIRSTLINE-AMI) trial. *Circulation* 2005;112(9 Suppl):I73-80.

Ince H, Petzsch M et al. Percutaneous Transplantation of Autologous Myoblasts in Ischemic Cardiomyopathy. *Herz* 2005;30(3):223-31.

Ince H, Petzsch M et al. Percutaneous transplantation of autologous myoblasts in ischemic cardiomyopathy. *Herz* 2005;30(3):223-31.

Ince H, Petzsch M *et al.* Preservation from left ventricular remodeling by front-integrated revascularization and stem cell liberation in evolving acute myocardial infarction by use of granulocyte-colony-stimulating factor (FIRSTLINE-AMI). *Circulation* 2005;112(20):3097-106.

Jackson KA, Majka SM *et al.* Regeneration of ischemic cardiac muscle and vascular endothelium by adult stem cells. *J Clin Invest* 2001;107(11):1395-402.

Janssens S, Dubois C *et al.* Autologous bone marrow-derived stem-cell transfer in patients with ST-segment elevation myocardial infarction: double-blind, randomised controlled trial. *Lancet* 2006;367(9505):113-21.

Jorgensen E, Baldazzi F *et al.* Instent neointimal hyperplasia after percutaneous intervention for ST-elevation myocardial infarction and treatment with granulocyte-colony stimulating factor. Results from the stem cells in myocardial infarction (STEMMI) trial. *Int J Cardiol* 2008;

Kajstura J, Rota M *et al.* Bone marrow cells differentiate in cardiac cell lineages after infarction independently of cell fusion. *Circ Res* 2005;96(1):127-37.

Kaminek M, Meluzin J *et al.* Individual differences in the effectiveness of intracoronary bone marrow cell transplantation assessed by gated sestamibi SPECT/FDG PET imaging. *J Nucl Cardiol* 2008;15(3):392-99.

Kang HJ, Kim HS *et al.* Intracoronary infusion of the mobilized peripheral blood stem cell by G-CSF is better than mobilization alone by G-CSF for improvement of cardiac function and remodeling: 2-year follow-up results of the myocardial regeneration and angiogenesis in myocardial infarction with G-CSF and intra-coronary stem cell infusion (MAGIC Cell) 1 trial. *Am Heart J* 2007;153(2):237e1-237 e8.

Kang HJ, Lee HY *et al.* Differential effect of intracoronary infusion of mobilized peripheral blood stem cells by granulocyte colony-stimulating factor on left ventricular function and remodeling in patients with acute myocardial infarction versus old myocardial infarction: the MAGIC Cell-3-DES randomized, controlled trial. *Circulation* 2006;114(1 Suppl):I145-51.

Kastrup J, Jorgensen E *et al.* Direct intramyocardial plasmid vascular endothelial growth factor-A165 gene therapy in patients with stable severe angina pectoris A randomized double-blind placebo-controlled study: the euroinject one trial. *J Am Coll Cardiol* 2005;45(7):982-88.

Kirillov AM, Fatkhudinov T *et al.* Transplantation of allogenic cells in the therapy of patients with dilated cardiomyopathy. *Bull Exp Biol Med* 2007;144(4):635-39.

Koberle F. Chagas' disease and Chagas' syndromes: the pathology of American trypanosomiasis. *Adv Parasitol* 1968;6:63-116.

Kocher AA, Schuster MD *et al..* Neovascularization of ischemic myocardium by human bone-marrow-derived angioblasts prevents cardiomyocyte apoptosis, reduces remodeling and improves cardiac function. *Nat Med* 2001;7(4):430-36.

Kocher AA. Bone marrow-derived stem cells for ischemic hearts. *Wien Klin Wochenschr* 2003;115(3-4):77-79.

Kolettis TM. Arrhythmogenesis after cell transplantation post-myocardial infarction. Four burning questions—and some answers. *Cardiovasc Res* 2006;69(2):299-301.

Kraitchman DL, Heldman AW *et al.* In vivo magnetic resonance imaging of mesenchymal stem cells in myocardial infarction. *Circulation* 2003;107(18):2290-93.

Krampera M, Glennie S *et al.* Bone marrow mesenchymal stem cells inhibit the response of naive and memory antigen-specific T cells to their cognate peptide. *Blood* 2003;101(9):3722-29.

Li TS, Hamano K *et al.* The safety and feasibility of the local implantation of autologous bone marrow cells for ischemic heart disease. *J Card Surg* 2003;18(Suppl 2):S69-75.

Li ZQ, Zhang M *et al.* The clinical study of autologous peripheral blood stem cell transplantation by intracoronary infusion in patients with acute myocardial infarction (AMI). *Int J Cardiol* 2007;115(1):52-56.

Linke A, Muller P *et al.* Stem cells in the dog heart are self-renewing, clonogenic, and multipotent and regenerate infarcted myocardium, improving cardiac function. *Proc Natl Acad Sci USA* 2005;102(25):8966-71.

Lipiec P, Krzeminska-Pakula M *et al.* Impact of intracoronary injection of mononuclear bone marrow cells in acute myocardial infarction on left ventricular perfusion and function: a

6-month follow-up gated 99mTc-MIBI single-photon emission computed tomography study. *Eur J Nucl Med Mol Imaging* 2009;36(4):587-93.

Losordo DW, Vale PR *et al*. Gene therapy for myocardial angiogenesis. *Am Heart J* 1999;138(2 Pt 2):S132-41.

Losordo DW, Vale PR *et al*. Phase 1/2 placebo-controlled, double-blind, dose-escalating trial of myocardial vascular endothelial growth factor 2 gene transfer by catheter delivery in patients with chronic myocardial ischemia. *Circulation* 2002;105(17):2012-18.

Lunde K, Solheim S *et al*. Anterior myocardial infarction with acute percutaneous coronary intervention and intracoronary injection of autologous mononuclear bone marrow cells: safety, clinical outcome, and serial changes in left ventricular function during 12-months' follow-up. *J Am Coll Cardiol* 2008;51(6):674-76.

Lunde K, Solheim S *et al*. Exercise capacity and quality of life after intracoronary injection of autologous mononuclear bone marrow cells in acute myocardial infarction: results from the Autologous Stem cell Transplantation in Acute Myocardial Infarction (ASTAMI) randomized controlled trial. *Am Heart J* 2007;154(4):710.e1-e8.

Lunde K, Solheim S *et al*. Intracoronary injection of mononuclear bone marrow cells in acute myocardial infarction. *N Engl J Med* 2006;355(12):1199-209.

Makino S, Fukuda K *et al*. Cardiomyocytes can be generated from marrow stromal cells in vitro. *J Clin Invest* 1999;103(5):697-705.

Makkar RR, Lill M *et al*. Stem cell therapy for myocardial repair: is it arrhythmogenic? *J Am Coll Cardiol* 2003;42(12):2070-72.

Mansour S, Vanderheyden M *et al*. Effects of intracoronary administration of enriched haematopoietic bone marrow cells on in-stent restenosis and progression of coronary atherosclerosis in pa. *Eur Heart J* 2005;26(Suppl 122).

McCue JD, Swingen C *et al*. The real estate of myoblast cardiac transplantation: negative remodeling is associated with location. *J Heart Lung Transplant* 2008;27(1):116-23.

Meluzin J, Mayer J *et al*. Autologous transplantation of mononuclear bone marrow cells in patients with acute myocardial infarction: the effect of the dose of transplanted cells on myocardial function. *Am Heart J* 2006;152(5):975.e9-15.

Menasche P, Alfieri O *et al*. The Myoblast Autologous Grafting in Ischemic Cardiomyopathy (MAGIC) trial: first randomized placebo-controlled study of myoblast transplantation. *Circulation* 2008;117(9):1189-200.

Menasche P, Hagege A *et al*. Autologous skeletal myoblast transplantation for cardiac insufficiency. First clinical case. *Arch Mal Coeur Vaiss* 2001;94(3):180-82.

Menasche P, Hagege AA *et al*. Autologous skeletal myoblast transplantation for severe postinfarction left ventricular dysfunction. *J Am Coll Cardiol* 2003;41(7):1078-83.

Menasche P, Hagege AA *et al*. Myoblast transplantation for heart failure. *Lancet* 2001;357(9252):279-80.

Mills WR, Mal N *et al*. Stem cell therapy enhances electrical viability in myocardial infarction. *J Mol Cell Cardiol* 2007;42(2):304-14.

Ministério da Saúde. Secretaria Nacional de Vigilância em Saúde. *Doença de Chagas aguda: manual prático de subsídio à notificação obrigatória no SINAN*. Disponível em: http://portal.saude.gov.br. Acesso em: Ago. 2005.

Moelker AD, Baks T *et al*. Reduction in infarct size, but no functional improvement after bone marrow cell administration in a porcine model of reperfused myocardial infarction. *Eur Heart J* 2006;27(24):3057-64.

Muller P, Beltrami AP *et al*. Myocardial regeneration by endogenous adult progenitor cells. *J Mol Cell Cardiol* 2005;39(2):377-87.

Musialek P, Tracz W *et al*. Transcoronary stem cell delivery using physiological endothelium-targeting perfusion technique: the rationale and a pilot study involving a comparison with conventional over-the-wire balloon coronary occlusions in patients after recent myocardial infarction. *Kardiol Pol* 2006;64(5):489-98, discussion 499.

Neto JMR. A dimensão do problema da insuficiência cardíaca no Brasil e no Mundo. *Rev Soc Cardiol Estado São Paulo* 2004;14(1):1-10.

Nian M, Lee P et al. Inflammatory cytokines and postmyocardial infarction remodeling. *Circ Res* 2004;94(12):1543-53.

Nie Y, Guo YH et al. Intracoronary transfer autologous bone marrow stem cells can improve cardiac function in patients with left ventricular dysfunction after myocardial infarction. *Beijing Da Xue Xue Bao* 2007;39(6):634-37.

Orlic D, Kajstura J et al. Bone marrow cells regenerate infarcted myocardium. *Nature* 2001;410(6829):701-5.

Orlic D, Kajstura J et al. Mobilized bone marrow cells repair the infarcted heart, improving function and survival. *Proc Natl Acad Sci USA* 2001;98(18):10344-49.

Ozbaran M, Omay SB et al. Autologous peripheral stem cell transplantation in patients with congestive heart failure due to ischemic heart disease. *Eur J Cardiothorac Surg* 2004;25(3):342-50, discussion 350-41.

Pagani FD, DerSimonian H et al. Autologous skeletal myoblasts transplanted to ischemia-damaged myocardium in humans. Histological analysis of cell survival and differentiation. *J Am Coll Cardiol* 2003;41(5):879-88.

Pak HN, Qayyum M et al. Mesenchymal stem cell injection induces cardiac nerve sprouting and increased tenascin expression in a Swine model of myocardial infarction. *J Cardiovasc Electrophysiol* 2003;14(8):841-48.

Pannitteri G, Petrucci E et al. Coordinate release of angiogenic growth factors after acute myocardial infarction: evidence of a two-wave production. *J Cardiovasc Med (Hagerstown)* 2006;7(12):872-79.

Patel AN, Geffner L et al. Surgical treatment for congestive heart failure with autologous adult stem cell transplantation: a prospective randomized study. *J Thorac Cardiovasc Surg* 2005;130(6):1631-38.

Perin EC, Dohmann HF et al. Improved exercise capacity and ischemia 6 and 12 months after transendocardial injection of autologous bone marrow mononuclear cells for ischemic cardiomyopathy. *Circulation* 2004;110(11 Suppl 1):II213-18.

Perin EC, Dohmann HF et al. Transendocardial, autologous bone marrow cell transplantation for severe, chronic ischemic heart failure. *Circulation* 2003;107(18):2294-302.

Perin EC, Silva GV et al. Comparison of intracoronary and transendocardial delivery of allogeneic mesenchymal cells in a canine model of acute myocardial infarction. *J Mol Cell Cardiol* 2008;44(3):486-95.

Peruga J, Plewka M et al. Intracoronary administration of stem cells in patients with acute myocardial infarction – Angiographic follow-up. *Kardiol Pol* 2009;67(5):477-84.

Pompilio G, Steinhoff G et al. Direct minimally invasive intramyocardial injection of bone marrow-derived AC133$^+$ stem cells in patients with refractory ischemia: preliminary results. *Thorac Cardiovasc Surg* 2008;56(2):71-76.

Pugh CW, Ratcliffe PJ. Regulation of angiogenesis by hypoxia: role of the HIF system. *Nat Med* 2003;9(6):677-84.

Richardson P, McKenna W et al. Report of the 1995 World Health Organization/International Society and Federation of Cardiology Task Force on the Definition and Classification of cardiomyopathies. *Circulation* 1996;93(5):841-42.

Ripa RS, Jorgensen E et al. Stem cell mobilization induced by subcutaneous granulocyte-colony stimulating factor to improve cardiac regeneration after acute ST-elevation myocardial infarction: result of the double-blind, randomized, placebo-controlled stem cells in myocardial infarction (STEMMI) trial. *Circulation* 2006;113(16):1983-92.

Rocha AS, Dassa NP et al. High mortality associated with precluded coronary artery bypass surgery caused by severe distal coronary artery disease. *Circulation* 2005;112(9 Suppl):I328-31.

Rouy D, Lebrun F et al. Cell therapy for severe chronic heart failure: the Luxembourg experience. *Biomed Mater Eng* 2008;18(1 Suppl):S27-31.

Ruan W, Pan CZ et al. Assessment of left ventricular segmental function after autologous bone marrow stem cells transplantation in patients with acute myocardial infarction by tissue tracking and strain imaging. *Chin Med J (Engl)* 2005;118(14):1175-81.

Sadelain M. Recent advances in globin gene transfer for the treatment of beta-thalassemia and sickle cell anemia. *Curr Opin Hematol* 2006;13(3):142-48.

Sarkar N, Ruck A *et al*. Effects of intramyocardial injection of phVEGF-A165 as sole therapy in patients with refractory coronary artery disease—12-month follow-up: angiogenic gene therapy. *J Intern Med* 2001;250(5):373-81.

Schachinger V, Assmus B *et al*. Transplantation of progenitor cells and regeneration enhancement in acute myocardial infarction: final one-year results of the TOPCARE-AMI Trial. *J Am Coll Cardiol* 2004;44(8):1690-99.

Schachinger V, Erbs S *et al*. Intracoronary bone marrow-derived progenitor cells in acute myocardial infarction. *N Engl J Med* 2006;355(12):1210-21.

Schachinger V., Erbs S., *et al*. (2006). "Improved clinical outcome after intracoronary administration of bone-marrow-derived progenitor cells in acute myocardial infarction: final 1-year results of the REPAIR-AMI trial." *Eur Heart J* 27(23):2775-2783.

Shintani S, Murohara T *et al*. Mobilization of endothelial progenitor cells in patients with acute myocardial infarction. *Circulation* 2001;103(23):2776-79.

Silva GV, Perin EC *et al*. Catheter-based transendocardial delivery of autologous bone-marrow-derived mononuclear cells in patients listed for heart transplantation. *Tex Heart Inst J* 2004;31(3):214-19.

Silva SA, Sousa AL *et al*. Autologous bone-marrow mononuclear cell transplantation after acute myocardial infarction: comparison of two delivery techniques. *Cell Transplant* 2009;18(3):343-52.

Siminiak T, Fiszer D *et al*. Percutaneous autologous myoblast transplantation in the treatment of post-infarction myocardial contractility impairment-report on two cases. *Kardiol Pol* 2003;59(12):492-501.

Siminiak T, Fiszer D *et al*. Percutaneous trans-coronary-venous transplantation of autologous skeletal myoblasts in the treatment of post-infarction myocardial contractility impairment: the POZNAN trial. *Eur Heart J* 2005;26(12):1188-95.

Smits PC, van Geuns RJ *et al*. Catheter-based intramyocardial injection of autologous skeletal myoblasts as a primary treatment of ischemic heart failure: clinical experience with six-month follow-up. *J Am Coll Cardiol* 2003;42(12):2063-69.

Smits PC. Myocardial repair with autologous skeletal myoblasts: a review of the clinical studies and problems. *Minerva Cardioangiol* 2004;52(6):525-35.

Soares MB, Lima RS *et al*. Transplanted bone marrow cells repair heart tissue and reduce myocarditis in chronic chagasic mice. *Am J Pathol* 2004;164(2):441-47.

Soares MBP, Carvalho LP *et al*. The pathogenesis of Chagas disease: when autoimmune and parasite-specific immune responses meet. *An Acad Bras Cienc* 2001;73:547-59.

Stamm C, Kleine HD *et al*. CABG and bone marrow stem cell transplantation after myocardial infarction. *Thorac Cardiovasc Surg* 2004;52(3):152-58.

Stamm C, Westphal B *et al*. Autologous bone-marrow stem-cell transplantation for myocardial regeneration. *Lancet* 2003;361(9351):45-46.

Steinwender C, Hofmann R *et al*. Effects of peripheral blood stem cell mobilization with granulocyte-colony stimulating factor and their transcoronary transplantation after primary stent implantation for acute myocardial infarction. *Am Heart J* 2006;151(6):1296.e7-1296.e1.

Strauer BE, Brehm M *et al*. Regeneration of human infarcted heart muscle by intracoronary autologous bone marrow cell transplantation in chronic coronary artery disease: the IACT Study. *J Am Coll Cardiol* 2005;46(9):1651-58.

Strauer BE, Brehm M *et al*. Repair of infarcted myocardium by autologous intracoronary mononuclear bone marrow cell transplantation in humans. *Circulation* 2002;106(15):1913-18.

Tatsumi T, Ashihara E *et al*. Intracoronary transplantation of non-expanded peripheral blood-derived mononuclear cells promotes improvement of cardiac function in patients with acute myocardial infarction. *Circ J* 2007;71(8):1199-207.

Taylor DA, Atkins BZ *et al*. Regenerating functional myocardium: improved performance after skeletal myoblast transplantation. *Nat Med* 1998;4(8):929-33.

Taylor DA, Silvestry SC *et al.* Delivery of primary autologous skeletal myoblasts into rabbit heart by coronary infusion: a potential approach to myocardial repair. *Proc Assoc Am Physicians* 1997;109(3):245-53.

Tayyareci Y, Sezer M *et al.* Intracoronary autologous bone marrow-derived mononuclear cell transplantation improves coronary collateral vessel formation and recruitment capacity in patients with ischemic cardiomyopathy: a combined hemodynamic and scintigraphic approach. *Angiology* 2008;59(2):145-55.

Tayyareci Y, Umman B *et al.* Intracoronary autologous bone marrow-derived stem cell transplantation in patients with ischemic cardiomyopathy: results of 18-month follow-up. *Turk Kardiyol Dern Ars* 2008;36(8):519-29.

Tendera M, Wojakowski W *et al.* Intracoronary infusion of bone marrow-derived selected $CD34^+CXCR4^+$ cells and non-selected mononuclear cells in patients with acute STEMI and reduced left ventricular ejection fraction: results of randomized, multicentre Myocardial Regeneration by Intracoronary Infusion of Selected Population of Stem Cells in Acute Myocardial Infarction (REGENT) Trial. *Eur Heart J* 2009;30(11):1313-21.

Thompson CA, Nasseri BA *et al.* Percutaneous transvenous cellular cardiomyoplasty. A novel nonsurgical approach for myocardial cell transplantation. *J Am Coll Cardiol* 2003;41(11):1964-71.

Toma C, Pittenger MF *et al.* Human mesenchymal stem cells differentiate to a cardiomyocyte phenotype in the adult murine heart. *Circulation* 2002;105(1):93-98.

Tomita S, Li RK *et al.* Autologous transplantation of bone marrow cells improves damaged heart function. *Circulation* 1999;100(19 Suppl):II247-56.

Tomita S, Mickle DA *et al.* Improved heart function with myogenesis and angiogenesis after autologous porcine bone marrow stromal cell transplantation. *J Thorac Cardiovasc Surg* 2002;123(6):1132-40.

Tresukol D, Battler A *et al.* Intracoronary injection of autologous blood-borne endothelial progenitor cells improves symptoms of severe angina pectoris. *The American Heart Association Scientific Sessions* 2005. *Abstract* 20978.

Tse HF, Kwong YL *et al.* Angiogenesis in ischaemic myocardium by intramyocardial autologous bone marrow mononuclear cell implantation. *Lancet* 2003;361(9351):47-49.

Tura BR, Martino HF *et al.* Multicenter randomized trial of cell therapy in cardiopathies – MiHeart Study. *Trials* 2007;8:2.

Turner ML, Sweetenham JW. Haemopoietic progenitor homing and mobilization. *Br J Haematol* 1996;94(4):592-96.

Urbanek K, Cesselli D *et al.* Stem cell niches in the adult mouse heart. *Proc Natl Acad Sci USA* 2006;103(24):9226-31.

Vale PR, Losordo DW *et al.* Randomized, single-blind, placebo-controlled pilot study of catheter-based myocardial gene transfer for therapeutic angiogenesis using left ventricular electromechanical mapping in patients with chronic myocardial ischemia. *Circulation* 2001;103(17):2138-43.

Vanderheyden M, Vercauteren S *et al.* Time-dependent effects on coronary remodeling and epicardial conductance after intracoronary injection of enriched hematopoietic bone marrow stem cells in patients with previous myocardial infarction. *Cell Transplant* 2007;16(9):919-25.

Velloso R, Oliveira Jr A, Carvalho ACC *et al.* Terapia celular na cardiomiopatia dilatada. *Arq Bras Cardiol* 2006;86(5).

Vicario J, Campo C *et al.* One-year follow-up of transcoronary sinus administration of autologous bone marrow in patients with chronic refractory angina. *Cardiovasc Revasc Med* 2005;6(3):99-107.

Vicario J, Campos C *et al.* Transcoronary sinus administration of autologous bone marrow in patients with chronic refractory stable angina Phase 1. *Cardiovasc Radiat Med* 2004;5(2):71-76.

Vilas-Boas F, Feitosa GS *et al.* Bone marrow cell transplantation to the myocardium of a patient with heart failure due to Chagas' disease. *Arq Bras Cardiol* 2004;82(2):181-87.

Vilas-Boas F, Feitosa GS et al. Early results of bone marrow cell transplantation to the myocardium of patients with heart failure due to Chagas disease. *Arq Bras Cardiol* 2006;87(2):159-66.

Vilas-Boas F, Santos RR et al. Identification of regional differences in proinflammatory cytokine concentrations in chronic heart failure due to Chagas cardiomyopathy: a key element in the comprehension of the disease. American College of Cardiology. *J Am Coll Cardiol* 2003;41:155.

Vulliet PR, Greeley M et al. Intra-coronary arterial injection of mesenchymal stromal cells and microinfarction in dogs. *Lancet* 2004;363(9411):783-84.

Wang JA, Xie XJ et al. A prospective, randomized, controlled trial of autologous mesenchymal stem cells transplantation for dilated cardiomyopathy. *Zhonghua Xin Xue Guan Bing Za Zhi* 2006;34(2):107-10.

Wang JS, Shum-Tim D et al. The coronary delivery of marrow stromal cells for myocardial regeneration: pathophysiologic and therapeutic implications. *J Thorac Cardiovasc Surg* 2001;122(4):699-705.

WHO Expert Committee on the Control of Chagas Disease. World Health Organization Expert Committee on the Control of Chagas Disease. WHO technical reports series: control of Chagas disease. Buenos Aires: World Health Organization, 1991.

Widimsky P, Penicka M. Complications after intracoronary stem cell transplantation in idiopathic dilated cardiomyopathy. *Int J Cardiol* 2006;111(1):178-79.

Wojakowski W, Tendera M et al. Mobilization of $CD34/CXCR4^+$, $CD34/CD117^+$, $c\text{-}met^+$ stem cells, and mononuclear cells expressing early cardiac, muscle, and endothelial markers into peripheral blood in patients with acute myocardial infarction. *Circulation* 2004;110(20):3213-20.

Wollert KC, Meyer GP et al. Intracoronary autologous bone-marrow cell transfer after myocardial infarction: the BOOST randomised controlled clinical trial. *Lancet* 2004;364(9429):141-48.

Yao K, Huang R et al. Administration of intracoronary bone marrow mononuclear cells on chronic myocardial infarction improves diastolic function. *Heart* 2008;94(9):1147-53.

Yelda T, Berrin U et al. Intracoronary stem cell infusion in heart transplant candidates. *Tohoku J Exp Med* 2007;213(2):113-20.

Yoon YS, Park JS et al. Unexpected severe calcification after transplantation of bone marrow cells in acute myocardial infarction. *Circulation* 2004;109(25):3154-57.

Yousef M, Schannwell CM et al. The BALANCE Study: clinical benefit and long-term outcome after intracoronary autologous bone marrow cell transplantation in patients with acute myocardial infarction. *J Am Coll Cardiol* 2009;53(24):2262-69.

Zhang S, Sun A et al. Impact of timing on efficacy and safety of intracoronary autologous bone marrow stem cells transplantation in acute myocardial infarction: a pooled subgroup analysis of randomized controlled trials. *Clin Cardiol* 2009;32(8):458-66.

Zohlnhofer D, Ott I et al. Stem cell mobilization by granulocyte colony-stimulating factor in patients with acute myocardial infarction: a randomized controlled trial. *JAMA* 2006;295(9):1003-10.

Regeneração Pulmonar e Células-Tronco

André Germano Leite ❖ Márcia Araújo Leite

A medicina regenerativa é um emergente, mas ainda mal definido campo da biomedicina. A revolução da medicina regenerativa em curso é fundamentada em uma série de novas e espetaculares descobertas no campo da biologia das células-tronco e do desenvolvimento celular. O maior problema da medicina regenerativa não é tanto a diversidade da diferenciação das células-tronco, nem o isolamento de sua linhagem, embora essas sejam condições muito importantes, mas, principalmente, a mobilização das células-tronco, seu recrutamento e integração em tecidos funcionais.

A questão básica na expansão tecidual e na regeneração do órgão é saber como mobilizar células-tronco progenitoras circulantes e como fornecer um ambiente apropriado para seu desenvolvimento, além de otimizar um recrutamento órgão-específico, determinando uma integração funcional completa. Precisamos saber mais sobre a biologia básica do tecido, a regeneração desse e os mecanismos celulares e moleculares do *turnover* do mesmo (o tecido) (componentes celulares e extracelulares) em períodos diferentes da vida humana e em doenças diversas. A medicina regenerativa é um campo que avança rapidamente e que abre novas e emocionantes oportunidades para modalidades e tecnologias terapêuticas completamente revolucionárias. Constitui, em sua essência, a emergência do conhecimento das células-tronco aplicada no desenvolvimento da biologia.[1]

Em um simpósio realizado recentemente sobre desenvolvimento da biologia e engenharia de tecidos, foram descritos avanços significativos que vão desde a diferenciação de células-tronco, passando pela regeneração embrionária de órgãos e projeções de microambientes celulares, até os materiais biológicos sintéticos e a fabricação artificial de tecidos.[2]

O estudo das células-tronco tem-nos permitido entender como elas se transformam em células especializadas, a partir de células indiferenciadas. Uma melhor compreensão do desenvolvimento da célula normal nos permitirá o entendimento e a correção de potenciais erros que possam contribuir com diferentes patologias, já que as células-tronco oferecem a possibilidade de uma fonte renovável de células e tecidos.

Cientistas têm realizado pesquisas com células-tronco embrionárias humanas desde 1998, quando um grupo liderado pelo Dr. James Thompson, da Universidade de Wisconsin, desenvolveu uma técnica de isolamento e crescimento dessas células.

CÉLULAS-TRONCO E O PULMÃO

Embora células derivadas da medula óssea, como os macrófagos alveolares, células dendríticas, mastócitos e linfócitos, normalmente migrem para o pulmão, a literatura recente vem evidenciando, com surpresa, que sob determinadas circunstâncias, células circulatórias podem dar origem às células pulmonares residentes, incluindo células epiteliais, células endoteliais e miofibroblastos.[3]

Células-tronco em adultos têm, tradicionalmente, caracterizado-se por seu potencial de diferenciação e regeneração de tecidos nos quais residem. Recentes avanços têm demonstrado a necessidade de uma reconsideração sobre os conhecimentos adquiridos a respeito do potencial das células-tronco. Depois do transplante de células-tronco hematopoiéticas da medula óssea ou células-tronco mesenquimais, foram detectadas células do doador em músculo, coração, fígado e pulmão. No que diz respeito à repopulação específica de células pulmonares, cerca de 20% de pneumócitos tipo II originários da medula óssea têm sido demonstrados após transplante de células-tronco hematopoiéticas.[4]

O pulmão é um órgão extremamente complexo, com uma estrutura tridimensional composta por numerosos tipos celulares epiteliais morfologicamente distintos, espalhados ao longo de tubos bifurcados. Esses tubos servem para conduzir gases inspirados e expirados até as unidades alveolocapilares distais. Esta complexidade intrínseca, somada aos aspectos singulares de estrutura e biologia pulmonar têm complicado o estudo e a identificação de células-tronco nos pulmões. Ao contrário de outras superfícies epiteliais (como no trato gastrintestinal), a via aérea e o epitélio alveolar têm mínimo *turnover* celular e capacidade regenerativa. Isso dificulta a localização de células-tronco no pulmão. Some-se a isto o fato de que técnicas de isolamento de populações puras de células pulmonares *in vitro* requerem alta complexidade. Outro fator adicional é a dificuldade técnica associada à avaliação histológica de um órgão que contém uma interface gás-tecido.[5]

Apesar destas limitações, muitos tipos de células progenitoras endógenas pulmonares têm sido identificadas no pulmão. Existe pouco conhecimento sobre as características desta linhagem celular, suas propriedades de renovação e sua capacidade de duplicação. Nas vias aéreas proximais, células basais, *clara cells* e células que residem na submucosa de glândulas foram demonstradas como tendo funções progenitoras.[6-9] Mais recentemente, uma variante das *clara cells* encontradas em corpos neuroepiteliais[10-13] ou junções de ductos broncoalveolares[14] foram identificadas na contribuição do reparo epitelial da via aérea após lesão por naftaleno.

Existem evidências acumuladas que suportam a possibilidade de que células derivadas da medula óssea podem dar origem a células epiteliais pulmonares (Fig. 6-26).[5] Resta apenas definir se essas células epiteliais pulmonares derivadas da medula óssea têm a capacidade de regenerar danos provocados no pulmão, ou até mesmo inibir a ocorrência dos mesmos.

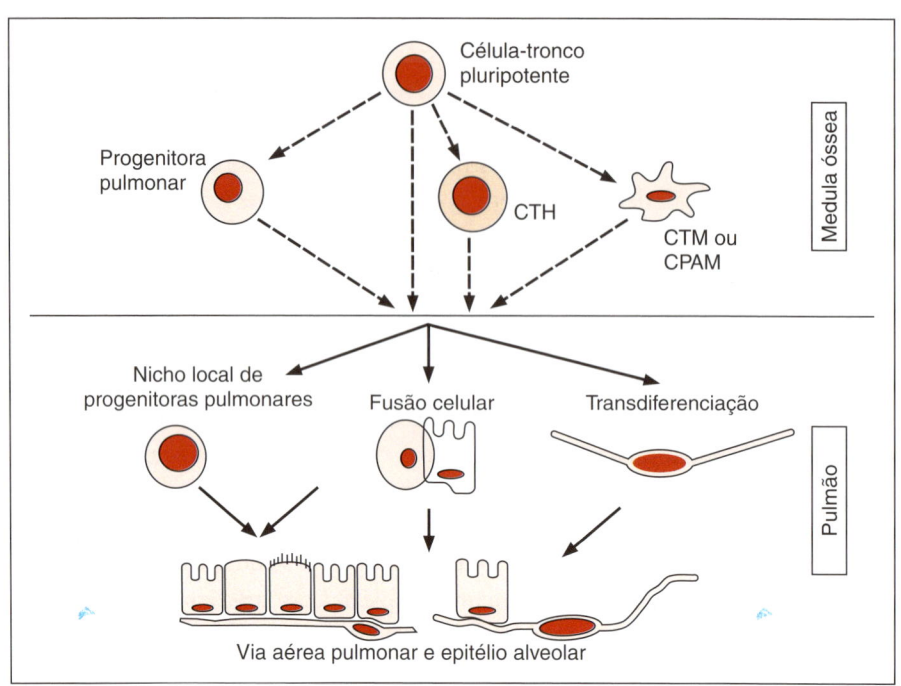

Fig. 6-26. Modelo de células pulmonares epiteliais derivadas da medula óssea. Muitas possibilidades de tipos celulares da medula óssea podem servir como fonte de células epiteliais pulmonares. *1.* Células-tronco pluripotentes; *2.* células-tronco hematopoiéticas (CTH); *3.* células-tronco mesenquimais; *4.* células progenitoras pulmonares multipotentes ou; *5.* células progenitoras comprometidas com o pulmão.[5]

LINHAGEM EPITELIAL RESPIRATÓRIA

O pulmão mamífero adulto é um sistema belamente complexo, integrado de tipos numerosos de células epiteliais, de células de apoio e de uma matriz, que atuam sinergicamente para tornar a troca de gases possível.[15] É formado por uma traqueia que conduz a um sistema de vias aéreas ramificadas que terminam nos milhões de sacos alveolares. Contém muitos tipos diferentes de células epiteliais arranjadas em padrões bem estabelecidos ao longo da mucosa brônquica. Cada região do pulmão tem a capacidade de se reparar com a proliferação de tipos diferentes de células epiteliais. Entretanto, a identidade precisa dessas células que intermedeiam o reparo não é inteiramente conhecida.[16]

A formação epitelial durante o processo de desenvolvimento pulmonar resulta no estabelecimento de zonas funcionais distintas, cada uma delas caracterizada por uma única composição celular e um repertório de células progenitoras locais. Novos e significativos conhecimentos nos mecanismos celulares e moleculares sobre a linhagem epitelial têm-nos permitido maiores avanços a respeito da fisiopatologia das pneumopatias nos últimos anos. São altamente complexos os mecanismos envolvidos na estruturação e função do epitélio da via aérea. A partir desses conhecimentos poderemos compreender melhor como esse epitélio é mantido em seu estado normal, como é reparado após uma lesão e como sua não regulação pode contribuir para a formação de um câncer.[17]

DOENÇA INFLAMATÓRIA E REGENERAÇÃO PULMONAR

O epitélio respiratório recobre, de forma contínua, as vias aéreas, fazendo a comunicação do pulmão com o meio ambiente. Ele desempenha um papel fundamental como uma barreira de proteção contra agentes externos deletérios, protegendo, dessa forma, as vias aéreas. Nas doenças respiratórias, como a fibrose cística, a doença pulmonar obstrutiva crônica (DPOC), a bronquite crônica, ou até mesmo na asma brônquica, o epitélio da via aérea frequentemente é danificado e sua cicatrização leva a um "remodelamento", com perda de sua eficácia no que se refere aos mecanismos de defesa primitivos.[18,19] Uma rápida restauração da barreira epitelial é crucial para esses pacientes. A completa regeneração do epitélio das vias aéreas é um fenômeno bastante complexo, incluindo não somente reparo do dano sofrido, mas também uma diferenciação celular que permita uma reconstituição funcional de diferentes linhagens epiteliais. Essa regeneração está fundamentada em dois fatores: alocação de células-tronco progenitoras epiteliais e fatores relacionados na regulação desse processo. Além desses fatores, algumas interações na matriz epitelial extracelular desempenham um papel fundamental, sobretudo na relação entre receptores epiteliais e enzimas responsáveis pelo remodelamento, contribuindo não somente para o reparo da via aérea, mas também modulando a migração e a proliferação de células epiteliais regenerativas, determinando completa restauração do epitélio lesionado.[18] Melhor conhecimento das células-tronco residentes e dos efeitos do processo de regeneração são pré-requisitos essenciais para proporrmos novas terapias regenerativas a pacientes que sofrem de doenças inflamatórias respiratórias.

TRANSPLANTE PULMONAR

Há mais de 20 anos o transplante pulmonar evoluiu de uma simples pretensão experimental para um procedimento de rotina, com cerca de 2.400 transplantes pulmonares ou cardiopulmonares sendo realizados anualmente.[20] Durante a última década, progressos na técnica cirúrgica, preservação pulmonar, imunossupressão e no manejo de infecções e da lesão de reperfusão, têm determinado uma sobrevida intermediária após o transplante de pulmão. A taxa de sobrevida global após o transplante de pulmão é de cerca de 70% no 1º ano e cerca de 50% em 5 anos. A bronquiolite obliterante (BO) é, de longe, a complicação mais frequente, afetando aproximadamente metade dos pacientes que sobrevivem os 3 primeiros meses após o transplante.[21,22]

A rejeição crônica do aloenxerto na forma de BO permanece uma barreira que ameaça tanto a qualidade de vida como a própria sobrevida de transplantados. A BO é responsável por mais de 30% de todas as mortes ocorridas depois do 3º ano pós-operatório.[23]

A patogênese da BO é ainda desconhecida, embora se aceite que é uma forma crônica de rejeição pulmonar.

O diagnóstico da BO se dá por meio de aspectos histológicos, todavia, a confirmação diagnóstica normalmente é difícil de ser obtida por meio de biópsia transbrônquica. Os achados histológicos típicos de BO são formações fibróticas e cicatriciais nas vias aéreas de pequeno calibre, levando a um estreitamento progressivo de sua luz e, posteriormente, a uma completa obstrução dos bronquíolos.

Uma nova perspectiva que surge no campo do tratamento da BO é a utilização de células-tronco no reparo da lesão pulmonar.

Em um modelo experimental de BO desenvolvido por Dutly e Andrade[24] observou-se a presença do meio de contraste (tintura da Índia) no enxerto alógeno e no pulmão do receptor, quando administrado através da artéria pulmonar já no 7º dia após o transplante da traqueia. A administração do corante via aorta (e, consequentemente, através da circulação brônquica), não demonstrou sua presença no enxerto, evidenciando a existência de uma neovascularização entre o pulmão do receptor e o enxerto somente a partir da circulação pulmonar. Essa neovascularização tem o potencial de ser utilizada como via de infusão de células-tronco, em pesquisas que visem estudar uma possível atividade regenerativa das células-tronco na BO. Os esforços são feitos para tentar confirmar a presença de células epiteliais derivadas da medula óssea no enxerto alógeno, caracterizando a diferenciação das células-tronco hematopoiéticas em células pulmonares residentes, envolvidas no reparo da lesão pulmonar.

DETECÇÃO DE CÉLULAS-TRONCO NO PULMÃO

Uma das dificuldades inerentes à pesquisa com células-tronco no pulmão é sua identificação, ou seja, como saber se determinada célula localizada no pulmão é derivada da medula óssea, ou se é uma célula pulmonar residente.

Vários estudos[25-30] têm demonstrado que células derivadas da medula óssea foram identificadas em órgãos parenquimatosos pela localização histológica do rastro de marcadores junto com a diferenciação seletiva de marcadores. Com base nessas técnicas experimentais, células derivadas da medula óssea têm prestado-se à formação de vários tipos celulares em diferentes órgãos.

Suportando esses novos paradigmas, estão dados resultantes de estudos com transplantes humanos. Utilizando-se o cromossomo Y como marcador, análises de alotransplantes com sexos distintos têm permitido identificar a presença de células derivadas da medula óssea em células parenquimatosas.[31-33]

Uma alternativa bastante utilizada em pesquisas experimentais em transplante pulmonar é coletar as células-tronco de machos. A característica do sexo masculino no doador da medula permitirá a identificação das células-tronco se as mesmas forem infundidas em receptores fêmeas. A detecção do cromossomo Y das células progenitoras pode ser facilmente realizada pelo método de FISH (hibridização por fluorescência *in situ*).[34]

Embora esses novos avanços sejam emocionantes, os pesquisadores ainda veem, frequentemente, a formação de tecidos como um desafio a ser vencido e, às vezes, se opõem às falsas perspectivas. Essas dicotomias levantam perguntas a respeito da definição da medicina regenerativa, mas oferecem a promessa de estimular novas ações interdisciplinares relacionadas com a regeneração do tecido e do órgão, oportunizando alianças com perspectivas inimagináveis.

REFERÊNCIAS BIBLIOGRÁFICAS

1. Mirinov V, Visconti RP, Markwald RR. What is regenerative medicine? Emergence of applied stem cell and developmental biology. *Expert Opin Biol Ther* 2004 June;4(6):773-81.
2. Ingber DE, Levin M. What lies at the interface of regenerative medicine and developmental biology? *Development* 2007 July;134(14):2541-47. Epub 2007 June 6.
3. Neuringer IP, Randell SH. Stem cells and repair of lung injuries. *Respir Res* 2004;5(1):6-15.
4. Hashimoto N, Jin H, Liu T *et al*. Bone marrow – Derived progenitor cells in pulmonary fibrosis. *J Clin Invest* 2004;113(2):243-52.
5. Kotton DN, Summer R, Fine A. Lung stem cell: lung paradigms. *Experimental Hematology* 2004;4:340-43.
6. Boers JE, Ambergen AW, Thunnissen FB. Number and proliferation of basal and parabasal cells in normal human airway epithelium. *Am J Respir Crit Care Med* 1998;157(6 Pt 1):2000-6.
7. Borthwick DW, Shahbazian M, Krantz QT *et al*. Evidence for stem-cell niches in the tracheal epithelium. *Am J Respir Cell Mol Biol* 2001;24:662-70.
8. Breuer R, Zajicek G, Christensen TG *et al*. Cell kinetics of normal adult hamster bronchial epithelium in the steady state. *Am J Respir Cell Mol Biol* 1990;2:51-58.
9. Hong KU, Reynolds SD, Watkins S *et al*. In vivo differentiation potencial of tracheal basal cells: evidence for multipotent and unipotent subpopulations. *Am J Physiol Lung Cell Mol Physiol* 2003; ([epub ahead of print:2003;0:1552003-0]).
10. Hong KU, Reynolds SD, Giangrecco A *et al*. Clara cell secretory protein-expressing cells of the airway neuroepithelial body microenviroment include a label-retaining subset and are critical for epithelial renewal after progenitor cell depletion. *Am J Respir Cell Mol Biol* 2001;24:671-81.
11. Peake JL, Reynolds SD, Stripp BR *et al*. Alteration of pulmonary neuroendocrine cells during epithelial repair of naphthalene-induced airway injury. *Am J Pathol* 2000;156:279-86.
12. Reynolds SD, Hong KU, Giangrecco A *et al*. Conditional clara cell ablation reveals a self-renewing progenitor function of pulmonary neuroendocrine cells. *Am J Physiol Lung Cell Mol Physiol* 2000;278:L1256-63.
13. Reynolds SD, Hong KU, Giangrecco A *et al*. Neuroepithelial bodies of pulmonary airways serve as a reservoir of progenitor cells capable of epithelial regeneration. *Am J Pathol* 2000;156:269-78.
14. Giangrecco A, Reynolds SD, Stripp BR. Terminal bronchioles harbor a unique airway stem cell population that localizes to the bronchoalveolar duct junction. *Am J Pathol* 2002;161:173-82.
15. Kin CB. Advancing the field of lung stem cell biology. *Front Biosci* 2007 May 1;12:3117-24.

16. Rawlins EL, Okubo T, Que J et al. Epithelial stem/progenitor cells in lung postnatal growth maintenance, and repair. *Cold Spring Harb Symp Quant Biol* 2008;73:291-5.
17. Snyder J, Teisanu R, Stripp B. Endogenous lung stem cells and contribution to disease. *J Pathol* 2009;217(2):254-64.
18. Coraux C, Roux J, Jolly T et al. Epithelial cell-extracellular matrix interactions and stem-cells in airway epithelial regeneration. *Proc Am Thorac Soc* 2008 Aug. 15;5(6):689-94.
19. Olsson F, Denham M, Cole TJ et al. Deriving respiratory cell types from stem cells. *Curr Stem Cell Res Ther* 2007 Sept.;2(3):197-208.
20. Hosenpud JD, Bennett LE, Keck BM et al. The registry of the international society for heart and lung transplantation. Eighteenth Official Report – 2001. *J Heart Lung Transplant* 2001;20:805-15.
21. Burke CM, Theodore J, Dawkins KD et al. Post-transplant obliterative bronchiolitis and other late lung sequelae in human heart-lung transplantation. *Chest* 1984;86:824-29.
22. Sundaresan S, Trulock EP, Mohanakumar T et al. Prevalence and outcome of bronchiolitis obliterans syndrome after lung transplantation. Washington University Lung Transplant Group. *Ann Thorac Surg* 1995;60:1341-46.
23. Boehler A, Estenne M. Post-transplant bronchiolitis obliterans. *Eur Respir J* 2003;22:1007-18.
24. Dutly AE, Andrade CF, Verkaik R et al. A novel model for post-transplant obliterative airway disease reveals angiogenesis from the pulmonary circulation. *Am J Transpl* 2005;5:248-54.
25. Gussoni E, Soneoka Y, Strickland CD et al. Dystrophin expression in the mdx mouse restored by stem cell transplantation. *Nature* 1999;401:390-94.
26. Jiang Y, Jahagirdar BN, Reinhardt RL et al. Pluripotency of mesenchymal stem cells derived from adult marrow. *Nature* 2002;418:41-49.
27. Krause DS, Theise ND, Collector MI et al. Multi-organ, multi-lineage engraftment by a single bone marrow-derived stem cell. *Cell* 2001;105(3):369-77.
28. Lagasse E, Connors H, Al Dhalimy M et al. Purified hematopoietic stem cells can differentiate into hepatocytes in vivo. *Nat Med* 2000;6:1229-34.
29. Petersen BE, Bowen WC, Patrene KD et al. Bone marrow as a potential source of hepatic oval cells. *Science* 1999;284:1168-70.
30. Theise ND, Badve S, Saxena R et al. Derivation of hepatocytes from bone marrow cells in mice after radiation-induced myeloblation. *Hepatology* 2000;31:235-40.
31. Alison MR, Poulson R, Jeffery R et al. Hepatocytes fron non-hepatic adult stem cells. *Nature* 2000;406:257.
32. Deb A, Wang S, Skelding KA et al. Bone marrow-derived cardiomyocites are present in adult human heart: a study of gender-mismatched bone marrow transplantation patients. *Circulation* 2003;107:1247-49.
33. Quaini F, Urbanek K, Beltrami AP et al. Chimerism of the transplanted heart. *N Engl J Med* 2002;346:5-15.
34. Suratt BT, Cool CD, Seris AE et al. Human pulmonary chimerism after hematopoietic stem cell transplantation. *Am J Respir Crit Care Med* 2003;168:318-22.

Capítulo 7

Bancos de Sangue de Cordão Umbilical – Aplicabilidade Atual e Futura

Karolyn Sassi Ogliari ❖ *Árien Elisa Oldoni*
Áron Charles Oldoni ❖ *Luis Felipe Canova Ogliari*

ORIGEM DOS BANCOS DE SANGUE DE CORDÃO UMBILICAL E PLACENTÁRIO (BSCUP)

A primeira publicação a respeito de uma aplicação terapêutica do sangue contido na placenta e no cordão umbilical como alternativa ao transplante de medula óssea foi em 1972, por Ende e Ende,[1] e a possibilidade de estocar esse material em um banco de sangue foi citada, pela primeira vez, em 1974.[2] Uma década depois, experimentos mostrando resultados do uso de células progenitoras hematopoiéticas de cordão umbilical após congelamento e descongelamento foram publicados no Japão.[3]

A primeira aplicação de sangue de cordão umbilical para fins terapêuticos em humanos foi realizada com sucesso em 1988, pela Dra. Eliane Gluckmann, na França. Sua utilização foi com o propósito de salvar a vida de uma criança com anemia de Fanconi, que não dispunha de um doador de medula óssea compatível com seu tratamento. O sangue de cordão utilizado foi coletado do irmão, ao nascimento, após verificação de compatibilidade.[4]

Com a comprovação da eficácia terapêutica do sangue de cordão umbilical para várias doenças hematológicas, a ideia da criação de um local de armazenamento desse material tornou-se realidade. O primeiro banco de sangue de cordão umbilical no mundo foi criado em Nova York, em 1989, o *New York Blood Center's National Cord Blood Program (NCBP)*, e inaugurado em 1992, com o apoio do Instituto Nacional de Saúde dos Estados Unidos da América (NIH), que tinha como objetivo principal solucionar um grande dilema da saúde pública mundial, encontrar doadores de células progenitoras hematopoiéticas para aqueles que não encontram doadores compatíveis nos bancos de medula óssea. Em 1995, foi fundado o EUROCORD, grupo europeu que congrega mais de 30 países na troca de informações sobre transplantes de sangue de cordão umbilical.[5] A viabilidade, ou seja, a manutenção da eficácia e da função das células progenitoras hematopoiéticas após o congelamento para estocagem, o descongelamento e seu uso foi comprovada em um estudo publicado por Broxmeyer *et al.*, em 2003.[6]

SISTEMÁTICA MUNDIAL DOS BANCOS DE SANGUE DE CORDÃO UMBILICAL E PLACENTÁRIO

A exemplo do registro de dados dos bancos de medula óssea, que estão interligados, podendo suas informações ser acessadas por todas as instituições habilitadas a nível mundial, os bancos de sangue de cordão umbilical e placentário com amostras destinadas à doação também disponibilizaram seus dados para que fosse possível a procura por doadores através da criação de redes institucionais internacionais.

A maior rede de instituições públicas que disponibiliza sangue de cordão umbilical para doação e transplante é a Fundação NETCORD, que abrange os Estados Unidos, Europa, Israel, Japão e Austrália. O NETCORD, fundado pelo Professor Peter Wernet, da Universidade de Duesseldorf, possui sede nesta cidade, na Alemanha, e é o braço internacional do EUROCORD. Toda a instituição ligada a essa rede segue rígidos protocolos de qualidade de coleta, criopreservação, armazenamento e liberação de amostras de sangue coletados, e são acreditadas pela *Foundation for the Accreditation of Cellular Therapy* (FACT) norte-americana.

A procura por uma unidade de sangue de cordão compatível pode ser realizada em tempo real via programa de busca *online* criado por essa rede. Até março do ano de 2006, o inventário do NETCORD era de 109.771 cordões coletados, sendo que 4.240 pessoas foram beneficiadas por transplantes, dentre essas, 2.530 crianças e 1.697 adultos.

No Brasil, foi criado o BRASILCORD, grupo de estudo da normatização técnica e legislação dos bancos de sangue de cordão umbilical, por iniciativa da Sociedade Brasileira de Transplante de Medula Óssea (SBTMO). A partir desse grupo foi criada a Portaria Ministerial nº 903/GM de 16/08/2000 e a RDC 153 de 14/06/2004 da Agência Nacional de Vigilância Sanitária, que regulamentou a criação de uma rede nacional interligando bancos de sangue de cordão umbilical, a partir do BSCUP do Instituto Nacional do Câncer, com o objetivo de beneficiar um número maior de candidatos a transplante, à semelhança do NETCORD. Com a Portaria Ministerial nº 2381 de 28/10/2004 oficializou-se a REDE BRASILCORD em âmbito nacional.

Atualmente, o BRASILCORD é constituído por quatro instituições localizadas na região sudoeste, e em vias de ampliação dessa rede para outras regiões do país. Em países em que a miscigenação racial é muito grande, como é o caso do Brasil, é necessário um grande número de amostras disponíveis para cobrir a variedade de subtipos HLA possíveis.

VANTAGENS DO USO DO SANGUE DE CORDÃO UMBILICAL E PLACENTÁRIO E SUA APLICABILIDADE ATUAL

O grau de compatibilidade entre doador e receptor necessário para um transplante utilizando sangue de cordão umbilical e placentário é menor, comparado a um transplante de medula óssea, o que amplia as chances de encontrar compatibilidade entre uma amostra estocada e um potencial receptor. Na Europa, uma unidade de sangue de cordão compatível pode ser encontrada em um inventário de 10 mil unidades doadas, ao passo que, para acharmos um doador de medula óssea com a compatibilidade adequada para transplante, é necessário a procura em meio a 5 milhões de doadores, segundo dados divulgados pelo EUROCORD. Isso se dá pela imaturidade imunológica das células circulantes de um recém-nascido, que causam menor rejeição no hospedeiro. A menor incidência de doença do enxerto *versus* hospedeiro aguda pós-transplante com sangue de cordão umbilical é uma evidência a favor dessa característica biológica.[7] Interessantemente, estudos realizados pelo grupo pioneiro na utilização de sangue de cordão umbilical revelaram que a sobrevida no 1º ano após o transplante é quase dobrada se houver um grau de parentesco entre o doador e o receptor.[8] Essa informação tem dado suporte aos pais que decidem coletar e armazenar o sangue de cordão umbilical do recém-nascido para que esse seja reservado a uso exclusivo de seus familiares.

A vantagem de o sangue de cordão coletado já estar armazenado e imediatamente disponível para uso é especialmente vantajosa com relação apenas a bancos de dados, a exemplo dos bancos de medula óssea, pois reduz o tempo entre a procura do doador e o início do tratamento.

Rotineiramente, após o nascimento do bebê e a dequitação da placenta, esta é analisada pelo obstetra, pesada e desprezada. Atualmente, o sangue contido na placenta e no cordão pode ser coletado e armazenado sem interferir ou causar riscos para a parturiente ou para o recém-nascido. Esse procedimento difere da coleta de material da medula óssea, que demanda ambiente restrito cirúrgico, anestesia e múltiplas punções ósseas.

A coleta do sangue do cordão inicia-se a partir do consentimento da gestante para a coleta do material. A equipe treinada para fazer a coleta deve estar presente no momento do nascimento, seja parto normal ou cesariana, o sangue deverá ser coletado de forma estéril imediatamente após a dequitação placentária e transportado ao laboratório em que será armazenado, sob rígido controle de temperatura. Em casos em que a amostra será disponibilizada para doação, o subtipo HLA é determinado, o rastreamento para doenças infecciosas e a contagem de células progenitoras hematopoiéticas são realizadas e, então, os dados são disponibilizados em rede para que esse sangue possa ser rastreado por candidatos a transplante.

O transplante utilizando o sangue de cordão umbilical e placentário apresenta, ainda, outras vantagens sobre o transplante de medula óssea. O protocolo de coleta de sangue de cordão umbilical disponibilizado para doação segue critérios rígidos de controle. Recém-nascidos expostos, intraútero, a substâncias tóxicas ou doenças infecciosas são excluídos da lista de potenciais doadores. Dessa forma, há um risco diminuído de transmissão de tais doenças. O fato de a coleta ser realizada no momento do nascimento também elimina a possibilidade de exposições deletérias, que podem ocorrer ao longo da vida de um adulto candidato à doação de medula, tendo repercussões sobre as células desejáveis para transplante, como exposição a doenças infecciosas, poluição ou substâncias tóxicas.

Até recentemente, achava-se que o transplante de sangue de cordão umbilical limitava-se a crianças e/ou pré-adolescentes pela quantidade limitada de células progenitoras hematopoiéticas contidas nele. Pesquisas recentes, publicadas pelo grupo EUROCORD e European Blood & Marrow Transplantation, demonstraram que as células progenitoras hematopoiéticas ou mesenquimais contidas no sangue de cordão umbilical são suficientes para recuperar a medula óssea de um adulto após a quimioterapia ablativa.[7] Como citado em capítulo anterior, esse grupo comparou 682 pacientes com leucemia aguda com indicação de transplante. Noventa e oito desses pacientes foram transplantados com sangue de cordão umbilical e 584 pacientes foram transplantados com medula óssea. O número de células nucleadas transplantadas necessárias para o repovoamento da medula óssea dos pacientes foi 10 vezes menor no grupo que recebeu o sangue de cordão umbilical, sendo que não houve diferença entre os grupos em termos de mortalidade, índice de recidiva, doença do enxerto *versus* hospedeiro crônica e tempo de sobrevida livre da doença. Além disso, houve menor incidência de doença do enxerto *versus* hospedeiro aguda no grupo que recebeu o transplante com cordão umbilical.[7] O maior potencial regenerativo das células contidas no sangue do cordão umbilical e placentário é, atualmente, um campo de estudo a explorar sua biologia e aplicabilidade em outras doenças (Quadro 7-1).

Sabe-se que, nos dias de hoje, em torno de 100 doenças hematológicas genéticas ou adquiridas podem ser tratadas com o sangue de cordão umbilical. Dentre essas, estão doenças em que há indicação de transplante alogênico e doenças em que a indicação é de transplante autólogo. Em sua maioria, as leucemias e as doenças de origem genética são as que possuem indicação de transplante alogênico. As neoplasias sólidas comuns na infância, as doenças hematológicas adquiridas e os linfomas estão entre as doenças tratáveis através de transplante autólogo.

DESCOBERTA DA PLURIPOTENCIALIDADE DAS CÉLULAS PROGENITORAS HEMATOPOIÉTICAS E AS PERSPECTIVAS DE AMPLIAÇÃO DE SUAS APLICAÇÕES TERAPÊUTICAS

O final da década de 1990 foi especialmente marcante na medicina por inúmeras descobertas em torno da pluripotencialidade das células progenitoras hematopoiéticas. A primeira publicação do gênero foi realizada em uma revista de grande impacto, em 1998, que mostra que as células progenitoras hemato-

Quadro 7-1. Vantagens do uso de sangue de cordão umbilical

1. Material de fácil obtenção, sem riscos para a mãe ou para o recém-nascido
2. Pode ser estocado para uso próprio ou para doação
3. Importante para minorias étnicas para as quais localizar um doador de medula óssea é mais difícil
4. Menor risco de contaminação por doenças infecciosas
5. Permitido menor grau de compatibilidade HLA para uso em transplante, o que amplia as opções para achar um doador
6. Menos efeitos colaterais após o transplante
7. Uma reserva biológica de baixo custo
8. Pode ser armazenado por tempo indeterminado
9. O material está imediatamente disponível para transplante
10. A tendência é que suas aplicações sejam ampliadas na medida em que as pesquisas na área avançam
11. Em coletas acima de 70 mL, é possível transplantar um adulto

poiéticas presentes na medula óssea migravam para áreas em que havia degeneração tecidual, no caso, tecido muscular esquelético, e diferenciavam-se em células musculares para contribuir, juntamente com fatores locais, na regeneração deste tecido.[9,10]

A partir disso, seguiram-se inúmeros estudos que revelaram a pluripotencialidade das células progenitoras hematopoiéticas, não só na formação das células sanguíneas ou musculares, mas também na origem das células de outros tecidos quando expostos a determinados estímulos presentes em diferentes tecidos, como o hepático, o neuronal, o cartilaginoso, o muscular cardíaco, entre outros. Imediatamente, a criação de modelos de diferentes doenças e o estudo da aplicabilidade das células-tronco presentes na medula óssea na cura das mesmas demonstraram resultados animadores que continuam a incentivar o aprimoramento nesta área denominada medicina regenerativa.

Todos os tecidos possuem um número limitado de células indiferenciadas pluripotentes presentes neles destinadas a atuarem no processo de regeneração de lesões locais, porém, os tecidos em que essas são encontradas em maior concentração e de fácil obtenção, por tratarem-se de tecidos fluidos, são a medula óssea e o sangue presente no cordão umbilical e placenta.[11,12]

Além da célula hematopoiética pluripotente presente na medula óssea, observou-se a presença de outra célula chamada de célula-tronco mesenquimal, ou célula progenitora mesenquimal, com capacidade de proliferação e diferenciação em diversos tecidos da mesoderme, incluindo osso, cartilagem, músculo, tendão e tecido adiposo, além da sua função básica de constituir o estroma de sustentação local. Essas células não expressam os marcadores típicos das células progenitoras hematopoiéticas à imunofenotipagem, comprovando ser uma célula de origem diferente, porém com as mesmas propriedades.[13]

Vários estudos demonstraram que a célula-tronco mesenquimal possui uma plasticidade maior que a célula-tronco hematopoiética, ou seja, ela é capaz de dar origem à maior gama de tecidos quando comparada à primeira, dando origem, até mesmo, a tecidos provenientes de outros folhetos embrionários, diferentes da que lhe deu origem, fenômeno chamado de transdiferenciação.[14]

Até pouco tempo atrás, a existência de células-tronco mesenquimais no sangue circulante do feto e do cordão umbilical era questionada, porém, estudos subsequentes provaram sua existência. Essa comprovação foi de extrema importância para subsidiar a coleta deste material de fácil obtenção e ampliar suas possíveis utilizações futuras.[14]

Os mecanismos envolvidos na regeneração tecidual utilizando as células-tronco como terapêuticas estão longe de ser completamente compreendidos. Para que o uso da terapia celular possa ser utilizado futuramente como tratamento consagrado em diversas doenças, é preciso um avanço significativo da pesquisa básica nas áreas de biologia celular e molecular. Os avanços alcançados na última década nos levam a crer que o enfoque terapêutico de doenças, que hoje possuem alternativas de tratamento limitadas, possa voltar-se para a regeneração de tecidos, à bioengenharia de tecidos e, assim à reintegração de indivíduos incapacitados na sociedade.

SURGIMENTO DOS BANCOS DE SANGUE DE CORDÃO UMBILICAL E PLACENTÁRIOS PRIVADOS

Com o avanço das pesquisas nas áreas de bioengenharia explorando o potencial de regeneração tecidual das células-tronco, inclusive as presentes no cordão umbilical,[15-17] e levando-se em conta que a célula progenitora hematopoiética presente no sangue de cordão é biologicamente semelhante àquela presente na medula óssea, porém com algumas vantagens, surgiram bancos privados de armazenamento de sangue de cordão umbilical. O intuito é oferecer às famílias a criação de uma reserva biológica de células-tronco para possível uso futuro no tratamento de doenças degenerativas e incapacitantes, além da intenção de armazenar, como atitude preventiva, em caso de surgimento de alguma doença em que esse tipo de tratamento já seja utilizado e consagrado na atualidade, como doenças hematológicas e tumores que possam surgir no doador ou entre familiares.

O primeiro transplante autólogo de sangue de cordão umbilical foi realizado no Brasil em 1998. Um casal que apresentava um filho com leucemia decidiu coletar o sangue do cordão do segundo filho. A menina que nasceu, mais tarde, desenvolveu um neuroblastoma. Foi realizado um transplante usando o seu próprio sangue que havia sido coletado, evoluindo para remissão da doença.[18]

Na esfera da medicina regenerativa, as pesquisas com doenças cardíacas é que estão mais avançadas e mais próximas de uma aplicabilidade terapêutica. Resultados preliminares de estudos realizados no Brasil em humanos, infundindo células-tronco de medula óssea no coração de pacientes com insuficiência cardíaca e infarto agudo do miocárdio, revelaram-se animadores e mostraram uma recuperação funcional do órgão.[19] Ainda persistem dúvidas sobre o que exatamente ocorre após a infusão de células-tronco no local da lesão. Várias hipóteses foram formuladas, como: a diferenciação das células-tronco infundidas em células musculares cardíacas; o processo inflamatório gerado pela infusão local de células como estímulo para células-tronco originalmente presentes no coração diferenciarem-se em células musculares cardíacas; a infusão de células-tronco podendo estimular a formação de uma neovascularização local e, assim, recuperando o músculo cardíaco lesionado, mas ainda não totalmente inviável.[20] Estudos dos mecanismos básicos envolvendo a sinalização inter e intracelular ainda necessitam ser aprofundados para entendermos melhor e, assim, apostarmos nesta futura opção terapêutica. Ensaios clínicos randomizados estão sendo realizados, também, para que se chegue a uma conclusão de qual grupo de pacientes poderá se beneficiar ou não dessa terapia celular.[21]

Da mesma forma, estudos para recuperação de lesão raquimedular com células-tronco de medula óssea estão em avanço, assim como estudos em diabetes e demais doenças imunológicas e neurológicas como o lúpus eritematoso sistêmico, a artrite reumatoide, a esclerose múltipla, o acidente vascular cerebral.[22-26]

Pesquisas utilizando as células-tronco presentes no cordão umbilical estão em andamento e aproximando-se muito dos resultados obtidos com células da medula óssea. Entretanto, a maioria desses estudos está em fase experimental em animais.[27,28] A razão deste fato deve-se à coleta do sangue de cordão umbilical como algo recente, e apenas uma pequena parcela da população mantém esse material armazenado atualmente.

Pelas características biológicas das células-tronco do cordão umbilical, tudo indica que, se houver a confirmação da eficácia do tratamento das doenças anteriormente citadas com células de medula óssea, os resultados com o uso do sangue de cordão umbilical para as mesmas doenças serão iguais ou, talvez, ainda melhores. Assim, a probabilidade de uso autólogo do sangue armazenado aumentará significativamente.

Segundo dados do Ministério da Saúde, a frequência de óbitos por doenças cardíacas isquêmicas, em 2004, foi de 27,9%. Isso traduz que a probabilidade de uso das células-tronco armazenadas no sangue do cordão umbilical para o tratamento dessas doenças poderá chegar a, pelo menos, 1 em cada 4 pessoas após os 50 anos de idade.[29]

Dois outros fatos importantes também contribuem para aumentar a probabilidade de uso autólogo do sangue de cordão umbilical: a primeira é a certeza da presença de células-tronco mesenquimais nesse material, assim como na medula óssea, que teriam uma plasticidade interessante para determinadas doenças; a segunda seria a evolução das pesquisas na expansão *in vitro* destas células.

Em 2000 foi publicado, na revista *Bone Marrow Transplantation*, o caso de um adulto que sobreviveu após transplante de células que foram expandidas *in vitro*. A expansão *in vitro*, atualmente, ainda é considerada experimental e servirá para casos em que o volume de sangue coletado da placenta e do cordão umbilical seria insuficiente para transplantar um indivíduo com um determinado peso ou, ainda, para utilizar o sangue de cordão em mais de uma oportunidade.[30]

A grande maioria das pessoas que decide armazenar o sangue de cordão umbilical na presença da obtenção de um volume de sangue pequeno, acaba por manter sua decisão, fornecendo permissão para a continuidade ao processo, consciente de que o material, hoje, poderá ter seu uso limitado para determinada doença hematológica, porém, apostando que, futuramente, as pesquisas nesta área de expansão celular poderão superar esse fato.

CONCLUSÃO

Os bancos de sangue de cordão umbilical, tanto os que se destinam a transplante alogênico quanto a transplante autólogo, possuem suas aplicabilidades atuais bem definidas e fundamentadas na terapêutica clínica.

Para a ampliação das aplicabilidades das células-tronco de cordão umbilical dentro da promissora área chamada de *medicina regenerativa*, pesquisas nas áreas básicas de biologia molecular e celular são extremamente importantes na busca de respostas para a fisiopatologia das doenças que se pretende tratar com a terapia celular e, fundamentalmente, para avaliar as consequências locais e sistêmicas do seu emprego.

REFERÊNCIAS BIBLIOGRÁFICAS

1. Ende M, Ende N. Hematopoietic transplantation by means of fetal (cord) blood. A new method. *Va Med Mon* (1918) 1972;99(3):276-80.
2. Knudtzon S. In vitro growth of granulocytic colonies from circulating cells in human cord blood. *Blood* 1974;43(3):357-61.
3. Koike K. Cryopreservation of pluiripotent and committed hemopoietic progenitor cells from human bone marrow and cord blood. *Acta Paediatr Japan* 1983;25:275-83.
4. Gluckman E, Broxmeyer HA, Auerbach AD *et al*. Hematopoietic reconstitution in a patient with Fanconi's anemia by means of umbilical-cord blood from an HLA-identical sibling. *NEJM* 1989;321(17):1174-78.
5. Wernet PW. The International NETCORD Foundation. In: Broxmeyer HE. *Cord blood biology, immunology, banking, and clinical transplantation*. Bethesda, MD: AABB Press, 2004.

6. Broxmeyer HE, Srour EF, Hangoc G et al. High-efficiency recovery of functional hematopoietic progenitor and stem cells from human cord blood cryopreserved for 15 years. *PNAS* 2003;100(2):645-50.
7. Rocha V, Labopin M, Sanz G et al. Transplants of umbilical cord blood or bone marrow from unrelated donors in adults with acute leukemia. *N Engl J Med* 2004;351:227-85.
8. Gluckman E, Rocha V, Boyer-Chammard A et al. Outcome of cord blood transplantation from related and unrelated donors. *N Engl J Med* 1997;337:373-81.
8. Vogel G. Cell Biology: stem cells. New excitement, persistent questions. *Science* 2000;290(5497):1672-74.
9. Ferrari G, Cusella-De Angelis G, Coletta M et al. Muscle regeneration by bone marrow-derived myogenic progenitors. *Science* 1998 Mar. 6;279(5356):1528-30.
10. Mezey E, Chandross KJ, Harta G et al. Turning blood into Brain: cells bearing neuronal antigens generated in vivo from bone marrow. *Science* 2000;290(5497):1779-82.
11. Leary AG, Ogawa M, Stauss LC et al. Single cell origin of multilineage colonies in culture. Evidence of multipotent progenitors and restriction of proliferative potencial of monopotent progenitors are stochastic processes. *J Clin Invest* 1984;74(6):2193-97.
12. Brazelton TR, Rossi FMV, Keshet GI et al. From marrow to brain: expression of neuronal phenotypes in adult mice. *Science* 2000;290(5497):1775-79.
13. Kim JW, Kim SY, Park SY et al. Mesenchymal progenitor cells in the human umbilical cord. *Ann Hematol* 2004;83:733-38.
14. Gang EJ, Jeong JA, Hong SH et al. Skeletal myogenic differentiation of mesenchymal stem cells isolated from human umbilical cord blood. *Stem Cells* 2004;22:617-24.
15. Jager M, Sager M, Knipper A et al. In vivo and in vitro bone regeneration from cord blood derived mesenchymal stem cells. *Orthopade* 2004;33(12):1361-72.
16. Leor J, Guetta E, Feinberg MS et al. Human umbilical cord blood-derived CD133+ cells enhance function and repair of the infarcted myocardium. *Stem Cells* 2006;24(3):772-80.
17. Cardoso AA, Li M, Batard P et al. Release from quiescence of $CD34^+$ $CD38^-$ human umbilical cord blood cells reveals their potenciality to engraft adults. *Proc Natl Acad Sci* 1993;90:8707-11.
18. Ferreira E, Pasternak J, Bacal N et al. Autologous cord blood transplantation. *Bone Marrow Transplantation* 1999;24:1041.
19. Perin EC, Dohmann HF. et al. Transendocardial, autologous bone marrow cell transplantation for severe, chronic ischemic heart failure. *Circulation* 2003;107(18):2294-302.
20. Dohmann HF, Perin E et al. Transendocardial autologous bone marrow mononuclear cell injection in ischemic heart failure: post-mortem anaomopathological and immunohistochemical findings. *Circulation* 2005;112(4):521-26.
21. Dohmann HF, Silva SA et al. Multicenter double blind trial of autologous bone marrow mononuclear cell transplantation through intracoronary injection post acute myocardium infarction a MiHeart/AMI Study. *Trials* 2008;9(1):41.
22. Tewarie RS, Hurtado A, Bartels RH et al. Stem cell-based therapies for spinal cord injury. *J Spinal Cord Med* 2009;32(2):105-14.
23. Bhansali A, Upreti V, Khandelwal N et al. Efficacy of autologous bone marrow derived stem cell transplantation in patients with type 2 diabetes mellitus. *Stem Cells Dev* 2009;18(10):1407-16.
24. Voltarelli JC, Couri CEB, Stracieri ABPL et al. Autologous nonmyeloablative hematopoietic stem cell transplantation in newly diagnosed type 1 diabetes mellitus. *JAMA* 2007;297:1568-76.
25. Oyama Y, Craig RM, Traynor AE et al. Autologous stem cell transplantation in patients with refractory Crohn's disease. *Gastroenterology* 2005;128:552-63.
26. Voltarelli JC. Hematopoietic stem cell transplantation for autoimmune diseases in Brazil: current status and future prospectives. *Rev Bras Hematol Hemoter* 2002;24:206-11.
27. Ma N, Stamm C, Kaminski A et al. Human cord blood cells induce angiogenesis following myocardial infarction in NOD/scid-mice. *Cardiovasc Res* 2005 Apr. 1;66(1):45-54. Epub 2005 Jan. 19.

28. Li HJ, Liu HY, Zhao ZM *et al.* Transplantation of human umbilical cord stem cells improves neurological function recovery after spinal cord injury in rats. *Zhongguo Yi Xue Ke Xue Yuan Xue Bao* 2004 Feb.;26(1):38-42.
29. Ministério da Saúde. Secretaria de Vigilância em Saúde. *Distribuição das principais causas de morte, Brasil* – 1980, 1996 e 2004. www.portal.saude.gov.br
30. Pecora AL, Stiff P, Jennis A *et al.* Prompt and durable engraftment in two older adult patients with high risk chronic myelogenous leukemia (CML) using *ex vivo* expanded and unmanipulated unrelated umbilical cord blood. *Bone Marrow Transplantion* 2000;25:797-99.

Capítulo 8

Introdução às Técnicas de Isolamento, Caracterização e Cultivo de Células-Tronco Embrionárias

Tiago Azambuja de Oliveira ❖ *Roberto Goya Maldonado* ❖ *Ivane Abiatari*

INTRODUÇÃO

Há cerca de 25 anos, Evans & Kaufman (1981)[1] isolaram a primeira célula-tronco embrionária (ESC, *embryonic stem cell*) proveniente de um camundongo. Em 1998, Thomson *et al.*[2] derivaram a primeira ESC humana. Hoje, é possível isolar e cultivar células-tronco de embriões e de tecidos adultos de inúmeras espécies, incluindo de seres humanos. Naturalmente a evolução técnica permeia esse alcance. Células-tronco não são geneticamente diferentes de nenhuma outra célula do corpo, sendo, unicamente, a combinação de diferentes moléculas o que lhes confere a habilidade única de se autorrenovarem e produzirem novas cópias. Entretanto, qual será a combinação de moléculas responsáveis por manterem o incrível potencial de diferenciação em diferentes linhagens celulares?

A identidade e a combinação dessas moléculas permanece controversa, mas é improvável que suas funções no crescimento, regeneração e manutenção permaneçam indecifráveis por longo tempo. A compreensão e a investigação de tais mecanismos prescindem do conhecimento das principais técnicas para isolamento, caracterização, cultivo e expansão de células-tronco de forma precisa e atualizada. Primeiramente, objetivamos aqui a difusão desse conhecimento fundamental para estudo e pesquisa no tema. Em contraponto, também consideramos que a evolução técnica resultante da experimentação e sua constante revisão entre pesquisadores poderão ser as chaves para novos avanços científicos, quiçá com soluções inovadoras para os conflitos éticos tão presentes na área. Em algum ponto futuro, é possível que o envolvimento de células-tronco, em pesquisa, provenientes de embriões humanos torne-se técnica ultrapassada livre de conflitos bioéticos.

Este capítulo destina-se a esclarecer os principais meios de isolamento, identificação, cultivo e expansão de células-tronco embrionárias *in vitro*. Para tanto, as informações serão divididas em protocolos de trabalho, que podem ser utilizados como base para a manipulação de células-tronco embrionárias (ESC – *embrionic stem cell*).

ISOLAMENTO DE ESC HUMANAS (hESC)

Com o conhecimento acumulado nas pesquisas com células-tronco provenientes de camundongos, podemos elaborar uma pequena lista de características a serem observadas em ESC:

A) Podem ser isoladas da massa celular interna (ICM – *inner cell mass*) de um blastocisto.
B) São capazes de proliferação indiferenciada prolongada, quando em cultura.
C) Exibem e mantêm cariótipo diploide normal.
D) São pluripotentes, isto é, capazes de se diferenciarem em tipos celulares dos três folhetos embrionários (endoderme, mesoderme e ectoderme).
E) São aptas a integrarem todos os tecidos fetais durante o desenvolvimento embrionário.
F) São clonogênicas, pelo fato de formarem clones idênticos de outra célula.
G) Expressam altos níveis de *Oct-4*.
H) Podem ser induzidas a diferenciarem-se mesmo após longo tempo em estado indiferenciado (em cultura).
I) Permanecem na fase "S" do ciclo celular durante a maior parte do tempo em que estão vivas.
J) Não apresentam inativação do cromossomo X.

De acordo com o acima mencionado, percebemos que as células-tronco embrionárias de primatas se encaixam na maioria desses critérios. Tanto ESC de primatas quanto de não primatas são derivadas de embriões no estágio de blastocisto. Todas as hESCs apresentam capacidade de permanecerem indiferenciadas em culturas. Sua morfologia assemelha-se à de camundongos, ou seja, ambas formam pequenas colônias circulares. A princípio não existem diferenças notáveis: ambas são pequenas, circulares e exibem uma alta razão núcleo-citoplasma, com um ou mais nucléolos proeminentes e típico afastamento intercelular. Entretanto, as hESCs apresentam-se menos densas do que as ESCs de não primatas. Sua pluripotência tem sido demonstrada, tanto *in vitro,* quanto *in vivo,* por meio da formação de corpos embriônicos e da diferenciação em todas as linhagens celulares germinativas primárias, respectivamente. Seu cariótipo geralmente mantém-se diploide e normal, mesmo após longo tempo em cultura. Nessa situação, casos de cariótipos instáveis são raros, mas representam uma chance aleatória que deve ser considerada. Por último, ESCs de primatas são clonogênicas, conforme estudos publicados (Amit & Itskovitz-Eldor, 2003).[3]

Por razões éticas, a habilidade hESCs em integrarem-se aos tecidos fetais durante o desenvolvimento embriônico não pode, obviamente, ser testada. O potencial para pesquisa nessas células, tanto na embriogênese, quanto no uso em modelos de pesquisa para doenças crônico-degenerativas, encoraja os cientistas a investirem grandes esforços no isolamento de ESCs de não primatas.

Historicamente, a primeira derivação de ESCs proveniente de humanos foi relatada em 1998 (Thomson *et al.*, 1998),[2] e, desde então, seu uso cresce anualmente. No momento, existem avanços significativos nos sistemas de propagação de culturas de hESCs e certo refinamento em sua metodologia de caracterização. Em razão disso, acreditamos que as técnicas descritas aqui provavelmente estarão modificadas, de modo substancial, em alguns anos. As referências utilizadas para elaborar os protocolos de trabalho estão citadas de maneira a permitir aos leitores maior busca de informações.

O *Protocolo 1* fundamentado em Pera MF *et al.*, 2003,[4] explica os procedimentos para isolamento da massa celular interna de embriões humanos. Todas as culturas celulares devem ser mantidas em incubadoras umidificadas com 5% de CO_2, a 37°C. A maioria dos pesquisadores reporta o uso de sistemas de culturas celulares, incorporando meio suplementado com *serum*, fibroblastos embrionários de camundongos (MEF – *mouse embrionic fibroblast*) como camada basal de suporte e dissecação mecânica das culturas para subculturas (Protocolo 1).

PROTOCOLO 1
Isolamento da Massa Celular Interna (ICM) de Blastocistos Humanos através de Imunocirurgia

Reagentes e equipamentos

A) Blastocistos humanos com 5-7 dias, pós-fertilização, em meio de cultura de embriões *Scandinavian* S1/S2 (IVF Science, Gothenburg, Sweden) ou *Gardner* G1/G2 (Gardner DK & Lane M, 2003).[5,6]

B) Solução de Pronase *(pronase solution):* 10 U/mL de pronase em meio de cultura de embriões (Gardner G2 ou S2), livre de *serum* para dissolver a zona pelúcida do blastocisto.

C) SSM *(serum-supplemented human embryonic stem cell medium):* para preparar 600 mL; misture 480 mL de DMEM® *(Invitrogen)* mais 120 mL de *serum* (FCS – *Fetal Calf Serum*), 6 mL de aminoácidos não essenciais 10 mM (0,1 mM, Invitrogen, cat. 11140-050), 6 mL de solução de L-glutamina 200 mM (concentração final 2 mM), 3 mL de solução de penicilina/estreptomicina 200× (concentração final de 50 U/mL de penicilina e 50 mg/mL de estreptomicina), 1,1 mL de solução de β-mercaptoetanol (concentração final 90 mM, Invitrogen) e 6 mL de solução de *insulin-transferrin-selenium* (concentração final de 19 mg/mL de *insulin*, 5,5 mg/mL de *transferrin* e 6,7 ng/mL de *sodium selenite*; Invitrogen, cat. 5.1300-044).

D) *Rabbit anti-human serum antiserum* (Sigma) diluído 1:10.*

E) *Baby rabbit* ou *guinea-pig* complemento, diluído 1:10 em meio de cultura para embriões, livre de *serum*.

F) Pipetas Pasteur estéreis longas, com o diâmetro ligeiramente maior do que o ICM.

Como proceder

1. Coloque cerca de 3 microgotas de solução de pronase (30 μL) nos pratos de cultura, em que se encontram os blastocistos. Aguarde 2 minutos em incubadora (umidificada, 5% de CO_2, a 37°C), depois remova a zona pelúcida do blastocisto.
2. Gentilmente, enxágue com SSM (aprox. 3 microgotas).
3. Incube o obtido a 37°C com *rabbit anti-human serum antiserum* (Sigma®), na diluição apropriada, por 30 minutos. Esse irá ligar-se às células trofoblásticas e não à massa celular interna graças às ligações célula-célula da camada mais externa trofoblástica.**
4. Gentilmente, enxágue com SSM outra vez (3 microgotas).

5. Adicione microgotas de *baby rabbit* ou *guinea-pig*-complemento por 30 minutos, a 37°C, ou o mínimo de tempo para completar a lise das células trofoblásticas *(trophectoderm cells)*.
6. Remova as células trofoblásticas mortas, com as pipetas Pasteur, pipetando gentilmente com movimentos para cima e para baixo.
7. Enxágue completamente a ICM isolada com microgotas de SSM e proceda, imediatamente, à cocultura com MEFs.

*Nota: Qualquer *antiserum* que seja reativo com células humanas poderá ser usado neste protocolo.

**Nota: A correta quantidade de *antiserum* e complemento podem ser determinados empiricamente usando-se embriões sobressalentes ou culturas celulares humanas. A combinação desses deveria ser suficiente para lisar mais do que 95% do alvo (embrião/cultura). Nem *antiserum*, nem o complemento deveriam ter atividade lítica não específica. Caso isso seja observado, o *antiserum* pode ser aquecido a 56°C por 30 minutos para se tentar eliminar essa atividade.

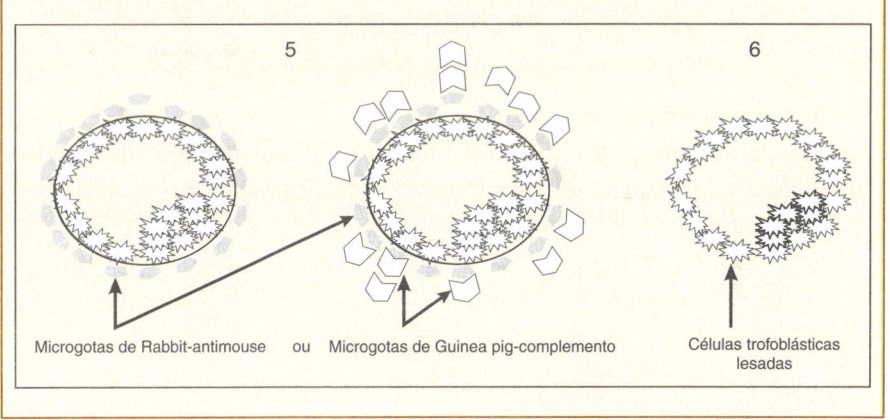

Microgotas de Rabbit-antimouse   ou   Microgotas de Guinea pig-complemento   Células trofoblásticas lesadas

■ Culturas iniciais

Depois da imunocirurgia, a ICM é enxaguada com meio para hESC e colocada em contato com MEFs (previamente inativados com mitomicina ou irradiação gama). Esses servem de camada basal de suporte para as células-tronco, fornecendo diferentes fatores celulares, matriz extracelular e suporte para que essas células se mantenham em estado indiferenciado, sem perderem sua pluripotência. De início, as ICMs não se assemelharão às hESCs características e podem proliferar-se muito vagamente. Nesse período inicial, 2/3 do meio de cultura deverá ser trocado a cada 2-3 dias. Porém, por volta do 10º ao 14º dia, as colônias iniciais devem ser discerníveis e estar prontas para serem divididas em novas subculturas. Qualquer colônia que apresente crescimento rápido inicial deveria ser separada e sua morfologia analisada com atenção. Colônias com crescimento rápido exigem troca diária de 2/3 do meio de cultura.

A maioria dos protocolos de hESC, atualmente, recomenda que as subculturas sejam realizadas em microscópio, por dissecação mecânica da colônia, sob condições estéreis.

Os principais propósitos para a utilização da técnica de dissecação em culturas são: 1. dissecar/cortar a colônia de hESC em pedaços grandes o suficiente para sobreviverem e formarem uma nova subcultura, mas não tão grandes que possam induzir à formação de corpos embriônicos; 2. permitir, espontaneamente, a transferência de áreas diferenciadas da colônia. O *Protocolo 2* traz a técnica básica de como realizar subculturas de hESCs usando-se dissecação mecânica de colônias sobre microscópio (Protocolo 2).

PROTOCOLO 2
Técnica de Dissecação Mecânica de hESCs

Reagentes e equipamentos
A) Células suportivas (p. ex., MEFs) em gelatina, pratos de cultura de 60 mm.
B) Solução de Dispase: dissolva o pulverizado dispase II (Roche Diagnostics, cat. 165859) a uma concentração de 10 mg/mL em SSM, filtre com membrana estéril de 0,2 μm e armazene em frascos a 4°C. Aqueça a 36-37°C quando for utilizar.
C) PBS+ contendo cálcio e magnésio.
D) Agulhas hipodérmicas estéreis 30 G.
E) Microscópio para dissecar.

Como proceder
1. Usando o microscópio invertido de fase–contraste, selecione as melhores colônias a serem transferidas. Em geral, essas estão separadas por uma borda de MEFs bem delimitada e não estão cercadas por células apoptóticas flutuantes em meio de cultura.
2. Enxágue com PBS+, despreze e substitua novamente o PBS+ para cobrir as colônias.
3. Sob o microscópio, corte uma pequena "fatia" da colônia (0,5 mm^2) usando a agulha hipodérmica 30 G. Não "rasgue" a colônia nem as células suportivas e, sim, parta uma fatia "limpa".

4. Aspire o PBS+ e adicione 400 μL de solução de dispase. Incube por aproximadamente 1-5 minutos, até que os fragmentos partidos de hESCs se soltem da superfície do prato de cultura *en bloc*.
5. Remova a colônia com uma micropipeta ou uma pipeta Pasteur, enxágue, passando-a por 1 mL de PBS+ e recoloque em pratos de cultura de 60 mm com células suportivas em SSM.

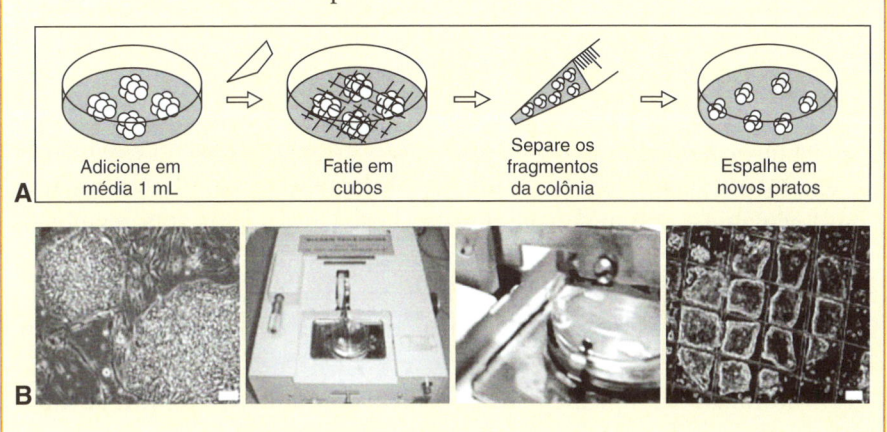

A | Adicione em média 1 mL ⇒ Fatie em cubos ⇒ Separe os fragmentos da colônia ⇒ Espalhe em novos pratos

B

Não existe preferência sobre a procedência de MEFs para cultura de hESC. Qualquer linha celular permanente, derivada de culturas de MEF, pode suportar e manter hESCs. Porém, segundo pesquisadores (Notarianni e Evans, 2006),[7] existe maior ocorrência de diferenciação espontânea em culturas que utilizam a linha celular de fibroblastos *STO* (S, *Sandoz Inbred Mouse*; T e O, derivados embrionários tioguanina e ouabaina resistentes).

O *Protocolo 3* descreve a preparação de MEF como camada suportiva para culturas de hESCs. Primeiramente, é importante salientar que os MEFs isolados devem ser testados para se averiguar sua capacidade em suportar, adequadamente, hESCs em cultura. Além disso, trabalhar com MEFs frescos é sempre o mais indicado, embora *backups* criopreservados dessas células sejam úteis e possam ser utilizados em casos de emergência. Para isso usa-se a metodologia padrão de congelamento lento (1°C/min) da solução de *serum* com 100% de dimetilsulfóxido (DMSO) (Ptotocolo 3).

PROTOCOLO 3
Preparação de Fibroblastos Embrionários de Camundongos (MEFs) como Camada Suportiva para Cultura de hESC

Reagentes e equipamentos

A) MEFs isolados de feto(s) de camundonga(s) prenha(s) no dia 13,5 a 14,5 pós-coito e criopreservados (passagem 0-3).
B) Meio de cultura para MEFs (para preparar 500 mL): misture 450 mL de DMEM® (Invitrogen, cat. 10313-021) alta taxa de glucose, 50 mL de FCS, 2,5 mL de penicilina/estreptomicina 200× (concentração final 50 U/mL de penicilina e 50 μg/mL de estreptomicina) e 5 mL de solução de L-glutamina 200 mM (concentração final 1 nM). Filtre com membrana estéril de 0,2 μm e armazene em frascos a 4°C.
C) PBS⊖: PBS livre de Ca^{+2} ou Mg^{+2}.
D) Solução de tripsina/EDTA: 0,05% de tripsina e 200 μM de EDTA em PBS⊖.
E) Mitomicina-C suplementada com meio de cultura: 10 μg/mL de mitomicina-C diluída em meio de cultura para MEF.*
F) Solução de gelatina: 1% de gelatina suína *(swine-skin gelatin)* diluída em água destilada.
G) Placas de cultura.

Como proceder

1. Fibroblastos em cultura, armazenados em frascos de 25 cm^2 e repicados *(passage)* em novas culturas, quando estiverem 80-90% confluentes; para repicar os fibroblastos, aspire o meio de cultura e enxágue o frasco 2 vezes com 10 mL de PBS⊖; em seguida, adicione 1 mL de solução de tripsina/ EDTA; incube por 3 minutos a 37°C.
2. Depois, adicione 10 mL de MEF *medium* aquecido para neutralizar a solução de tripsina/EDTA e, com a pipeta, aspire e enxágue, usando a mesma solução nas células ao menos 10 vezes. Transfira para os novos frascos de cultura. MEFs saudáveis, frescos ou que já tenham sido repicados até 3 vezes, que estejam 80-90% confluentes em seus frascos de cultura, podem ser divididos em até 1:5 ou 1:6. Quando esses já se encontram além deste estágio, porém, continuam saudáveis com 80-90% de confluência, podem ser divididos 1:3 ou 1:4.

Inativação de MEFs com mitomicina-C

3. Quando atingida a confluência de 95-100%, aspire o meio de cultura e adicione a mitomicina-C pré-aquecida. Incube a 37°C por 3 horas.

4. Observe 24 horas até 5 dias as células tratadas, a uma densidade de 6,0 × 10^4 MEFs/cm^2; pode-se começar a cocultura com hESC.**

Nota: Mitomicina-C é um agente quimioterápico, extremamente citotóxico. Sua manipulação deve ser feita em ambiente apropriado, com o uso de luvas, óculos de proteção, gorro e todos os demais equipamentos de proteção individual (EPIs) que se julgue necessários.

**Nota:* MEFs também podem ser inativados por irradiação com 75 Gy.

Meios de cultura suplementados e não suplementados com *serum*

Diferenciação espontânea de hESCs pode ser suprimida em culturas livres de *serum* ou suplementadas por *Serum Replacement*® (Invitrogen), quando em presença de FGF2 *(fibroblast growth factor 2)*. Portanto, geralmente não é necessário selecionar, com a ajuda de um microscópio, colônias indiferenciadas de hESCs para serem repicadas. Assim, hESCs podem ser desprendidas de seus pratos de cultura por meio da utilização de enzimas (p. ex., tripsina) ou soluções com baixa concentração de Ca^{2+}.

Fato importante a ser destacado é que alguns pesquisadores têm relatado (Mitalipova MM *et al.*, 2005)[8] que prolongadas culturas de hESCs, quando em meio suplementado com *Serum Replacement*® *(SRM) (Invitrogen)* ou produto similar, enzimaticamente dissociadas ou por outras soluções, podem apresentar anormalidades cariotípicas e, eventualmente, estas populações celulares podem acabar dominando toda a cultura (geralmente essas células apresentam alta taxa de proliferação e baixa tendência à diferenciação). Infelizmente, os fatores que predispõem ao desenvolvimento de anormalidades cariotípicas ainda são desconhecidos. Porém, estes mesmos autores sugerem que anormalidades cariotípicas podem ser menos frequentes em culturas que utilizam meio de cultura suplementados com *serum* (p. ex., SSM) e transferência de colônias realizada por dissecção mecânica. Outro dado importante é que, para se obter um alto nível de segurança, toda a colônia mantida em meio de cultura *Serum Replacement*® *(Invitrogen)* ou similar não deveria ser utilizada após 15-20 repiques *(passages)*.

Todas as hESCs deveriam passar por análises cariotípicas com regularidade, principalmente aquelas que apresentassem mudanças no padrão de crescimento ou espontânea diferenciação. Uma das técnicas mais usadas de análise citogenética é a de "padrão de bandeamento G". Entretanto, é importante salientar que essa técnica não detecta lesões genéticas submicroscópicas, como amplificação, deleção, rearranjo, ou mutações de ponto.

O *Protocolo 4* descreve a cultura de hESCs em SRM, com base em Lanza *et al.* (2004)[21] (Protocolo 4).

PROTOCOLO 4
Subcultura de Células-Tronco Embrionárias Humanas (hESC) sobre Condições Livres de *Serum* e com Céulas de Suporte (MEFs)

Reagentes e equipamentos

A) Culturas de hESCs após 7 dias de passagem ou confluentes entre 80-90%.
B) Meio de cultura para hESCs com *Serum Replacement*® *(SRM, Invitrogen),* (para preparar 500 mL): combine 389 mL de DMEM/F12® (Invitrogen, cat. 12634-010) com 100 mL de Knockout Serum Replacement® (Invitrogen, cat. 10828-028), 5 mL de aminoácidos não essenciais 10 mM (Invitrogen, cat. 11140-050), 5 mL de solução de L-Glutamina 200 mM (concentração final de 2 mM) e 0,9 mL de solução de β-Mercaptoetanol (concentração final de 90 μM).
C) Camada suportiva (MEFs) em frascos/pratos de cultura, frescos, inativados, em SRM, suplementado com 4 ng/mL de FGF2.
D) Solução de dissociação (*Dissociation Solution*®, Sigma, cat. C5914).
E) Tubos *falcons* estéreis de 15 e 50 mL.
F) Pipetas estéreis de 5 mL.
G) Soluçao *"Stock"* de FGF2, preparada conforme instrução do fornecedor (Invitrogen, cat. 13256-29).

Como proceder

1. Aspire todo o meio de cultura do frasco e enxágue com 10 mL de PBS⊖.
2. Aspire o PBS⊖ e adicione 5 mL de *Dissociation Solution*® (Sigma). Incube por 3-4 minutos, a 37°C, até que as células se desprendam, deixando somente aderidas ao prato/frasco as células diferenciadas e os MEFs.
3. Dilua imediatamente a *Dissociation Solution*® com 10 mL de SRM (sem FGF2!) e colete a suspensão de células, transferindo-as para um tubo falcon de 50 mL.
4. Permita que os grupos de células depositem-se sob o efeito da gravidade e descarte o supernadante.*
5. Centrifugue a suspensão de células a 500 g por 2 minutos e ressuspenda o precipitado (paleta) de células com 5-6 mL de SRM, suplementado com 4 ng/mL de FGF2; a taxa de divisão dependerá de fatores como confluência, grau de diferenciação, morfologia e taxa de proliferação. Tais características podem variar de uma semana para outra. Quando se iniciar uma subcultura de hESCs com SRM, derivada de uma outra cultura contendo meio suplementado por *serum,* pode-se tentar usar o rateio de 1:2.

Nota: Como qualquer técnica de dissociação celular, eventualmente, grandes grupos de hESCs podem ser arrastados, sendo esses dificilmente fragmentados/dissipados. Nesse caso, pode-se filtrar a solução celular com membrana de 70 μm (BD Biosciences, cat. 353350), evitando que esses grandes grupos de hESCs, que se já não estão diferenciados, diferenciem-se na nova subcultura.

CARACTERIZAÇÃO DE hESCs

A definição atual do fenótipo de hESCs é concebida pela caracterização imuno-histoquímica, combinada à análise da expressão gênica e de testes biológicos que demonstrem sua pluripotencialidade. Em adição, como já dito anteriormente, análises regulares cariotípicas por bandeamento G deveriam ser realizadas regularmente. O Quadro 8-1 mostra a expressão dos principais marcadores de hESC.

Caracterização imuno-histoquímica de hESCs

Os anticorpos monoclonais mais utilizados para a caracterização de hESCs no presente momento são aqueles que: 1. reconhecem os glicolipídios de superfície celular SSEA-3 e SSEA-4 (presentes em hESCs indiferenciadas), SSEA-1 (CD15, que está ausente em hESCs indiferenciadas); 2. os que reconhecem epítopos sobre a matriz pericelular de sulfato de condroitina (anticorpos TRA-1-60, TRA-1-81 e GCTM-2); 3. o fator de transcrição *OCT-4*; e 4. a proteína de membrana tetraspanin, CD9. Adicionalmente, também se pode optar pela expressão do antígeno CD133, o qual vem sendo empregado em trabalhos científicos (Kania G, 2005),[9] (Lang P, 2004).[10] A detecção desses antígenos pode ser feita por imunofluorescência indireta, imuno-histoquímica (sobre células fixadas) ou por citometria de fluxo. Apesar de estarem vastamente descritos na literatura científica, esses marcadores não são absolutamente específicos para hESC, acarretando eventualmente resultados discrepantes com os esperados. Eventualmente, culturas bem mantidas e sem problemas aparentes abrigam populações heterogêneas que não apresentam todos estes antígenos. O Quadro 8-2 destaca os anticorpos reativos a epítopos de hESCs.

O *Protocolo 5* descreve a utilização de imunofluorescência indireta para a análise de hESC. Esta técnica proporciona alta resolução de imagem para a localização dos antígenos intracelulares e facilita a diferenciação entre verdadeiras e falsas reações de positividade (reações inespecíficas muitas vezes acabam por gerar interpretações e análises errôneas). Cada um dos antígenos já listados apresenta distintos padrões de expressão. Portanto, é necessário que um profissonal já experiente na técnica realize a avaliação no microscópio de imunofluorescência (Protocolo 5).

Células-Tronco – Ciência, Tecnologia e Ética

Quadro 8-1. Principais marcadores de hESCs

Linha celular	SSEA-1	Cariótipo	SSEA-3	SSEA-4	TRA-1-60	TR-1-81	CD90	AC133	OCT4	hTERT	Cripto	GCTM-2	TG343	Genesis	GDF3	Nanog	UTF-1	UTF-1	SOX2	Criopreservação	Fosfatase alcalina	Cultivos/células suportivas
H1 WA01	XY	–	+	+	+	+	+	+	+	+	+						+	+	+	+	+	+
H7 WA07	XX	–	+	+	+	+	+	+	+	+	+									+	+	+
H9 WA09	XX	–	+	+	+	+	+	+	+	+	+						+	+	+	+	+	+
HES-1 ES01	XX	–	+	+	+	+			+		–	+	+	+	+					+	+	
HES-2 ES02	XX	–	+	+	+	+			+		–	+	+	+	+					+	+	
HES-3 ES03	XX	–	+	+	+	+			+		–	+	+	+	+					+	+	
HES-4 ES04	XY	–		+	+	+			+		–	+	+	+	+					+	+	
HES-6 ES06	XY	–	+	+	+	+			+		–	+	+	+	+					+	+	
HSF-6 UC06	XX	–		+	+	+			+												+	
hESBGN.01 BG01	XY	–	+	+	+	+			+	+							+	+	+	+	+	
hESBGN.02 BG02	XY	–	+	+	+	+			+	+							+	+	+		+	
Miz-hES-1 MI01	XY	–	+/–	+	+	+			+												+	

Adaptado de Essentials Cell Biology, Roberto Lanza, 2006.[20]

Quadro 8-2. Anticorpos reativos a epítopos de hESCs

Hibridoma	Classe	Alvo	Fonte
TRA1-60	M IgM	KSPG	Chemicon International®
TRA1-81	M IgM	KSPG	Chemicon International®
OCT4 (C-10)	M IgG2b	OCT4	Sta. Cruz Biotecnology®
P1/33/2	M IgG1	CD 9	Dako Corporation®
ML5	M IgG2a	CD24	BD Bioscience Pharmingen®
PHM-5	M IgG1	Podocalixina	Chemicon International®
GCTM-2	M IgM	KSPG	Dr. Martin Pera, Monash University, Clayton – Austrália

Adaptado de Pera MF et al. (2006).[11]

PROTOCOLO 5
Imunofluorescência Indireta para Análise de hESCs

Reagentes e equipamentos

A) Cultura de hESCs de acordo com os *Protocolos 2, 3 e 4*.
B) Soluções fixadoras: acetona/água destilada 9:1 (v/v); metanol/acetona 1:1 (v/v); 4% de formaldeído em PBS⊖ ou etanol absoluto.
C) PBS⊖.
D) Anticorpos primários (p. ex., *Quadro 8-1*).
E) Anticorpos secundários apropriados, que possam ser usados com *Fast Red TR* (Sigma, cat. F-4523).
F) Hematoxilina de Mayer.
G) Solução de Hoechst 33258: 1 μg/mL de solução de Hoechst 33258 em PBS⊖.
H) *Vectashield*® (Vector Laboratories, cat. H1000) para a montagem de *slides* de imunofluorescência.
I) *Slides* para imunofluorescência, com 8, 12 ou 24 plataformas (*Lab-Tek® Chamber Slide*, NUNC, New York-USA).

Como proceder

1. Transfira as células, ou conjuntos de células, para as plataformas dos *slides* e cultive pelo período de 1 dia (para testes de indiferenciação) ou por 3-4 semanas para testes de diferenciação (se existe a necessidade da utilização de camada suportiva para as hESCs, essas devem ser transferidas para as plataformas do *slide* pelo menos 24 horas antes e não devem permanecer mais de 5 dias sem que sejam utilizadas).

2. Enxágue os *slides* com PBS⊖ e prossiga para a fixação das células. Para antígenos glicolipídicos de superfície, use acetona/água por 5 minutos, e então seque ao ar livre. Para antígenos intracelulares use metanol/acetona ou paraformaldeído, por 5 minutos, em temperatura ambiente. *Slides* tratados com metanol/acetona devem ser secos ao ar livre imediatamente após fixação, enquanto *slides* fixados com paraformaldeído deveriam ser previamente enxaguados com água antes de secarem. Alternativamente, para muitos antígenos o etanol absoluto promove boa preservação. As células deveriam ser enxaguadas com PBS⊖, incubadas por 5 minutos com etanol, e então, secas.
3. Aplique os anticorpos sobre os *slides* e incube em atmosfera umidificada por 30 minutos; depois enxágue com PBS⊖ e adicione o segundo reagente de detecção para fluorocromo ou enzimas. Para detecção imuno-histoquímica, use anticorpos conjugados para fosfatase alcalina e detecte com *Fast Red RT*® (Sigma), seguido de hematoxilina de Mayer, para obter uma boa coloração de contraste.
4. Depois dos reagentes de detecção serem aplicados, enxágue novamente os *slides* com PBS⊖.
5. Colore com solução de Hoechst 33258, por 30 segundos, para ajudar a localizar as células e discriminar entre hESC e MEFs.*
6. Cubra as células com *Vectashield*® *antifade mountant* (Vector Laboratories) para análise microscópica.

Nota: O núcleo de células de camundongos cora-se diferentemente, quando comparado aos de células humanas, usando-se solução de Hoechst 33258. Esses aparentam ser mais granulares ao invés de homogêneos, como os de humanos.

Análise de hESCs através de FACS® e isolamento imunomagnético de hESC viáveis

A citometria de fluxo fornece informações quantitativas precisas sobre a proporção das hESCs em cultura, que expressam certos marcadores de superfície. A técnica requer a dissociação das colônias de hESCs em uma suspensão com células livres. Isso pode resultar em perda de viabilidade e diferenciação. Outro fato é que o isolamento de células-tronco viáveis por FACS® *(fluorescence-activated cell sorting)* é problemático. Uma abordagem alternativa seria o imunoisolamento de pequenos grupos de células, por meio de grânulos magnéticos. No caso de o marcador de superfície ser definido como anticorpo *GCTM-2*, tanto as células positivas a esse, quanto as negativas, geralmente se encontram segregadas dentro da colônia. Como consequência, o grupo de células isoladas por esse método será homogêneo com respeito ao antígeno expressado e mostrar-se-á mais viável do que se isoladas de outra forma (Fig. 8-1).

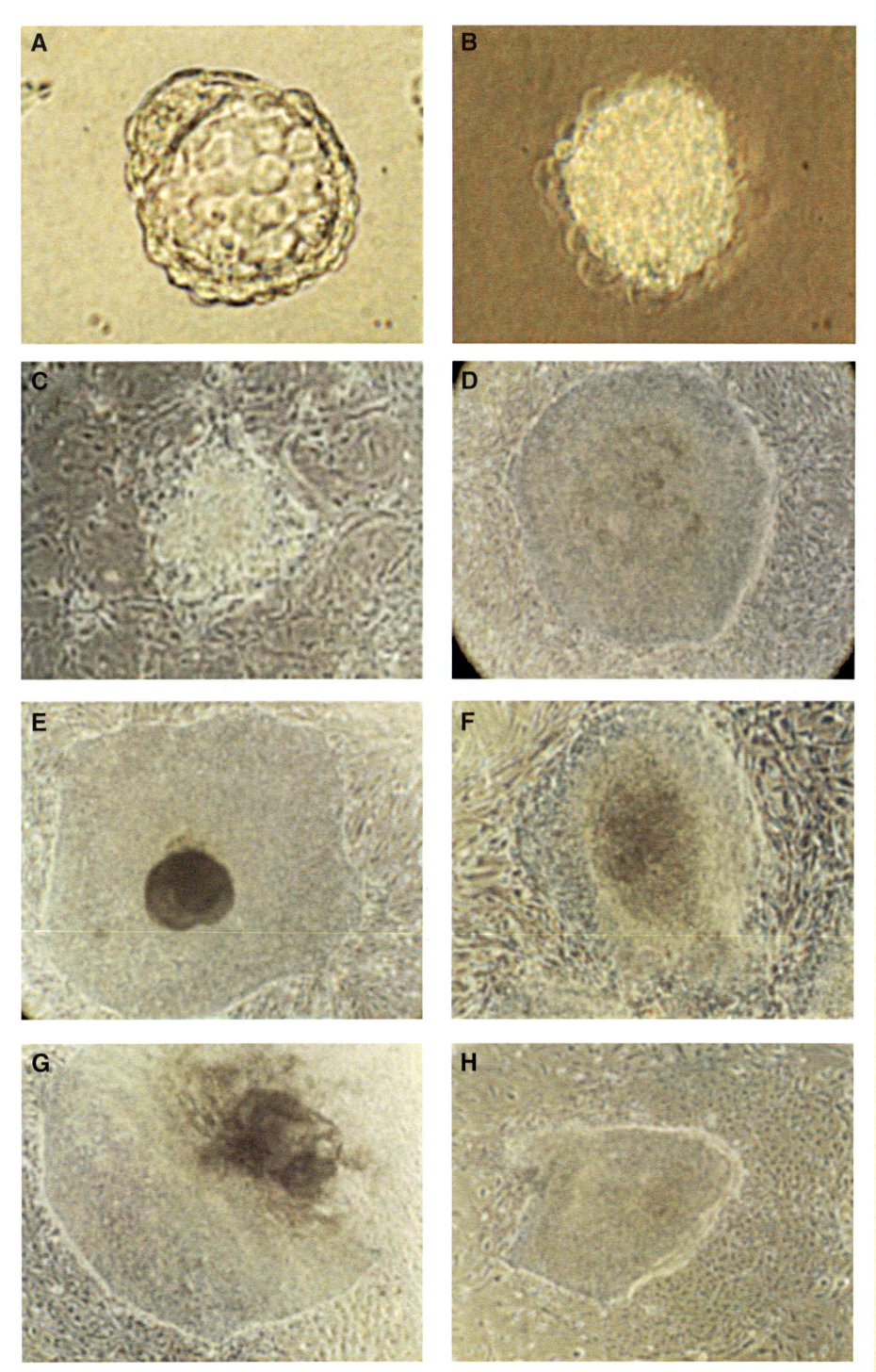

Fig. 8-1.

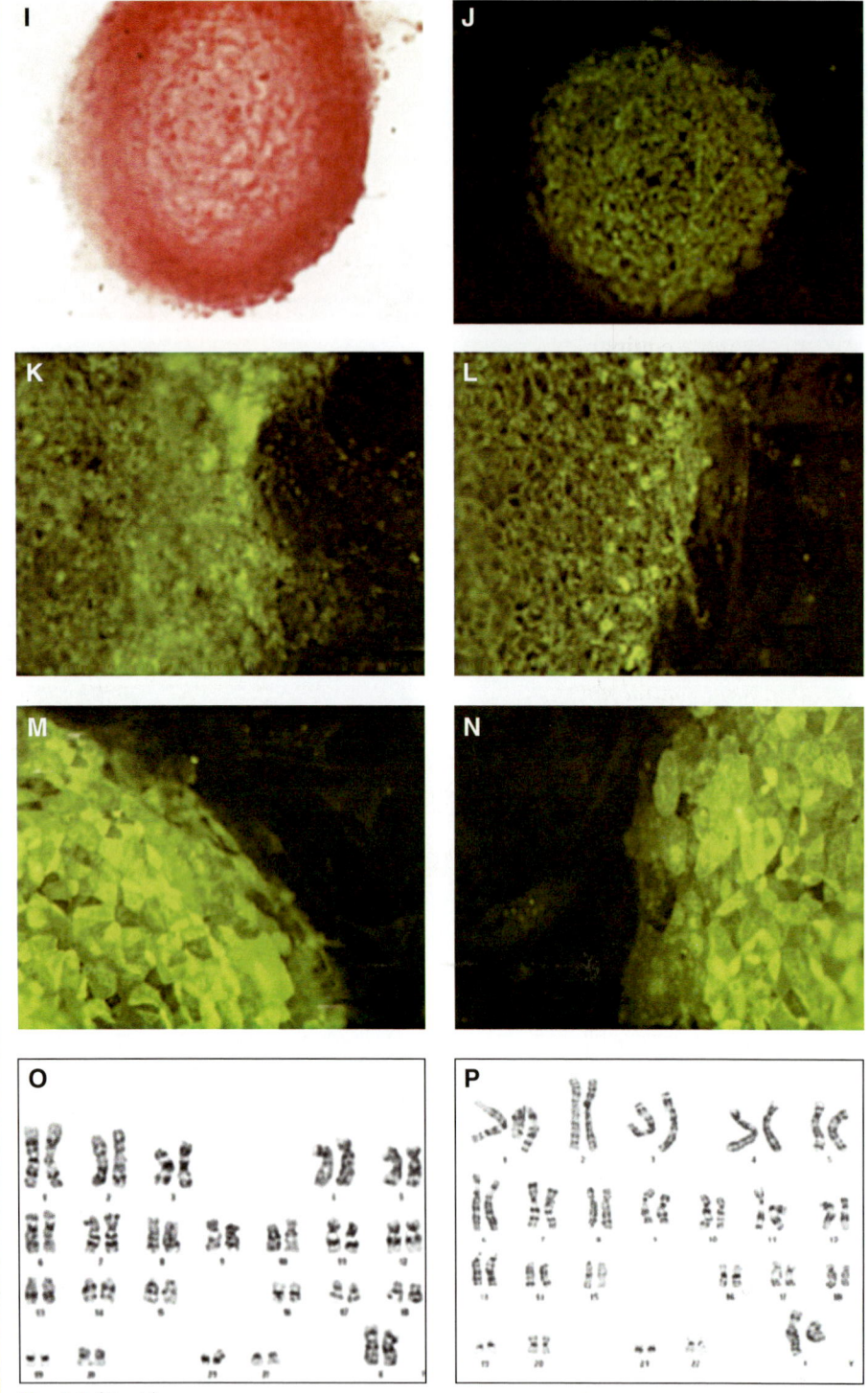

Fig. 8-1 *(Cont.)*

O *Protocolo 6* descreve uma técnica rápida para estimar a proporção de indiferenciação de hESCs em cultura, por múltipla marcação dos epítopos de superfície celular KSPG, CD9 e *Oct-4*, combinados com FACS® (Protocolo 6).

PROTOCOLO 6
Múltipla Análise da Expressão de Antígenos em hESCs através de *Fluorescence-Activated Cell Sorting* (FACS®)

Reagentes e equipamentos

A) Cultura de hESC.
B) PBS⊖.
C) Solução de tripsina/EDTA: 0,05% de tripsina e 200 µM de EDTA em PBS⊖.
D) SSM conforme *Protocolo 1*.
E) Anticorpos primários: 1. anticorpo *mouse* TRA1-60 (IgM) contra hESC *(pericellular matrix proteoglycan)* ou *mouse* GCTM2 (IgM); 2. anticorpo que reconheça CD9 (preferência *mouse*); (3) anticorpo *mouse Oct-4 (C-10)* IgG2b, diluição 1:50; e controle negativo Dako® *(class-matched negative control antibodies)*.
F) Alexa Fluor® 488 *goat-antimouse* IgG2a (Invitrogen, cat. A-21131); Alexa Fluor® 647 *goat-antimouse* IgG2a (Invitrogen, cat. A-21242); e *Streptavindin-Phycoerythin®* (PE, BD, Biosciences Pharmingen, cat. 554061).
G) *Biotinylated rabbit-antimouse IgM* (diluição 1:1.125).
H) Microcentrífuga.
I) Solução de Dispase: dissolva o pulverizado dispase II (Roche Diagnostics, cat. 165859) a uma concentração de 10 mg/mL em SSM, filtre com membrana estéril de 0,2 µm e armazene em frascos a 4°C. Aqueça a 36°C quando for utilizar.
J) Filtro celular com membrana de 70 µm (BD Biosciences, cat. 353350).
K) Leitor de FACS® (existem inúmeras marcas seguras de citômetros de fluxo disponíveis no mercado).

Como proceder

1. Em um prato de cultura de 60 mm adicione 400 µL de solução de Dispase e incube a 37°C por 2-5 minutos, até que o fragmento de hESC se solte da superfície do prato de cultura *en bloc* (conforme técnica do Protocolo 2). Centrifugue, despreze o supernadante e enxágue as colônias com PBS⊖. Dissocie-as, usando solução de Tripsina/EDTA para obter um suspensão homogênea (de células dissipadas uma a uma).

2. Neutralize a ação da tripsina com 1 mL de SSM e colha as células através de microcentrifugação (500 g por 2 minutos). Ressuspenda com 50 μL de SSM.
3. Fixe as células transferindo-as para 5 mL de metanol resfriado (4°C) e incube-as por 30 minutos em gelo.*
4. Centrifugue as células por 2 minutos a 500 g e depois enxágue com 500 μL de SSM. Centrifugue novamente por 2 minutos a 500 g.
5. Ressuspenda as células com 300 μL da mistura dos anticorpos primários monoclonais *(mouse)*: TRA1-60 ou GCTM2 IgM (diluição 1:2), TG30 IgG2a (diluição 1:2) e Oct-4 IgG2b (diluição 1:50). No caso de controle

    negativo, proceder da mesma forma apenas trocando para os reagentes de controle negativo. Mantenha por 30 minutos em gelo.
6. Centrifugue as células por 2 minutos a 500 g e depois enxágue com 1 mL de SSM. Centrifugue novamente por 2 minutos a 500 g.
7. Remova o supernadante (meio SSM) e ressuspenda as células com 300 μL de *biotinylated rabbit antimouse IgM* (diluição 1:125) e incube por 30 minutos em gelo.
8. Centrifugue as células por 2 minutos a 500 g e depois enxágue com 500 μL de SSM. Centrifugue novamente por 2 minutos a 500 g.
9. Ressuspenda com 500 μL da mistura de anticorpos secundários, *goat antimouse* IgG2a-AF488 (diluição 1:1000), *goat antimouse* IgG2b-AF647 (diluição 1:1.000) e *Streptavidin-PE* (diluição 1:1.000). Incube durante 30 minutos em gelo.
10. Centrifugue as células por 2 minutos a 500 g, ressuspenda com 1 mL de SSM, centrifugue novamente e ressuspenda com 500 μL de SSM. Filtre para remover os possíveis agrupamentos celulares (sugestão: BD Biosciences, 70 μm, cat. 353350).
11. Analise as células em citômetro de fluxo, com auxílio de profissional experiente, coletando os sinais fluorescentes fornecidos pelos reagentes. ESCs de humanos, quando analisadas por esse método, deveriam ser comparadas a controles para os respectivos anticorpos utilizados.

Nota: hESCs vivas e não fixadas também podem ser analisadas quanto à presença de marcadores de superfície celular KSPG e CD9, utilizando-se anticorpos GCTM-2 e TG30.

No *Protocolo 7* é descrita a técnica de isolamento imunomagnético de hESCs viáveis, utilizando-se o anticorpo GCTM-2 (Protocolo 7).

PROTOCOLO 7
Isolamento Imunomagnético de hESCs Viáveis com Anticorpo GCTM-2

Reagentes e equipamentos

A) hESCs em cultura.
B) Grânulos imunomagnéticos *(beads) Rat antimouse IgM* (Dynal®, cat. 110.15).
C) Anticorpo monoclonal *mouse* GCTM-2 IgM, reativo com hESCs.
D) Concentrador magnético de partículas (Dynal®).
E) *Buffer* de incubação: *Hepes-buffered DMEM*® (Invitrogen, cat. 10315), suplementado com 1% de FCS.
F) PBS⊖.
G) Tubos estéreis de 1,5 mL-2,0 mL para microcentrífuga.

Como proceder

1. Ressuspenda os grânulos magnéticos em 1 mL de PBS⊖ (25 µL de grânulos/4×10^7 células em 1 mL de amostra) e transfira para o tubo de microcentrífuga. Coloque, por 1 minuto, o tubo no concentrador magnético de partículas.
2. Remova o sobrenadante e enxágue com 1,5 mL de PBS⊖. Retorne para o magneto.
3. Aspire o PBS⊖ e, novamente, ressuspenda os grânulos em 50 µL de PBS⊖. Remova o PBS⊖. Adicione 500 µL de GCTM-2 puro e incube em temperatura ambiente por 30 minutos.
4. Enxágue 4-6 vezes os grânulos com 1,5 mL de PBS⊖. Depois, enxágue 3 vezes com o 1,5 mL de *buffer* de incubação e ressuspenda em 50 µL de *buffer* de incubação. Agora os grânulos estão prontos para serem adicionados às células.
5. Colha as células usando solução de dispase (culturas suplementadas com *serum*) ou usando colagenase (nas culturas livres de *serum*). Divida as células em pequenos grupos, nos tubos, e centrifugue-as por 4 minutos a 250 g.
6. Ressuspenda com 500 µL de *buffer* de incubação. Separe uma pequena alíquota de 50 µL para avaliar a proporção de células GCTM positivas antes da separação.
7. Adicione a uma suspensão celular de 450 µL 50 µL de grânulos ligados ao anticorpo GCTM-2 e incube por 30 minutos a 4°C, agitando gentilmente a cada 10 minutos.

8. Coloque este tubo no magneto por 1 minuto. Retenha a fase líquida, que representa a fração não ligada, para, posteriormente, analisá-la com imunofluorescência.
9. Enxágue 2 vezes as frações finais obtidas (pelo magneto) com *buffer* de incubação e ressuspenda com 500 μL do mesmo.
10. Examine o material, por imunofluorescência ou por citometria de fluxo, para verificar a eficiência da separação imunomagnética.

Expressão gênica em hESCs

A análise da expressão gênica em hESCs frequentemente está focada sobre genes com padrões de expressão conhecidos e com definidas funções em ESCs de camundongos. Embora este seja o ponto inicial de pesquisa, é importante relembrar que suposições sobre conservação de padrão de expressão e funções celulares de genes entre as duas espécies são, em sua grande maioria, especulações. Há, assim, uma lacuna de informações sobre o desenvolvimento humano. Atualmente, *microarrays* têm sido usados para os estudos de expressão gênica. Porém, ainda são muito caros para serem utilizados rotineiramente, fazendo com que muitos grupos de pesquisa ainda utilizem a técnica de RT-PCR *(reverse-transcription polymerase chain reaction)*. Fato importante a ser lembrado é a dificuldade de se encontrar amostras de tecido humano embrionário, contendo os genes expressos de maneira clara e precisa, para que possam ser usados como controles positivos para análise em PCR. Esse problema pode ser contornado, eventualmente, através do desenho de *primers*, com base na sequência conservada de humanos e camundongos.

CULTIVO E MANUTENÇÃO DE hESCs

Embora os métodos básicos de derivação e cultivo já tenham sido aqui citados, o *Protocolo 8* descreve, com detalhes, a manutenção de hESC indiferenciadas. Todas as culturas de hESC deveriam ser mantidas em incubadoras umidificadas (> 90%), a 37°C, com porcentagem gasosa de 5% de CO_2. Entretanto, é importante salientar que certos pesquisadores (Ginis I, 2004),[12] (Ezashi T, 2005)[13] têm mostrado influências benéficas para a proliferação indiferenciada de hESCs em condições de hipóxia (5% de O_2 e 5% de CO_2). Uma vez alcançado o padrão normal de crescimento celular (após 2-3 repiques), o uso de meio de cultura para crescimento de colônias deveria ser iniciado com uma frequência diária de troca de 2/3 do meio.

Um dos principais alvos das pesquisas com células-tronco é derivar células para a recolocação de tecidos doentes ou danificados por xenoenxertos *(xenograft transplantation)*. Logo, levantam-se importantes considerações sobre seus métodos de cultura e, mais especificamente, sobre o potencial perigo de transmissão de zoonoses por suplementos celulares de origem animal. Consequentemente, extensivas pesquisas têm sido realizadas sobre a aplicabilidade de culturas prolongadas de hESCs – e suas derivações – com suplementos celulares de origem humana fetal ou adulta.[21-24] Outra fonte potencial de zoonoses são os componentes dos meios de cultura celular e seus aditivos, como *serum* e fatores de crescimento originados de fontes não humanas. O ideal, portanto, seria utilizar reagentes de origem humana ou sintéticos.

A esse respeito, alguns progressos têm sido feitos:

A) hESCs podem ser mantidas em cultivo em ausência de células suportivas (p. ex., MEFs), utilizando-se uma matriz extracelular (MEC) de *Matrigel*® (BD, Biosciences) ou similar.
B) Tanto células suportivas quanto meio de culturas condicionados têm sido abandonados quando se opta por utilizar suplementação com FGF e fator de crescimento tumoral β1 (TGF-$β_1$) em colônias de hESCs cultivadas com membrana extracelular de fibronectina humana (Amit *et al.*, 2004).[14]
C) Xu *et al.* (2005)[15] afirmam que *Noggin* (antagonista da BMP, *bone morphogenic protein*) é fundamental para prevenir diferenciação de hESCs em culturas. A combinação de *Noggin* e FGF2 seria, então, suficiente para manter a proliferação indiferenciada de hESCs.
D) Demais pesquisadores como Xu, Rosler *et al.* (2005),[16] Wang *et al.* (2005)[17] observaram que hESCs mantidas em meio de cultura suplementada com altas doses de FGF (24-36 ng/mL) ou FGF2 combinado a outros fatores, apresentam características similares a culturas mantidas com meio de cultura para MEFs.
E) Tem-se conseguido derivar e cultivar hESCs com pequena ou inexistente exposição a materiais de origem animal, suplementando-se com *Serum Replacement*® (Invitrogen) o meio de cultura e utilizando-se fibroblastos derivados de prepúcio de neonatos (Inzunza *et al.*, 2005).[18]

O *Protocolo 8* descreve, detalhadamente, a manutenção de hESCs indiferenciadas em culturas (Protocolo 8).

O Quadro 8-3 sugere um modelo de meio de cultura a ser adotado para crescimento de colônias de hESCs. Outros modelos de meios podem ser utilizados, sempre conforme o conhecimento e experiência do pesquisador. É importante destacar que, antes de ser implementado na rotina laboratorial, observações criteriosas sobre seu funcionamento em cultura devem ser realizadas.

PROTOCOLO 8
Manutenção de hESCs Indiferenciadas em Cultura

Reagentes e equipamentos

A) hESCs em cultura, indiferenciadas, com 80% de confluência sobre MEFs.
B) MEFs inativados com mitomicina-C.
C) Meio de cultura para ESC: 80% de *Knockout®-DMEM* (Invitrogen, cat. 10829-018), suplementado com 20% (v/v) de *Knockout®-Serum Replacement* (Invitrogen, cat. 10828-028), 4 ng/mL de FGF (Invitrogen, cat. 13256-029), 1 mM de L-glutamine (Invitrogen, cat. 25030-024), 0,1 mM de β-mercaptoetanol (Invitrogen, cat. 31350-010) e 1% de solução de aminoácidos não essenciais (Invitrogen, cat. 11140-35).
D) Meio de cultura para MEFs.
E) *Tissue culture-grade water* (Sigma, cat. W3500) estéril.
F) Solução de gelatina: adicione 0,1% (p/v) de pó de gelatina tipo A (Sigma, cat. G1890) em água estéril, dissolva bem e reesterilize em autoclave (pode ser mantida em temperatura ambiente).
G) *Matrigel®* (BD Biosciences, cat. 354234): preferencialmente, prepare alíquotas da solução fornecida (trabalhe sobre gelo) antes de armazenar a −20°C, evitando, assim, repetidos ciclos de descongelamento/congelamento.
H) Solução de colagenase: dissolva a colagenase tipo IV (Invitrogen, cat. 17104-019) a uma concentração de 1 mg/mL em *Knockout®-DMEM* e filtre com membrana estéril de 0,22 μm em um sistema do tipo *Stericup®* (Millipore) ou similar. Armazene por até 2 semanas a 4°C.
I) *Six-well plates* para cultura celular (NUNC, cat. 140685).
J) Raspadores celulares (Corning® Sigma-Aldrich, cat. CLS 3011).
K) Pipetas Pasteur estéreis.
L) Micropipetas de 1.000 μL.
M) Pipetas estéreis de 5 e 10 mL.
N) Tubos de 15 mL, estéreis, cônicos para centrífuga.
O) Hemocitômetro.
P) Agulhas hipodérmicas 23-25 G.
Q) Centrífuga de mesa refrigerada.
R) Microscópio de fase-contraste invertido.

Como proceder

1. Disperse 2 mL de solução de gelatina em cada prato de cultura dos *six-well plates*, e em incubadora humidificada a 37°C mantenha por uma noite.

2. Antes de realizar a colocação dos MEFs, aspire a gelatina residual.
3. Em cada prato, coloque 3-4 × 10^5 MEFs e cultive-os com 2 mL de meio de cultura para MEFs; incube por uma noite. No dia seguinte, troque o meio de cultura por 2 mL de meio de cultura para hESCs e continue a incubação.
4. Realize a passagem das hESCs, quando forem alcançados 80% de confluência: aspire o meio, adicione 0,5 mL de solução de colagenase e incube por 30 minutos a 37°C.
5. Interrompa a reação enzimática, adicionando meio de cultura de hESCs (1 mL/prato); gentilmente, usando o raspador celular e com a ajuda das pipetas, remova as células e transfira-as para os tubos cônicos estéreis de 15 mL. Esse procedimento permitirá que as hESCs permaneçam aderidas em pequenos grupos.
6. Centrifugue as células por 3 minutos a 800 rpm, de preferência em centrífuga refrigerada a 4°C.
7. Aspire o meio de cultura e ressuspenda as células com meio de cultura de hESCs. Para preservar os pequenos grupos de células, recomenda-se a utilização "delicada" de micropipetas de 1.000 µL.
8. Deposite as células sobre os MEFs frescos na proporção de rateio de 1:3*.
9. Incube as culturas e troque o meio diariamente.

Preparação de meio de cultura condicionado para MEFs

É recomendado que os MEFs permaneçam em meio de cultura para MEFs por 1 semana após a inativação com mitomicina-C, antes de serem utilizados.

1. Deposite 6,0×10^5 MEFs inativados mitoticamente em cada prato de cultura *(six-well plates)* e complete-os com 2 mL de meio de cultura de MEFs por prato. Incube por uma noite.
2. Aspire o meio de cultura e substitua com 2 mL/prato de meio de cultura de hESCs. Incube por 24 horas.
3. Colete o meio de cultura (agora, meio de cultura *condicionado* para MEFs) e armazene por até 2 semanas em +4°C ou até 1 mês em −20°C.
4. Suplemente o meio de cultura *condicionado* para MEFs com 4 ng/mL, quando for utilizar em culturas de hESCs.

Revestimento de *Matrigel*®

1. Prepare a diluição de 1:30 de *Matrigel*® em *Knockout*®-*DMEM***.
2. Disperse 2 mL dessa solução em cada prato de cultura *(six-well plates)* e incube por 2 horas à temperatura ambiente.
3. Aspire a solução de *Matrigel*® residual no prato antes de depositar as células.

Passagem das hESCs

1. Deposite os grupos de hESCs sobre a *Matrigel*® dos pratos de cultura utilizando um rateio de 1:3, e complemente com 2 mL de meio de cultura *condicionado* para MEFs.
2. Troque o meio diariamente.
3. Utilizando o microscópio de fase-contraste invertido, localize e, mecanicamente, remova as áreas que se diferenciaram espontaneamente da cultura, através do uso de uma agulha hipodérmica ou implemento similar. Repita esse procedimento por várias passagens, até que uma cultura estável seja obtida.

Nota: Se diferenciação espontânea ocorre na cultura, há necessidade de sua remoção de forma mecânica. Logo, a taxa de rateio deve ser ajustada conforme a quantidade de células remanescentes a serem divididas.

**Nota:* Preferencialmete, utilize soluções de *Matrigel*® frescas, porém se preparada a solução pode ser armazenada por até 1 semana em +4°C.

Quadro 8-3. Sugestão de meio de cultura para crescimento de colônias de hESCs

Meio de cultura básico para hESCs	Meio de cultura para crescimento de colônias de hESCs
500 mL de Knockout®-DMEM (Invitrogen, cat.10829)	Para preparar, adicione a 200 mL de meio de cultura básico de hESCs
6 mL de estreptomicina/penicilina 100X (Invitrogen, cat. 21985-023)	20 mL de *Plasmanate*® (Bayer, cat. 613-25)
6 mL de *glutamax-I*® (Invitrogen, cat. 35050061)	20 mL de *Serum-Replacement*® (Invitrogen, cat. 10828)
6 mL de aminoácidos não essenciais (Invitrogen, cat. 11140050)	240 µL de LIF humano (*leukemia inhibitory factor*), (Chemicon International, cat. LIF 1010, concentração final 10 ng/mL)*
0,6 mL de β-mercaptoetanol (Invitrogen, cat. 21985-023)	120 µL de FGF (concentração final 4 ng/mL)
Esterilize, filtrando com membrana estéril de 0,22 µm. Armazene a +4°C	Esterilize filtrando com membrana estéril de 0,22 µm. Armazene a +4°C

*Young H, Carpenter MK (2006)[19] afirmam que o uso de LIF em culturas de hESCs não pode, por si só, suportar a proliferação contínua e indiferenciada dessas células. Portanto, seu uso deve ser criteriosamente avaliado pelo pesquisador.
Adaptado de Essentials Cell Biology, Roberto Lanza, 2006.[20]

CONCLUSÃO

O trabalho laboratorial com células-tronco pode ser metódico e cansativo. Porém, traz em si, justamente, essas duas qualidades primordiais: o método e a busca exaustiva da confirmação de seus resultados. E não há dúvida que o campo de pesquisa em ESCs tem-se beneficiado muito nessa direção. Esperamos que com a difusão do conhecimento exposto neste capítulo possamos auxiliar não só os pesquisadores já experientes, que podem avaliar e implementar suas técnicas, como os novos pesquisadores, que invadem, diariamente, os laboratórios do mundo todo com sua enorme motivação por resultados e descobertas.

REFERÊNCIAS BIBLIOGRÁFICAS

1. Evans MJ, Kaufman MH. Establishment in culture of pluripotential cells from mouse embryos. *Nature* 1981 July 9;292(5819):154-56.
2. Thomson JA, Itskovitz-Eldor J, Shapiro SS *et al.* Embryonic stem cell lines derived from human blastocysts. *Science* 1998 Nov. 6;282(5391):1145-47.
3. Amit M, Margulets V, Segev H *et al.* Human feeder layers for human embryonic stem cells. *Biol Reprod* 2003 June;68(6):2150-56. Epub 2003 Jan. 22.
4. Pera MF, Filipczyk AA, Hawes SM *et al.* Isolation, characterization, and differentiation of human embryonic stem cells. *Methods Enzymol* 2003;365:429-46.
5. Gardner DK, Lane M. *Reproductive biomedicine Online* 2003 June;6(4):470.
6. Lane M, Gardner DK, Hasler MJ *et al.* Use of G1.2/G2.2 media for commercial bovine embryo culture: equivalent development and pregnancy rates compared to co-culture. *Theriogenology* 2003 Aug.;60(3):407-19.
7. Notarianni E, Evans M. *Embryonic stem cells.* Oxford: Oxford University Press, 2006.
8. Mitalipova MM, Rao RR, Hoyer DM *et al.* Preserving the genetic integrity of human embryonic stem cells. *Nat Biotechnol* 2005 Jan.;23(1):19-20.
9. Kania G, Corbeil D, Fuchs J *et al.* Somatic stem cell marker prominin-1/CD133 is expressed in embryonic stem cell-derived progenitors. *Stem Cells* 2005 June-July;23(6):791-804.
10. Lang P, Bader P, Schumm M *et al.* Transplantation of a combination of CD133[+] and CD34[+] selected progenitor cells from alternative donors. *Br J Haematol* 2004 Jan.;124(1):72-79.
11. Pera MF, Laslett A, Hawes SM *et al.* Isolation and characterization of human embyonic stem cell. In: Notarianni E, Evans MJ. *Embryonic stem cells.* Oxford: Oxford University Press, 2006. p. 250.
12. Ginis I, Luo Y, Miura T *et al.* Differences between human and mouse embryonic stem cells. *Dev Biol* 2004 May 15;269(2):360-80.
13. Ezashi T, Das P, Roberts RM. Low O_2 tensions and the prevention of differentiation of hES cells. *Proc Natl Acad Sci USA* 2005 Mar. 29;102(13):4783-88. Epub 2005 Mar. 16.
14. Amit M, Shariki C, Margulets V *et al.* Feeder layer- and serum-free culture of human embryonic stem cells. *Biol Reprod* 2004 Mar.;70(3):837-45. Epub 2003 Nov. 19.
15. Xu RH, Peck RM, Li DS *et al.* Basic FGF and suppression of BMP signaling sustain undifferentiated proliferation of human ES cells. *Nat Methods* 2005 Mar.;2(3):185-90. Epub 2005 Feb. 17.
16. Xu C, Rosler E, Jiang J *et al.* Basic fibroblast growth factor supports undifferentiated human embryonic stem cell growth without conditioned medium. *Stem Cells* 2005 Mar.;23(3):315-23.
17. Wang L, Li L, Menendez P *et al.* Human embryonic stem cells maintained in the absence of mouse embryonic fibroblasts or conditioned media are capable of hematopoietic development. *Blood* 2005 June;105:4598-603.

18. Inzunza J, Gertow K, Stromberg MA et al. Derivation of human embryonic stem cell lines in serum replacement medium using postnatal human fibroblasts as feeder cells. *Stem Cells* 2005 Apr.;23(4):544-49.
19. Young H, Carpenter MK. Characterization of human embryonic stem cells. In: Lanza R et al. *Essentials of stem cell biology.* San Diego, USA: Elsevier Academic Press, 2006. p. 265.
20. Lanza R, Weissman I, Thomson J et al. *Handbook of stem cells.* 2nd ed. San Diego, USA: Elsevier Academic Press, 2003.
21. Richards M, Fong CY, Chan WK et al. Human feeders support prolonged undifferentiated growth of human inner cell masses and embryonic stem cells. *Nat Biotechnol* 2002 Sept.;20(9):933-36. Epub 2002 Aug. 5.
22. Cheng L, Hammond H, Ye Z et al. Human adult marrow cells support prolonged expansion of human embryonic stem cells in culture. *Stem Cells* 2003;21(2):131-42.
23. Hovatta O, Mikkola M, Gertow K et al. A culture system using human foreskin fibroblasts as feeder cells allows production of human embryonic stem cells. *Hum Reprod* 2003 July;18(7):1404-9.
24. Richards M, Tan S, Fong CY et al. Comparative evaluation of various human feeders for prolonged undifferentiated growth of human embryonic stem cells. *Stem Cells* 2003;21(5):546-56.

Capítulo 9

Células-Tronco e Câncer

*Elisangela Chinen ❖ Fernanda Lasakosvitsch Castanho
Lucimar Pereira de França ❖ Daniela Espinha Cardoso
Karolyn Sassi Ogliari ❖ Jerônimo Pereira de França*

INTRODUÇÃO – NOVOS HORIZONTES DA BIOLOGIA CELULAR

O campo da biologia de células-tronco (CT) atualmente está sendo redefinido. A diferenciação de células-tronco (hematopoiética e não hematopoiética) foi considerada hierarquia natural, mas recentes dados sugerem que não há nenhuma hierarquia de células progenitoras ou de células-tronco, mas uma taxa contínua de células com natureza reversível. O fenótipo de células-tronco – CT (hematopoiética e não hematopoiética), a capacidade total de diferenciação das CTs (hematopoiética e não hematopoiética), a expressão de genes, assim como, também, características funcionais de CT (as vias de sinalização, receptores e expressão de molécula de adesão) variam nas etapas do ciclo celular. Isto parece ser dependente de variações inconstantes na cromatina e na expressão de genes das etapas do ciclo celular. Publicações sobre metilação do DNA, acetilação de histonas e também RNA de interferência (RNAi), os reguladores principais de expressão de genes unificam um conjunto de informações e conduzem a uma explicação para os assuntos principais da Biologia de CT: as mudanças epigenéticas das células. "Nós estamos entrando em uma nova era da Biologia de CT, a era em que devem ser estabelecidas aproximações que tentam determinar a ligação entre estrutura da cromatina e expressão de genes *(chromatinomics)*".[1]

TRATAMENTOS ANTICANCERÍGENOS

Existem vários mecanismos que estão sendo estudados para explicar a tumorigênese humana. Uma das explicações é que as mutações tumorigênicas ocorrem nas células que existem em pouca quantidade (células raras), mas residem a longo prazo nos tecidos. Mas esse fato não é suficiente para explicar a tumorigênese. Para ser verdadeiramente tumorigênica, essa população de células raras e mutadas deve ter as capacidades de autorrenovação (*self-renewar*), expansão clonal e adquirir mutações adicionais. Hoje é amplamente difundido que as células de longa vida incomum são as células-tronco de tecidos ou células delas derivadas que adquirem a habilidade de autorrenovação.[2]

A propriedade mais bem conhecida das populações de CTs é a sua capacidade de autorrenovação, sendo particularmente importante em tecidos com alta atividade, como o trato gastrintestinal e a medula óssea, bem como o tecido de reparo após lesão. A autorrenovação envolve a capacidade de populações de CTs normais manterem, precisamente, seu número por meio de uma combinação de divisões simétricas e assimétricas. A propriedade de autorrenovação também é uma característica das populações de células--tronco cancerígenas (CTCs). No entanto, nesse caso, os mecanismos envolvidos na autorrenovação estão desregulados e parecem levar à superpopulação de CTCs.

Embora as CTs possuam a capacidade de autorrenovação, elas são relativamente quiescentes, isto é, possuem capacidade proliferativa, mas nem sempre de uma forma cíclica contínua. Na verdade, as CTs possuem o ciclo celular não proliferativo mais longo em razão de seu aprisionamento em G_0 da fase do ciclo celular.

Quando sofrem mutações, essas células tornam-se as células-tronco cancerígenas (CTCs). Tanto as CTs normais quanto as CTCs podem representar apenas uma pequena fração de células (1%) em qualquer tecido ou em determinado tumor. Por definição, as CTCs possuem capacidade de autorrenovação. Muitos estudos sugerem que as CTCs iniciam e controlam o crescimento do tumor.[2] Isso não é nada menos que uma mudança de paradigma. Em primeiro lugar, os cânceres são originados de células/tecidos--tronco ou de células progenitoras através da desregulação do processo de autorrenovação.[4] Em segundo, na tumorigênese as CTCs controlam o crescimento do tumor. Em terceiro lugar, os agentes quimioterápicos atuais e a radioterapia são utilizados como tratamento para a proliferação e diferenciação das células que formam a maior parte do tumor, mas não suprimem, relativamente, as CTCs. Além disso, as CTs são resistentes às drogas e as CTCs também parecem ser. Assim, estas não supressão e resistência podem contribuir para falhas de tratamento e, portanto, a única forma eficaz de tratamento do câncer é atingir a população de CTCs.

Embora este ponto de vista possa parecer novo, a ideia básica é que as CTs são as células de origem clonal de tumores malignos já existentes há pelo menos várias décadas, especialmente, para leucemias e teratomas. As primeiras tentativas para mensurar, diretamente, as CTs em tumores foram realizadas no início da década de 1970. Um dos estudos baseou-se em injetar células de linfoma em camundongos, o que resultou em aparecimento de colônias de linfoma no baço. Um segundo estudo foi a contagem de colônias do pulmão metastizado, após a inoculação intravenosa de células tumorais em rato. Um terceiro foi a formação da colônia tumoral *in vitro*. No entanto, esse último método produziu resultados mistos para os tumores humanos.[5]

Respostas clínicas objetivas para tratamentos anticancerígenos não resultam, frequentemente, em sobrevivência do paciente ou melhorias clínicas significativas. Recentes estudos sugerem que muitos cânceres surgem de células raras (células-tronco cancerígenas – CTCs), que são biologicamente distintas do grande número de células progenitoras diferenciadas. Isto pode, portanto, explicar este paradoxo. Na terapia anticâncer, o alvo tem sido o tamanho da massa tumoral, isto é, as células cancerígenas diferenciadas. Embora os tratamentos diretos contra a massa tumoral maligna possam produzir respostas drásticas contra o tumor, é improvável que o tratamento a longo prazo produza ação eficiente contra as raras CTCs, que não são alvo desse tratamento.[6] O melhor entendimento da biologia de CTCs e a reavaliação da ação de drogas de uso clínico permitirão o desenvolvimento de novos esquemas terapêuticos cujo campo de ação inclui as CTCs, levando, dessa forma, à revolução no tratamento de muitos cânceres.

A importância de CTCs em iniciar um tumor tem sido firmemente estabelecida na leucemia e recentemente descrita para uma variedade de tumores sólidos. Porém, o papel de CTCs na progressão de múltiplos estágios do câncer, particularmente para os aspectos metastáticos, ainda não foi bem definido. Metástase do tumor requer proliferação, migração e, além disso, a capacidade de formar *cluster* (colônias) de CTCs em órgãos distantes. A biologia de CTs normais e CTCs compartilham semelhanças notáveis e podem ter implicações importantes quando aplicada ao estudo da metástase do câncer. Além disso, ao comparar as moléculas e as vias de sinalização, foram identificadas que para ambas a migração de CTCs e metástase das células de câncer são as mesmas. Essas moléculas constituem uma complexa rede de interações celulares que facilitam, em ambos os casos, a iniciação da pré-metástase do nicho para um tumor primário e a consequente formação de um microambiente de tecido para migração das CTCs. Os recentes avanços neste campo dinâmico é o modelo unificado de progressão de câncer em que assumem a possibilidade de as CTCs terem um papel central em tumorigênese e metástase. Entendendo-se melhor a biologia das CTCs como um componente fundamental da cascata de metástase tumoral, conduzir-se-á a estratégias terapêuticas modernas contra o tumor metastático.[7]

Estamos caminhando para o uso prático da terapia celular para doenças degenerativas.[1] As células-tronco embrionárias humanas (CTEHs) são potencialmente valiosas para o desenvolvimento de terapias de transplante de células para tratamento de várias doenças humanas. As CTEHs são células pluripotentes derivadas da massa celular interna de blastócitos e apresentam o potencial de manter um estado indefinidamente indiferenciado. Tais células expressam marcadores de linhagens celulares típicas de CT, possuem altos níveis de atividade telomerásica e podem-se diferenciar em numerosos tipos de células *in vitro* e ou *in vivo*. Porém, há vários fatores que limitam a aplicação médica das CTEHs: a) cultura contínua de CTEHs em um estado indiferenciado requer a presença de camadas de tecidos retiradas de fetos *(feeder layers)*, sendo que a utilização de qualquer componente de origem animal induz ao risco de ocorrer transferência de patógenos; b) CTEHs demonstram alta instabilidade genômica e diferenciação não previsível depois de crescimento a longo prazo; e c) diferenciação de CTEHs expressa moléculas que podem causar rejeição.[8]

CÂNCER E METÁSTASE

CTCs (na cor cinza, representadas na Fig. 9-1) se autorrenovam e formam novas CTCs, mas também se diferenciam em células não tumorigênicas (na cor laranja, representadas na Fig. 9-1), com limitado potencial proliferativo. No entanto, quando ocorre o crescimento tumoral, essas células podem sofrer proliferação ou crescimento limitado, formando um tumor benigno; ou podem ocorrer proliferação e disseminação, próprias de tumores malignos. Terapias que promovam morte celular, controlem a indução da diferenciação ou previnam a metástase de CTCs representam o verdadeiro potencial de cura do câncer. As terapias capazes de promoverem morte, principalmente de células não tumorigênicas, podem diminuir o crescimento tumoral, mas não levará a efetiva cura do paciente, considerando o fato de que CTCs se autorregeneram e formam, novamente, o tumor. Somente com a identificação e a caracterização de CTCs poder-se-ão identificar terapias mais eficazes no combate ao câncer. O conceito sobre as diferenças intrínsecas na capacidade tumorigênica das células formadas a partir das CTCs poderiam explicar porque é possível descobrir células cancerígenas disseminadas em pacientes que nunca contraem a doença metastática. A identificação e a caracterização de CTCs também deveriam conduzir, então, a métodos de diagnósticos que podem distinguir as células tumorigênicas em disseminação (metástase) e células não tumorigênicas, o que também proverá melhor entendimento dos mecanismos que regulam a migração e a proliferação das CTCs[9] (Fig. 9-1).

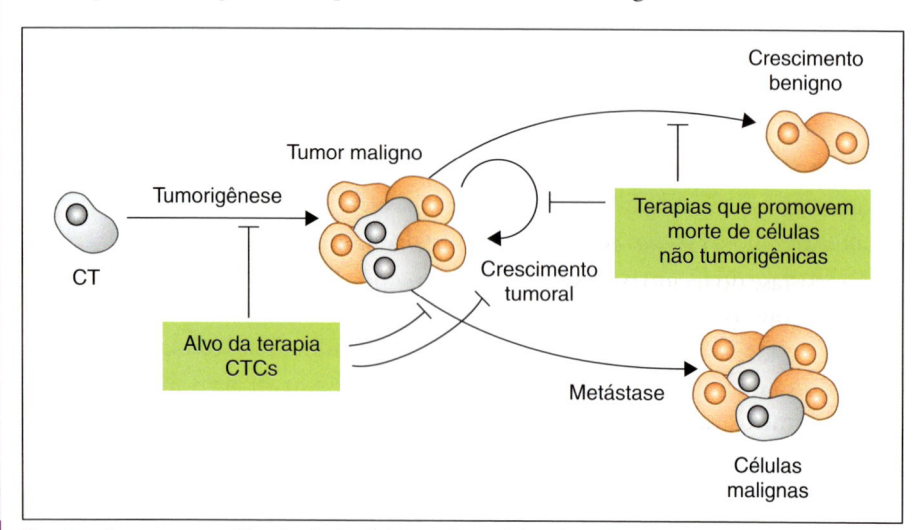

Fig. 9-1. Esquema modificado de Pardal R *et al. Applying the principles of stem-cell biology to cancer. Nature Reviews Cancer* 2003 Dec.;3:895-902.

Embora a CT ou as células progenitoras assegurem aos tecidos e órgãos a homeostase do organismo, elas representam um frequente alvo de transformações. Embora essas células sejam potencialmente imortais, o período de vida delas é contido pelas vias de sinalização de proteínas (p19-p53; p16-Rb), que são ativadas por meio de danos ao DNA (disfunção nos telômeros, estresse oxidativo etc.) e que levam à senescência ou à apoptose. A execução do mecanismo de *checkpoint* (ou ponto de checagem) poderia induzir a depleção das CTs e impedir a senescência do organismo, enquanto a inativação deste mecanismo pode contribuir para a formação de tumor.[10]

SENESCÊNCIA CELULAR, CÉLULAS-TRONCO E FORMAÇÃO DE TUMORES

A cromatina altamente condensada forma os telômeros que completam o final dos cromossomos eucarióticos. Eles contêm milhares de sequências de nucleotídeos repetidas (TTAGGG) e terminam com uma fita simples de extensão 3' que, junto com proteínas teloméricas específicas, participam na formação da estrutura em *loop* terminal. Os telômeros são sintetizados pela telomerase, uma transcriptase celular reversa que adiciona TTAGGG repetidos em telômeros preexistentes. Em células que não expressam telomerase, as sequências TTAGGG repetidas são perdidas a cada divisão celular. Quando o cromossomo atinge um comprimento crítico, um *checkpoint* é disparado, promovendo, dentro da célula, um estado ativo metabólico de contenção do crescimento irreversível, ou seja, uma senescência replicativa. Entretanto, o encurtamento do telômero geralmente tem sido considerado um mecanismo contribuinte que limita o potencial mitótico de qualquer tipo celular. Já foi visto que a senescência celular pode ser um potente mecanismo de proteção tumoral. De fato, a telomerase não é expressa na maioria das células somáticas humanas e tal expressão só pode ser vista nos tipos celulares cancerígenos (exceto em uma minoria de tumores, onde os telômeros são estabilizados através de mecanismos alternativos).[11,12] A expressão constitutiva de telomerase em humanos leva à imortalização ou cooperam com oncogenes específicos para provocar a transformação das células.[13]

A senescência celular, entretanto, também pode contribuir para um declínio na homeostase do tecido por esgotamento do suprimento de progenitores ou CT, sugerindo que o envelhecimento do organismo é o mecanismo de adaptação envolvida na supressão tumoral (pleiotropia antagonística). Como suposição deste alto potencial replicativo, as células-tronco expressam a telomerase. Elas não são, entretanto, imortais e sofrem desgaste do telômero durante o envelhecimento. Notavelmente, a superexpressão da telomerase em células-tronco hematopoiéticas em camundongos previne o desgaste do telômero, mas não tem efeito no tempo de vida celular, sugerindo que os mecanismos independentes do telômero regulam a senescência replicativa das células-tronco *in vivo*.[14]

Os camundongos deficientes de telomerase demonstraram um encurtamento progressivo dos telômeros. Entretanto, eles não possuem defeitos óbvios para as primeiras gerações, muito provavelmente porque as linhagens de camundongos de laboratório normalmente apresentam telômeros curtos. Depois de 4 a 6 gerações, estes camundongos mutantes demonstraram uma redução no tempo de vida, embora eles não apresentassem todo o quadro de sintomas clássicos do envelhecimento. Eles demonstraram redução no desenvolvimento dos tumores, mas, surpreendentemente, houve um aumento no início do tumor. Esse efeito duplo de encurtamento do telômero tem sido interpretado por ser a consequência da ativação de uma resposta *checkpoint* antiproliferativa e indução da instabilidade cromossomal em decorrência de fusões inapropriadas dos telômeros incompletos.[15] Recentes descobertas, à luz de novos conhecimentos das vias moleculares associadas à execução do programa de senescência celular, sugerem que os mecanismos de supressão tumoral envolvidos neste processo podem contribuir, diretamente, para o envelhecimento do organismo, possivelmente atuando nos níveis das células-tronco ou células progenitoras.[16]

Disfunções nos telômeros e outras formas de danos no DNA ativam p53 e induzem a senescência

As vias de sinalização de transdução que ativam a senescência celular são desconhecidas atualmente. A divisão das células telomerase-negativas causa desgaste na extensão 3' da fita simples telomérica, prevenindo a extensão da região da fita dupla e, talvez o mais importante, causando retirada funcional do *cap* dos telômeros. Os finais do DNA cromossomal são, em seguida, expostos e identificados como uma fita dupla clivada. Assim, as formas de fitas duplas clivadas, fatores de *checkpoint* de DNA reparador e DNA danificado são recrutados para o sítio de dano do DNA e um *checkpoint* p53-dependente é iniciado. Dessa maneira, a senescência replicativa é um *checkpoint* p53-dependente em resposta ao dano no DNA.[16]

O *p53* é um gene supressor tumoral que é ativado por uma variedade de condições de estresse celular, incluindo dano ao DNA, estresse oxidativo e sinais oncogênicos (hiperproliferação).[17,18]

CÉLULAS-TRONCO CANCERÍGENAS E LEUCEMIA

A importância das células-tronco cancerígenas para início da tumorização tem sido firmemente estabelecida em leucemias e, recentemente, tem sido descrita para uma variedade de tumores sólidos. Entretanto, o papel da CTC na progressão de múltiplos estágios do câncer, particularmente com respectiva metástase, não tem sido bem definida. O câncer metastático requer uma dispersão de células e, sucessivamente, uma colonização que tem uma importante aplicação no campo de estudo do câncer metastático.[19]

Embora muitos autores sugiram que granulócitos e células de leucemia mieloide crônica têm origem comum de células-tronco hematopoiéticas, recentemente já foi demonstrado que as células-tronco cancerígenas são biologicamente distintas das células diferenciadas que originam síndromes mielodisplásica, mieloide múltipla, câncer de mama ou pulmão.[20,21]

As moléculas e as vias de sinalização têm sido, recentemente, identificadas por duas vias que regulam a migração das CTs e o câncer metastático. As moléculas constituintes dessa complexa rede de interação e sinalização caracterizam o início da migração das células-tronco e da pré-metástase para um tumor primário, em que a capacidade ou habilidade para o processo depende do "nicho". O nicho corresponde ao local de produção de fatores bioquímicos necessários para garantir, também, a formação de diferentes tipos de câncer e tumores sólidos.

Estudos sugerem que as CTCs contêm um completo programa genético necessário para iniciar e sustentar o crescimento do tumor. Em um número independente de grupos de pesquisa foi observado que as células-tronco cancerígenas em tumor sólido não têm grande capacidade proliferativa,[22] embora a análise da expansão de células não seja justificativa suficiente para garantir, como descritos em muitos modelos de estudo de câncer de mama, que as células-tronco normais se modificam formando células-tronco cancerígenas. A análise de marcadores de superfície celular similares sugere que células de tecidos normais podem ser alvo de transformações oncogênicas que levam à formação de células-tronco cancerígenas.

Células derivadas da medula óssea foram identificadas com capacidade de iniciar neoplasia intraperitoneal gástrica que avança para adenocarcinoma, após infecção crônica por *Helicobacter*. Já em estudos de células-tronco mesenquimais obtidas a partir de células da medula óssea, tem-se observado que alguns tipos celulares podem formar câncer gástrico. Por outro lado, muitas linhas celulares bem definidas servem como modelo que evidenciam que células progenitoras podem ter gerado o câncer como resultado de transformações. A coexpressão de Bcl-2 e a fusão das proteínas BCR/ABL, encontrada em 90% dos pacientes com leucemia mieloide crônica, é suficiente para promover leucemia em camundongos. Estudos iniciais em leucemia geraram o paradigma para o modelo das células-tronco leucêmicas (CTL), como mostrado na Figura 9-2. Uma célula-tronco hematopoiética normal (CTH) dá origem às células progenitoras normais e às células maduras do sangue. O modelo original sugere que as CTHs sofrem mutações, originando células malignas (CTLs) e, das células progenitoras malignas, células leucêmicas (blastos). Embora as CTLs tenham menor potencial para gerar novas células malignas, geram células progenitoras leucêmicas que, por sua vez, geram blastos leucêmicos, que diferem nas propriedades biológicas das células mães (CTL). Tanto as CTHs como as CTLs possuem capacidade de autorrenovação *(self-renewal)*.[23]

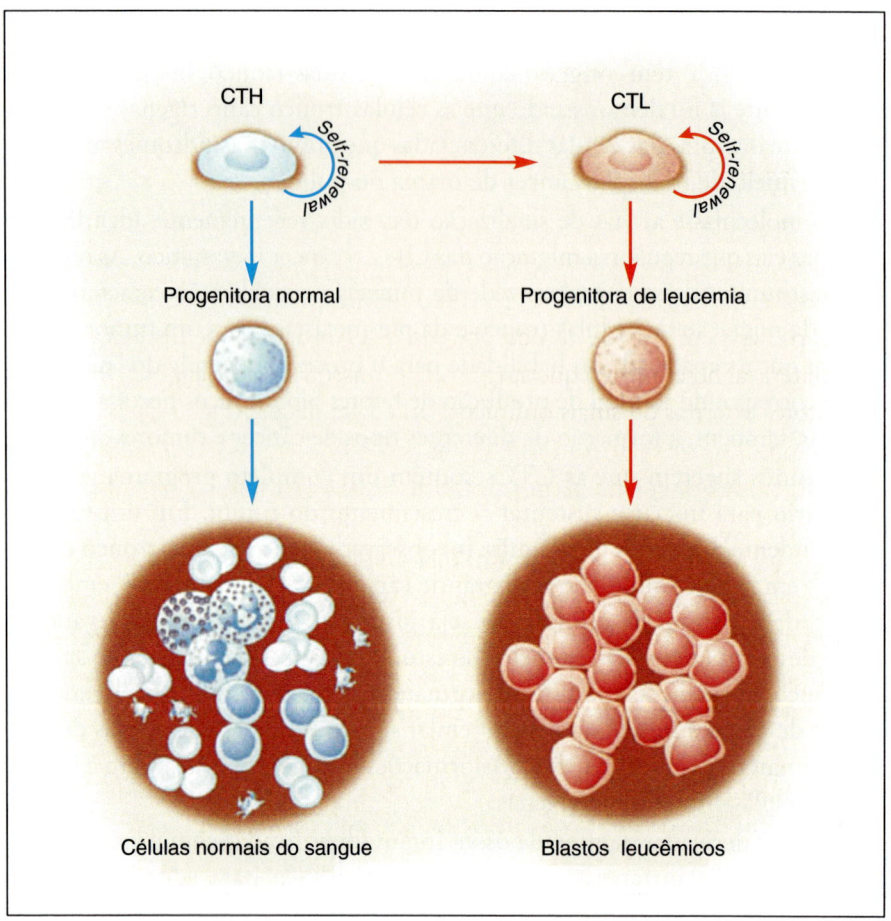

Fig. 9-2. Esquema modificado de Rosen JM *et al.* REVIEW. The increasing complexity of the cancer stem cell paradigm. *Science* 2009;324:1670.

MODELOS E FASES DA EVOLUÇÃO PARA CÉLULAS-TRONCO CANCERÍGENAS

Estudos iniciais a partir de 1970 ainda não são claros para justificar como a minoria das células malignas do tecido hematopoiético e tumores sólidos podem ser clonogênicos *in vivo* e *in vitro*.[24] Estudos recentes já mostraram que são raras as células-tronco clonogênicas cancerígenas. Entretanto, o baixo potencial clonogênico das células-tronco cancerígenas podem representar uma capacidade proliferativa baixa ou exclusivamente restrita a uma pequena subsérie de tipos celulares de câncer.[5,25]

Embora pesquisas no desenvolvimento de tumores de cérebro também tenham indicado as transformações de células progenitoras neurais por mutações tumorigênicas, existem evidências diretas da origem de células-tronco cancerígenas por fusão celular. A fusão celular tem sido evidenciada por um dos mecanismos de plasticidade associada às células-tronco de tecidos. Entretanto, ainda não está claro como a fusão celular permite às células-tronco a formação de outros diferentes tipos de células em um tecido.

Um modelo proposto descreve que o microambiente celular apropriado pode causar as diferenças entre ratos e humanos e, neste contexto, existe, em humanos, a falta de um sistema imune com capacidade para avaliar o início do tumor. Assim, é possível que subpopulações de células aparentemente não tumorais possam ser tumorigênicas na presença de apropriados microambientes. Em outras palavras: células de tumor poderiam ser funcionalmente homogêneas, com potencial heterogêneo que surge como consequência de sugestões extrínsecas (fatores externos ou sinais químicos) ou a falta disso[23] (Fig. 9-3).

Para muitos tipos de tumores, são as mutações que formam variados tipos de CTCs primárias. Dessa maneira, normalmente se esperaria que a biologia de CTCs primárias também pudesse apresentar propriedades heterogêneas em seu fenótipo de superfície celular e na sensibilidade às drogas, variando em função das específicas mutações e da natureza do tipo de célula normal dos quais os eventos primários aconteceram. Neste cenário, a progressão neoplásica pode ocorrer como consequência da patogênese de tumor intrínseco ou com alterações provocadas pela quimioterapia. Pressões seletivas associadas à progressão neoplásica podem conduzir a uma frequência mais alta de CTCs funcionalmente definidas como tumor secundário, ou estágio de metástase e, ainda, a uma variabilidade de propriedades de CSCs,[23] como mostra a Figura 9-4.

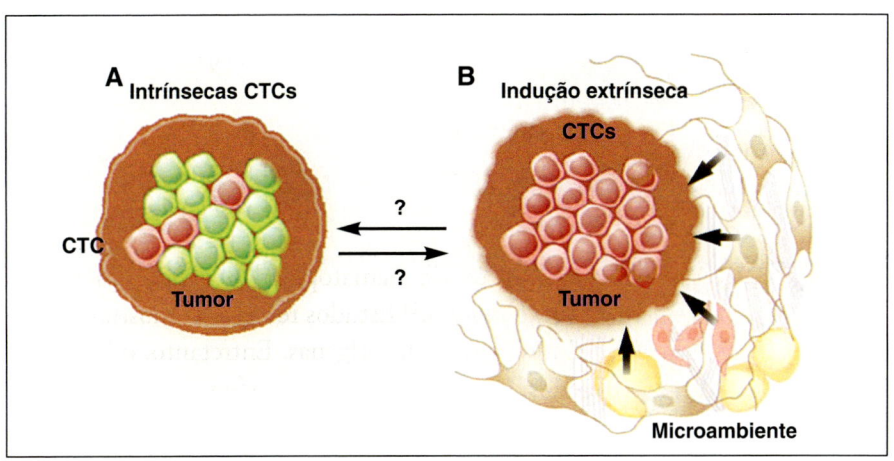

Fig. 9-3. Modelos de células-tronco cancerígenas (CTCs). (**A**) O modelo de CTCs intrínsecas sugere que subpopulações específica de células dentro de um tumor (células em rosa) possuam as propriedades funcionais de CTCs. (**B**) O modelo extrínseco propõe que todas as células de um tumor sejam funcionalmente equivalentes e desenvolvam comportamentos heterogêneos como uma função de indução extrínseca (microambiente). Esquema modificado de Rosen JM *et al.* Review. The increasing complexity of the cancer stem cell paradigm. *Science* 2009;324:1670.

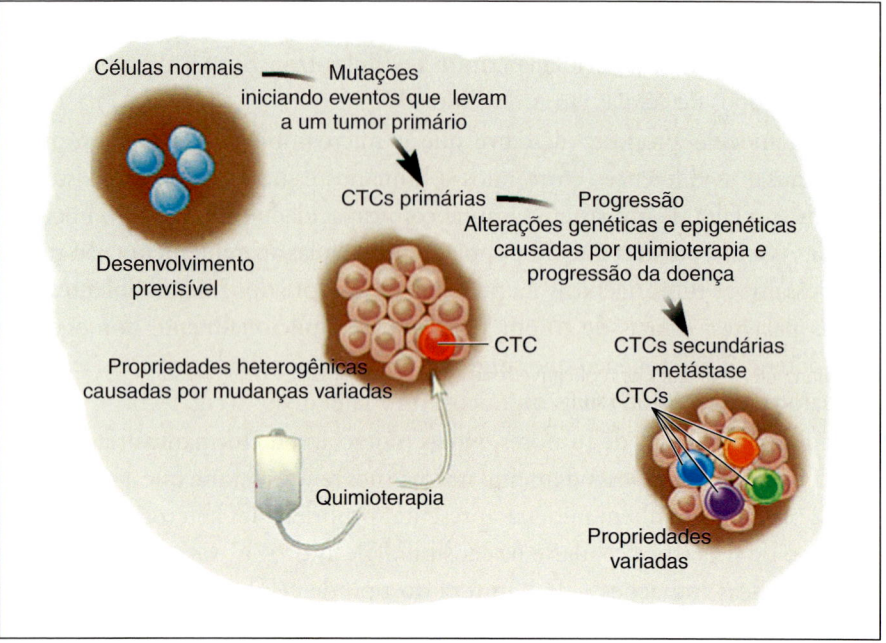

Fig. 9-4. Modelos de células-tronco cancerígenas (CTC). (**A**) O modelo de CTCs intrínsecas sugere que subpopulações específicas de células dentro de um tumor (células em rosa) possuam as propriedades funcionais de CTCs. (**B**) O modelo extrínseco propõe que todas as células de um tumor sejam funcionalmente equivalentes e desenvolvam comportamentos heterogêneos como uma função de indução extrínseca (microambiente). Esquema modificado de Rosen JM *et al*. Review. The increasing complexity of the cancer stem cell paradigm. *Science* 2009;324:1670.

REFERÊNCIAS BIBLIOGRÁFICAS

1. Cerny J, Peter J. Quesenberry. Chromatin remodeling and stem cell: Theory of relativity. *J Cellular Physiology* 2004;201:1-16.
2. Boman BM *et al*. Cancer stem cells: a step toward the cure. *J Clin Oncol* 2008;26(17):2795-99.
3. Boman BM *et al*. Symmetric division of cancer stem cells: a key mechanism in tumor growth that should be targeted in future therapeutic approaches. *Clin Pharmacol Ther* 2007;81:893-98.
4. Wicha MS, Liu S, Dontu G. Cancer stem cells: an old idea – A paradigm shift. *Cancer Res* 2006;66:1883-90.
5. Hamburger AW, Salmon SE. Primary bioassay of human tumor stem cells. *Science* 1977;197:461-63.
6. Jones RJ, Matsui W. Cancer stem cells: from bench to bedside. *Biol Blood Marrow Transplant* 2007;13:47-52.
7. Feng Li *et al*. Beyond tumorigenesis: cancer stem cells in metastasis. *Cell Research* 2007;17:3-14.
8. Stojkovic M *et al*. Derivation, growth and applications of human embryonic stem cells. *Reproduction* 2004;128:259-67.
9. Pardal R *et al*. Applying the principles of stem-cell biology to cancer. *Nat Rev Cancer* 2003;3(12):895-902.
10. Pelicci PG. Do tumor-suppressive mechanisms contribute to organism aging by inducing stem cell senescence? *J Clin Invest* 2004;113(1):4-7.

11. Kim NW et al. Specific association of human telomerase activity with immortal cells and cancer. Science 1994;266:2011-15.
12. Bryan TM et al. Evidence for an alternative mechanism for maintaining telomere length in human tumors and tumor-derived cell lines. Nat Med 1997;3:1271-74.
13. Hahn WC et al. Creation of human tumor cells with defined genetic elements. Nature 1999;400:464-68.
14. Allsopp RC, Weissman IL. Replicative senescence of hematopoietic stem cells during serial transplantation: does telomere shortening play a role? Oncogene 2002;21:3270-73.
15. Rudolph KL et al. Longevity, stress response, and cancer in aging telomerase-deficient mice. Cell 1999;96:701-12.
16. Ben-Porath I, Weinberg RA. When cells get stressed: an integrative view of cellular senescence. J Clin Invest 2004;113:8-13.
17. Mathon NF et al. Lack of replicative senescence in normal rodent glia. Science 2001;291:872-75.
18. Tang DG et al. Lack of replicative senescence in cultured rat oligodendrocyte precursor cells. Science 2001;291:868-71.
19. Sirard C et al. Normal and leukemic SCID-repopulating cells (SRC) coexist in the bone marrow and peripheral blood from CML patients in chronic phase, whereas leukemic SRC are detected in blast crisis. Blood 1996;87:1539-48.
20. Matsui WH et al. Characterization of clonogenic multiple myeloma cells. Blood 2004;103:2332-36.
21. Singh SK et al. Identification of a cancer stem cell in human brain tumors. Cancer Res 2003;63:5821-28.
22. Hill RP. Identifying cancer stem cells in solid tumors: case not proven. Cancer Res 2006;66:1891-95.
23. Rosen JM et al. The increasing complexity of the cancer stem cell paradigm. Science 2009;324:1670-73.
24. Jones RJ, Matsui W. Cancer stem cells: from bench to bedside. Biol Blood Marrow Transplantation 2007;13:47-52.
25. Park CH, Bergsagel DE, McCulloch EA. Mouse myeloma tumor stem cells: a primary cell culture assay. J Natl Cancer Inst 1971;46:411-22.

Capítulo 10

Bioética e Células-Tronco

André Germano Leite ❖ *Francisco Wisintainer*

ENTENDENDO MORAL E ÉTICA

Todos pensamos conhecer moral e ética, porém, esses termos são utilizados, frequentemente (e erroneamente), como sinônimos, sem a menor fundamentação sobre seu real significado. Moral e ética não são sinônimos. Moral tem caráter prescritivo (quer estabelecer a previsibilidade das ações humanas ao estabelecer regras de convivência na sociedade). Ética quer estabelecer porque aquela ação pode ser aceitável ou não. A ética é o estudo das justificativas da adequação das ações.[1] Não nascemos éticos. A estruturação ética vai se moldando à medida que nos desenvolvemos.

Muitos creem que a eticidade (condição de vir a ser ético), significa apenas a competência para ouvir o que o coração diz. Acredita-se que essa seja apenas uma característica de sensibilidade emocional, reservando-se o ser ético para os que tiveram a capacidade de percepção dos conflitos entre o que o coração diz e o que a cabeça pensa, podendo-se percorrer o caminho entre a emoção e a razão, posicionando-se na parte desse percurso que se considere mais adequada. Da mesma maneira que não se nasce com a consciência do significado de família, o mesmo ocorre com os conceitos de valores, de moral e de ética, sendo eles introjetados parte da experiência de vida. Muitas vezes, por sua proximidade, esses conceitos são confundidos, outras vezes eles se fundem. Etimologicamente, valor provém do latim *valere*, ou seja, "que tem valor, custo". As palavras "desvalorização", "inválido", "valente" ou "válido" têm a mesma origem. O conceito de valor frequentemente está vinculado à noção de preferência ou de seleção. Não devemos, porém, considerar que alguma coisa tenha valor apenas porque foi escolhida ou é preferível, podendo ela ter sido escolhida ou preferida por algum motivo específico.[2,3]

A ética é um ramo da filosofia que se preocupa em estudar as justificativas dos comportamentos, ou seja, porque um comportamento pode ser considerado correto ou incorreto, a questão da adequação ou inadequação das ações, a questão sobre o que é um comportamento aceitável. A ética preocupa-se sempre com a justificativa. A pergunta básica é porque aquela ação ou aquele comportamento é correto ou incorreto, ou seja, sempre buscar uma argumentação que qualifique correção ou incorreção, adequação ou inadequação, e assim por diante.[1]

Para Barton e Barton,[4] o estudo da filosofia moral consiste em questionar-se sobre o que é correto ou incorreto, o que é uma virtude ou uma maldade nas condutas humanas. A moralidade é um sistema de valores do qual resultam normas que são consideradas corretas por uma determinada sociedade.

A moral pressupõe 3 características: 1. seus valores não são questionados; 2. eles são impostos; 3. desobediência às regras pressupõe um castigo.

Barton e Barton[4] definiram que a ética está representada por um conjunto de normas que regulamentam o comportamento de um grupo de pessoas.

A eticidade está na percepção dos conflitos da vida psíquica (emoção *versus* razão) e na condição que podemos adquirir de nos posicionarmos de forma coerente, face a esses conflitos. A ética fundamenta-se em 3 requisitos: 1. percepção dos conflitos (consciência); 2. autonomia (condição de posicionar-se entre a emoção e a razão, sendo que essa escolha de posição é ativa e autônoma); e 3. coerência.

ÉTICA E PESQUISA

Muitas pessoas, incluindo pesquisadores e membros de Comitês de Ética em Pesquisa, ainda confundem ética e legislação. Uma importante distinção a ser feita entre as exigências regulamentares ou legais e as diretrizes éticas é o fato de que o descumprimento das primeiras pode conduzir a implicações legais, podendo gerar processos civis e criminais contra o pesquisador. As diretrizes éticas, por sua vez, servem para nos informar e fornecer subsídios sobre quais os procedimentos e cuidados que devemos adotar por razões éticas, independentemente do que diz a legislação local. Ou seja, a legislação local estabelece determinados padrões mínimos que cada pesquisador deve adotar com relação aos participantes no sentido de protegê-los de eventuais danos decorrentes de um determinado estudo. As diretrizes éticas demandam que os pesquisadores garantam mecanismos de proteção e compensação para além da lei. Os documentos de teor ético não são de caráter obrigatório ou compulsório, uma vez que não são considerados textos legais. No entanto, o senso de responsabilidade social da prática científica faz com que os pesquisadores incorporem preceitos éticos mesmo reconhecendo a ausência de força legal.

As atividades de pesquisa envolvendo seres humanos não devem ser somente fidedignas cientificamente, mas também socialmente justificadas, isto é, moralmente legítimas, a fim de assegurar, na melhor das hipóteses, os mais altos padrões científico e moral alcançáveis ou, na pior, os padrões menos ruins possíveis. Em particular, elas implicam responsabilidades dos pesquisadores para com as pessoas que são objetos da pesquisa (sujeitos da pesquisa).[5,6]

Quando seres humanos são utilizados em pesquisas, devem ser preservados os princípios bioéticos fundamentais do respeito ao indivíduo (autonomia), da beneficência (incluindo a não maleficência) e da justiça. O respeito ao indivíduo pesquisado materializa-se no processo do consentimento informado. O princípio da beneficência é obtido a partir de uma avaliação criteriosa da relação risco-benefício. Já o princípio da justiça é alcançado na seleção de indivíduos a serem pesquisados, sem nenhum tipo de segregação de grupos ou pessoas.[7]

No Brasil, já existe uma regulamentação a respeito das pesquisas com seres humanos. Procedendo a revisão da literatura sobre o assunto, analisando os documentos de diversos países, levando em conta a contribuição nos vários segmentos da sociedade, foi possível chegar-se à elaboração de uma Resolução do Conselho Nacional de Saúde de número 196/96. A Resolução CNS 196/96, como é conhecida, é um dos poucos documentos de natureza essencialmente bioética, no sentido mais amplo do pluralismo. Essa característica existiu na gênese da Resolução e se consubstancia em seu conteúdo doutrinário e em sua operacionalização.[8]

Esta Resolução estabelece, em seu artigo VII que: toda pesquisa envolvendo seres humanos deverá ser submetida à apreciação de um Comitê de Ética em Pesquisa (CEP). As pesquisas com seres humanos que contemplem o uso de células-tronco devem, portanto, ser obrigatoriamente analisadas por um CEP, sendo que, por pertencer ao grupo I – área temática biossegurança – devem também ser avaliadas pela Comissão Nacional de Ética em Pesquisa (CONEP).[8]

CÉLULAS-TRONCO

Uma nova perspectiva que surge no campo da medicina é a utilização de células-tronco (CT) no reparo de lesões nos mais diferentes órgãos e/ou tecidos. As CTs podem ser obtidas a partir de embriões, fetos e tecidos adultos.

O estudo das CTs tem nos permitido entender como elas se transformam em células especializadas, a partir de células indiferenciadas. Um melhor entendimento do desenvolvimento da célula normal nos permitiria o entendimento e a correção de potenciais erros que possam contribuir com esta patologia, já que as CTs oferecem a possibilidade de uma fonte renovável de células e tecidos.

Cientistas têm realizado pesquisas com CTs embrionárias humanas desde 1998, quando um grupo liderado pelo Dr. James Thomson, da Universidade de Wisconsin, desenvolveu uma técnica de isolamento e crescimento dessas células.[9]

As CTs embrionárias humanas despertam grande interesse por causa de sua pluripotencialidade – sua capacidade de originar várias células especializadas do corpo, por sua longevidade, sua habilidade para propagar-se para muitas gerações na cultura do laboratório sem perder suas características pluripotenciais. Até aqui estas células foram obtidas somente dos embriões humanos com poucos dias de vida, no estágio de desenvolvimento de 100 a 200 células (blastocisto), por um processo que destrói, necessariamente, os embriões e isso faz, consequentemente, esta pesquisa eticamente controversa. Nos últimos anos, a controvérsia ética foi o assunto de legislação e política de interesse público, determinando debates calorosos acerca da eticidade da utilização dessas CTs primitivas (ou embrionárias).[10]

Pesquisadores já conseguiram, em modelo experimental, a diferenciação de células-tronco embrionárias em redes primitivas de vasos sanguíneos com lumens, envolvidos nos processos de neoangiogênese.[11] Células-tronco derivadas de tecido adiposo preservam a função cardíaca e aumentam a angiogênese local e a ramificação nervosa após infarto.[12]

A expansão em larga escala de células-tronco embrionárias humanas cariotipicamente normais já é uma realidade.[13]

Mais recentemente, o desenvolvimento da pesquisa com CTs humanas permitiu a criação de uma forma de CT sem que haja destruição de embriões humanos, em um processo denominado transferência nuclear alternada (ANT). Levar adiante este método de pesquisa com CT faz sentido para proliferação celular se os aspectos éticos, culturais e religiosos não se aplicarem a este tipo de processo, embora a tecnologia que torna possível a transferência nuclear alternada conflite com uma barreira técnica entre embriões humanos e o DNA de células somáticas. Estes avanços trazem à discussão argumentos hipotéticos importantes sobre o potencial do DNA humano em células somáticas, mostrando que não há uma diferença moral relevante entre o potencial de um embrião e o potencial do DNA de uma célula somática.[14,15]

Embora com perspectivas ilimitadas, alguns problemas ainda persistem, impedindo a adoção imediata do uso de células-tronco como terapia-padrão para tratamento das mais diversas patologias. Alterações críticas nos genes responsáveis pelo ciclo celular contribuem para a carcinogênese através de ruptura assimétrica da divisão de células-tronco somáticas.[16] Isso significa que a terapia com células-tronco pode, ocasionalmente, dar origem a alguns tipos de câncer. Neste sentido, o desenvolvimento de novas pesquisas se faz necessário a fim de obtermos mais segurança no manejo deste tipo de tratamento.

A LEI

No debate da utilização de CTs embrionárias é necessário o estabelecimento de um regulamento competente. A potencial prevenção do dano justifica a intervenção do estado[17] e isto exige a aplicação de mecanismos que permitam ao indivíduo a oportunidade de se comprometer com o *status quo* ou lutar por mudanças, conforme sua posição ética, a fim de consolidar-se uma legislação a respeito do tema, em um debate entre as autoridades legisladoras dentro de um estado democrático de direito.

Neste início de século XXI, portanto, a questão ética adquire entidade pública. Não pode mais ser considerada apenas como uma questão de consciência a ser resolvida na esfera da autonomia, privada ou particular, de foro individual e exclusivamente íntimo. Hoje, ela cresce de importância no que diz respeito à análise das responsabilidades sanitárias e ambientais e na interpretação histórico-social mais precisa dos quadros epidemiológicos, sendo essencial na determinação das formas de intervenção a serem programadas, na priorização das ações, na formação pessoal... enfim, na responsabilidade do Estado frente aos cidadãos, principalmente àqueles mais frágeis e necessitados, bem como frente à preservação da biodiversidade e do próprio ecossistema, patrimônios que devem ser preservados de modo sustentado para as gerações futuras.[18]

O constante progresso das ciências biomédicas tem oferecido inúmeras oportunidades de melhoria no atendimento à saúde, aumentando a quantidade e a qualidade de vida da população. Porém, paralelo aos benefícios gerados pelos novos conhecimentos médicos, surgem riscos de abuso e arbítrio em sua aplicação, impondo a necessidade de discussão sobre limites éticos e jurídicos.[19]

Independentemente da ausência de leis e estudos mais rigorosos sobre a configuração de novas metodologias para investigar, juridicamente, os temas bioéticos, é inegável a influência de características próprias da Bioética no surgimento de novos direitos.

Depois dos direitos políticos e civis, que seriam direitos de primeira geração, dos direitos sociais ou de segunda geração, e dos direitos ecológicos, chamados de terceira geração, aparece um novo conjunto de direitos – aqueles decorrentes das demandas por limitação do poder do homem sobre o homem, poder este que surgiu do progresso técnico das ciências biomédicas.[20]

A ideia de que as decisões envolvendo temas da bioética devam ser tomadas a partir de uma visão transdisciplinar do conhecimento tem sido manifestada por alguns juristas, ao constatarem a inadequação de manifestações unilaterais sobre assunto de tamanha complexidade.[21]

A Lei de Biossegurança de 2005[22] restringe a matéria da utilização de CTs embrionárias para pesquisa, ao considerar, para efeitos de uso desse material, apenas os embriões inviáveis ou *"os embriões congelados há 3 (três) anos ou mais, na data da publicação dessa Lei, ou que, já congelados na data da publicação dessa Lei, depois de completarem 3 (três) anos, contados a partir da data de congelamento."*

O CONFLITO

A partir da introdução de novos conflitos decorrentes das inovações biotecnológicas, nota-se o delineamento de interesses difusos ou coletivos, como de agrupamentos de pessoas, futuras gerações e a humanidade, como os relacionados à proteção do genoma humano e diversidade biológica, previstos na Declaração sobre as Responsabilidades das Gerações Atuais para com as Gerações Futuras, de 1997, da UNESCO.[23]

O professor Paul Berg, criador da técnica do DNA recombinante e propositor da moratória de Pesquisas de Asilomar, única que efetivamente teve seu resultado atingido, defende a ideia de que os embriões congelados e não utilizados para fins reprodutivos, quando atingirem o limite de sua validade de uso legal, devem servir como material para pesquisas. Esta posição, de que o bem da sociedade pode estar acima do individual já havia sido proposta por Charles Nicolle, que foi diretor do Instituto Pasteur, na Tunísia. Uma citação utilizada por Tereza Vieira exemplifica esta posição: "a consciência humana, as leis, a humanidade, a consciência dos médicos condenam a experimentação no homem, mas... ela é sempre feita, se faz e se fará por ser indispensável ao progresso da ciência médica para o bem da humanidade".[1]

Até 1998, a pesquisa sobre embriões humanos concentrou-se nas questões relativas à reprodução assistida *in vitro*. A situação mudou dramaticamente quando o primeiro relatório científico sobre cultura laboratorial de células-tronco embrionárias humanas foi publicado. Esta descoberta científica, com promessas terapêuticas novas, pôs o embrião humano em uma posição nova mais vulnerável. Inicialmente, com a transferência de células--tronco de embrião e, posteriormente, combinado à criação dos embriões através de transferência nuclear da célula somática, estes procedimentos seduzem pela possibilidade da produção, em massa, dos embriões, primeiramente para finalidades científicas, porém mais tarde, talvez, para a cura dos povos.[24]

Reivindica-se, frequentemente, o momento da concepção como início da vida e que os embriões têm o mesmo *status* moral que seres humanos adultos. Esta reivindicação tem um papel fundamental em muitos argumentos contrários ao aborto, a fecundação *in vitro* e a pesquisa com células-tronco.[25]

Se o pré-embrião não é ainda um ser humano, quando então se inicia a vida humana? Essa pergunta não tem uma resposta absoluta. As leis vigentes em nosso país entendem que a morte do ser humano coincide com a morte encefálica. O transplante de órgãos tem nessa premissa um item básico para sua execução. Se a morte coincide com o término da atividade do sistema nervoso é lícito supor o início da vida humana com o estabelecimento dos três folhetos embrionários. Esse momento, de acordo com a própria resolução da ANVISA (RDC 33 de 17/02/2006), que cria o "Regulamento técnico para o funcionamento dos bancos de células e tecidos germinativos", ocorre "14 dias após a fertilização, *in vivo* ou *in vitro*, quando do início da formação da estrutura que dará origem ao sistema nervoso".[26]

A pesquisa sobre células-tronco embrionárias humanas despertou muita controvérsia por anos. Estimulado pelo trabalho recente na embriologia e em novidades na pesquisa das células-tronco, um simpósio internacional entitulado "Pesquisa da célula-tronco: um desafio para a embriologia, a medicina regenerativa e a bioética" foi realizado em Bonn (Alemanha) em 2006, reunindo os embriologistas, os investigadores de células-tronco e os eticistas interessados na pesquisa humana das CTs embrionárias e no debate ético deste segmento. Duas contribuições para este simpósio foram publicadas: 1. o potencial notável das células-tronco embrionárias desenvolverem uma planta básica do corpo (capacidade da individualização) que se assemelha a propriedades de células embrionárias adiantadas (como mostrado pela formação de embriões inteiros se a complementação tetraploide for executada); 2. o documento do Conselho Federal Americano de Bioética, discutindo fontes alternativas para células-tronco embrionárias.[27]

A posição do governo americano, que contraria a realização de pesquisa com células-tronco embrionárias, merece uma reflexão. Nos discursos presidenciais disponibilizados pela Casa Branca podemos observar as palavras do ex-presidente americano George W. Bush ao justificar o veto para liberação das pesquisas com células-tronco embrionárias:

"Enquanto a ciência nos deixa cada vez mais perto de desvendar os segredos da biologia humana, igualmente oferece tentações como manipular e violar a dignidade humana. Nossa consciência e nossa história como uma nação exigem que resistamos a esta tentação. A América foi fundada no princípio de que somos criados todos semelhantes, e dotados, por nosso criador, do direito à vida". Embora este discurso seja compatível com a posição da igreja católica, um questionamento quanto às convicções presidenciais de fato ou sobre possíveis dividendos políticos colhidos frente a uma população predominantemente conservadora devem ser motivo de análise. Em contrapartida, o atual presidente dos Estados Unidos da América, Barack Obama, afirmou, em discurso recente, que financiará e dará continuidade às pesquisas com células-tronco embrionárias.

Sob o ponto de vista filosófico, Luijpen[28] considera que o minúsculo embrião já é humano e, mais, define já o humano: não é a placenta que o envolve, nem o sangue materno que o alimenta. Superou-se para sempre da indeterminação, ainda que logo morra, seja abortado, odiado, seja transformado em pó. Existiu uma vez, e esta existência, incrustada para sempre no campo do real, vincada eternamente pela separação, não pode ser desarticulada do conjunto de todos os fatos do passado.

CONCLUSÃO

O conflito ético ainda permanece e não há sinais de que será suplantado. Métodos alternativos à utilização de células-tronco embrionárias, como forma de driblar o "conflito ético", vem se notabilizando. Em 2005, o Conselho Federal Americano em Bioética já trazia algumas alternativas para obtenção de fontes de células-tronco humanas pluripotentes, como forma de equacionar o impasse ético gerado pela destruição de embriões humanos. Seriam alternativas: 1. através da extração de células-tronco de embriões já mortos; 2. através de biópsias não prejudiciais de embriões vivos; 3. extração de células-tronco não embriônicas artificialmente criadas *(embryo-like cellular systems)* com perda programada da embriogênese, mas ainda capaz de algumas divisões e crescimentos celulares; 4. pela diferenciação de células somáticas de volta à célula pluripotencial. Em cada uma dessas alternativas os paradigmas científicos pelos quais o sucesso pode ser mensurado é somente a desejada capacidade funcional dessas células em derivar outras células (estabilidade da pluripotencialidade) e não originar (embriões ou *clusters* celulares). Se as células-tronco obtidas por um ou outro destes métodos desempenham exatamente as mesmas propriedades e capacidades das células-tronco embrionárias, ainda é uma questão em aberto.[10]

Como não poderia deixar de ser, os autores, na condição de pesquisadores, expressam sua posição: aceitar a tese de que a pesquisa com células-tronco embrionárias deva ser proibida representa privar de esperança milhões de pessoas que poderiam ter seu sofrimento minorado ou suas doenças curadas pelas pesquisas com células-tronco. Se a vida termina com a cessação da atividade elétrica cerebral, é aceitável que comece com o desenvolvimento do tecido nervoso. A utilização de pré-embriões para pesquisas com células-tronco embrionárias é realizada na fase que antecede o desenvolvimento do tecido neural, logo, sob o ponto de vista científico, estes aglomerados celulares utilizados ainda não constituem um ser humano.

Os cientistas têm deveres institucionais, sociais e profissionais. Os deveres institucionais básicos são: a honestidade; a sinceridade; a competência; a aplicação; a lealdade e a discrição. Já os deveres sociais guardam relação direta com a veracidade, a não maleficência e a justiça. Quanto aos deveres profissionais, os cientistas devem fazer valer sua independência na pesquisa, além de buscar aprimorar e promover o respeito à sua profissão. É vetado aos cientistas desenvolverem pesquisas que possam causar riscos injustificados; violar normas de consentimento informado; prejudicar o meio ambiente ou cometer erros previsíveis ou evitáveis.[7] Os cientistas raramente são imorais e raramente mesmo amorais. Os princípios éticos que são a base de muito de seu próprio trabalho são compartilhados com os cientistas de outros países em um grau muito maior do que as diferenças culturais e religiosas que seriam esperadas.[29]

Se o tratamento está a cargo do médico e este se orienta na contínua interação com o seu paciente, sua busca por novas e promissoras alternativas a seu ato profissional o encaminha aos eventos de atualização, educação continuada, atualização científica e outros. Contudo, se tais recursos estão contaminados por interesses espúrios, o que fazer? Não há como desconsiderar os conflitos de interesse levantados nessa discussão, e sua oposição à ética da pesquisa.[30]

O progresso das pesquisas médicas e da própria medicina depende da posição ética dos coordenadores dessas pesquisas, e não apenas dos resultados das mesmas, pois podem ser manipulados por interesses diversos. Resultados de significativo valor médico podem representar alto interesse econômico e serão disputados pela indústria com o valor de mercado, assim como resultados medíocres poderão ser igualmente manipulados para gerar lucros em pouco tempo.[30]

Neste contexto, o sujeito da pesquisa deve ser suficientemente informado sobre os objetivos da mesma, seus riscos e benefícios. Como já dito anteriormente, o respeito ao indivíduo pesquisado se materializa no instrumento do consentimento informado. Esta é uma condição indispensável na relação médico-paciente, sobretudo na pesquisa com seres humanos. Trata-se de uma decisão voluntária, verbal ou escrita, protagonizada por uma pessoa autônoma e capaz, tomada após um processo informativo, para a aceitação de um tratamento específico ou experimentação, consciente de seus riscos, benefícios e possíveis consequências.[31,32]

Finalizando, as pesquisas com células-tronco devem continuar suscitando discussões éticas e morais. Estas, porém, não podem constituir obstáculos intransponíveis à evolução da ciência, devendo, sim, servir de substrato para avanços no conhecimento científico e para um debate público responsável a respeito do tema. Para tanto, uma legislação específica e, sobretudo, uma regulamentação que permita uma fiscalização efetiva, são os alicerces fundamentais que devem nortear a execução deste tipo de pesquisa.

Qualquer modalidade de experimentação sobre o ser humano deverá assegurar o equilíbrio entre a liberdade da ciência e o respeito da dignidade humana.

REFERÊNCIAS BIBLIOGRÁFICAS

1. Goldim G. *Bioética*. www.bioetica.ufrgs.br
2. Leite AG. Projeto de bolsa pós-doutorado: injúria pós-transplante pulmonar: regeneração pulmonar em modelo experimental de bronquiolite obliterante em camundongos. São Paulo: Universidade de São Paulo-USP.
3. Leite AG. Comitê de ética em pesquisa do hospital Pompéia. *Revista Médica do Hospital Pompéia* 2005;2(8):39-41.
4. Barton WE, Barton GM. *Ethics and law in mental health administration*. New York: International Universities, 1984.
5. Freitas CBD. Os comitês de ética em pesquisa: evolução e regulamentação. In: *Capacitação para comitês de ética em pesquisa*. Vol. 1. Ministério da Saúde: Brasília, 2006. p. 160-65.

6. Cohen C, Segre M. Breve discurso sobre valores, moral, eticidade e ética. In: *Capacitação para comitês de ética em pesquisa*. Vol. 1. Ministério da Saúde: Brasília, 2006. p. 14-19.
7. Francisconi CFM, Goldim JR. Ética aplicada à pesquisa. In: *Capacitação para comitês de ética em pesquisa*. Vol. 1. Ministério da Saúde: Brasília, 2006.
8. Ministério da Saúde. *Manual operacional para comitês de ética em pesquisa*. Comissão nacional de ética em pesquisa. 2. ed. Ampliada, Brasília, 2005.
9. Lerou PH, Daley GO. Therapeutic potential of embryonic stem cells. *Blood Rev* 2005 Nov.;19(6):321-31.
10. Kass LR, Carson BS, Dresser RS et al. Alternative sources of human pluripotent stem cells: a white paper. Washington: President's Council on Bioethics, 2005.
11. Rylova SN, Randhawa PK, Bautch VL. Chapter 6 in vitro differentiation of mouse embryonic stem cells into primitive blood vessels. *Methods Enzymol* 2008;443:103-17.
12. Cai L, Johnstone BH, Cook TG et al. Human adipose tissue-derived stem cells induce angiogenesis and nerve sprouting following myocardial infarction, in conjunction with potent preservation of cardiac function. *Stem Cells* 2009;27(1):230-37.
13. Costa M, Sourris K, Hatzistavrou T et al. Expansion of human embryonic stem cells in vitro. *Curr Protoc Stem Cell Biol* 2008:1, 1C.1.1-1C.1.7.
14. Fennel J. Alternate nuclear transfer is no alternative for embryonic stem cell research. *Bioethics* 2008;22(2):84-91.
15. Condic ML. Alternative sources of pluripotent stem cells: altered nuclear transfer. *Cell Prolif* 2008 Feb.;41(Suppl 1):7-19
16. Zhang F, Zhang L, Li F et al. Atherosclerosis. *Med Hypotheses* 2008;Sept. 2 – Epub ahead of print.
17. Capps B. Authoritative regulation and the stem cell debate. *Bioethica* 2007;22(1):43-55.
18. Garrafa V. Da bioética de princípios a uma bioética interventiva. *Bioética* 2005;13(1):125-34.
19. Kipper DJ. Ética – Teoria e prática: uma visão multidisciplinar. Porto Alegre: *EDIPUCRS*, 2006. p. 136-50.
20. Bobbio N. *A era dos direitos*. Trad. Coutinho CN. Rio de Janeiro: Campus, 1992. p. 6.
21. Dallari SG et al. Bioética e direito. Brasília, Conselho Federal de Medicina. *Bioética* 1999;7(2):223-25.
22. Decreto número 5.591, de 22 de novembro de 2005 – Lei de Biossegurança.
23. Oliveira AAS. Interface entre bioética e direitos humanos: o conceito ontológico de dignidade humana e seus desdobramentos. *Bioetica* 2007;15(2):170-85.
24. Walin L. Amiguity of the embryo protection in the human rights and biomedicine convention: experiences from the nordic contries. *Eur J Health Law* 2007 July;14(2):131-48.
25. Ord T, The Scourge: moral implications of natural embryo loss. *Am J Bioeth* 2008;8(7):12.
26. Mello LEAN. *Manifestação ao STF referente à ação direta de inconstitucionalidade* – ADIN 3510. http://www.ghente.org/temas/celulas-tronco/luiz_eugenio.pdf
27. Denker HW. Human embryonic stem cells: the real challenge for research as well as for bioethics is still ahead of us. *Cells Tissues Organs* 2008;187(4):250-56. Epub 2008 Feb. 12.
28. Luijpen W. *Introdução a fenomenologia existencial*. São Paulo: EDUSP-EPU, 1973. p. 76 In: Kipper DJ. *Ética – Teoria e prática: uma visão multidisciplinar*. Porto Alegre: EDIPUCRS, 2006. p. 106.
29. McLaren A. A scientist's view of the ethics of human embryonic stem cell research. *Cell Stem Cell* 2007;1(1):23-6.
30. Câmara FP. Ética, consciência e compromisso em pesquisa biomédica. *Bioética* 2007;15(2):230-37.
31. Clotet J. *Bioética? Uma aproximação*. Porto Alegre: EDIPUCRS, 2003. p. 228.
32. Saunders CM, Baum M, Houghton J. Consent, research and the doctor-patient relationship. In: Gillon R (Ed.). *Principles of health care ethics*. London: John Wiley & Sons, 1994. p. 457.

Índice Remissivo

Os números em *itálico* referem-se às Figuras ou Tabelas.
Os números em **negrito** referem-se aos Quadros.

A

acetil-CoA (Acetilcoenzima A), 15
ACR (Sociedade Americana de reumatologia), 197
Administração
  vias de, 289
    comparação de, 291
    intracoronariana, 290
    intramiocárdica, 291
    intravenosa, 290
    liberação de CT pela medula óssea, 289
      estimulação da, 289
    momento ideal, 292
  para injeção de células, 292
    que células injetar, 292
AGENT (Estudo de Terapia Gênica em Humanos), 286
AGM (Aorta, Gônadas e Mesonéfrons), 109
AIF (Fator de Iniciação da Apoptose), 35
AIJ (Artrite Idiopática Juvenil)
  TCTH na, 198, 203
    experiência, 198, 203
      brasileira, 203
      internacional, 198
Anexo(s)
  epidérmicos, 243
Angiogênese, 285
Aparelho
  de Golgi, 15
Apêndice(s)
  epidérmicos, 243
Aplicação(ões)
  de CT, 131-339
    e suas perspectivas, 131-339
      e pele, 240-263
      nas doenças, 131-137, 138-164, 188-207
        do sistema hematopoiético, 131-137
        do SNC, 138-164
        reumáticas, 188-207
      no DM, 174-184
      no tecido ocular, 212-236
      regeneração pulmonar e, 334-339
      terapia celular, 268-324
        nas cardiomiopatias, 268-324

Apoptose, 32
  e necrose, 31
  morte celular por, *34*
    ativação da, *34*
      sinalização intracelular para, *34*
  na fisiologia normal, 35
    desenvolvimento embrionário, 35
  reconhecimeto da, 36
    laboratorial, 36
  sinalização da, 35
    vias de, 35
      pontos de convergência, 35
      ramificações, 35
AR (Artite Reumatoide)
  do adulto, 197
    TCTH na, 197
      experiência internacional, 197
Aristóteles
  conjectura de, 4
    teoria do sangue, 4
      na concepção, 4
Arritmia(s)
  terapia celular e, 321
Asfixia
  neonatal, 155
    terapia celular para, 155
ATG (Globulina Antilinfocitária), 191
Ativação
  da morte celular, *34*
    por apoptose, *34*
      sinalização intracelular para, *34*
Ativador
  das caspases efetoras, 35
    citocromo C como, 35
Atividade
  da P34, 28
    regulação da, 28
AVC (Acidente vascular Cerebral)
  terapia celular para, 157

B

BDNF (Fator Neurotrófico Derivado de Cérebro), 161
Bioética, 1
   e CT, 389-397
      a Lei, 392
      entendendo moral, 389
         e ética, 389
      ética, 390
         e pesquisa, 390
      o conflito, 394
Biologia(s)
   celular, 13-36, 117, 377
      apoptose, 31, 32, 35, 36
         reconhecimento laboratorial da, 36
         vias de sinalização da, 35
      atividade da P34, 28
         regulação da, 28
      ciclo celular, 23
         características das fases, 24
         controle, 23, 26
            em mamíferos, 26
         regulação, 23
            no início do, 24
      citocromo C, 35
         nas caspases efetoras, 35
      controle, 30
         do câncer, 30
         do ciclo celular, 30
         do crescimento, 30
         do *feedback*, 30
      da LMA, 117
      diferenciação, 17
         crescimento e, 17
      e molecular, 13
         correlações das, 13
      fase M, 29
         pontos de checagem, 29
         retroalimentação na, 29
      introdução às, 13-36
      morte celular, 23, 31, 35
         importância biológica, 35
      necrose, 31
      novos horizontes da, 377
      organelas, 14
         aparelho de Golgi, 15
         inclusões, 16
         lisossomos, 15
         mitocôndrias, 15
         não membranosas, 16
         núcleo, 17
         peroxissomos, 15
         RE, 14
      resposta tecidual, 23
         ao dano, 23
      tecidos, 20
         conectivo, 20, *22*
         epitelial, 20, *22*
         muscular, 21, *22*
         nervoso, 21
      transição, 26
         de G_1 para S, 26
         de G_2 para M, 27
      unidade morfológica, 14
      vida celular, 23
   molecular, 13-36
      e cedular, 13
         correlações das, 13
      introdução às, 13-36
Bloqueio
   da autoimunidade, 182
      caminho para preservação, 182
         da massa de células β, 182
BMP-1 (Proteína Morfogenética Óssea do tipo 1), 111
BMPs (Proteínas Genéticas Ósseas), 75
BO (Bronquiolite Obliterante),337
BSCUP (Banco de Sangue de Cordão Umbilical e Placentário)
   origem dos, 341
   privados, 346
      surgimento dos, 346
   sistemática mundial dos, 342

C

CAK (Quinase Ativadora de CDC2), 29
Câncer
   controle do *feedback* e, 30
   CTs e, 377-386
      CTCs, 382
         e leucemia, 382
         fases da evolução para, 384
         modelos para, 384
      e formação de tumores, 381
      e metástase, 380
      introdução, 377
         biologia celular, 377
            novos horizontes da, 377
      senescência celular, 381
      tratamentos, 377
         anticancerígenos, 377
Caracterização
   de CTE, 351-375
      introdução ás técnicas de, 351-375
Cardiomiócito(s)
   transdiferenciação em, 287
   de CTAs, 287
Cardiomiopatia
   chagásica, 318
      tratamento da, 318
         terapia celular para, 318
Cardiopatia(s)
   terapia célula nas, 268-324
      pesquisa básica, 268 288
      básica, 268-288
      clínica, 294-324
      translacional, 289-293

Caspase(s)
  efetoras, 35
    ativador das, 35
      citocromo C como, 35
CATs (Células Amplificadoras Transitórias), 215
CBF *(Core Binding Factor),* 121
CDK2 (Quinase Dependente de Ciclinas), 26
CDTs (Células Diferenciadas Terminais), 215
Célula(s)
  β, *175,* 176, 177, 180
    adultas, 177
      prováveis precursores das, 177
    maduras, 180
      esplenócitos como fonte de, 180
    massa de, *175,* 182
      preservação da, 182
      velocidade de destruição da, *175*
    regeneração de, 176
  CD133$^+$, 306
  CD34$^+$, 306
  como diferenciar, 268
  como unidade morfofisiológica, 14
  de cordão umbilical, 134
    transplante de, 134
  derivadas da medula óssea, 295, 317
    pool total de, 295, 317
    subfração de, 318
  do músculo esquelético, 296, 300
  endoteliais, 286
    transdiferenciação em, 286
      de CTAs, 286
  fontes de, *206*
    potencialmente terapêuticas, *206*
      para DAÍ, *206*
  hepáticas, 180
  ovais, 180
  injeção de, 292
    momento ideal para, 292
  mesenquimais, 306, 318
  progenitoras, 300, 301, 307, 308, 344
    circulantes, 300, 301, 307
    hematopoiéticas, 344
      aplicações terapêuticas, 344
      pluripotencialidade das, 344
    mobilização de, 308
  pulmonares, *336*
    epiteliais, *336*
      derivadas da medula óssea, *336*
Checkpoints
  na mitose, 29
CHS (síndrome de Chediak-Higashi), 85
Cicatrização
  da pele, 251
  epitelial, 217
    da córnea, 217
Ciclo
  celular, 23
    controle, 23, 26

aspectos do, 23
em mamíferos, 26
fatores de crescimento, 25
fases do, 24
  características gerais das, 24
regulação, 23
  aspectos do, 23
  fatores de, 24
  início do, 24
Cirurgia
  de revascularização miocárdica, 295
    incompleta, 295
Citocina(s), 111
Citocromo
  C, 35
    como ativador, 35
      das caspases efetoras, 35
Clonagem
  terapêutica, *48*
CMD (Cardiomiopatia Dilatada)
  tratamento da, 316
    terapia celular para, 316
CMMO (Células Mononucleares da Medula Óssea), 285
  mioblastos, 300
  pool total de, 303
  subfração de, 296, 300, 301
Concepção
  momento da, *7*
    divisão do ovo, *7*
Controle
  da retroalimentação, 29
    na mitose, 29
  do ciclo celular, 23, 30
    aspectos do, 23
    em mamíferos, 26
    fatores de crescimento, 25
  do crescimento, 30
    celular, 30
  do *feedback*, 30
  e câncer, 30
Coração
  relevância para o, 281
    formação, 281
      de colaterais, 281
      de neovasos, 281
Cordão
  umbilical, 134, 180
    células de, 134
      transplante de, 134
    CT de, 180
Córnea
  células epiteliais da, *215*
    esquema de proliferação das, *215*
  cicatrização da, 217
    epitelial, 217
  epitélio da, 212, 214, 217
    anatomia, 212

CT do, 214, 217, 219
  disfunção de, 217
  tratamento com, 219
  fisiologia, 212
  histologia, 212
regeneração da, 216
  epitelial, 216
Correlação(ões)
  das biologias, 13
    celular, 13
    e molecular, 13
CPMs (Células Pós-Mitóticas), 215
Crescimento
  celular, 17, 30
    controle do, 30
  fatores de, 285
CSF (Fatores Estimuladores de Colônias), 112
CSF1 (Fator Estimulador de Colônias 1), 30
CT (Células-Tronco)
  aplicação de, 131-339
    e suas perspectivas, 131-339
      e pele, 240-263
      nas doenças, 131-137, 138-164, 188-207
        do sistema hematopoiético, 131-137
        do SNC, 138-164
        reumáticas, 188-207
      no DM, 174-184
      no tecido ocular, 212-236
      regeneração pulmonar e, 334-339
      terapia celular, 268-324
        nas cardiomiopatias, 268-324
  aspectos gerais das, 269
  formação, 281
    colaterais, 281
    de neovasos, 281
  mecanismos, 272, 280
    de ação, 272
    de formação de vasos, 280
  bioética e, 389-397
    a Lei, 392
    entendendo moral, 389
      e ética, 389
    ética, 390
      e pesquisa, 390
    o conflito, 394
  camada de, 3
  classificação das, 39-51
    CTEs, 40, 45, 51
      versus CTAs, 51
      aplicabilidade de, 45
      obtenção de, 45
      cultura embrionária, 44
      técnicas de, 44
    desenvolvimento, 40
      pré-embrionário, 40
    técnica de FIV, 42
      obtenção dos pré-embriões, 42

de cordão umbilical, 180
de medula óssea, 178
definição de, 59, 268
do epitélio, 212, 217
  da córnea, 217
    disfunção de, 217
    tratamento com, 219
  da superfície ocular, 212
    anatomia, 212
    fisiologia, 212
    histologia, 212
    perspectivas futuras, 227
e câncer, 377-386
  CTCs, 382
    e leucemia, 382
    fases da evolução para, 384
    modelos para, 384
  e formação de tumores, 381
  e metástase, 380
  introdução, 377
    biologia celular, 377
      novos horizontes da, 377
  senescência celular, 381
  tratamentos, 377
    anticancerígenos, 377
e progenitores, 65, 68, 71, 73, 74
  de outros tecidos, 74
    caracterização, 74
    interações com o nicho, 74
  hematopoiéticos, 65
    caracterização, 65
    interações com o nicho, 65
  musculares, 68
    caracterização, 65
    interações com o nicho, 65
  neuronais, 73
    caracterização, 73
    interações com o nicho, 73
  no fígado, 71
    caracterização, 71
    interações com o nicho, 71
  no pâncreas, 71
    caracterização, 71
    interações com o nicho, 71
engenharia genética das, 281
  angiogênese, 285
  aspectos gerais, 281
  células, 282
  fatores de crescimento, 285
  genes em uso para terapia, 282
    celular, 282
    gênica, 282
  vetores, 282
leucêmicas, 117, *118*
  e origem da LMA, 117
  nicho das, 119
  origens das, *118*
    na LMA, *118*

límbicas, 222
  expansão de, 222
    ex vivo, 222
localizadas, 177
  no próprio pâncreas, 177
marcos históricos, 83, *90*
  relativos às, 83, *90*
    cronologia dos, 83, *90*
na retina, 228
  anatomia, 228
  doenças da retina, 229
  estudo de, 230
    introdução ao, 230
    in vitro, 231
    in vivo, 232
  fisiologia, 228
  histologia, 228
  perspectivas futuras, 236
regeneração pulmonar e, 334-339
  CT e o pulmão, 335
  detecção de CT, 338
    no pulmão, 338
  doença inflamatória e, 337
  linhagem epitelial, 336
    respiratória, 336
  transplante pulmonar, 337
sinalização celular das,109-124
  hierarquia hematopoiética, 109
    e mecanismos de controle, 109
      externos, 111
  leucemogênese, 109-124
    caminhos que levam à, 109-124
  LMA, 116, 121
    bases moleculares da, 121
    vias de sinalização na, 116
  regulação da hematopoiese, 109-124
    mecanismos moleculares na, 109-124
    sinais intracelulares, 114
transplante de, **133**
  autólogo, **133**
    versus quimioterapia, **133**
CTAs (Células-Tronco Adultas), 9
  aplicabilidade de, 48
  caracterização, 60
  CTEs *versus*, 51
  e progenitores, 60
    aspectos gerais, 60
  histórico das, 82
    utilização, 82
      na terapia celular, 82
  identificação, 60
  interações, 59-92
    com o meio ambiente, 59-92
  introdução, 59
    definição de CTs, 59
  marcos relatados das, **91**
    principais, **91**

obtenção de, 48
plasticidade das, 76
  fenômeno da, 76
    descrição, 76
    mecanismos de ação, 76
  regeneração tecidual, 59-92
    papel na, 59-92
  tecido-específicas, 65
    e interações, 65
      com seus nichos, 65
  transdiferenciação de, 286
    em cardiomiócitos, 287
    em células endoteliais, 286
  tratamento com, 271
    de patologias cardíacas, 271
CTCs (Células-Tronco Cancerígenas), 378
  e leucemia, 382
  fases da evolução para, 384
  modelos para, 384, *385*, *386*
CTCs (Células-Tronco da Crista Neural), 250
CTEHs (Células-Tronco Embrionárias Humanas), 2, 379
  culturas das, *3*
CTEs (Células-Tronco Embrionárias), 40, 181
  aplicabilidade de, 45
  e desenvolvimento, 40
    pré-embrionário, 40
  introdução às técnicas, 351-375
    de caracterização, 351-375
      introdução, 351
    de cultivo, 351-375
      e manutenção de, 370
      introdução, 351
    de isolamento, 351-375
      introdução, 351
  obtenção de, 45
  tratamento com, 270
    de patologias cardíacas, 270
  versus CTAs, 51
CTFs (Células-Tronco Foliculares), 247
CTHe (Células-Tronco Hematopoiéticas), 65, 80
  nicho das, *120*
    leucêmicas, *120*
    normais, *120*
  normal, 383
  transplante de, 132, 133, 188
    alógeno, 133
    em LMA, 133
      resultados dos, 133
    autólogo, 132
CTIs (Células-Tronco Interfoliculares), 247
CTL (Células-Tronco Leucêmicas), 383
CTMes (Células-Tronco Mesenquimais), 80, 86
CTSs (Células-Tronco Sebáceas), 249
Cultivo
  de CTE, 351-375
    introdução ás técnicas de, 351-375
    e manutenção de, 370

Cultura
　embrionária, 44
　　técnicas de, 44

D

DA (Doença de Alzheimer)
　terapia celular para, 151
DAI (Doenças Autoimunes)
　TCTH para, 192
　　evidencias, **194**
　　　clínicas, **194**
　　　experimentais, **194**
　　experiência, 192, 201
　　　internacional, 192
　　　nacional, 201
Dano
　resposta ao, 23
　　tecidual, 23
DCCT *(Diabetes Control and Complication Trial),* 182
Deficiência
　límbica, 217, *218*
　total, *218*
Derme, 245
　CT da, 250
　　regeneração, 251
　　reparo, 251
Desenvolvimento
　embrionário, 35
　　fisiologia normal, 35
　　apoptose na, 35
　pré-embrionário, 40
　　CTEs e, 40
Destruição
　da massa de células β, *175*
　velocidade de, *175*
DH (Doença de Huntington)
　terapia celular para, 145
Diferenciação
　celular, 17
　dos tecidos, *19*
　humanos, *19*
Disfunção
　de CT, 217, **219**
　　do epitélio da córnea, 217
　　deficiência límbica, 217
DM (Diabetes Melito)
　aplicações de CT no, 174-184
　　bloqueio da autoimunidade, 182
　　células β, 176, 177, 182
　　　adultas, 177
　　　　prováveis precursores das, 177
　　　massas de, 182
　　　　preservação da, 182
　　　regeneração de, 176
DM1 (Diabetes Melito Tipo 1), 174
DM2 (Diabetes Melito Tipo 2), 175
DMD (Distrofia Muscular de Duchene), 70

DMRI (Degeneração Macular Relacionada com a Idade), 229, *230*
Doença(s)
　com disfunção de CT, **219**
　　da córnea, **219**
　　externas, **219**
　da retina, 229
　do sistema hematopoiético, 131-137
　　aspectos éticos, 136
　　TCTH, 132, 133
　　　alógeno, 133
　　　autólogo, 132
　　transplante de células, 134
　　　de cordão umbilical, 134
　do SNC, 138-164
　　aplicações de CTs nas, 138-164
　　　introdução, 138
　　　neurodegenerativas, 140
　　　para lesões neurológicas, 153
　　　　não progressivas, 153
　　　　refratárias, 153
　　　perspectivas, 163
　　　questões éticas, 163
　inflamatória, 337
　　e regeneração pulmonar, 337
　reumáticas, 188-207
　　perspectivas futuras, 205
　　questões pendentes, 205
　　TCTH, 188, 192, 200, 201
　　　DAI, 192, 201
　　　　experiência brasileira, 201
　　　　experiência internacional, 192
　　　　experiência internacional, 200
DP (Doença de Parkinson)
　terapia celular para, 147
DPOC (Doença Pulmonar Obstrutiva Crônica), 337

E

EBMT *(European Blood Marrow Transplantation),* 133, 200
EBV (Vírus Epstein-Barr), 198
EGFP (Proteína Fluorescente), 81
ELA (Esclerose Lateral Amiotrófica)
　terapia celular para, 140
ELT (Epilepsia do lobo Temporal), 153
Embriologia
　moderna, 5
　　início da vida de acordo com a, 5
　　do ser humano, 5
Engenharia
　genética, 281
　　das CTs, 281
　　　angiogênese, 285
　　　aspectos gerais, 281
　　　células, 282
　　　fatores de crescimento, 285

genes em uso para terapia, 282
    celular, 282
    gênica, 282
    vetores, 282
EOC (Estímulo Ovariano Controlado), 42
Epiderme, 241
  CT na, 247
    CTCs, 250
    CTFs, 247
    CTIs, 247
    CTSs, 249
Epilepsia
  terapia celular para, 153
Epitélio
  da conjuntiva, 217
  da córnea, 212, 214, 217
    anatomia, 212
    CT do, 214
    disfunção de, 217
      deficiência límbica, 217
    fisiologia, 212
    histologia, 212
    tratamento com, 219
  da superfície ocular, 212
    CT do, 212, 217
      anatomia, 212
      fisiologia, 212
      histologia, 212
      perspectivas futuras, 227
  límbicas, 222
    expansão de, 222
      ex vivo, 222
  límbico, 214
    anatomia, 214
    fisiologia, 214
    histologia, 214
EPO (Eritropoietina), 113
EPR (Epitélio Pigmentado da Retina), 228
ES (Esclerose Sistêmica)
  TCTH na, 199, 203
    experiência, 199, 203
      brasileira, 203
      internacional, 199
ESC *(Embryonic Stem Cell)*, 351
Esplenócito(s)
  como fonte de células β, 180
    maduras, 180
Esterilização
  da pele, 258
    bioengenharia, 259
    experimental, 259
Ética
  e pesquisa, 390
  moral e, 389
    entendendo, 389
Expansão
  epitelial, *222*, *223*
    substrato para, *222*, *223*

    fibrina como, *222*
    MA como, *223*
ex vivo, 222
  de CT límbicas, 222
    resultados clínicos, 223

F

FACT *(Foundation for the Accreditation of Cellular Therapy)*, 342
Fase(s)
  do ciclo celular, 24
    características gerais das, 24
  M, 29
    mitose, 29
      controle da retroalimentação, 29
      de pontos de checagem, 29
    substratos da p234, 29
Feedback
  controle do, 30
  e câncer, 30
  na mitose, 29
FGF (Fator de Crescimento Derivado de Fibroblastos)
  gene, 284
    para terapia, 284
      celular, 284
      gênica, 284
Fisiologia
  normal, 35
    apoptose na, 35
      desenvolvimento embrionário, 35
FIV (Fertilização *in vitro*), 41
  técnica de, 42
    para obtenção dos pré-embriões, 42
FSH (Hormônio Foliculoestimulante), 42
Fundamentação(ões)
  históricas, 4
    do início da vida humana, 4
      conjectura de Aristóteles, 4
      embriologia moderna, 5

G

G_0
  quiescência, 25
GADA (Anticorpos Antidescarboxilase do Ácido Glutâmico), 174
G-CSF (Fatores Estimuladores de Colônias de Granulócitos), 113
Gene(s)
  em uso para terapia, 282
    celular, 282
      FGF, 284
      HGF, 284
      HIF-1, 282
      VEGF, 283
    gênica, 282
      FGF, 284

HGF, 284
HIF-1, 282
VEGF, 283
GFAP (Proteína Glial Fibrilar Ácida), 75
GITMO (Grupo Italiano de Transplante de Medula Óssea), 133
GM-CSF (Fator Estimulador de Colônias de Graulócito-Macrófago), 112
GnRH (Hormônio Liberador de Gonadotrofina), 42
Golgi
   aparelho de, 15

H

hCG (Gonadotrofina Coriônica Humana), 43
Hematopoiese
   modelo da, *110*
      hierárquico, *110*
   regulação da, 109-124
      mecanismos na, 109-124
         externos, 111
         moleculares na, 109-124
      sinais intracelulares na, 114
         fatores de transcrição. 114
         vias de transdução de, 114
hESC (Isolamento de Células-Tronco Embrionárias Humanas), 352
   análise de, 363
      imunofluorescência para, 363
         indireta, 363
      por FACS®, 364
         da expressão de antígeno em, 367
   caracterização de, 361
      imuno-histoquímica, 361
   colônias de, **374**
      crescimento de, **374**
         meio de cultura para, **374**
   cultivo de, 370
   culturas de, 355, 358
      camada suportiva para, 358
         MEFs de camundongos, 358
      iniciais, 355
   dissecação mecânica de, 356
      técnica de, 356
   epítopos de, **363**
      anticorpos reativos a, **363**
   expressão gênica, 370
   manutenção de, 370, 372
      indiferenciadas, 372
         em cultura, 372
   marcadores de, **362**
      princpiais, **362**
   subcultura de, 360
      com células de suporte, 360
      livres de *Serum*, 360
   viáveis, 364, 369
      isolamento de, 364, 369
         imunomagnético, 364, 369

HGF (Fator de Crescimento Derivado do Hepatócito)
   gene, 284
      para terapia, 284
         celular, 284
         gênica, 284
HIAE (Hospital Israelita Albert Einstein), 88
Hierarquia
   hematopoiética, 109
      e mecanismos de controle, 109
HIF *(Hypoxia Inducible Factor)*, 82
HIF-1 *(Hypoxia Growth Factor-1)*
   gene, 282
      para terapia, 282
         celular, 282
         gênica, 282
Hipoderme, 246
   CT da, 250
      regeneração, 251
      reparo, 251
HTF (Fluido Tubário Humano), 43

I

IAA (Anticorpos Anti-Insulina), 174
IAM (Infarto Agudo do Miocárdio)
   tratamento do, 302
      terapia celular para, 302
         por via, 303
            intracoronariana, 303
IBMTR *(International Blood Marrow Transplantation)*, 134
ICA (Anticorpos Anticélula da Ilhota), 174
ICM *(Inner Cell Mass)*, 352
   de blastocitos, 354
      isolamento da, 354
         por imunocirurgia, 354
ICSI (Injeção Intracitoplasmática de Espermatozóides), 42
IFM *(Intergroup Francophone du Myelome)*, 132
IL *(Interleucinas)*, 112
INCA (Instituto nacional do Câncer), 88
Inclusão(ões), 16
Injeção
   de células, 292
      momento ideal para, 292
      por minitoracotomia, 297
         para procedimento de injeção, 296
      por via, 295, 297, 300, 303, 317
         intracoronariana, 300, 303, 317
         transendocárdica, 297
         transepicárdica, 295
         transvenosa, 300
Isolamento
   de CTEs, 351-375
      introdução ás técnicas de, 351-375
ITD (Duplicações Internas em Tandem), 122

J
JAKs (Janus-quinases), 113

K
KA (Ácido Caínico), 145

L
Lâmina
    basal, 245
LES (Lúpus Eritematoso Sistêmico)
    TCTH no, 193, 202
        experiência, 193, 202
            brasileira, 202
            internacional, 193
Lesão(ões)
    neurológicas, 153
        terapia celular para, 153
            não progressivas, 153
            refratárias, 153
Leucemia
    CTCs e, 382
    linfocítica aguda, 134
        transplante alógeno em, 134
            resultados do, 134
Leucomogênese
    caminhos que levam à, 109-124
Limbo
    transplante de, 219
Linhagem
    epitelial, 336
        respiratória, 336
Lisossomo(s), 15
LMA (Leucemia Mieloide Aguda)
    bases moleculares da, 121
        transdução de sinal na, 121
    transplante em, 133
        alógeno, 133
            resultados do, 133
    vias de sinalização na, 116
        biologia celular da, 117
LME (Lesão da Medula Espinal)
    terapia celular para, 158
LTD *(Long-Term Depression)*, 147
LTP *(Long-Term Potentiation)*, 147

M
MA (Membrana Amniótica)
    transplante de, 221
        resultados de, *221*
Mamífero(s)
    ciclo celular em, 26
        controle do, 26
MAPC (Célula Progenitora Adulta Multipotencial), 179

Marco(s)
    históricos, 83, *90*
        relativos às CTs, 83, *90*
            cronologia dos, 83
            esquema cronológico dos, *90*
Massa
    de células β, *175*
        destruição da, *175*
        velocidade de, *175*
M-CSF (Fatores Estimuladores de Colônias de Macrófagos), 113
Mecanismo(s)
    de controle, 109
        hierarquia hematopoiética e, 109
    de formação, 280
    de vasos, 280
    moleculares, 109-124
        na regulação, 109-124
            da hematopoiese, 109-124
Medula
    óssea, 178, 289, 306
        células derivadas da, 306
            selecionadas, 306
        CT de, 178
        liberação de CT pela, 289
            estimulação da, 289
MEF *(Mouse Eembrionic Fibroblast)*, 353
    de camundongos, 358
        preparação de, 358
            como camada suportiva para cultura de hESC, 358
        inativação de, 358
            com mitomicina-C, 358
Metástase
    câncer e, 380
Microambiente
    celular, 111
Mioblasto(s), 300, 318
Miocardiopatia
    isquêmica, 294
        grave, 294
            terapia celular na, 294
Mitocôndria(s), 15
Morte
    celular, 23, 31, *34*, 35
        por apoptose, *34*
            ativação da, *34*
        programada, 35
            importância biológica da, 35
MPF (Fator Promotor de Maturação), 27
MRFs (Fatores Regulatórios Miogênicos), 69
Músculo
    esquelético, 296, 300
        células derivadas do, 296, 300

N
NCBP *(New York Blood Center's National Cord Blood Program)*, 341

Índice Remissivo

Necrose
  apoptose e, 31
NIH *(National Institute of Health)*, 200, 341
NMDP *(NationalMarrow Donor Program)*, 86
Núcleo, 17

O

Organela(s)
  aparelho de Golgi, 15
  inclusões, 16
  lisossomos, 15
    peroxissomos, 15
  mitocôndrias, 15
  não membranosas, 16
  núcleo, 17
  RE, 14
Ovo
  divisão do, *7*
    momento da concepção, *7*

P

p34
  atividade da, 28
    regulação da, 28
  substratos da, 29
Pâncreas
  CT localizadas no, 177
PCL (Progenitores Comprometidos para a Linhagem Linfoide), *110*
PCM (Progenitores Comprometidos para a Linhagem Mieloide), *110*
PDGF (Fator de Crescimento Derivado de Plaquetas), 26
PDLSC (Células-Tronco do Ligamento Periodontal), 75
PEDF (Fator Derivado de Epitélio Pigmentado), 234
Pele
  CT das, 247
    aplicações, 253
    cicatrização, 251
    indicações clínicas, 255
    legislação, 252
    metodologia, 257
    na derme, 250
      hipoderme, 250
    na epiderme, 247
      CTCs, 250
      CTFs, 247
      CTIs, 247
      CTSs, 249
    senescência, 252
      banco de pele, 252
  CT e, 240-263
    esterilização da, 258
      bioengenharia, 259
      tecnologia de, 260
        questões éticas envolvendo a, 260
  uso experimental, 259
  histologia da, *240*
  introdução, 240
  organização histológica da, 241
    anexos epidérmicos, 243
    apêndices epidérmicos, 243
    derme, 245
    epiderme, 241
    hipoderme, 246
    lâmina basal, 245
  perspectivas, 263
  preservação da, 258
PEM (Progenitor de Eritrócitos e Megacarióticos), *110*
Peroxissomo(s), 15
Perspectiva(s)
  das aplicações de CT, 163
    nas doenças do SNC, 163
PGD (Diagnóstico Genético Pré-Implantacional), 41
PGM (Progenitor de Granulócitos e Macrófagos), *110*
Plasticidade
  das CTAs, 76
    fenômeno da, 76
      descrição, 76
      mecanismos de ação, 76
PM (Progenitores Multipotentes), *110*
Polêmica
  sem base científica, 8
Ponto(s)
  de checagem, 29
    na mitose, 29
    conceito de, 29
PPM (Precursores Pancreáticos Multipotentes), 178
pRb (Proteína do Retinoblastoma), 30
Precursor (es)
  das células β, 177
    adultas, 177
    prováveis, 177
Preservação
  da pele, 258
Progenitor (es)
  CTs e, 65, 68, 71, 73, 74
    de outros tecidos, 74
      caracterização, 74
      interações com o nicho, 74
    hematopoiéticos, 65
      caracterização, 65
      interações com o nicho, 65
    musculares, 68
      caracterização, 65
      interações com o nicho, 65
    neuronais, 73
      caracterização, 73
      interações com o nicho, 73
    no fígado, 71
      caracterização, 71
      interações com o nicho, 71
    no pâncreas, 71
      caracterização, 71
      interações com o nicho, 71

PTB (Domínios de Ligação com Fosfotirosina), 114
Pulmão
    CT e o, 335
    detecção no, 338
        de CT, 338

Q
Questão(ões)
    éticas, 163
        das aplicações de CT, 163
            nas doenças do SNC, 163
Quiescência, 25
Quimioterapia
    versus transplante autólogo, **133**
        de CT, **133**

R
RE (Retículo Endoplasmático), 14
Reconhecimento
    laboratorial, 36
        da apoptose, 36
Regeneração
    de células β, 176
    epitelial, 216
        da córnea, 216
    pulmonar, 334-339
        e CT, 334-339
            CT e o pulmão, 335
            detecção de CT, 338
                no pulmão, 338
            doença inflamatória e, 337
            linhagem epitelial, 336
                respiratória, 336
            transplante pulmonar, 337
Regulação
    da atividade da P34, 28
    da hematopoiese, 109-124
        mecanismos moleculares na, 109-124
    do ciclo celular, 23
        aspectos do, 23
        fatores de, 24
        no início do, 24
REL (Retículo Endoplasmático Liso), 14
RER (Retículo Endoplasmático Rugoso), 14
Resistência
    insulínica, *176*
        fenômeno de, *176*
            representação do, *176*
Resposta
    tecidual, 23
        ao dano, 23
Retina
    CT na, 228
        anatomia, 228
        estudo de, 230
            introdução ao, 230
            in vitro, 231
            in vivo, 232
        fisiologia, 228
        histologia, 228
        perspectivas futuras, 236
    doenças da, 229
    histologia da, *228*
Retroalimentação
    controle da, 29
    na mitose, 29
Revascularização
    miocárdica incompleta, 295
        cirurgia de, 295
RHA (Reprodução Humana Assistida), 42

S
SAF (Síndrome Antifosfolípide), 194
SAM (Síndrome de Ativação Macrofágica), 198
Sangue
    placentário, 343
        aplicabilidade atual, 343
        vantagens do, 343
SBTMO (Sociedade Brasileira de Transplante de Medula Óssea), 342
SCF (Fator Estimulador de Células-Tronco), 112
SCID (Imunodeficiência Grave Combinada), 85
SCU (Sangue de Cordão Umbilical), 85
    bancos de, 341-348
        aplicabilidade, 341-348
            atual, 341-348
            futura, 341-348
        BSCUP, 341
            origem dos, 341
            privados, 346
            sistemática mundial dos, 342
        células progenitoras hematopoiéticas, 344
            aplicações terapêuticas, 344
            pluripotencialidade das, 344
    e placentário, 343
        aplicabilidade atual, 343
        vantagens do, 343
    vantagens do, **345**
SCUP (Transplante de Células-Tronco do Sangue de Cordão Umbilical), 87
Senescência
    celular, 381
        CT, 381
        formação de tumores, 381
    da pele, 252
        banco de pele, 252
    por danos no DNA, 382
    por disfunções, 382
        nos telômeros, 382
Serum
    meios de cultura e, 359
        não suplementados com, 359
        suplementados com, 359
SGZ (Zona Subgranular), 73
SHED (Células-Tronco de Dentes Decíduos), 74

Sinal(is)
  intracelulares na, 114
    na regulação da hematopoiese, 114
      fatores de transcrição. 114
      vias de transdução de, 114
Sinalização
  celular,109-124
    das CTs, 109-124
      leucemogênese, 109-124
        caminhos que levam à, 109-124
        LMA, 116, 121
          bases moleculares da, 121
          vias de sinalização na, 116
      mecanismos de controle, 109
        hierarquia hematopoiética e, 109
      regulação da hematopoiese, 109-124
        mecanismos moleculares na, 109-124
        sinais intracelulares, 114
  da apoptose, 35
    vias de, 35
      pontos de convergência, 35
      ramificações, 35
  intracelular, 34
    para ativação, 34
      da morte celular, 34
      por apoptose, 34
Sistema
  hematopoiético, 131-137
    doenças do, 131-137
      aspectos éticos, 136
      TCTH, 132, 133
        alógeno, 133
        autólogo, 132
      transplante de células, 134
        de cordão umbilical, 134
      NOGA, 297
        de injeção, 297
  SNC (Sistema Nervoso Central), 73
    doenças do, 138-164
      aplicações de CTs nas, 138-164
        introdução, 138
        neurodegenerativas, 140
        para lesões neurológicas, 153
          não progressivas, 153
          refratárias, 153
        perspectivas, 163
        questões éticas, 163
STATs *(Signal Transducers and Activators of Transcription),* 113
SVZ (Zona Subventricular), 73

T
TBI (Irradiação Corporal Total), 192
TCTH (Transplante de Células-Tronco Hematopoiéticas), 131, 188
  alógeno, 133, *189*
    em LMA, 133
      resultados dos, 133

autólogo, 132, *190*,*193*
  etapas do, *193*
  para DAI, 192
    evidencias, **194**
      clínicas, **194**
      experimentais, **194**
    experiência, 192, 201
      internacional, 192
      nacional, 201
Tecido(s)
  conectivo, 20, *22*
  de MA, 221
  epitelial, 20, *22*
  humanos, *19*
    diferenciação dos, *19*
  límbico, *220*
    alógeno, *220*
      de doador cadáver, *220*
        transplante com, *220*
  muscular, 21, *22*
  nervoso, 21
  ocular, 212-236
    aplicações de CT no, 212-236
      epitélio da superfície ocular, 212
      na retina, 228
Tecnologia
  da pele, 260
    questões éticas, 260
Telômero(s)
  disfunções nos, 382
  senescência por, 382
Terapia
  celular, 82, 140, 268-288, 289-293, 294-324
    CTAs na, 82
      histórico das, 82
    e arritmias, 321
    genes em uso para, 282
      FGF, 284
      HGF, 284
      HIF-1, 282
      VEGF, 283
    na miocardiopatia isquêmica, 294
      grave, 294
    nas cardiopatias, 268-324
      pesquisa, 268-288, 289-293, 294-324
        básica, 268-288
        clínica, 294-324
        translacional, 289-293
    para doenças neurodegenerativas, 140
      DA, 151
      DH, 145
      DP, 147
      ELA, 140
    para lesões neurológicas, 153
      não progressivas, 153
      refratárias, 153
    para tratamento, 302, 316, 318
      da cardiomiopatia chagásica, 318

da CMD, 316
do IAM, 302
imunomoduladoras, **183**
diferentes terapias, **183**
no tempo livre de insulina, **183**
TMO (Transplante de Medula Óssea), 83
TNFR (Receptor do Fator de Necrose Tumoral), 33, 113
Transcrição
fatores de, 114
na regulação da hematopoiese, 114
Transdução
de sinais, 114, 121
na LMA, 121
vias de, 114
na regulação da hematopoiese, 114
Transição
de G_1, 26
para S, 26
de G_2, 27
para M, 27
Transplante
com tecido límbico, *220*
alógeno, *220*
de doador cadáver, *220*
de células, 134
de cordão umbilical, 134
de CT, **91**.133, 136
aspectos éticos, 136
autólogo, **133**
versus quimioterapia, **133**
avanços na área de, **91**
CTAs e, **91**
de limbo, 219
pulmonar, 337
Tratamento(s)
anticancerígenos, 377
TRECs *(T-cell Receptor Excision Circles),* 190
Tumor (es)
cerebrais, 162
terapia celular para, 162
formação de, 381
CT e, 381
senescência celular e, 381

U
Unidade

morfofisiológica, 14
célula como, 14

# V
Vasculite(s)
TCTH na, 200, 203
experiência, 200, 203
brasileira, 203
internacional, 200
VEGF (Fator de Crescimento Vascular Endotelial), 81
gene, 283
para terapia, 283
celular, 283
gênica, 283
Via(s)
de administração, 289
comparação de, 291
intracoronariana, 290
intramiocárdica, 291
intravenosa, 290
liberação de CT pela medula óssea, 289
estimulação da, 289
momento ideal, 292
para injeção de células, 292
que células injetar, 292
de sinalização, 116
na LMA, 116
de transdução, 114
de sinais, 114
na regulação da hematopoiese, 114
transepicárdica, 295
injeção por, 295
Vida
celular, 23
o início da, 1-11
bioética, 1
humana, 4
fundamentações históricas do, 4
polêmica, 8
sem base científica, 8

W
WAS (Síndrome de Wiskott-Aldrich), 85

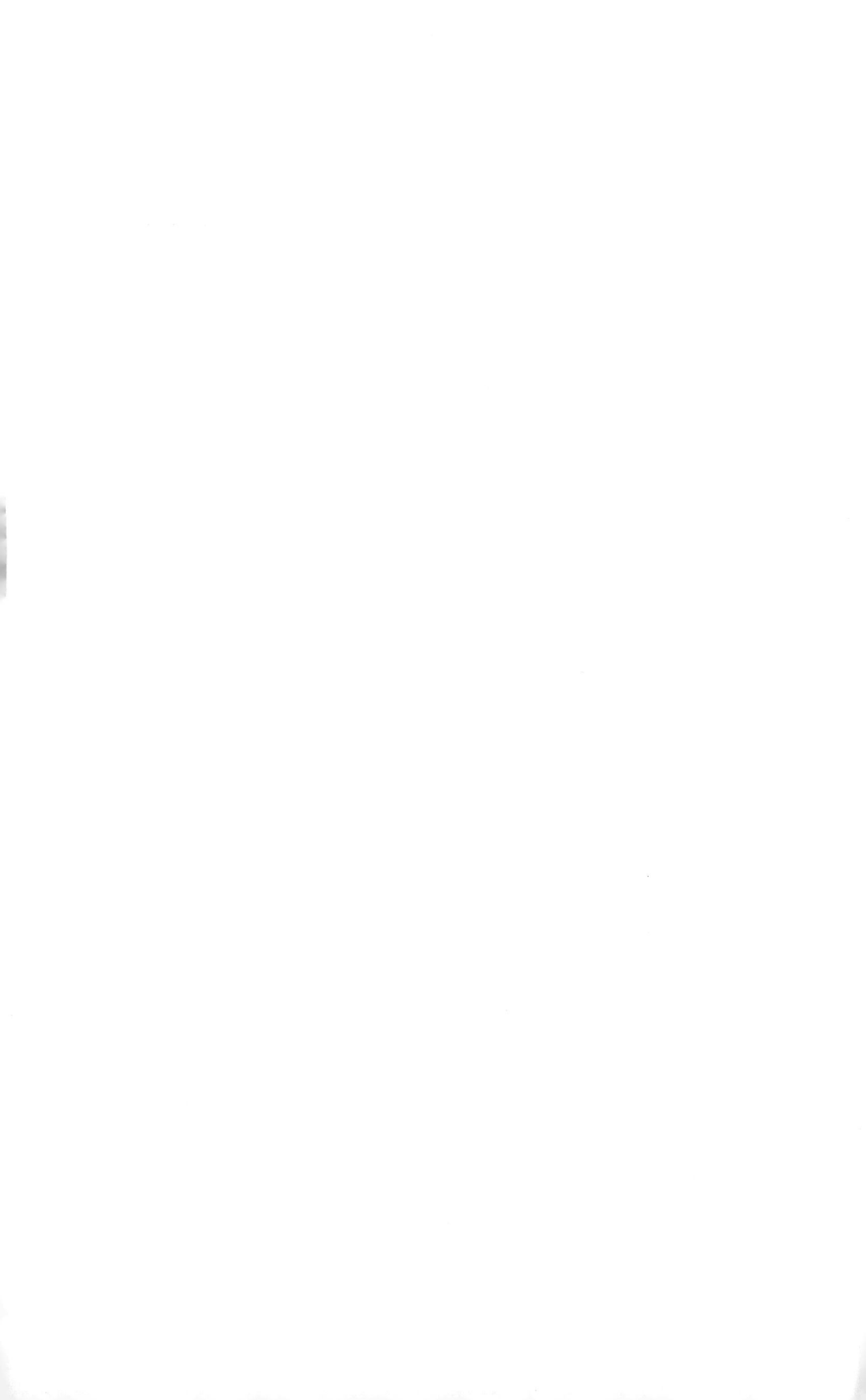